脑血管病

介入治疗学

第2版

主　编　刘新峰

副主编　徐格林　张仁良

编　委（按姓氏笔画排列）

马敏敏　包元飞　朱双根　朱武生　刘　玲
刘文华　刘亚红　刘朝来　刘新峰　刘德志
李　华　李　敏　李　婷　李永坤　李达文
李明泉　杨　昉　张　尧　张　敏　张　鑫
张仁良　张申宁　陈光辉　范　进　林　敏
岳炫烨　周志明　练学淦　赵文新　侯华娟
徐格林　殷　勤　郭芮兵　葛树勇　樊小兵
樊新颖

人民卫生出版社

图书在版编目（CIP）数据

脑血管病介入治疗学/刘新峰主编. —2版. —北京：
人民卫生出版社，2012.7
ISBN 978-7-117-15985-2

Ⅰ.①脑… Ⅱ.①刘… Ⅲ.①脑血管疾病-介入
性治疗 Ⅳ.①R743.05

中国版本图书馆 CIP 数据核字（2012）第 098429 号

门户网：www.pmph.com	出版物查询、网上书店
卫人网：www.ipmph.com	护士、医师、药师、中医 师、卫生资格考试培训

脑血管病介入治疗学
第 2 版

主 编：刘新峰
出版发行：人民卫生出版社（中继线 010-59780011）
地 址：北京市朝阳区潘家园南里 19 号
邮 编：100021
E - mail：pmph @ pmph.com
购书热线：010-67605754 010-65264830
010-59787586 010-59787592
印 刷：三河市宏达印刷有限公司
经 销：新华书店
开 本：787×1092 1/16 印张：28
字 数：690 千字
版 次：2006 年 8 月第 1 版 2023 年 7 月第 2 版第 10 次印刷
标准书号：ISBN 978-7-117-15985-2/R·15986
定 价：79.00 元

打击盗版举报电话：010-59787491 E-mail：WQ @ pmph.com
（凡属印装质量问题请与本社销售中心联系退换）

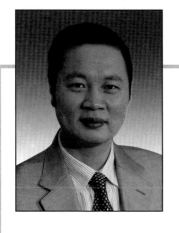

刘新峰,现任南京军区南京总医院神经内科主任、主任医师,南京大学神经病学研究所所长和南京大学教授、博士生导师,第二军医大学和南方医科大学神经病学教授和博士生导师。2006年被评为江苏省医学领军人才。2009年被评为全军科技拔尖人才。担任全军神经科分会副主任委员,南京军区神经内科分会主任委员,江苏省神经病学分会副主委,江苏省神经病学分会脑血管病学组组长和全军脑血管病介入学组组长,中华预防医学会脑卒中预防与控制专业委员会委员等。任国际英文杂志《Interventional Neurology》主编,《Cerebrovascular Diseases》、《International Journal of Stroke》和国内10余家神经科或脑血管病杂志的编委及《中国临床神经科学》副主编,多次担任国际脑血管病高峰论坛主席和国家自然基金委终审专家评委。

从事神经科和脑血管病临床工作26年余。擅长脑血管病、脑血管介入和各类脑血管病的病因诊治、颈动脉和脑动脉狭窄或闭塞的诊断、脑血管成形术和血管内支架治疗。对老年性痴呆和其他神经变性病的诊断以及脑神经损伤后的修复治疗方面具有独到的见解。

在国内核心期刊和国际权威杂志上共发表论文400余篇,其中英文SCI论文80余篇,主编《脑血管病介入治疗学》、《实验神经病学》等专著和《脑血管造影与颈动脉支架置入术》电子视听音像教材。近年来以第一完成者获高等学校科学研究优秀成果科技进步一等奖(2011年),军队科技进步一等奖(2009年),省部级科技进步二等奖4项,国家实用新型专利3项和国家发明专利1项。以项目负责人承担国家自然基金、江苏省自然科学基金重点研究专项、江苏省自然科学基金、总后卫生部和南京军区医学重点科研基金多项。主要研究兴趣包括脑血管病介入治疗、脑血管病登记注册以及神经损伤的再生与修复研究。已培养博士后、博士和硕士研究生40余名。

前　言

　　脑血管病是我国城乡居民第一位的死亡原因和第一位的致残原因。脑血管病幸存者往往因躯体功能障碍和认知情感障碍而影响其生活能力。因此这一疾病给个人、家庭和社会均带来了沉重的负担。随着我国人群预期寿命的延长和人口老龄化速度的加快，脑血管病发病率和患病率还有逐年增高的趋势。因此寻求有效的脑血管病防治方法是广大医务工作者面临的一项重大课题。

　　血管内介入技术是一项新发展起来的防治脑血管病的方法。与传统治疗方法相比，血管内介入技术有很多优势。但介入技术毕竟是一项有创性方法，而且有一定的并发症和局限性。因此，操作人员的理论基础、操作技能和从业经验将在很大程度上影响介入操作的成败。在血管内治疗准入方面，西方国家的经验是，由专业协会制定培训要求和准入条件，只有达到资格条件的人员才能开展相关的介入操作。而进行人员培训就必须有系统的教材和培训材料，这样的教材在西方国家较多，但国内类似的教材还很鲜见。基于这一现象，我们组织人员于2006年出版了《脑血管病介入治疗学》第1版。

　　《脑血管病介入治疗学》第1版出版后，我们收到国内外许多专家和学者的建议和意见，这些意见在表扬本书优点的同时，也提出了第1版的许多不足之处。在本书出版后的6年间，我们也发现，神经血管介入技术发生了很多变革，神经介入的理论和观念在不断更新。要赶上理论和技术发展的步伐，站在这一领域的前列，必须对相关的知识体系进行不断更新。因此，我们组织人员对《脑血管病介入治疗学》第1版进行了修订，作为第2版出版。我们在修订时，力争参考国际最新的研究成果，尽可能囊括最新的技术进展，但由于时间仓促，书中错误和疏漏在所难免，敬请各位专家和读者提出宝贵意见，以便我们再版时修正。

刘新峰

2012年6月

目　录

第一章

脑血管病的定义和流行病学特征

脑血管病（cerebrovascular disease，CVD）是一组神经系统最常见的异质性疾病。在世界范围内，脑血管病是第三位的死亡原因和第一位的致残原因。根据我国卫生部最新的调查结果，脑血管病已经成为我国城乡居民第一位的致死原因。

第一节　脑血管病的定义

脑血管病是指各种原因引起脑动脉系统与静脉系统发生病理改变，导致脑内任一部位出现短暂、持久的缺血或出血，从而引起的神经功能紊乱。由于其脑功能障碍症状突然发生、常无预兆，又被称作脑卒中（stroke）、脑血管意外（cerebrovascular accident）或脑中风（apoplexy）。脑卒中通常多指急性脑血管事件（包括脑梗死和脑出血），一般为急性起病，患者迅速出现局限性或弥漫性脑功能缺损症状和体征，一般不包括短暂脑缺血发作（transient ischemic attack，TIA）。

脑血管病分类方法很多。根据脑血管病进程，可分为急性脑血管病和慢性脑血管病两种。急性脑血管病包括短暂性脑缺血发作、脑血栓形成、脑栓塞、高血压脑病、脑出血和蛛网膜下腔出血等。慢性脑血管病包括脑动脉硬化、脑血管病性痴呆、脑动脉盗血综合征等。

根据基本病理学表现，急性脑血管病可分为出血性和缺血性两大类。前者根据出血部位可分为不同亚型，出血发生在脑表面的蛛网膜下腔或室管膜表面的脑室系统即为蛛网膜下腔出血（subarachnoid hemorrhage，SAH）或脑室出血，出血发生在脑实质内或破入脑实质即为脑出血（cerebral hemorrhage，CH）。

脑出血根据出血病灶和受累血管的不同分为幕上和幕下出血。幕上出血可进一步分为内囊外侧型、内囊内侧型或混合型。幕下出血以脑桥、小脑齿状核附近出血居多。

脑缺血则可分为颈内动脉系统和椎-基底动脉系统，或称前循环和后循环缺血。

根据发病机制，脑梗死即缺血性脑卒中被分为动脉血栓形成性脑梗死（包括各种原因导致的较大血管闭塞如动脉粥样硬化、自身免疫性血管炎、动脉内膜炎等）、脑栓塞（心源性、动脉源性、脂肪性及其他）、腔隙性脑梗死（特指脑深穿动脉闭塞引起的最大直径小于15mm的小梗死灶）和分水岭脑梗死（watershed infarct），或称为边缘带脑梗死（border-zone infarct）。分水岭脑梗死是因血流动力学因素如大动脉狭窄或闭塞、体循环血压下降、血容量不足、心排出量减少等导致脑内较大动脉供血区交界部位发生的一种缺血性梗死。

第二节 脑血管病的流行病学特征

随着我国国民经济的快速发展,生活条件的改善和生活方式的转变,加之迅速到来的人口老化,导致全民疾病谱、死亡谱发生了根本变化。目前脑血管病已成为危害我国中老年人健康和生命的主要疾病。与西方发达国家相比,我国脑血管病的发病率和死亡率明显高于心血管病。据卫生部统计中心发布的人群监测资料显示,无论城市或农村,脑血管病在全部死亡原因中的顺位均有明显前移的趋势。脑血管病在城市已上升为第一死亡原因,在农村为第二死亡原因。国内完成的 7 城市和 21 省农村神经系统疾病流行病学调查结果显示,城乡脑血管病发病率分别为 219/10 万和 185/10 万,患病率分别为 719/10 万和 394/10 万,死亡率分别为 116/10 万和 142/10 万。据此推算,全国每年新发脑血管病约 200 万人,每年死于脑血管病者约 150 万人,幸存者约 650 万人。全国每年用于治疗脑血管病的直接费用超过200 亿元。

我国脑血管病的地理分布表明,除西藏自治区外,呈现北方地区高于南方地区、东部沿海高于西部高原的发病趋势。脑血管病的发病具有明显的季节性(尤其是出血性脑卒中),寒冷季节发病率高。

脑血管病因致残率高而危害严重。研究表明,脑血管病幸存者 3/4 有不同程度的劳动能力丧失,其中重度致残者超过 40%。幸存者往往要面对躯体功能障碍、视听力缺失、认知功能下降和情感人格改变等一系列神经精神功能损害所带来的问题。另外还得承受由躯体疾病所引起的沉重心理负担。

随着我国人群预期寿命的延长和人口老龄化速度的加快,脑血管病发病率和患病率还有逐年增高的趋势。而随着生活方式的转变(如高糖、高脂饮食)和不良生活习惯(如吸烟、酗酒)的普遍存在,我国脑血管病的发病有逐渐低龄化的趋势。值得注意的是,一方面,随着我国老年人口在总人群中所占比例的增加,发生脑血管病的危险人群还在不断扩大;另一方面能够为脑血管病患者提供家庭和社会保健支持的青年劳动力人群在总人口中所占比例却在逐年减少。这种趋势将恶化我国未来社会人力资源紧缺的矛盾。如果脑血管病在我国不能得到有效救治,将严重影响国民经济的可持续发展,阻碍在我国建立和谐社会的进程。

(樊新颖 刘新峰)

参 考 文 献

1. Simon G. Why do treared hypertensuves sufferstrokes? an internist's perspective. J Clin Hypertens,2002,4(5):338-344.
2. Amarenco P,Labreuche,Lavallee P,et al. Statins in stroke prevention and carotid atherosclerosis:systematic review and up-to-date meta-analysis. Stroke,2004,35:2902-2909.
3. Yaggi HK,Concato J,Kernan WN,et al. Obstructive sleep apnea as a risk factor for stroke and death. N Engl J Med,353:2034-2041.
4. Flemming KD,Brown RD Jr. Second prevention strategies in ischemic stroke:Identification and optimal management of modifiable risk factors. Mayo Clin Proc,2004,79:1330-1340.
5. Hankey GJ. Secondary prevention of recurrent stroke. Stroke,2005,36:218-221.
6. Benavente O,Hart R,Koudstaal P. Oral anticoagulants for preventing stroke in patients with non-valvular atrial

fibrillation and no previous history of stroke or transient ischemic attacks（Cochrane Methodology Review）. In：The Cochrane Library, Issue 4. Chichester, UK：John Wiley &Sons, Ltd., 2003.

7. Koudstaal PJ. Anticoagulants for preventing stroke in nonrheumatic atrial fibrillation and a history of stroke or transient ischemic attacks（Cochrane Methodology Review）. In：The Cochrane Library, Issue 4. Chichester, UK：John Wiley &Sons, Ltd., 2003.

8. Benavente O, Hart R, Koudstaal PJ. Antiplatelet therapy for preventing stroke in patients with nonrheumatic atrial fibrillation and no previous history of stroke or transient ischemic attacks（Cochrane Methodology Review）. In：The Cochrane Library, Issue 4. Chichester, UK：John Wiley &Sons, Ltd., 2003.

9. Di Napoli M, Papa F, Bocola V. C-reactive protein in ischemic stroke：anindependent prognostic factor. Stroke, 2001, 32：917-924.

10. 王新德. 脑血管疾病分类. 脑卒中患者临床神经功能缺损程度评分标准. 中国实用内科杂志, 1997, 17：311-315.

11. 王维治. 神经病学. 北京：人民卫生出版社, 2006, 721-727.

第二章

脑血管病的分类和危险因素

　　了解脑血管病的危险因素,有利于在人群中普及预防知识,可以早期发现早期干预,以达到预防脑血管病的目的。根据脑血管病的发病机制,可以将其分为不同种类。不同脑血管病的预防、治疗和预后差异很大,因此,对脑血管病进行分类诊断具有重要的临床意义。脑血管病的危险因素庞杂,涉及遗传和环境等诸多因素。对可控危险因素进行控制,是预防脑血管病的重要方法。作为脑血管病介入医生更应全面掌握脑血管病诊断和预防方面的知识,这样才能针对不同患者,制订最佳的防治方案。

第一节　脑血管病的分类

　　了解和探究脑缺血发生的病理生理学机制是寻求有效、合理治疗的关键。长期以来人们一直认为,脑血栓形成是缺血性脑梗死的主要发病机制,但影像超声诊断技术的发展为栓塞机制提供了更多的证据,澄清了许多隐源性脑卒中的真正病因。虽然目前还无法确定缺血性脑梗死中血栓形成和栓塞机制的确切发生率,但针对梗死早期、卵圆孔未闭或心房颤动(atrial fibrillation,AF)、易损性斑块、严重动脉狭窄所采取的更为积极有效的治疗正得到或将得到循证医学的支持。

　　从临床实践出发,能有一种既能满足对早期缺血性梗死患者的快速诊断评估,抢在宝贵的起病3小时时间窗内施行溶栓,还能有助于比较不同梗死亚型对不同药物临床疗效的脑梗死分型方法无疑很重要。目前用于临床的将病因、受累血管、影像学结合在一起的脑梗死分型方法有:①瑞士洛桑脑卒中注册(Lausanne Stroke Registry,LSR)分型;②急性脑卒中治疗低分子肝素试验(Trial of ORG 10 172 in Acute Stroke Treatment,TOAST)分型;③牛津郡社区脑卒中规划(Oxfordshire Community Stroke Project,OCSP)分型。其他还有根据责任病灶的解剖部位、病灶大小进行影像学分类的方法。

一、LSR 分型

　　1. 大动脉粥样硬化　相应的颅外动脉或颅内大动脉(大脑中动脉 middle cerebral artery,MCA;大脑后动脉 posterior cerebral artery,PCA;基底动脉 basal artery,BA)血管腔狭窄大于50% 或闭塞,无其他病因;上述动脉无血管狭窄或狭窄小于50%,无其他病因;至少含有5个危险因素（≥50岁、高血压、糖尿病、吸烟、高胆固醇血症）中的2个。

2. 心源性栓塞 有心内血栓形成或肿瘤、风湿性二尖瓣狭窄、瓣膜置换术后、心内膜炎、心房颤动、病态窦房结综合征、左心室室壁瘤或心肌梗死（myocardial infarction，MI）后室壁运动不良、急性MI（<3个月）、全心运动功能减弱或障碍。无其他病因。

3. 脑小动脉病 高血压患者脑深穿支闭塞，排除其他病因。

4. 其他 动脉夹层、纤维肌性发育不良、囊状动脉瘤、动静脉畸形、脑静脉血栓形成、脉管炎、血液病、偏头痛以及其他病因。

5. 未能确定病因 通过系统检查和评估，尚不能明确病因的患者。

二、TOAST分型

目前国际公认的第1个缺血性脑卒中病因学分型是1993年由美国Adams等在一个以观察低分子肝素治疗急性缺血性脑卒中的安全性及有效性为目的的试验中制定的TOAST分型，这种方法侧重于从病因学角度对缺血性脑卒中进行分型研究，已逐步成为一种公认的有效分型方法。

（一）经典的TOAST分型

最早的TOAST分型法将缺血性脑卒中分为5个亚型：

1. 大动脉粥样硬化 临床症状包括大脑皮质的损害以及脑干或小脑的功能障碍；既往有同一血管支配区的TIA发作，如间歇性跛行、颈动脉杂音或脉搏减弱；梗死在CT或MRI上显示直径应>1.5cm；临床症状或脑影像学提示任一重要血管或者皮质分支血管狭窄>50%或闭塞，该狭窄或闭塞由动脉粥样硬化引起，同时颈动脉超声或动脉造影证实有颅内外相应动脉狭窄>50%；排除潜在的心源性栓塞的可能；颈部血管超声或动脉造影显示大动脉正常或轻度异常则不能诊断为大动脉粥样硬化性脑卒中。

2. 心源性栓塞 临床症状及影像学表现与大动脉粥样硬化性类似；有一个很可能或可能的心源性栓子的证据，根据其引起心源性栓塞的可能性大小分为高危及中危2组；推测脑卒中可能由心源性栓子脱落导致；有超过一个血管支配区的TIA或脑卒中病史，或有全身性栓塞证据；排除大动脉粥样硬化血栓形成或栓塞。

3. 小动脉闭塞（腔隙性梗死） 患者具有典型的腔隙性脑梗死综合征表现，无大脑皮质损害的证据；既往有糖尿病或高血压病史支持该临床诊断。影像学检查正常或有与临床表现相符的直径<1.5cm的脑干或半球皮质下梗死灶；排除大动脉粥样硬化和心源性栓塞证据，同侧颅外大血管无>50%以上的狭窄。

4. 其他病因 临床症状或影像学改变应为急性缺血性脑卒中的表现；相关检查提示有脑卒中罕见病因之一，如非动脉粥样硬化性血管病变、高凝状态或血液疾病，并排除心源性或动脉粥样硬化性脑卒中。

5. 未能确定病因 无任何证据提示脑卒中病因大量检查仍不能确定可能的病因；检查不充分不完整而未找到明确的病因；有两种或更多种脑卒中潜在病因以至于无法确定最终诊断。

（二）改良TOAST分型

2001年Hajat等人在对伦敦南部脑卒中患者进行登记时将1993年版TOAST修订为南伦敦改良TOAST：①颅外大动脉粥样硬化型；②颅内大动脉粥样硬化型；③高危险度心源性栓塞；④中危险度心源性栓塞；⑤小血管病变；⑥其他原因型；⑦多种可能因素型；⑧未定型。

该分型对每一型的定义更为精确和全面,但是较经典 TOAST 并无实质的改良,所以未能避免经典 TOAST 分型的各种缺点,未被广泛采用。

(三) SSS TOAST 分型

2005 年美国 Hakan 等基于"STOP Stroke"研究也对经典 TOAST 进行改良,称之为 SSS TOAST（Stop Stroke Study,TOAST）。该分型仍沿用经典 TOAST 的 5 个亚型:大动脉粥样硬化性、心源性栓塞、小血管闭塞、其他病因和病因不明。每一型又依据所获得的临床、影像、实验室检查及既往病史证据的多寡将之划分为不同等级:肯定（evident）、很可能（probable）和可能（possible）。

(四) 韩国改良 TOAST 分型

2007 年 2 月韩国神经病学学者 Han 等提出了另一改良 TOAST 分型,被称之为"新 TOAST 分型",其基本分型框架仍是 TOAST 的 5 个亚型,即:①动脉粥样硬化性血栓形成,取代了以往大动脉病变,强调有无动脉粥样硬化血栓形成,不再强调狭窄程度,即有无易损斑块;②心源性脑栓塞;③小血管病变;④不明原因的脑卒中;⑤其他明确病因的脑卒中。第一亚型中将动脉粥样硬化（atherosclerosis）变更为动脉粥样硬化血栓形成（atherothrombosis）。以往经典 TOAST 分型忽略了管腔狭窄程度不及 50% 的部分,新的分类方法采用动脉粥样硬化血栓形成的概念,将其定义为:任意大小、任意部位梗死;与梗死相关的颅内或颅外动脉粥样硬化证据;全身动脉粥样硬化证据。

由于这 2 种分型方法均侧重于缺血性脑卒中的病因学,要求患者经过较全面的检查(包括临床体检、脑 CT 或 MRI、心脏影像学、颅外动脉多普勒超声、DSA 和凝血功能检查)方能确定,因此,往往不能在发病急性期常规影像学显示梗死前准确分型。显然,以主要受累脑血管导致严重功能缺损的症状体征为依据的 OCSP 分型方法更容易为国内多数专家和研究者所接受和肯定。

三、OCSP 分型

1991 年英国 Bamford 等在 675 例脑卒中的大规模群体调查中提出该分型方法,OCSP 是牛津郡社区脑卒中计划（Oxford shire Community Stroke Project）的英文缩写,OCSP 采用缺血性脑卒中分型患者的临床表现为基础分类,将缺血性脑卒中分为四个临床亚型:①全前循环梗死（total anterior circulation infarct,TACI）;②部分前循环梗死（partial anterior circulation infarct,PACI）;③后循环梗死（posterior circulation infarct,POCI）;④腔隙性梗死（lacunar infarct,LACI）。OCSP 分型无需复杂的检查设备及大量人力、物力资源,简便易行,具有明确特征,在任何中小型医院甚至社区即能完成,更为适合临床实践的需要,临床医师不必过分依赖影像学检查,在影像学尚未发现明确病灶时就可根据临床表现和重要病史迅速分型,并判定闭塞血管和梗死灶的可能大小和部位,作出针对性处理。一般而言,TACI 和少数较重的 PACI、POCI 是需紧急溶栓的亚型。

1. TACI 表现为大脑中动脉（middle cerebral artery,MCA）完全闭塞的三联综合征:①大脑皮质高级功能障碍(意识障碍、失语、失算、空间定向力障碍等);②同向偏盲;③对侧 3 个部位(面、上肢和下肢)较严重的运动和(或)感觉障碍。多为 MCA 近段主干、少数为颈内动脉（internal carotid artery,ICA）虹吸段闭塞引起的大面积脑梗死。

2. PACI 损害范围小于 TACI,常表现为三联症中的 2 个,或只有大脑皮质高级功能障碍,或感觉运动缺损较局限。可呈现出以下任何一组表现:①运动或感觉障碍加偏盲;②运动或感觉障碍加大脑皮质高级功能缺损;③大脑皮质高级功能缺损加偏盲;④单纯运动或感觉障碍,较 LACI 局限(如单肢轻瘫);⑤孤立出现大脑皮质高级功能障碍。受累血管:①MCA 近段主干闭塞,但皮质支的侧支循环良好;②MCA 远段主干、各级分支,或大脑前动脉(anterior cerebral artery,ACA)及分支闭塞引起的中、小梗死。

3. POCI 表现为各种椎 - 基底动脉综合征:①同侧脑神经瘫痪及对侧感觉和(或)运动障碍;②双侧感觉运动障碍;③双眼协同运动及小脑功能障碍,无长束征或视野缺损。椎 - 基底动脉及分支闭塞引起大小不等的脑干、小脑梗死。

4. LACI 表现为腔隙综合征,即纯运动性轻偏瘫、纯感觉性脑卒中、共济失调性轻偏瘫、构音障碍 - 手笨拙综合征等。基底节或脑桥深穿支病变引起的小腔隙灶。

Wardlaw 等(1996)的研究表明,OCSP 分型能正确预测 88% 的患者梗死部位和大小,对大面积皮质梗死的阳性预测值最佳(0.94),对小的皮质下梗死阳性预测值最差(0.63)。评估急性脑梗死 OCSP 分型观察者间的信度,经 κ 分析,一致性为中度或良好,信度满意。关于 OCSP 亚型的病因研究资料显示,颈动脉狭窄 50%~99% 或闭塞的发生率在 TACI 为 50%,PACI 为 37%,LACI 为 27%,POCI 为 24%;颈动脉狭窄 80%~99% 或闭塞的发生率依次在 TACI 不低于 43%,PACI 19%,另 2 个亚型为 5%~10%。具有潜在心源性栓子来源的频度在 TACI 为 57%,PACI 为 46%,LACI 为 16% 和 POCI 为 38%,其中房颤(atrial fibrillation,AF)的频度在 TACI 为 48%,PACI 为 38%,LACI 为 6% 和 POCI 为 14%,经年龄校正的逐步逻辑回归分析,各亚型仍与 AF 独立相关。若以 OCSP 分型检测重度颈动脉狭窄,其敏感性、特异性分别可达 76% 和 70%。结果提示,同侧颈动脉病是前循环梗死的重要原因。

四、A-S-C-O 分型

2009 年 2 月由 Amarenco 等 5 位国际脑血管病专家共同撰写的最新缺血性脑卒中的病因分型。该分型是对患者各病因相关性的综合评定,给予动脉粥样硬化血栓形成性(A)、小血管病(S)、心源性(C)和其他病因(O)一个病因等级,1 级为本次脑卒中肯定病因,2 级为该病因与此次脑卒中的因果关系不确定,而 3 级指该病因不可能是本次脑卒中的直接原因(但疾病仍然存在);不存在某种疾病(病因)为 0 级,如果未进行相关检查而不能分级为 9 级。

五、影像学分型

近年来,随着以磁共振成像(magnetic resonance imaging,MRI)技术为代表的影像技术的发展,神经影像学亦随之有了长足进步。影像学分型对于急性期脑梗死是否采用溶栓治疗及预后具有重要的指导价值。下面简要介绍脑梗死影像学分型。

1. 前循环皮质梗死 病灶位于 MCA 或 ACA 皮质支分布区,可以是 MCA 主干闭塞,或 MCA 皮质支闭塞,或 MCA 前、后交界区(或边缘带)梗死,或 ACA 分布区梗死。

2. 基底节区梗死 即前循环深穿支分布区梗死。

3. 放射冠梗死 MCA 皮质支和深穿支分布区的交界区即内交界区,主要位于放射冠区。

4. 后循环梗死 椎 - 基底动脉分布区包括脑干、丘脑、枕叶皮质等。

总之,缺血性脑梗死的各种分型方法都是从不同角度对脑梗死进行分析,每一种分型方法各有其关注的重心,临床医师应了解这些分型方法的特点,在临床研究中根据研究目的交叉使用这些分型方法,这样才可能更全面地揭示脑血管疾病的全貌。

第二节 脑血管病的危险因素

尽管随机治疗试验和病例 - 对照研究已显示出治疗高血压、高血脂、AF、无症状颈动脉病变、MI、糖尿病、戒烟和使用抗凝药在脑卒中一级预防中的价值,也支持它们用于脑卒中的二级预防,而且包括阿司匹林、噻氯匹啶、氯吡格雷、双嘧达莫缓释片在内的抗血小板药作为脑卒中二级预防策略的有效性也在不断被证实,但是仍缺乏对这些临床资料进行系统分析,导致了证据和实践之间的巨大差距。就患者而言,不了解脑卒中的危险因素、症状和治疗方法,虽然有个体化的治疗方案,但患者的治疗并未达到指南的目标要求。就医生而言,仅限于对典型脑卒中病例进行治疗而未积极地有责任地去纠正患者存在的危险因素。要卓有成效地减少脑卒中的发生,必须改变以往的医疗模式,采取的策略是:加强对患者的教育;全面认识和早期治疗危险因素;长期随访和监测患者;允许患者参与自身治疗计划的制订。其结果将会唤起患者的主动意识,自觉实行健康有益的生活方式和习惯,合理有序地用药,最终达到改善临床预后、减少医疗资源浪费的目的。

脑血管病的危险因素是指暴露在社区人群中能够导致脑血管病诱发和发生的相关因素,大致可分为以下几类情况:一是与生俱来不可改变的因素,如年龄、性别、种族等;二是受人体内、外环境影响的因素,是可以调节控制的,如高血压、心脏病等;三是由于个人生活方式或习惯造成的因素,如吸烟、饮酒、不良的饮食习惯等。Kullo 等还将这些危险因素按作用的强度细分为:①传统危险因素(即动脉粥样硬化形成的直接病因),包括吸烟、血压增高、血胆固醇增高、高密度脂蛋白胆固醇(high density lipoprotein-cholestrol,HDL-C)降低和糖尿病;②诱发性危险因素,包括超重或肥胖、缺乏运动、男性、有早发冠心病的家族史、社会经济因素、行为因素和胰岛素抵抗等;③条件性危险因素(虽与动脉粥样硬化形成风险有关联但只是增强了传统危险因素的作用,尚未最后确认),包括高同型半胱氨酸血症、纤维蛋白原、脂蛋白、小颗粒低密度脂蛋白和 C 反应蛋白(CRP);④正在显现的危险因素,包括脂蛋白结合型磷脂酶 A2、妊娠相关性血浆磷酸酶、非对称性二甲基精氨酸、髓过氧化物酶、亚硝基酪氨酸、氧化应激标记物和候选基因多态性。流行病学研究已确立的可干预危险因素有高血压、高脂血症、糖尿病、吸烟、无症状颈动脉病变、AF、镰状细胞贫血;有待进一步证实的危险因素包括肥胖、缺乏运动、空腹血糖增高、营养不良、酗酒、高半胱氨酸血症、药物滥用、高凝状态、雌激素替代疗法或口服避孕药、炎症过程、睡眠呼吸暂停等。干预这些危险因素,至少减少 20% 心脑血管病的发病率,控制危险因素可以减少死亡率、致残率,提高生活质量。本节中,我们重点叙述可干预的血管病危险因素。

一、高血压

在脑血管病的众多危险因素中,高血压是独立的、最主要的危险因素,收缩压或舒张压增高都可增高脑卒中的发生率,只要做好高血压的防治,脑血管病发生率即可降低40%~50%,降低脑卒中死亡率的58%。研究表明收缩压 >160mmHg,舒张压 >95mmHg,脑血管病相对风险约为血压正常者的 4 倍。血压水平应控制在 140/90mmHg 以下。收缩压与舒张压的达标同等重要,收缩压和舒张压的升高都与脑血管病的发病风险呈正相关,并呈线性关系。高血压是动脉内皮细胞功能损害的重要因素之一。内皮细胞已被公认为是"一个器官",具有许多重要功能,例如产生血管扩张因子和生长抑制因子;参与对血管活性物质的反应;参与对大分子物质通透性的调节;维持机体的抗血栓功能和纤溶功能。血管壁应力和剪切力增加以及去甲肾上腺素、血管紧张素Ⅱ等血管活性物质的增多,都使血管内皮细胞在高血压病程早期就受到损害。同时高血压性脑血管损害是脑血管病发生的主要病理基础,高血压可通过不同的机制影响脑部血管:直接作用于脑基底部穿通动脉及基底动脉的旁中央支,使血管发生脂肪样变,致微梗死或动脉瘤形成,机械刺激和损伤大血管或较大血管的内皮细胞,致动脉壁粥样硬化斑形成。

根据联合国有关检查、评价和治疗,高血压会议推荐认为舒张压在 90~97.5mmHg 之间,仅需限盐和控制体重,高于这个水平则需用药物治疗。在我国,每治疗 1000 例老年收缩期高血压,5 年可减少 55 例死亡、39 例脑卒中或 59 例主要心血管事件的发生。显然,进一步降低目前的血压平均水平将会对公众健康产生重要影响。据估计,在我国收缩压降低 9mmHg 或舒张压降低 5mmHg,每年将可防止 45 万人死于脑卒中。

二、高血脂

高血脂与脑卒中是否具有相关性存在矛盾或争议。早期一些非随机的观察性研究报道了较低水平血胆固醇浓度可能与出血性脑卒中的高风险相关,降低血胆固醇可能增加出血性梗死的危险性。Tirschell 等发现,血总胆固醇(total cholesterol,TC)>229mg/dl(5.92mmol/L),缺血性脑卒中的风险增高,达 288mg/d(7.45mmol/L)时这一风险增加了 0.6~2 倍。TC为 161mg/dl(4.16mmol/L)时,出血性脑卒中的风险增加 2 倍;但当 TC 升至 250~269mg/dl(6.47~6.96mmol/L)时出血风险降至最低。一般报道认为沉积在粥样硬化斑块内及下层的主要脂质是胆固醇,血中有高密度脂质蛋白(HDL)和低密度脂蛋白(LDL),脂代谢紊乱的危险性主要取决于低密度脂蛋白(LDL)的含量,LDL 在血流中漂浮沉积在动脉壁形成斑块,导致血栓形成或斑块脱落造成栓塞。体内脂质代谢紊乱如血浆 LDL 增高,就会使胆固醇堆积于动脉内层及下层,引起动脉粥样硬化。而高密度脂蛋白是缺血性脑卒中的保护因素,如血中HDL 下降时,则动脉硬化发生率也会增加,由上可看出血脂异常可引起动脉粥样硬化,增加脑血管病的机会。同时高甘油三酯(triglycerides,TG)>200mg/dl(2.26mmol/L)显著增加脑卒中危险(近 30%),TG 也与缺血性脑卒中和 TIA 有关。

强化降脂治疗是心血管病预防的重大转变。应该看到这样的事实,虽然积极降脂治疗被认为是可行和有效的,但目前最大的问题却是许多符合降脂治疗标准的人并未能接受最基本的处理,他汀类药物没有被充分利用而且存在使用剂量不足的问题。同时,基因的变异也可能影响患者对降胆固醇治疗的反应。

三、同型半胱氨酸

同型半胱氨酸是一种存在于血和组织中的含硫氨基酸,为蛋氨酸的中间代谢产物。实验研究表明血浆总同型半胱氨酸(tHcy)浓度增高与动脉粥样硬化和血栓形成有关,大量研究表明,高同型半胱氨酸血症在动脉粥样硬化和血栓栓塞性疾病发病机制中起重要作用,是脑血管病的独立危险因素之一,尤其是增加青年人(45 岁以下)脑梗死的危险性。30% 的动脉粥样硬化患者血浆同型半胱氨酸增高,氧化应激机制介导了高同型半胱氨酸血症引起的内皮功能障碍。高 tHcy 血症诱发脑卒中的可能机制是 tHcy 可促使氧自由基和过氧化氢生成,引起血管内皮细胞损伤和毒性作用,促进血管平滑肌细胞增生,并可激活血小板的黏附与聚集,使损伤的血管内皮细胞部位大量的血小板聚集及富含血小板的血栓形成,Hcy 能加强 LDL 的自身氧化,氧化的 LDL 能影响 NO 的合成和凝血酶调节蛋白的活性,从而导致内皮功能的进一步受损导致动脉硬化和栓塞,使脑血管性疾病发生率明显升高。流行病学资料证明这些人群缺血性脑卒中的风险增加,且与是否存在其他血管性危险因素无关。血浆 tHcy 水平受遗传与环境因素的共同影响,国人 MHTFR 基因突变率较高,而膳食中摄入的叶酸、维生素 B_{12} 相对不足,故易患高 tHcy 血症,最终导致脑血管疾病的发生。虽然这种关联是显著的、剂量依赖性的,在生物学方面不容置疑,但仍然要进一步确定是否是 Hcy 引起了脑卒中,其重要性是因为 B 族维生素(叶酸、维生素 B_{12} 和维生素 B_6)能有效、安全且花费小地降低 tHcy。由四大洲 19 个国家参与的维生素预防脑卒中(VITAmins TO Prevent Stroke,VITATOPS)对 8164 名脑卒中或短暂性脑缺血患者随访 12 年的研究对安慰剂与 B 族维生素(叶酸 2mg、维生素 B_{12} 0.5mg、维生素 B_6 25mg)进行比较,结果发现 B 族维生素对降低脑卒中发生并无保护作用($RR=0.92$;95%CI 0.81~1.06)。近期一项包含 39 005 名患者的 13 项随机对照研究的 meta 分析结果显示,联合应用叶酸、维生素 B_6、维生素 B_{12} 可以降低脑卒中的发病率($RR=0.83$;95%CI 0.71~0.97),但单独应用以上药物则无此效应。

四、吸烟

烟草中的尼古丁等多种有毒物质可刺激自主神经,使小血管痉挛、血氧含量减少、损伤动脉壁、影响全身血管和血液系统,加速动脉硬化,升高纤维蛋白原水平,促使血小板聚集等。吸烟促进了动脉粥样硬化,改变了凝血系统的功能(如升高纤维蛋白原、增强血小板聚集性、降低 HDL-C 和增加血细胞比容),使动脉内皮间隙加大,有利于大量脂蛋白和胆固醇进入动脉内膜下层沉积并形成粥样斑块。吸烟会对血液循环功能参数产生影响。脉率、心肌耗氧量、肺血管阻力、肺动脉压显著增高,并随吸烟量递增。吸烟后血中碳氧血红蛋白高达 10% 以上,导致组织缺氧,同时产生的烟碱和一氧化碳刺激交感神经系统,使儿茶酚胺和加压素分泌增加,导致心肌耗氧量增加。吸烟造成的死亡中,脑卒中或心脏病各占 5%~8%。与不吸烟者相比,35~69 岁吸烟男性心血管病死亡增加 15%。吸烟可使脑血流量明显降低,并可加速脑动脉硬化,使脑血管舒缩功能降低,在脑卒中的多因素作用中具有一定的影响。

经常吸烟是公认的缺血性脑血管病的危险因素,其危险度随吸烟量而增加。长期被动吸烟也可增加脑血管病的发病危险。吸烟和高血压与无症状性脑梗死(silent cerebral infarct,SCI)的关系最密切,相当于吸烟和颈动脉粥样硬化的关系。危险因素及生活方式综合分析显示风险比(risk ratio,RR)为:不吸烟 1.00,被动吸烟 1.06,过去吸烟 1.16,现在吸烟 1.88;增龄 3.21;高血压 2.00;糖尿病 1.36;非白种人 1.64;女性 1.11。不论血胆固醇水平高低,当前吸烟都显著增加缺血性心脏病(ischemic heart disease,IHD)和脑血管病(cerebral vascular disease,脑血管病)的风险,RR 分别为 2.2 和 1.6。观察性研究资料表明,吸烟者戒烟后脑卒中的危险性降低 60%;戒烟 5 年,脑卒中危险才能降至从不吸烟个体的水平。

吸烟和腹部肥胖是静脉血栓栓塞的危险因素。与不吸烟人群相比,每日吸烟 15 支以上者该事件 RR 为 2.82;与腰围 <100cm 人群相比,≥100cm 者 RR 为 3.92。吸烟是动脉瘤性 SAH 的原因(动脉瘤破裂呈吸烟剂量依赖性,男性发病年龄提前 2~6 岁,女性提前 7~10 岁)和继发性脑血管痉挛的危险因素,也是唯一最可能被改变的引起早期残疾或死亡的危险因素。

五、糖尿病

糖尿病是脑血管病的危险因素之一,血糖增高的程度对脑血管病的病情及预后有着显著影响。病例 - 对照研究和前瞻性流行病学研究发现，糖尿病患者脑卒中危险性增加 2~6 倍，首次缺血性脑卒中病死率增高 3 倍。空腹血糖受损［空腹血糖 110~125mg/dl (6.11~6.94mmol)］的患者脑卒中危险性增加 2 倍，这种风险随空腹血糖的增高而增加。糖尿病高血糖患者易发生动脉粥样硬化和小动脉硬化，广泛小血管内皮细胞增生致管腔狭窄，血管壁脂肪和多糖物质沉积等，这可能是引起脑血管病的病理基础，凝血机制异常也是糖尿病引起动脉粥样硬化的主要原因之一。故有人指出糖尿病是脑动脉血栓性梗死和腔隙性脑梗死共同的危险因素。

六、瘦素

随着对脑血管疾病的重要危险因素之一胰岛素抵抗的深入研究，另一种危险因素——瘦素越来越引起人们的重视。瘦素是由肥胖基因编码的一种多肽激素，通过调节交感神经活性，参与胰岛素抵抗、脂代谢紊乱及动脉粥样硬化，参与缺血性脑卒中的发生。瘦素可能是独立于其他危险因素外的与脑卒中发病相关的危险标志物。

七、肥胖

肥胖者身体存在的大量脂肪组织，也需要很多血管输送营养，从而增加心脏额外负担，导致高血压和充血性心力衰竭。超过标准体重 20% 以上的肥胖者，发生高血压、糖尿病及冠心病比体重正常者高 3 倍。肥胖是发生高血压的独立危险因素，腹型肥胖尤与高血压密切。体重每增加 4.5kg，男性收缩压增加 4.4mmHg，女性增加 4.2mmHg；体重减轻 1kg，收缩压降低 2.5mmHg，舒张压降低 1.7mmHg。据近期《美国医学会杂志》报告，肥胖会增加房颤的风险，房颤引起的心律不齐可能导致缺血性脑血管病。肾功能异常，特别是肾小管重吸收钠增加和肾脏压力性尿钠减少，既是肥胖相关性高血压的后果，也是肥胖相关性高血压的原因，其重要病理生理过程包括交感神经活性增强和肾素 - 血管紧张素系统的激活。肥胖和血脂异常相关，体重每增加 10%，TC 相应增高 0.3mmol/L。体质指数（body mass index，BMI）为 20~22 是中国人最佳水平，24 及 28 为超重及肥胖的诊断分割点。BMI 为 20~22 时，患高血压、2 型糖尿病、血脂异常、白蛋白尿和尿毒症的风险最低；BMI 为 24~26 时，上述风险开始升高；BMI≥30 时，患病风险平均增高 14.9 倍。

八、心脏疾病

心脏病也是公认的脑血管病的重要危险因素，包括冠心病、风湿性心脏病、心律失常、心脏黏液瘤等，无论血压水平如何，伴有心脏病的患者脑卒中的危险性明显增加。有学者统计，冠心病发生脑梗死的机会比无冠心病者高 5 倍。风湿性心脏病（如房颤、瓣膜病变）、冠心病及心脏黏液瘤等发生脑血管病的危险较正常人高 2.10 倍。心、脑损害的机制，可能是脑血管与心血管的动脉硬化性改变呈平行发展，心排出量的下降导致了脑灌注不足以及心脏附壁血栓脱落阻塞了脑血管等，这些均可导致脑血管病的发生。

非瓣膜性心房颤动（nonvalvular atrial fibrillation，NVAF）是缺血性脑梗死又一重要的独立危险因素，有房颤者脑卒中风险增加 5 倍。NVAF 随增龄发生率增加。首次缺血性脑梗死中约 15%~21% 存在 NVAF。有 35% 的 NRAF 患者迟早会发生缺血性脑梗死。NRAF 发生脑卒中的风险是同年龄窦性心律者的 6 倍。同时，NVAF 的脑卒中复发率亦高。首次缺血性脑梗死后 9 年内复发约占 37%，第 1 年内复发率为 17%，亦有人提出首次缺血性脑梗死后每年的复发率为 10%~20%。2003 年,我国中华医学会组织的除西藏以外的 40 家医院参与的 1999~2001 年 AF 的回顾性研究结果表明,中国人群中 AF 总患病率为 0.77%,AF 患者中脑卒中的发病率为 17.5%。其中 42.3% 恢复功能,49.7% 中、重度致残,8.0% 死亡,导致 AF 患者死亡的主要因素之一为脑卒中。有效治疗心房颤动可以预防脑卒中的发生。

美国胸科医师协会(2004 年)抗栓和溶栓治疗指南强调对 NVAF 的抗凝治疗应根据患者栓塞风险进行分层,有高危因素的患者采用华法林治疗(INR 为 2.0~3.0),无高危因素的 <65 岁、65~75 岁、>75 岁的患者可分别采用不用药或阿司匹林 325mg/d,及华法林治疗(INR 为 1.6~2.5)。在我国,AF 患者服用华法林抗凝治疗率仅为 1.7%,38% 的患者使用阿司匹林,60% 的患者两者均未用。而在服用华法林的患者中多数不系统检测 INR,或 INR 保持在无效的低水平(1.3~1.5)。脑卒中发生率高和抗凝药服药低,是中国房颤患者治疗面临的困惑。

九、无症状颈动脉狭窄

无症状颈动脉狭窄是一种常见病,仅在血管狭窄到一定程度才可能引起血流动力学改变。轻度狭窄通过远端血管扩张、降低血管阻力等血管自动调节机制使 rCBF 保持基本恒定,但随着狭窄的不断加剧和末梢灌注压的不断下降,最终失代偿发生脑梗死。在未经选择的 >65 岁人群中,7% 的男性和 5% 的女性颈动脉狭窄 >50%。颈动脉狭窄 >60% 的患者脑卒中危险性约每年 2%,MI 危险性接近每年 5%,血管性死亡的危险性每年可能高达 5%~9%。同侧脑卒中的危险性随着狭窄程度、斑块进展、斑块溃疡和(或)对侧有症状狭窄或闭塞而增高。对无症状颈动脉狭窄患者进行脑血管舒缩反应性(cerebral vasoreactivity,CVR)评估,反应减弱(乙酰唑胺 1.0 克静脉注射后颈动脉狭窄侧 MCA 血流速度增加 <40%)者在随访期间(24 个月 ± 8 个月)出现了 TIA 或梗死,且均发生于 ICA 病变侧,梗死年发病率为 2.3%,缺血年发病率为 7.9%。

Iannuzzi 的研究认为,动脉斑块厚度是 TIA 的独立危险因素,管腔狭窄程度是脑梗死的独立危险因素。斑块的厚度与斑块内出血、粥样溃疡、血栓形成和表面不规则性相关。近期 TIA 患者往往有同侧 ICA 低回声斑块病灶,37% 存在斑块的纵向运动并与最小残腔(minimum residual lumen,MRL)处斑块的厚度呈正相关。斑块纵向运动产生了对病灶基底部的切变效应,引起斑块内出血而形成不稳定斑块,斑块暴露出来的溃疡面或壁龛则是栓子的重要发源地,血管壁肌层的暴露诱导栓子生成并触发形成血栓。总之,斑块越厚,回声越低,越呈高脂肪含量的异质性,脑血管事件频率越高,越易形成较大栓塞;无回声斑块的发病频率较回声性斑块高 2~4 倍。将 ICA 颅外段高度狭窄(狭窄达 70%~95%)、临床有或无 TIA 患者颈动脉内膜切除术(carotid endarterectomy,CEA)前经颅多普勒超声(transcranial Doppler,TCD)微栓子发生率与 ICA 粥样斑块病理改变(表现为斑块裂隙、斑块内出血、斑块溃疡和腔内血栓)进行相关性分析,有 TIA 者微栓子检测阳性率增高(25/28 vs 2/12),微栓子与斑块溃疡(P=0.005)和腔内血栓(P=0.003)明显相关,进一步证实 ICA 高度狭窄患者 ICA 内斑块溃疡和腔内血栓是同侧 MCA 微栓子的主要来源。

斑块回声、狭窄程度及白细胞计数是脑血管事件的独立危险因素。与无颈动脉狭窄人群相比,未经校正时,超声检查斑块呈无回声或回声的患者发生脑血管事件的 RR 分别为 13.3 和 3.7;经校正,前组患者的 RR 为 4.6,与斑块无回声增加呈显著线性关系。

新的治疗措施强调采用他汀类药物抑制炎症、稳定斑块,目前缺乏新的药物与 CEA 疗效进行比较的资料。Amarenco 等对 2003 年 8 月以前发表的所有他汀类药物用于脑卒中预防和治疗颈动脉粥样硬化的随机研究(纳入 90 000 例以上患者)进行了系统回顾和汇总分析,结果发现,他汀类药物使脑卒中的相对危险度降低 21%(OR=0.79),致死性脑卒中减少 9%(OR= 0.91),且并未增加出血性脑卒中的发生;而且他汀类药物的疗效与 LDL-C 降低程度密切相关,LDL-C 每下降 10%,每年所有脑卒中的危险性降低 15.6%,颈动脉内膜中膜厚度(intima-media thickness,IMT)下降 0.73%。

十、代谢综合征

代谢综合征由一组代谢性血管危险因素构成,包括腹型肥胖、致动脉粥样硬化性血脂异常(TG 增高、HDL-C 降低)、高血压、胰岛素抵抗、炎症前状态和高凝状态。所谓胰岛素抵抗是导致高胰岛素血症的启动环节,是指机体靶组织器官对胰岛素反应性降低或丧失而产生的一系列生理病理变化。当机体对胰岛素的敏感性下降,机体代偿性产生更多胰岛素,而机体的组织器官对胰岛素的反应性不相一致,从而损害重要器官。国内外大量研究认为无论是脑梗死还是脑出血均存在 IR,IR 与脑卒中危险性密切相关,但非独立危险因素。高胰岛素血症与高血压、肥胖和糖耐量受损(impaired glucose tolerance,IGT)相关,是产生糖尿病和冠心病的"共同土壤"。高胰岛素血症、高血压、高 TG、HDL-C 减低、高血糖、肥胖、冠心病和脑卒中构成了胰岛素抵抗综合征(也被称为 X 综合征、代谢综合征)的传统成分,高凝状态、高尿酸血症、微量白蛋白尿、高瘦素血症是心血管疾病的独立危险因素,构成了胰岛素抵抗综合征的非传统成分。WHO 关于代谢综合征的诊断标准是:胰岛素抵抗(糖调节受损、糖尿病、正常血糖胰岛素钳夹试验葡萄糖摄取率处于最小四分位数以下);含有下列 2 个或更多成分:①动脉压增高≥140/90mmHg;②血浆 TG≥1.7mmol/L;③低 HDL-C,男性 <0.9mmol/L(35mg/dl),女性 <1.0mmol/L(39mg/dl);④中心性肥胖,即腰臀比男性 >0.90,女性 >0.85,及(或)BMI>30;⑤微量白蛋白尿≥20μg/min 或白蛋白/肌酐≥30mg/g。

研究表明,过分的营养和缺乏体育锻炼导致了肥胖症和代谢综合征的流行。在肥胖患者中,20~29 岁组代谢综合征的发生率为 6.7%,60~69 岁组为 43.5%,>70 岁组为 42.0%。上海地区筛查出的糖尿病患者中,不论性别,半数以上同时存在高血压和血脂紊乱即符合代谢综合征的诊断。代谢综合征患者是心脑血管病的高危人群,发生脑卒中的风险是非代谢综合征患者的 3 倍,病死率增加 5~6 倍。

十一、酗酒

研究发现,酒精摄入与脑卒中危险性之间存在 J 型曲线关系。每天喝 1~2 份酒(1 份酒相当于葡萄酒 150ml;或啤酒 350ml;或白酒 30ml)可防止心血管疾病和脑卒中,而每天多于 4~5 份酒则有害。其他研究报道了不同的结果,某些结果受到饮酒者饮食的影响。美国心脏协会建议男性每天饮酒量不超过 2 份,女性不超过 1 份。少量饮酒对脑卒中并不构成危险,但急性和慢性酒精中毒却是脑卒中的重要危险因素,饮酒与出血性脑血管病呈正相关,出血性脑血管病比非饮酒者增加 2~3 倍,蛛网膜下腔出血是非饮酒者的 4 倍,也是缺血性脑血管病的主要危险因素。在欧美一些国家,脑出血发生率约占所有脑血管病的 10%~15%,而我国部分地区居民脑出血的发病率却高达 40% 左右,这与我国居民饮白酒多有关。大量饮酒引起脑卒中的可能机制:①诱发心律失常和高血压病;②刺激肝脏,促进胆固醇和甘油三酯的合成进而导致动脉硬化;③酗酒可促使血压增高,降低脑血流量,改变血小板、红细胞、纤维蛋白原成分,增强血小板凝聚作用;④激活凝血系统;⑤引起血管内皮损伤,引起动脉粥样硬化,刺激脑血管平滑肌收缩导致脑血流量减少。

十二、阻塞性睡眠呼吸暂停综合征

阻塞性睡眠呼吸暂停综合征(obstructive sleep apnea,OSA)是一种可治疗的呼吸障碍,表现为在睡眠过程中上气道反复闭合。研究已证实,阻塞性睡眠呼吸暂停是一种能诱发应激反应的刺激,与血管危险因素以及心血管疾病发病率和死亡率显著增加有关。在脑卒中患者中,该综合征的患病率 >60%,在中年人群中患病率为 4%。由于呼吸障碍导致夜间持久、异常的交感神经兴奋、副交感张力减低,以及内皮素释放和反复发生低氧血症,使高血压、糖尿病、冠心病、脑卒中和充血性心衰的危险性增加,是心血管疾病和脑血管疾病独立的致病因素。呼吸暂停 - 低通气指数 >5(每小时出现 5 次以上的呼吸暂停和低通气事件)发生 IGT 或糖尿病的风险增大(OR=2.15);IGT 与 OSA 引起的动脉血氧饱和度降低程度相关。动脉血氧饱和度每下降 4%,IGT 的 OR 为 1.99。AHI 的增加加重了与肥胖无关的胰岛素抵抗。美国耶鲁大学医学院睡眠医学中心在研究纳入的 1022 例患者中证实,在未校正的分析中,OSA 与脑卒中或任何原因死亡有关(风险比 =2.24,P=0.004);在对年龄、性别、种族、吸烟状况、酒精摄入状况、体质指数、有无糖尿病、高脂血症、心房纤颤和高血压进行校正后,OSA 与脑卒中或死亡之间仍然存在有统计学意义的相关性(OR=1.97,P=0.01)。

十三、CRP 和其他炎症标记物

1. C 反应蛋白(CRP) 动脉粥样硬化是缺血性脑卒中发生和发展的直接原因。动脉粥样硬化在本质上是一种慢性炎症性增生性疾病,作为炎症标志物的 CRP 与动脉粥样硬化有着十分密切的关系。C 反应蛋白(CRP)是人体非特异性炎症的敏感性标志物之一,是由活化巨噬细胞分泌的细胞因子刺激及诱导肝细胞产生。长期慢性炎症刺激导致局部白细胞或血小板对内皮细胞粘附性和通透性的增加,促进凝血,诱导产生血管活性因子和细胞因子等,导致 CRP 合成增加——内皮功能损害,使扩血管物质释放减少,从而增加了内皮细胞与血小板和白细胞的黏附,导致血管病变和血栓形成。目前,研究证实 C 反应蛋白与脑血管疾病的发生有关,认为 CRP 浓度增加与心脑血管病发生的危险程度呈正相关,对 CRP 的有关研究显示具有对心脑血管病的发生有预报作用。多项队列研究显示,在校正经典的动脉粥样硬化危险因素后,高敏感性 CRP 是将发生血管事件的独立危险因素。体外试验中,CRP 能够以时间和剂量依赖方式诱导人脐静脉内皮细胞分泌单核细胞趋化蛋白 -1(monocyte chemoattractant protein-1,MCP-1),100μg/ml 重组人 CRP 孵育可使 MCP-1 分泌量增高 7 倍。MCP-1 在单核细胞进入动脉粥样斑块形成部位的过程中发挥关键作用,免疫组化染色发现 CRP 弥漫沉积在早期粥样硬化动脉壁内膜与中膜连接处的弹性纤维层和纤维肌层,在这些部位经常同时见到终末补体复合物沉积;内皮下的大部分泡沫细胞呈 CRP 阳性染色,但在这些区域未见到终末补体复合物。CRP 可能通过不经典激活途径激活补体系统、泡沫细胞形成、促凝引起血管内膜的损伤共同参与动脉粥样硬化性损伤。

Cao 等进一步对老年人缺血性脑卒中、颈动脉 IMT 和血浆 CRP 浓度的关系进行了分析。结果表明,CRP 增高是缺血性脑卒中的独立危险因素,与代表动脉粥样硬化严重程度的颈动脉 IMT 无关;但在颈动脉 IMT 明显增加的患者中,CRP 与脑卒中的相关性更为明显。因此,CRP 和颈动脉 IMT 可能是缺血性脑卒中风险的独立预告因素。CRP 还可能反映了斑块的成分,CRP 浓度较高者其颈动脉粥样硬化斑块的稳定性可能较差,将缺血性脑卒中发病 24 小时内、48~72 小时间和出院 3 个阶段的 CRP 浓度与 1 年时转归（复发或死亡）的关系进行研究，应用 COX 比例风险模型对潜在的混杂因素进行校正。结果表明，入院时（风险比 =2.78，95%CI 1.45~5.33，$P=0.0021$）和出院时（风险比 =9.42，95%CI 4.27~19.05，$P<0.0001$）的 CRP 浓度是 1 年时新发血管性事件或死亡联合终点指标的预测因素。出院时的 CRP 浓度是转归不良最强的独立危险因素（$P<0.0001$），且出院时 CRP≥1.5mg/dl 对转归不良的敏感性和特异性最高。CRP 增高可能不仅与脑卒中的急性过程有关，也与存活者体内持续存在的炎症反应有关。正常人 CRP 水平越高，发生脑血管事件的危险越大；脑血管疾病患者 CRP 水平升高越明显，脑血管疾病的病情越严重，并发症越多，病死率越高；反之，CRP 水平可随着病情的稳定和恢复而下降。总之，在一级预防中，CRP 可用于危险患者的分层；在二级预防中，它是否能继续作为一个有特异性的预测指标尚不明确。

2. 溶血磷脂酸 溶血磷脂酸（LPA）是在血液凝集的早期由凝血酶活化的血小板迅速产生，是细胞内和细胞外信号转导的重要磷脂信号分子，并且从多个方面促进动脉硬化和血栓形成。LPA 存在于动脉粥样硬化损害内膜内，早期可诱导屏障功能障碍，促进内皮细胞与单核细胞的黏附。同时 LPA 可刺激成纤维细胞增生、促进炎症细胞存活，诱导血管平滑肌细胞迁移，由中层向内膜移行，并促使大量增殖，在动脉粥样硬化进展期的血管损害中起核心作用。第三，LPA 主要来源于活化的血小板并进一步导致血小板呈瀑布样激活，这是 LPA 促进血栓形成的基础。因此，LPA 增高在致动脉粥样硬化过程中至关重要，它促进斑块的发生发展，成为脑血管疾病的危险因素之一，它又称为预警因子，具有预示脑血管疾病危险度的指标。但并非所有脑卒中都有 LPA 升高，卵巢癌及前列腺癌同样有 LPA 的显著升高，需要加以鉴别。

十四、病原微生物

1. 肺炎衣原体 现在脑血管疾病中仍认为是动脉粥样硬化的因素占主要地位，但病原微生物感染引起的炎症反应导致动脉粥样硬化疾病的观点日益受重视。肺炎衣原体是一种革兰阴性病原微生物，可通过免疫炎症机制损伤血管壁，导致动脉粥样硬化形成。Kawamoto 等发现 87.0% 的动脉粥样硬化性脑血栓形成、66.7% 腔隙性脑梗死及 50.0% 其他类型脑梗死患者血清肺炎衣原体（Cpn）IgG 为阳性，而对照组的阳性率为 61.2%。多重回归分析显示血清 Cpn 阳性是脑卒中独立的危险因素（$P<0.05$），与动脉粥样硬化血栓性脑梗死相关。但也有学者认为肺炎衣原体感染的血清学标记与急性脑血管事件无关。老年人的免疫功能低下，常易导致肺炎衣原体及其他病原菌的感染，在多重因素共同作用下提高了脑血管疾病的发生率。

2. 人巨细胞病毒（HCMV） 国内外越来越多的证据表明，HCMV 感染与动脉粥样硬化（AS）及 AS 相关性的缺血性脑血管病的发生、发展密切相关。HCMV 可通过各种途径和机制导致血管内皮细胞、平滑肌细胞和巨噬细胞的形态、代谢及功能发生改变从而参与动脉粥样硬化斑块的形成及进展。

近年，越来越多的研究表明脑血管疾病的发生可能与更多的因素相关，如血流动力学紊乱、血尿酸水平、左心室肥厚、雌激素、职业习惯、血型等，但临床资料尚不足，目前难以证实它们在脑卒中发病中的角色，是否存在真正因果关系尚需要我们进一步的深入研究探讨。

第三节　脑血管病的遗传因素

脑血管病的危险因素多而复杂,多是几种危险因素共同作用的结果,因此,脑血管病的遗传学研究受到限制。但脑血管病主要危险因素的遗传性决定了脑血管病的发生必有其遗传学背景。目前认为高血压性脑出血、动脉血栓性脑梗死是一类多基因遗传病,而且有的脑血管病本身尚有特定的遗传方式。

脑血管病是多基因及多环境因素疾病,多基因遗传病的形成受遗传基础和环境因素的双重影响,其遗传学,尤其是分子遗传学研究相当困难,其遗传度受环境等各种因素的影响较大。因为脑卒中的发生多在老年,很难找到代数较多的家系,也很难找到单纯致病原因的家族,这导致各家系之间的结果无法相互印证。最近多方面的研究结果表明,家庭中有直系亲属为本病患者或死于该病者,发病率和危险性显著高于非脑血管病对照组亲属。有一部分遗传病是单基因遗传病,如常染色体显性遗传脑动脉病伴皮质下梗死和白质脑病(CADASIL)的基因定位在 19q12,该基因的异常可导致一家系数代发生皮质下梗死,表现为中年人复发性脑卒中、假性延髓性麻痹及皮质下痴呆。同时脑血管病的许多危险因素也与遗传因素相关,如高血压、糖尿病等都存在不同的遗传性和家族性。除单基因遗传性脑血管病的基因位点以外,以下一些基因在脑卒中的发病中可能具有重要作用。

一、肾素血管紧张素系统相关基因

肾素血管紧张素系统与血管的张力和内皮细胞的功能密切相关,对其相关基因研究得较为深入。

1. 血管紧张素转换酶(angiotensin converting enzyme,ACE)基因　ACE 基因多态性通常被认为与高压密切相关,其具有插入型(I)和缺失型(D)两种等位基因。ACE 基因定位在 17q23,人群中可表现有 II、ID 和 DD 三种基因型。有试验证实在日本的高血压性缺血性脑血管病患者中 D 等位基因频率高于单纯高血压组或正常对照组患者,由此认为其可能是高血压性缺血性脑血管病的危险因素。Sharma 等对以往文章进行 meta 分析表明 ACE 的 DD 基因型是缺血性脑血管病发病的轻度相关的独立危险因素。同时 ACE 的基因型可能也与脑卒中的发生有关,DD 基因型个体易患脑梗死,尤其是腔隙性脑梗死。目前对 ACE 基因多态性与脑卒中的关系还存在争论,而且脑卒中时肾素 - 血管紧张素系统的遗传特性还不十分清楚。

2. 血管紧张素原(angiotensinogen,AGT)基因　AGT 基因定位在 1q42-43。Takami 等研究发现 AGT/M235T 与脑干、基底节及全脑部位的腔隙性梗死数量存在明显的正相关。颈内动脉供血不足(TIA 或脑卒中)的白种人与 AGT/M235T 多态性相关关系分析显示病例组与对照组突变率无明显差别,该位点的突变与颈内动脉狭窄和平均内膜 - 中膜厚度(intima-media thickness,IMT)也无明显差异,血管紧张素原基因多态性(AGNTT)可能与 ACE 基因有协同作用但与血管性疾病无关。可见目前的这方面研究结果还存在矛盾。

二、凝血和纤溶相关基因

由于凝血及纤溶两大系统在脑卒中的发病机制中有不容忽视的作用,其相关基因已成为研究缺血性脑血管病的热点。流行病学资料表明血浆纤维蛋白原增高是缺血性心脑血管疾病发生和发展的一个独立危险因素。

1. 纤维蛋白原(Fg)基因 G455A 多态性与非腔隙性脑梗死有关,同时与高血压病患者发生脑血管病有显著关联,是缺血性脑血管病的独立危险因素;而 Fg 基因的 C148T 多态性同中老年人的颈动脉粥样硬化相关。

2. 血小板膜糖蛋白受体被激活后能促进血小板聚集和血栓形成,其基因多态性是导致 50 岁前发生脑血管病的重要危险因子。

3. 纤溶酶原激活物抑制物 -1(PAI-1)基因的水平反映了纤溶系统的功能状态,在一定程度上也反映了血管内皮细胞的功能水平及机体清除血栓、缓解慢性血管痉挛等的能力。它是通过影响血浆纤溶水平而参与脑梗死的发病过程。Bang 等认为 PAI-1 基因 4G 型与脑梗死密切相关,但目前仍有争论。

三、内皮型一氧化氮合酶基因(eNOS)

eNOS 是血管内皮功能的一个重要调节因子,动物及人类试验均证明其活动性受基因调节。Elbaz 等研究表明 eNOS 基因的 Glu298Asp 多态性与脑梗死尤其是腔隙性脑梗死相关;2001 年 Hou 等认为 eNOS 基因的内含子 4 的重复序列多态性可能是中国人患缺血性脑血管病的独立危险因素。可见 eNOS 基因可能通过影响脑血流及动脉粥样硬化的形成参与脑卒中发病的调控。

四、半胱氨酸代谢相关基因

N5、N10- 亚甲基四氢叶酸还原酶(N5,N10-methylenetetrahydrofolate reductase,MTHFR)基因的缺陷是引起高半胱氨酸血症的主要遗传因素,最常见的是 C677T 碱基突变。高半胱氨酸血症通过损伤血管内皮细胞、促进血小板凝集等机制导致动脉粥样硬化,还是高血压病、糖尿病的危险因素之一。国内外研究均表明 MTHFR 的 C677T 多态性增加了脑血管病的发病风险。

五、脂代谢相关基因

脂代谢相关基因中研究最多的是载脂蛋白 E(ApoE)基因,ApoE 是血浆的主要载脂蛋白之一,对血浆胆固醇的代谢、组织修复及抑制血小板凝集都有影响,是早老性痴呆症(Alzheimer disease)、动脉粥样硬化及缺血性心脏病的危险因子。ApoE 有三种等位基因型(2、3、4),研究发现 ApoE 基因与血脂水平有关,但不同的研究结果存在差异。ApoE4 等位基因均与非腔隙性脑梗死有关,是缺血性脑血管病的危险因素。

六、心钠素(atrial natriuretic peptide,ANP)基因

研究发现 ANP 在脑卒中的病理发生过程中可能起重要作用,但它们与缺血性脑血管病的相关性尚无明确结论。

七、磷酸二酯酶 PDE 的基因(PDE4D)

PDE4D 与大脑主干血管闭塞或心源性缺血性脑血管病有极大的相关性。cAMP 在信息传递及生理应答的调节方面有关键作用,PDE4D 可以选择性降低第二信使 cAMP 的浓度,并在参与动脉硬化形成的绝大多数细胞中均有表达。

　　总之,脑血管疾病是由多个基因和多个环境因素共同作用的结果,但脑血管病的发病率与遗传存在相分离的现象。从流行病学推测,可能是多种环境因素在遗传基础上协同作用的结果。研究脑血管病的遗传学问题,将为本病的发病机制研究以及寻找真正有效的防治措施提供依据。如果分离到脑血管病的相关基因,有助于脑血管病高危人群的早期检测,并可为脑血管病的预防、分型和治疗等奠定新的基础,对探索诊断和治疗多基因病的方法也具有深远的意义。

(李明泉　杨昉　张仁良)

参 考 文 献

1. 黄如训,苏镇培.脑卒中.北京:人民卫生出版社,2001:107-111.

2. 李振东,黄如训.缺血性卒中 OCSP 分型研究进展.国外医学脑血管疾病分册,2002,10(2):104-106.

3. Hajat C,Coshall C,Rudd AG,et al. The inter and intra observer reliabilities of a new classification system for ischaemic stroke:the South London Stroke Register. J Neurol Sci,2001,190(1-2):79-85.

4. Ay H,Furie KL,Singhal A,et al. An evidence based causative classification system for acute ischemic stroke. Ann Neurol,2005,58(5):688-697.

5. Ay H,Benner T,Arsava EM,et al. A computerized algorithm for etiologic classification of ischemic stroke:the Causative Classification of Stroke System. Stroke,2007,38(11):2979-2984.

6. Han SW,Kim SH,Lee JY,et al. A new subtype classification of ischemic stroke based on treatment and etiologic mechanism. Eur Neurol,2007,57(2):96-102.

7. Amarenco P,Bogousslavsky J,CaplanL R,et al. New approach to stroke subtyping:the A-S-C-O(phenotypic) classification of stroke. Cerebrovasc Dis,2009,27(5):502-508.

8. Kullo IJ,Ballantyne CM. Conditional risk factors for atherosclerosis. Mayo Clic Proc,2005,80:219-230.

9. Amarenco P,Labreuche J,Lavallee P. Statins in stroke prevention and carotid atherosclerosis:systematic review and up-to-date meta-analysis. Stroke,2004,35:2902-2909.

10. Yaggi HK,Concato J,Kernan WN,et al. Obstructive sleep apnea as a risk factor for stroke and death. N Engl J Med,2005,353(19):2034-2041.

11. Flemming KD,Brown RD. Second prevention strategies in ischemic stroke:Identification and optimal management of modifiable risk factors. Mayo Clin Proc,2004,79:1330-1340.

12. Hankey GJ. Secondary prevention of recurrent stroke. Stroke,2005,36:218-221.

13. Di Napoli M,PapaF,Bocola V. C-reactive protein in ischemic stroke:an independent prognostic factor. Stroke,2001,32:917-924.

14. 工文志,吴升平,杨期东,等。我国三城市社区人群开展干预 9 年脑卒中死亡率的变化.中国慢性病预防与控制,2002,10(2):49-51.

15. 伍期专.溶血磷脂酸在心脑血管疾病诊断及病因学中的作用.中华老年心脑血管病杂志,2003,2:32-51.

16. Lentz SR. Homocysteine and vascular disfunction review. Life Science,1997,61:1205-1215.

17. Kawamoto R,Kajiwara T,Oka Y,et al. Anassociation between an antibody against Chlamydiapneumoniae and ischemic stroke in elderly Japanese. Intern Med,2003,42(7):571-577.

18. 李爱东,曾莲意.肺炎衣原体与缺血性脑血管病的关系.中华神经科杂志,2004,37(5):463-464.

19. Takami S,Imai Y,Katsuya T,et al. Gene polymorphism of the renin-angiotensin system associates with risk for lacunar infarction. The Ohasama study. Am J Hypertens, 2000,13(2):121-127.

20. Hou L,Osei-Hyiaman D,Yu H,et al. Association of a 27-bprepeat polymorphism in eNOS gene with ischemic stroke in Chinese patients. Neurology,2001,56(4):490-496.

21. VITATOPS-Trial-Study-Group. B vitamins in patients with recent transient ischaemic attack or stroke in the

VITAmins TO Prevent Stroke（VITATOPS）trial：a randomised，double-blind，parallel，placebo-controlled trial. Lancet-Neurol，2010，9（9）：855-865.

22. Jung SY，Bae HJ，Park BJ，et al. Parity and risk of hemorrhagic strokes. Acute Brain Bleeding Analysis Study Group. Neurology，2010，74（18）：1424-1429.

23. Gustavo Saposnik. The role of vitamin B in stroke prevention：A journey from observational studies to clinical trails and critique of the VITAmins to prevent stroke（VITATOPS）. Stroke，2011，42：838-842.

第三章

缺血性脑血管病的发病机制和常规治疗

本章结合新的功能影像学研究成果,阐述缺血性脑血管病的发病机制;根据国内外最近的脑血管病指南,总结缺血性脑血管病的急性期治疗和二级预防策略。并简要说明缺血性脑血管病的康复治疗方法和预后影响因素。

第一节　缺血性脑血管病的发病机制

一、半暗带的概念

1977 年 Astrup 等通过动物实验首次提出缺血半暗带的概念,1981 年他将缺血半暗带定义为脑缺血后坏死区周围的脑组织,其血流灌注水平低于维持正常脑功能的血流水平,但高于引起脑形态结构发生改变的脑血流水平,在一定的时间内重新恢复足够的灌注,功能能够完全恢复正常。在缺血区域,不可逆损害从最严重血流减少区域向轻微灌注不足的周边区域进展。不可逆组织损害的离心性进展以相互关联的电生理、分子、代谢和灌注损伤的复杂级联反应为主。后来缺血半暗带概念几经演变。目前认为它是功能受损的组织,如果在一定的时间内建立足够的再灌注,这部分组织可以存活和恢复。

二、缺血性脑卒中的常见发病机制

1. 脑血栓形成　由于局部堵塞而造成脑血管内血流中断,引发相应供血范围内的脑组织坏死。

2. 脑栓塞　循环系统其他部位来源的栓子,堵塞脑血管而造成相应供血范围内的脑组织坏死。

3. 低灌注　因心脏病变和低血压造成全身低灌注,引起脑部缺血比较广泛,常双侧累及,分水岭更加明显,如果存在局部血管病变,也会引起该血管供血区脑组织坏死。

血栓形成过程包括内皮细胞的损伤、血小板的黏附和聚集以及凝血酶的产生。血栓产生还依赖于其他因素,包括血管损伤的程度、剪切力和抗血栓因子的存在。凝血酶是血凝块形成的关键因子,充当激活血小板和凝血之间的纽带。凝血酶将纤维蛋白原转化为纤维蛋白。常见血栓分为 3 种:红色血栓、白色血栓和小血管中散在的纤维蛋白沉积。

近年来随着影像学的进展,对缺血性脑卒中发病机制有了更加全面的认识。脑血流下降到急性脑梗死发生经历了 3 个时期:首先是由于脑灌注压下降引起的脑局部血流动力学异常改变;其次是脑循环储备力失代偿性低灌注所造成的神经元功能改变;最后,由于 CBF 下降超过脑代谢储备力才发生不可逆转的神经元形态学改变,即脑梗死。我们将前 2 个时期称为脑梗死前期。脑血管病常有较长的潜伏期,而 TIA 以及临床出现的异常征象又是一个十分明显的预警信号,将脑梗死发生以后的超早期影像学研究转移到脑梗死前期的影像学研究具有更为重要的临床价值。目前最新的 CT 灌注成像结合自编软件进行动态增强 CT 数据处理,可获取局部脑血流量(regional cerebral blood flow,rCBF)、局部脑血容量(regional cerebral blood volume,rCBV)、平均通过时间(mean transit time,MTT)和峰值时间(time-to-peak,TTP)参数图。根据脑局部微循环的变化程度以及 CT 灌注成像表现,将脑梗死前期分为 2 期。Ⅰ 期:脑血流动力学发生异常变化,脑血流灌注压在一定的范围内波动时,机体可以通过小动脉和毛细血管平滑肌的代偿性扩张或收缩来维持脑血流相对动态稳定。Ⅱ 期:脑循环储备力失代偿,CBF 达电衰竭阈值以下,神经元的功能出现异常,机体通过脑代谢储备力来维持神经元代谢的稳定。研究证实,CBF 的减少首先出现脑电功能障碍(电衰竭);随着 CBF 进一步减少并持续一段时间,则出现代谢改变甚至膜结构改变(膜衰竭)。此时,在分子水平出现一个时间依赖性缺血瀑布(瀑布效应),特点为脑组织由于缺血缺氧造成自由基的产生、兴奋性氨基酸的释放以及血小板活性因子、乳酸中毒、脑水肿等作用下,使神经元代谢紊乱,大量离子流入细胞内,特别是钙离子的内流使细胞超载线粒体钙离子沉着,发生不可逆神经元死亡,即脑梗死。从 CBF 变化过程看,脑血流量的下降到急性脑梗死的发生经历了 3 个变化时期:首先是由于脑灌注压下降引起的脑局部血流动力学异常改变;其次是脑局部 CCR 失代偿性低灌注所造成的神经元功能改变;最后,由于 CBF 下降超过脑代谢储备力才发生不可逆转的神经元形态学改变,即脑梗死。我们将前 2 个时期称为脑梗死前期。在脑梗死前期的 Ⅰ 期,由于 CCR 发挥作用,病人几乎没有明显的临床症状;在 Ⅱ 期,rCBF 下降到电衰竭阈值以下,CCR 失代偿,细胞膜的电活动消失,突触传递障碍,进入"贫困灌注(misery perfusion)"状态。这一状态甚至可以持续数年,临床上可以出现头痛、肢体力弱、肢体的轻微抖动和言语欠流畅等症状,严重时可出现 TIA。同样是 TIA 或脑供血不足患者,但其缺血以及脑局部微循环障碍的程度却有所不同。总之,低灌注是所有脑缺血病因机制的最后通路。

第二节　缺血性脑血管病的急性期治疗

一、缺血性脑血管病的一般处理

1. 吸氧　低氧血症患者应给予吸氧,如存在气道障碍可考虑气管插管或者切开及辅助呼吸。积极的吸氧有利于改善缺血区神经细胞的缺血缺氧状态。

2. 体温处理　发热患者明确原因,如为感染应予以抗感染治疗;对体温高于 38℃患者予以降温措施。研究证实亚低温治疗对于缺血性脑组织具有较好的神经保护作用。

3. 血压管理　24 小时内血压升高患者应谨慎处理,如血压持续升高,收缩压≥200mmHg 或舒张压≥110mmHg,或伴有严重心功能不全、主动脉夹层、高血压脑病,可予缓慢降压治疗。既往高血压病患者,如病情平稳,脑卒中 24 小时后恢复使用降压药物。脑卒中后低血压患者应积极寻找原因,并针对性处理。

4. 血糖控制 高血糖对脑卒中预后不利,应加以控制,但目标血糖控制多少尚无共识,但一般血糖超过 11.1mmol/L,给予胰岛素治疗。低血糖可直接导致脑缺血损伤和水肿加重,影响预后,故应尽快纠正低血糖,如血糖低于 2.8mmol/L 给予高糖口服或注射治疗。

二、特异性治疗

1. 溶栓治疗 溶栓是急性期最有效的恢复血流措施,尿激酶和重组组织型纤溶酶原激活剂(rt-PA)是目前应用的主要溶栓剂,最新《中国急性缺血性脑卒中治疗指南》将静脉溶栓时间窗从 3 小时延长至 4.5 小时,动脉溶栓时间窗为 6 小时。具体推荐意见如下:①缺血性脑卒中 3 小时内(Ⅰ级推荐,A 级证据)和 3~4.5 小时(Ⅰ级推荐,B 级证据),应根据适应证严格筛选患者,尽快静脉给予 rt-PA 溶栓。方法:rt-PA 0.9mg/kg(最大剂量 90mg)静脉滴注,其中 10% 在最初 1min 内静脉滴注,其余持续滴注 1 小时,用药期间及用药 24 小时应严密监护患者(Ⅰ级推荐,A 级证据)。②发病 6 小时内的缺血性脑卒中,如不能使用 rt-PA,可考虑静脉给予尿激酶,应根据 100 万 ~150 万 IU,溶于生理盐水 100~200ml,持续静脉滴注 30 分钟,用药期间应严密监护患者(Ⅱ级推荐,B 级证据)。③发病 6 小时内由大脑中动脉闭塞导致的严重脑卒中且不适合静脉溶栓的患者,经过严格选择后可在有条件的医院进行动脉溶栓(Ⅱ级推荐,B 级证据)。④发病 24 小时内由后循环动脉闭塞导致的严重脑卒中且不适合静脉溶栓的患者,经过严格选择后可在有条件的单位进行动脉溶栓(Ⅲ级推荐,C 级证据)。

2. 抗血小板聚集 指南推荐意见:①不符合溶栓适应证且无禁忌证的缺血性脑卒中患者应在发病后尽早给予口服阿司匹林 150~300mg/d(Ⅰ级推荐,A 级证据)。急性期后可改为预防剂量(50~150mg/d)。②溶栓治疗者,阿司匹林等抗血小板药物应在溶栓 24 小时后开始使用(Ⅰ级推荐,B 级证据)。③对不能耐受阿司匹林者,可考虑选用氯吡格雷等抗血小板治疗(Ⅲ级推荐,C 级证据)。

3. 抗凝治疗 推荐意见:①对大多数急性缺血性脑卒中患者,不推荐无选择地早期进行抗凝治疗(Ⅰ级推荐,A 级证据)。②关于少数特殊患者的抗凝治疗,可在谨慎评估风险、效益比后慎重选择(Ⅳ级推荐,D 级证据)。③特殊情况下溶栓后还需抗凝治疗的患者,应在 24 小时后使用抗凝剂(Ⅰ级推荐,B 级证据)。

4. 降纤治疗 推荐意见:对不适合溶栓并经过严格筛选的脑梗死患者,特别是高纤维蛋白血症者可选用降纤治疗(Ⅱ级推荐,B 级证据)。

5. 扩容治疗 Cochrane 系统评价并未发现血液稀释疗法对缺血性脑卒中患者近期或远期病死率及功能结局无显著影响,一般不推荐扩容治疗(Ⅱ级推荐,B 级证据)。但对于低血压或者低灌注所致脑梗死可考虑扩容治疗。

6. 扩张血管治疗 对一般缺血性脑卒中患者,不推荐扩血管治疗(Ⅱ级推荐,B 级证据)。

7. 神经保护治疗 目前国内应用的神经保护剂中,相对具有一定循证医学证据的主要为胞二磷胆碱和依达拉奉。

三、缺血性脑卒中急性期并发症的处理

1. 脑水肿和颅内压增高 推荐意见①卧床,及时处理引起颅内压增高的因素,如头颈部过度扭曲、激动、发热、癫痫、呼吸道通畅等(Ⅰ级推荐,D 级证据)。②可使用甘露醇静脉

滴注(Ⅰ级推荐,C级证据);必要时也可予以甘油果糖或呋噻米等(Ⅱ级推荐,B级证据)。③对于发病48小时内,60岁以下的恶性大脑中动脉梗死伴严重颅内压增高、内科治疗不满意且无禁忌证者,可请脑外科会诊是否行减压术(Ⅰ级推荐,A级证据)。④对压迫脑干的大面积小脑梗死患者,可请脑外科会诊协助处理(Ⅲ级推荐,C级证据)。

2. 出血转化　症状性出血转化:停用抗栓治疗等致出血药物(Ⅰ级推荐,C级证据),待病情稳定后7~10天,再开始抗栓治疗。对于再发血栓风险低或者全身情况较差者,原来服用华法林,可用抗血小板药物代替华法林。

3. 癫痫　缺血性脑卒中后癫痫的早期发生率2%~33%,晚期发生率3%~67%。①目前不推荐预防性应用抗癫痫药物(Ⅳ级推荐,D级证据)。②孤立发作一次或急性期痫性发作控制后,不建议长期使用抗癫痫药物(Ⅳ级推荐,D级证据)。③脑卒中后2~3个月再发的癫痫,建议按癫痫常规治疗(Ⅰ级推荐,D级证据)。④脑卒中后癫痫持续状态,建议按癫痫持续状态治疗原则处理(Ⅳ级推荐,D级证据)。

4. 肺炎　5.6%脑卒中患者合并肺炎,误吸是主要原因。意识障碍、吞咽困难是导致误吸的主要危险因素。15%~25%脑卒中患者死于细菌性肺炎。早期评估和处理吞咽困难和误吸问题,对意识障碍患者应特别注意预防肺炎(Ⅰ级推荐,C级证据)。疑有肺炎的发热患者应给予抗生素治疗,但不推荐预防性使用抗生素(Ⅱ级推荐,B级证据)。

5. 排尿困难与尿路感染　排尿障碍主要包括尿失禁与尿潴留。住院期间40%~60%中重度脑卒中患者发生尿失禁,29%发生尿潴留。尿路感染主要继发于留置导尿的患者。推荐①建议对排尿障碍进行早期评估和康复治疗,记录排尿日记(Ⅱ级推荐,B级证据)。②尿失禁者应尽量避免留置尿管,可定时使用便盆或便壶(Ⅳ级推荐,D级证据)。

6. 深静脉血栓形成　主要包括下肢静脉血栓形成和肺栓塞,推荐意见:①鼓励患者尽早活动、抬高下肢,尽量避免下肢(尤其是瘫痪侧)静脉输液(Ⅰ级推荐)。②对于发生深静脉血栓形成高风险且无禁忌证者,可给予低分子肝素或普通肝素,有抗凝禁忌证者给予阿司匹林治疗(Ⅰ级推荐,A级证据)。③可联合加压治疗和药物预防DVT,不推荐常规单独应用加压治疗预防DVT和肺栓塞(Ⅰ级推荐,A级证据)。④对于无抗凝和溶栓禁忌的DVT或肺栓塞患者,首先建议肝素抗凝治疗,症状无缓解的近端DVT或肺栓塞患者可给予溶栓治疗(Ⅰ级推荐,A级证据)。

第三节　缺血性脑血管病的二级预防

一、控制危险因素

1. 高血压　高血压病是脑血管病的最主要危险因素,我国血压与脑卒中发病危险成对数线性关系,基线收缩压每增加10mmHg,舒张压每增加5mmHg,脑卒中相对危险分别增加49%和46%。循证医学研究也证实降压治疗能使所有复发性脑卒中、非致死性脑卒中事件显著减少。推荐意见:①对于缺血性脑卒中和TIA,建议进行抗高血压治疗,以降低脑卒中和其他血管事件复发的风险(Ⅰ级推荐,A级证据)。在参考高龄、基础血压、平时用药、可耐受性的情况下,降压目标一般应该达到≤140/90mmHg,理想应达到≤130/80mmHg(Ⅱ级推荐,B级证据)。②降压治疗预防脑卒中和TIA复发的益处主要来自于降压本身(Ⅰ级推荐,A级证据)。建议选择单药或联合用药进行抗高血压治疗(Ⅱ级推荐,B级证据)。具体药物的选择和联合方案应个体化。

2. 糖尿病 血糖控制对 2 型糖尿病的微血管病变有保护作用,对大、中血管病变同样有重要作用,血糖控制不良与脑卒中复发有关(Ⅰ级推荐,A 级证据)。推荐意见:①糖尿病血糖控制的靶目标为 HbAlc<7.0%,但对于高危 2 型糖尿病患者血糖过低可能带来危害(增加病死率,Ⅰ级推荐,A 级证据)。②糖尿病合并高血压患者应严格控制血压在 130/80mmHg以下,糖尿病合并高血压时,降血压药物以血管紧张素转换酶抑制剂、血管紧张素 Ⅱ 受体拮抗剂类在降低心脑血管事件方面获益明显(Ⅰ级推荐,A 级证据)。在严格控制血糖、血压的基础上联合他汀类药物可以降低脑卒中的风险(Ⅰ级推荐,A 级证据)。

3. 脂代谢异常 胆固醇水平与缺血性脑卒中相关性较大。降低胆固醇水平主要通过行为生活方式改变和使用他汀类药物。包括各种降脂治疗的大型 meta 分析显示,只有他汀类药物可以降低脑卒中的危险,他汀类药物可以预防全身动脉粥样硬化性病变的进展,降低脑卒中复发风险。推荐意见:①胆固醇水平升高的缺血性脑卒中和 TIA 患者,应该进行生活方式的干预及药物治疗。建议使用他汀类药物,目标是使 LDL-C 水平降至 2.59mmol/L 以下或使 LDL-C 下降幅度达到 30%~40%(Ⅰ级推荐,A 级证据)。②伴有多种危险因素(冠心病、糖尿病、未戒断的吸烟、代谢综合征、脑动脉粥样硬化病变但无确切的易损斑块或动脉源性栓塞证据或外周动脉疾病之一者)的缺血性脑卒中和 TIA 患者,如果 LDL-C>2.07mmol/L,应将 LDL-C 降至 2.07mmol/L 以下或使 LDL-C 下降幅度 >40%(Ⅰ级推荐,A 级证据)。③对于有颅内外大动脉粥样硬化性易损斑块或动脉源性栓塞证据的缺血性脑卒中和 TIA 患者,推荐尽早启动强化他汀类药物治疗,建议目标 LDL-C<2.07mmol/L 或使 LDL-C 下降幅度 >40%(Ⅲ级推荐,C 级证据)。④长期使用他汀类药物总体上是安全的。他汀类药物治疗前及治疗中,应定期监测肌痛等临床症状及肝酶(谷丙转氨酶和天冬氨酸氨基转移酶)、肌酶(肌酸激酶)变化,如出现监测指标持续异常并排除其他影响因素,应减量或停药观察(供参考:肝酶 >3 倍正常上限,肌酶 >5 倍正常上限时停药观察,(Ⅰ级推荐,A 级证据);老年患者如合并重要脏器功能不全或多种药物联合使用时,应注意合理配伍并监测不良反应(Ⅲ级推荐,C 级证据)。⑤对于有脑出血病史或脑出血高风险人群应权衡风险和获益,建议谨慎使用他汀类药物(Ⅱ级推荐,B 级证据)。

二、大动脉粥样硬化性脑卒中患者的非药物治疗

1. 颈动脉内膜剥脱术 推荐意见:①症状性颈动脉狭窄 70%~99% 的患者,推荐实施 CEA(Ⅰ级推荐,A 级证据)。②症状性颈动脉狭窄 50%~69% 的患者,根据患者的年龄、性别、伴发疾病及首发症状严重程度等实施 CEA(Ⅰ级推荐,A 级证据),可能最适用于近期(2 周内)出现半球症状、男性、年龄≥75 岁的患者(Ⅲ级推荐,C 级证据)。③建议在最近一次缺血事件发生后 2 周内施行 CEA(Ⅱ级推荐,B 级证据)。④不建议给颈动脉狭窄 <50% 的患者施行 CEA(Ⅰ级推荐,A 级证据)。⑤建议术后继续抗血小板治疗(Ⅰ级推荐,A 级证据)。

2. 颅内外动脉狭窄血管内治疗 推荐意见:①对于症状性颈动脉高度狭窄(>70%)的患者,无条件做 CEA 时,可考虑行 CAS(Ⅳ级推荐,D 级证据)。如果有 CEA 禁忌证或手术不能到达、CEA 后早期再狭窄、放疗后狭窄,可考虑行 CAS(Ⅱ级推荐,B 级证据)。对于高龄患者行 CAS 要慎重(Ⅱ级推荐,B 级证据)。②症状性颅内动脉狭窄患者行血管内治疗可能有效(Ⅱ级推荐,B 级证据)。③支架置入术前即给予氯吡格雷和阿司匹林联用,持续至术后至少 1 个月,之后单独使用氯吡格雷至少 12 个月(Ⅳ级推荐,D 级证据)。

三、心源性栓塞的抗栓治疗

1. 心房颤动　推荐意见：①对于心房颤动（包括阵发性）的缺血性脑卒中和 TIA 患者，推荐使用适当剂量的华法林口服抗凝治疗，以预防再发的血栓栓塞事件。华法林的目标剂量是维持 INR 在 2.0~3.0（Ⅰ级推荐，A 级证据）。②对于不能接受抗凝治疗的患者，推荐使用抗血小板治疗（Ⅰ级推荐，A 级证据）。氯吡格雷联合阿司匹林优于单用阿司匹林（Ⅰ级推荐，A 级证据）。

2. 急性心肌梗死和左心室血栓　推荐意见：①急性心肌梗死并发缺血性脑卒中和 TIA 的患者应使用阿司匹林，剂量推荐为 75~325mg/d（Ⅰ级推荐，A 级证据）。②对于发现有左心室血栓的急性心肌梗死并发缺血性脑卒中或 TIA 脑卒中的患者，推荐使用华法林抗凝治疗至少 3 个月，最长为 1 年，控制 INR 水平在 2.0~3.0（Ⅱ级推荐，B 级证据）。

3. 瓣膜性心脏病　推荐意见：①对于有风湿性二尖瓣病变的缺血性脑卒中和 TIA 患者，无论是否合并心房颤动，推荐使用华法林抗凝治疗，目标为控制 INR 在 2.0~3.0（Ⅲ级推荐，C 级证据）。不建议在抗凝的基础上加用抗血小板药物以避免增加出血性并发症的风险（Ⅲ级推荐，C 级证据）。②对于已规范使用抗凝剂的风湿性二尖瓣病变的缺血性脑卒中和 TIA 患者，仍出现复发性栓塞事件的，建议加用抗血小板治疗（Ⅲ级推荐，C 级证据）。③对于有缺血性脑卒中和 TIA 病史的二尖瓣脱垂患者，可采用抗血小板治疗（Ⅲ级推荐，C 级证据）。④对于有缺血性脑卒中和 TIA 病史伴有二尖瓣关闭不全、心房颤动和左心房血栓者建议使用华法林治疗（Ⅲ级推荐，C 级证据）。⑤对于有缺血性脑卒中和 TIA 史的二尖瓣环钙化患者，可考虑抗血小板治疗或华法林治疗（Ⅳ级推荐，D 级证据）。⑥对于有主动脉瓣病变的缺血性脑卒中和 TIA 患者，推荐进行抗血小板治疗（Ⅲ级推荐，C 级证据）。⑦对于有人工机械瓣膜的缺血性脑卒中和 TIA 患者，采用华法林抗凝治疗，目标 INR 控制在 2.5~3.5（Ⅱ级推荐，B 级证据）。⑧对于有人工生物瓣膜或风险较低的机械瓣膜的缺血性脑卒中和 TIA 患者，抗凝治疗的目标 INR 控制在 2.0~3.0（Ⅱ级推荐，B 级证据）。⑨对于已使用抗凝药物 INR 达到目标值的患者，如仍出现缺血性脑卒中或 TIA 发作，可加用抗血小板药（Ⅲ级推荐，C 级证据）。

4. 心肌病与心力衰竭　推荐意见：①对于有扩张性心肌病的缺血性脑卒中和 TIA 患者，可考虑使用华法林抗凝治疗（控制 INR 在 2.0~3.0）或抗血小板治疗预防脑卒中复发（Ⅲ级推荐，C 级证据）。②对于伴有心力衰竭的缺血性脑卒中和 TIA 患者，可使用抗血小板治疗（Ⅲ级推荐，C 级证据）。

四、非心源性缺血性脑卒中和 TIA 的治疗

1. 抗血小板聚集的推荐意见　①对于非心源性栓塞性缺血性脑卒中或 TIA 患者，除少数情况需要抗凝治疗，大多数情况均建议给予抗血小板药物预防缺血性脑卒中和 TIA 复发（Ⅰ级推荐，A 级证据）；②抗血小板药物的选择以单药治疗为主，氯吡格雷（75mg/d）、阿司匹林（50~325mg/d）都可以作为首选药物（Ⅰ级推荐，A 级证据）；有证据表明氯吡格雷优于阿司匹林，尤其对于高危患者获益更显著（Ⅰ级推荐，A 级证据）；③不推荐常规应用双重抗血小板药物（Ⅰ级推荐，A 级证据）。但对于有急性冠状动脉疾病（例如不稳定型心绞痛，非 ST 段抬高性心肌梗死）或近期有支架成形术的患者，推荐联合应用氯吡格雷和阿司匹林（Ⅰ级推荐，A 级证据）。

2. 抗凝药物的推荐意见　①对于非心源性缺血性脑卒中和 TIA 患者，不推荐首选口服

抗凝药物预防脑卒中和 TIA 复发（Ⅰ级推荐，A 级证据）；②非心源性缺血性脑卒中和 TIA 患者，某些特殊情况下可考虑给予抗凝治疗，如主动脉弓粥样硬化斑块、基底动脉梭形动脉瘤、颈动脉夹层、卵圆孔未闭伴深静脉血栓形成或房间隔瘤等（Ⅳ级推荐，D 级证据）。

五、其他特殊情况下脑卒中患者的治疗

1. 动脉夹层的推荐意见　①无抗凝禁忌证的动脉夹层患者发生缺血性脑卒中或者 TIA 后，首先选择静脉肝素，维持活化部分凝血活酶时间 50~70s 或低分子肝素治疗；随后改为口服华法林抗凝治疗（INR2.0~3.0），通常使用 3~6 个月；随访 6 个月如果仍然存在动脉夹层，需要更换为抗血小板药物长期治疗（Ⅲ级推荐，C 级证据）；②存在抗凝禁忌证的患者需要抗血小板治疗 3~6 个月。随访 6 个月如果仍然存在动脉夹层，需要长期抗血小板药物治疗（Ⅲ级推荐，C 级证据）；③药物治疗失败的动脉夹层患者可以考虑血管内治疗或者外科手术治疗（Ⅲ级推荐，C 级证据）。

2. 卵圆孔未闭（patent foramen ovale，PFO）的推荐意见　①55 岁以下不明原因的缺血性脑卒中和 TIA 患者应该进行卵圆孔未闭筛查（Ⅲ级推荐，C 级证据）；②不明原因的缺血性脑卒中和 TIA 合并卵圆孔未闭的患者，使用抗血小板治疗。如果存在深部静脉血栓形成、房间隔瘤或者存在抗凝治疗的其他指征如心房颤动、高凝状态，建议华法林治疗（目标 INR=2.0~3.0，Ⅲ级推荐，C 级证据）；③不明原因缺血性脑卒中和 TIA，经过充分治疗，仍发生缺血性脑卒中者，可以选择血管内卵圆孔未闭封堵术（Ⅲ级推荐，C 级证据）。

3. 高同型半胱氨酸血症的推荐意见　缺血性脑卒中或者 TIA 患者，如果伴有高同型半胱氨酸血症（空腹血浆水平≥16mmol/L），每日给予维生素 B_6、维生素 B_{12} 和叶酸口服可以降低同型半胱氨酸水平（Ⅱ级推荐，B 级证据）。

第四节　缺血性脑血管病的康复

一、神经功能康复的理论基础

脑卒中后神经功能恢复是相对复杂、困难的过程。许多因素可以决定、影响神经功能恢复的程度，如脑卒中的部位、性质、程度、并发症、康复时机的把握、个人的性格、家庭和社会支持系统、经济能力等。近来随着对脑可塑性研究的不断深入，为脑损伤后的康复提供了理论基础和可能性。根据最近研究的脑可塑性理论，脑损伤后恢复的可能机制包括：①神经细胞轴突的再生发芽；②功能重组；③突触的改变；④功能替代；⑤大脑皮质兴奋性改变；⑥特殊技巧学习。

二、神经功能的评定

神经功能评定包括：①认知、心理、精神障碍评定；②言语障碍评定；③运动、感觉功能障碍评定；④吞咽障碍评定；⑤日常生活活动能力评定；⑥国际功能、残疾和分类。

三、脑卒中后神经功能康复方法

神经功能康复措施多种多样，但目前缺少具有足够循证医学证据的康复治疗手段。基于目前理解的大脑功能重组及机制，以及融入治疗方案有效性的科学循证，以下是根据循证

医学国际脑卒中指南推荐的物理治疗方法。

1. 脑卒中单元　如果使脑卒中患者获得更好的恢复，就应该在患病初期住在具有特殊专业训练的脑卒中单元。脑卒中单元能够提供适当的医疗诊断和早期干预、降低合并症、病死率及相关发病因素。早期康复治疗能够降低"阴性综合征"的发生，如软组织挛缩、感认知损害后的失用、过用和不良习惯，还可以减少脑卒中后继发的合并症，如血栓、肺炎、甚至死亡，这一结论已被认同和确定。早期使患者直立及主动活动也是必需的，因为能够激发患者的觉醒水平。主动坐位平衡训练时间开始的越迟，重力控制及调整越感到恐惧和复杂。活动的频率和程度要基于患者的自身情况。亚级量的重复训练对于改善运动的控制能力是必要的。中等程度肌肉负荷对于改善肌肉力量、增加心肺耐受程度是必需的。有足够的证据支持恢复期高强度物理治疗、增强的上肢功能训练和增强的作业治疗均可以加快恢复程度和缩短住院时间，并产生更好的功能性结果。新的运动技能的获得必须进行每周超过2小时的练习。与健康的个体比较，脑卒中患者可能需要更高的练习强度来达到产生新的运动技能的目的。在现有的文献中，尚无关于能产生最优效果的每天精确治疗量的数据。在临床实践中，每天大约有2小时的治疗时间（作业治疗，每天平均40.8分钟；物理治疗，每天平均54.8分钟）。

2. 功能训练和康复　2006年渥太华脑卒中康复训练指南根据有力的证据证明有氧运动、力量训练（合并有氧运动或单独力量训练）、机器人辅助训练、水疗和想象性训练、步行能力训练（包括减重平板步行训练、不同环境下步行训练）、感觉干预、强制性运动疗法等都包括在脑卒中后康复的推荐干预方式中。根据个体化原则，对不同患者亦推荐渐进性抗阻肌肉训练、功能性任务训练、使用滑板的肩关节主动关节活动范围训练、手指弹性抗阻伸展训练、灵活性训练、音乐训练和最大等速肌力训练。不推荐的干预方式包括：①本体感觉神经肌肉促进法（PNF）用于增加急性脑卒中后踝关节的关节活动范围，特别是对已经有痉挛出现时；②亚急性期的脑卒中患者使用滑轮的训练方法，特别是有肩关节半脱位的情况出现时；③为提高平衡而进行的家庭运动，因为患者在进行这些运动时需要更周密的看护以确保其进行运动时的安全；④普遍使用Bobath或PNF方法的意见。不推荐的理由是随着时间的推移，在治疗脑卒中患者时，神经生理和发育技术可以整合到更多的功能成分，但是这些成分不能够有效的转化为日常生活活动功能成分。

第五节　缺血性脑血管病预后及其影响因素

一、缺血性脑血管病的预后

不同的缺血性脑血管病预后不同。TIA发生脑卒中的几率明显高于正常人群。1次TIA后1个月内发生脑卒中的几率为4%~8%，1年内12%~13%，5年内则达24%~29%。不同病因TIA患者预后不同。表现为大脑半球症状的TIA和伴有颈动脉狭窄的患者有70%的人预后不佳，2年内发生脑卒中的几率是40%。后循环TIA发生脑梗死的比例较少；动脉粥样硬化血栓性脑梗死和脑栓塞急性期病死率5%~15%，致残率50%；腔隙性脑梗死和分水岭脑梗死预后较好。

二、影响缺血性脑血管病预后的因素

1. 年龄　国内外研究证实，年龄是影响缺血性脑血管病的重要因素，年龄越大，患严重脑卒中的风险越大,致残和死亡率越高。

2. 性别 女性预后较男性差,其可能因素绝经后脑卒中发病率有所增高,且女性寿命高于男性致高龄女性脑卒中更多有关。

3. 就诊时间 发病至就诊时间越长,预后越差。

4. 主要疾病史 高血压病史和脑卒中病史是影响脑卒中预后重要因素,但心脏病史和糖尿病病史是否作为影响脑卒中独立因素尚存在争论。

5. 病变部位和大小 病灶部位、大小也是影响脑卒中预后的重要因素。

6. 费用性质 我国参与医保者的预后优于非医保者,可能与参保者自付费用比例较低,保证及时治疗和长期服药有关。

7. 社会心理因素 社会心理因素和社会支持系统,生活应激事件和抑郁对脑卒中预后产生明显的负面效应,良好的社会支持系统则有助于患者的康复。

(李 华 徐格林)

参 考 文 献

1. Heiss WD. The concept of the penumbra:can it be translated to stroke management？ Int J Stroke,2010,5(4): 290-295.

2. 吴江.神经病学.第2版.北京:人民卫生出版社,2010.

3. Louis R. Caplan's stroke:A Clinical Apprach. 4th ed. Singapore:Elsevier(Singapore)Pte Ltd,2010.

4. 中华医学会神经病学分会脑血管病学组急性缺血性脑卒中诊治指南撰写组.中国急性缺血性脑卒中诊治指南2010.中华神经科杂志,2010,43(2):146-153.

5. 中华医学会神经病学分会脑血管病学组缺血性脑卒中二级预防指南撰写组.中国缺血性脑卒中和短暂性脑缺血发作二级预防指南2010.中华神经科杂志,2010,43(2):154-160.

6. 姚滔涛,王宁华,陈卓铭.脑卒中运动功能训练的循证医学研究.中国康复医学杂志,2010,25(6):565-570.

7. 李海欣,汪培山,田桂玲,等.脑卒中患者生存率及其影响因素的7年随访研究.中华流行病学杂志,2005,26(9):716-719.

8. 王艳辉,于艳馥.脑卒中康复预后的影响因素.中国康复理论与实践,2010,16(5):439-442.

第四章

脑的血流供应和血管解剖

　　脑血管尤其是颅内血管与机体其他部位血管床在结构和血流动力学方面存在较大差异。这些差异既决定了脑血管病相对于其他血管疾病的独特之处,也决定了神经血管介入需要采用不同于其他血管介入的方法和策略。神经血管介入医生只有熟练掌握脑血管的解剖和生理特点,才能根据患者的个体特征,制定出安全有效的血管内介入治疗方案。

第一节　颅内血管的特征

一、颅内动脉的特征

　　1. 血管外弹力层　与颅外血管不同,颅内血管缺乏外弹力层,因此血管脆性高。

　　2. 同级别血管较细　颅内血管与同级别的冠状动脉相比,颅内血管的直径相对较细。

　　3. 颅内血管管壁薄　与同等直径的冠状动脉相比,颅内血管的血管壁通常较薄,约为其 1/4~1/10 的厚度。

　　4. 血管外层较薄　颅内血管的血管壁以中层为主,而外层通常较薄。

　　5. 横向和纵向弹力差　颅内血管横向及纵向弹性较差,相对较小的支撑力即会导致血管破裂。

　　6. 缺乏周围组织支撑　因颅内血管悬浮在脑脊液中,相对体内其他部位的血管来说,缺乏周围组织的支撑。

　　7. 颅内血管分支多　颅内动脉往往发出许多分支小血管,而直径小于 $250\mu m$ 的小分支,在血管造影时并不显影;故在介入操作时很容易造成这些小分支的破裂而引发蛛网膜下腔出血。同时,这些分支血管还供应包括脑干在内的重要区域的血流,若介入操作时造成这些分支血管的闭塞,容易并发相应重要部位的神经功能缺损。

　　8. 颅内血管走行迂曲　颅内血管的走行相对其他血管来说较为迂曲,这就使脑血管介入的操作变得更为困难。

二、脑静脉的特征

　　1. 管壁薄　脑静脉管壁较薄,缺乏平滑肌,弹性差,无瓣膜。

29

2. 少与动脉伴行   颅内静脉往往不与相应的动脉伴行。

3. 有独特的结构   颅内有静脉窦结构,为颅内特有的结构。

基于以上血管解剖学特点,决定了脑血管介入操作与相应直径的冠脉相比,更容易发生血管破裂、血管痉挛等并发症。所以对操作者提出了更高的要求。

第二节   主动脉弓和弓上分支血管

一、主动脉弓

主动脉弓位于上纵隔内,起于右侧第 2 胸肋关节水平,然后从右前向左后弯曲,达左肺门上方。因此形成有两个曲度:一个凸向上方,另一个凸向前方并转向左侧。主动脉弓突缘由右向左发出的主要分支包括头臂干、左颈总动脉及左锁骨下动脉。解剖学上,主动脉弓与这些重要结构相关:左迷走神经及颈交感神经分支位于主动脉弓前方;气管、左喉返神经、食管、胸导管及脊柱位于主动脉弓后方;头臂干、左颈总动脉及左锁骨下动脉三支最重要的大血管则都位于主动脉弓上方;左头臂静脉也在主动脉弓上方;肺动脉分支、动脉韧带及左侧喉返神经走行于主动脉弓的下方。

脑血管造影首先从主动脉弓造影开始,一般左前斜位 30°~50° 是显示主动脉弓的最佳体位(图4-1)。主动脉弓造影能获得很多重要的信息,包括动脉粥样硬化程度、钙化、夹层形成、动脉瘤、弓型、解剖变异等。明确弓型结构是脑血管介入操作前至关重要的环节。根据其解剖特点,主动脉弓被分为Ⅰ、Ⅱ、Ⅲ型三种弓型(图4-2)。分型的标准是基于无名动脉的起点至主动脉弓顶点处的距离。如三支弓上大血管都在从主动脉弓顶点发出的水平线之上发出时,为Ⅰ型弓;如无名动脉于主动脉弓弯曲的上、下缘水平线之间发出时,为Ⅱ型弓;而如无名动脉起源于主动脉弓下缘发出的水平线以下时,则为Ⅲ型弓。通常弓的形状越陡,手术的难度越大;而随年龄的增长及高血压等因素的影响,主动脉弓走行可能变的更陡。

主动脉弓的解剖变异很常见,其中以牛角型弓最为常见,即无名动脉和左颈总动脉共干。完全的牛角型弓为左颈总动脉甚至是完全开口于无名动脉。(图4-3)

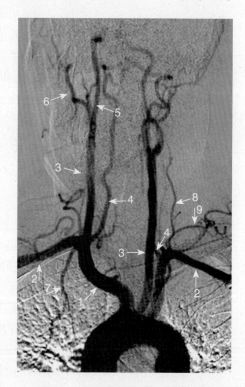

图 4-1   主动脉弓及弓上分支血管

1. 头臂干;2. 左、右锁骨下动脉;3. 左颈总动脉;4. 左、右椎动脉;5. 右颈内动脉;6. 右颈外动脉;7. 内乳动脉;8. 甲状颈干;9. 肋颈干

二、弓上血管

右锁骨下动脉通常由无名动脉(头臂干)发出,而左锁骨下动脉则直接起源于主动脉弓。锁骨下动脉可以被分为 3 段:第一段从起点至前斜角肌的内侧缘,第二段位于前斜角肌后

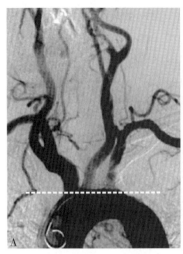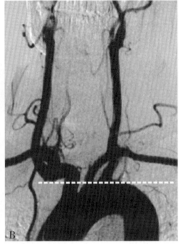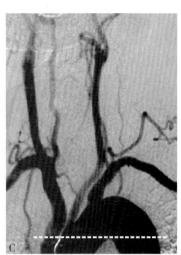

图 4-2　主动脉弓分型

A. Ⅰ型弓；B. Ⅱ型弓；C. Ⅲ型弓

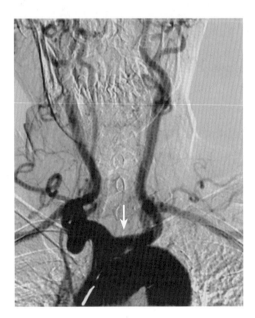

图 4-3　牛角型弓

左颈总动脉开口在头臂干上（箭头）

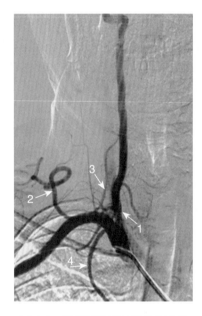

图 4-4　锁骨下动脉及其分支动脉

1. 椎动脉；2. 肋颈干；3. 甲状颈
干；4. 胸廓内动脉

方,第三段从前斜角肌外侧缘至第一肋缘外侧缘,第一肋缘外侧缘之后称为腋动脉。当增生肥大的前斜角肌压迫锁骨下动脉的第二段时就产生胸廓出口综合征。

　　两侧锁骨下动脉第二和三段的解剖学结构基本相似,但第一段的解剖结构则差别较大。右锁骨下动脉的第一段在右胸锁关节后上方起于无名动脉(图 4-4),然后沿右锁骨水平上向外走行至前斜角肌的内侧缘。左锁骨下动脉通常是主动脉弓上发出的第三支大血管,一般在第 4 胸椎水平,左颈总动脉后方发出后,向上向外走行至左前斜角肌的内侧缘。左锁骨下动脉的内侧有食管、气管、胸导管和左喉返神经,外侧有左肺及胸膜。因在实施介入治疗高度钙化的左锁骨下动脉开口或其近端病变过程中，可致这些邻近组织结构被穿透或受压，故熟悉这些解剖结构非常重要。

两侧锁骨下动脉常见的解剖学变异有：右锁骨下动脉可从主动脉弓单独发出。这时它通常是从主动脉弓发出的第一支或最后一分支大血管；如是第一种情况，则是右锁骨下动脉取代了头臂干；如是第二种情况，右锁骨下动脉则从主动脉弓最左侧斜行发，然后经气管、食管及右颈动脉后向右侧走行（图4-5）。左锁骨下动脉的解剖变异不及右侧多见，偶见左锁骨下动脉与左颈总动脉共开口的情况。

锁骨下动脉有四条主要分支动脉：椎动脉、内乳动脉、甲状颈干、肋颈干（图4-4）。左锁骨下动脉的分支动脉均从第一段发出，右锁骨下动脉的分支，除右肋颈干在前斜角肌后方从第二段发出，其他分支都从第一段发出。两侧锁骨下动脉在距其开口1~2cm范围内通常无任何分支，椎动脉通常是从其发出的第一条分支动脉。我们将在后面对其单独讲述。

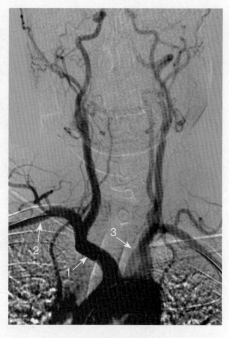

图 4-5 弓上大动脉

1. 头臂干；2. 右锁骨下动脉；3. 左锁骨下动脉

通常左锁骨下动脉直接从弓上发出，而右锁骨下从头臂干发出

甲状颈干通常为一根短干，从分出椎动脉后的上段锁骨下动脉发出，它发出后随即分出甲状腺下、肩胛上及颈浅动脉三条分支。内乳动脉在甲状颈干开口的反方向从锁骨下动脉向下发出。肋颈干通常是锁骨下动脉的最后一个分支。左肋颈干通常从左锁骨下动脉第一段、前斜角肌内侧发出；而右肋颈干一般则从右锁骨下动脉第二段、前斜角肌后方发出。

第三节 前循环系统

颈内动脉向脑前部供应血流，称为脑前循环系统；它供应血流的具体范围包括眼部、大脑半球的额叶、颞叶、岛叶、顶叶皮质和白质以及基底神经节等，约占脑部的3/5，血液循环障碍后可引起复杂多变的临床表现。

一、颈总动脉

右颈总动脉在胸锁关节后面从无名动脉的分叉处发出。它的解剖变异很少，但有时也可直接起源于主动脉弓。左颈总动脉一般从无名动脉与左锁骨下动脉之间的主动脉弓发出，比它们的位置更靠前。左锁骨下动脉的解剖变异比右侧常见，它经常直接起源于无名动脉，这时左锁骨下动脉就形成了即谓的牛角型。罕见的情况下，两侧颈总动脉起自同一动脉干，这时右锁骨下动脉常直接由主动脉弓发出。当右锁骨下动脉是主动脉弓上的最后一个分支血管时，左右颈总动脉可以单独发出（图4-5）。

颈总动脉在其分叉口的近端通常不发出任何分支，但偶尔可发出甲状腺上动脉，咽升动脉，甲状腺下动脉；于极罕见情况下可发出椎动脉。约有50%的患者其颈总动脉在C4~C5

水平分为颈内、颈外动脉；40% 患者颈内、颈外动脉分叉处高于这一水平，仅有 10% 患者的分叉处低于该水平。

二、颈外动脉

颈外动脉在 C4 水平起自颈总动脉分叉部，在颈动脉鞘内上行，开始位于颈内动脉的前内侧，然后转至其后外侧，走行于颈内静脉前方、迷走神经前外侧，其前面有胸锁乳突肌覆盖和舌下神经横跨，终于腮腺内侧。颈外动脉为上颈部、头面部、上颌及舌供血。颈外动脉起始部的血管直径通常与颈内动脉相同，但随着一系列分支血管发出，其血管管径也随之变细。颈外动脉各分支血管的发出部位和管径大小变异都很大，由近至远依次发出的分支有：甲状腺上动脉；舌动脉；面动脉；枕动脉；咽升动脉；颌内动脉；耳后动脉；颞浅动脉等。枕动脉、咽升动脉、颌内动脉、耳后动脉均有脑膜动脉发出。在血管造影上侧位像可显影其各个分支血管（图 4-6）。血管介入及外科手术时虽常伤及颈外动脉，但由于左、右颈外动脉在其远端有丰富的侧支循环，因此其中一条动脉闭塞很少引发临床症状。如果两条血管在其起始处同时受损，患者会罕见的出现下颌瘫痪，但大多数在 3~4 周之内恢复正常。

三、颈内动脉

颈内动脉提供大脑的前部、同侧眼、鼻以及前额部分的血供。它是颈总动脉两个终末分支中较大的一支，其起始部位于颈外动脉的后外侧，向上走行在颅底经颈动脉孔入颅穿过海绵窦，止于前床突上方，大脑前、中动脉分叉处。在颈总动脉末端，颈内动脉起始部呈略扩张状的结构为颈动脉窦，插管时应避免刺激此处，以免引起心动过缓和血压下降（图 4-7）。

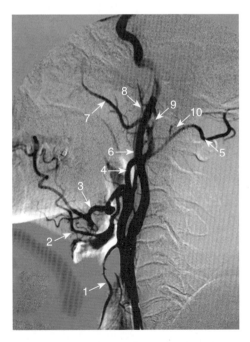

图 4-6　颈外动脉及其主要分支
1. 甲状腺上动脉；2. 舌动脉；3. 面动脉；4. 颈外动脉主干；5. 枕动脉；6. 咽升动脉；7. 上颌动脉；8. 脑膜中动脉；9. 颞浅动脉；10. 耳后动脉

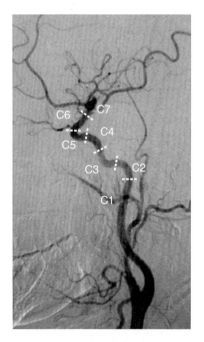

图 4-7　颈内动脉分段
颈内动脉侧位 C1~C7 段

1. 颈段（C1 段）　第 1 段颈内动脉为 C1 段，位于颈内动脉起始点至颅底之间。可分为颈动脉球部及颈升段。C1 位于颈动脉间隙内，它起初位于颈外动脉后外侧，随后至其内侧，在颈内静脉的前内侧走行，其间不发出分支。正常血管造影时，除颈动脉球之外，颈内动脉 C1 段外形光滑，直径相对均等，还可见不到可辨认的正常分支。

从解剖上看，C1 段位于第 1~3 颈椎横突前方，在延伸至岩段以前，通常有 1 或 2 个柔和的弯曲。有时这种弯曲很显著，甚至会形成 360°的环（图 4-8）。在颈内动脉介入手术时，这样显著的弯曲不利于栓子保护装置的放置。而当弯曲在紧接于颈内动脉 C1 段狭窄病变的后面出现时，同样增加了支架置入手术的难度和风险。因支架置入后容易造成弯曲向上移，增加了在颈内动脉颈段远端、颅底近端形成折曲（kinking）的风险。颈内动脉动脉粥样硬化病变好发于颈总动脉分叉和颈内动脉的起始处、或 C1 段的近端。通常包绕颈总动脉远端、颈内动脉近端，甚至累及颈外动脉的开口。颈动脉介入治疗时应注意的是，当这些粥样硬化病变伴有显著钙化斑块形成时，钙化斑块可能会造成支架无法完全打开，在随后的支架内后扩张时，增加的压力作用于颈动脉窦可能造成显著的血流动力学反应。

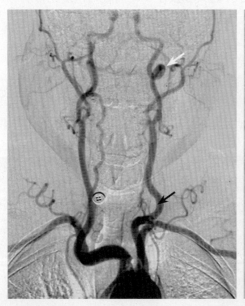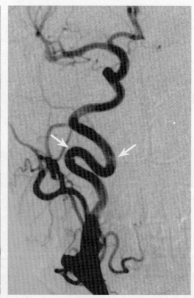

图 4-8　迂曲的颈动脉

颈总动脉迂曲（黑色箭头）和颈内动脉 C1 段盘曲（白色箭头）

2. 岩段（C2 段）　颈内动脉 C2 段始于颅底（颈内动脉在此进入颞骨岩部的颈动脉管），上升约 1cm 后突然向内前方成角走向颞骨岩尖。颈内动脉 C2 段可分为 2 个亚段：垂直段和水平段，2 个亚段的交界处为膝部。C2 段位于岩骨颈动脉管内；垂直段在颈内静脉前方；膝部低，在耳蜗及鼓室的稍前方；水平段在岩骨尖出管，在破裂孔的上方。在造影时，C2 段呈一急遽垂直的拐弯，很容易识别，这符合它进入破裂孔的解剖学特征。动脉粥样硬化性病变在 C2 段相对常见，但发生血流动力学相关的严重狭窄较颈内动脉近端少见。C2 段发出两条分支动脉鼓室动脉和翼管动脉。虽然它们的形态细小且正常造影时通常不显影，但却很重要。因为，在颈内动脉闭塞时，它们可通过颈外动脉某些侧支供血。更重要的是，在经迷路及经乳突径路行中耳肿瘤或感染手术时可遇到这些血管。此外，当岩段远端闭塞时，这两条动脉的形态可增粗,造影时可显影。

3. 破裂孔段(C3 段) 破裂孔段起始于岩骨颈动脉管内口,经破裂孔上方,终于岩舌韧带,被三叉神经节覆盖,在破裂孔上而不穿过此孔,外侧有岩浅大神经跨过。C3 段通常没有分支,翼管动脉有时可在 C2 与 C3 段交界处发出。

4. 海绵窦段(C4) 海绵窦段,开始于岩舌韧带上缘至前床突,是颈内动脉最为弯曲的部分,位于海绵窦的两层脑膜之间。可分 3 个亚段:①后升部或垂直部;②较长的水平段;③较短的前垂直部。与水平亚段相连接的两个垂直部形成微圆的弯曲,分别称为后膝部及前膝部。C4 段穿过上壁的硬脑膜环而出海绵窦,被三叉神经节覆盖,展神经在其下外方。血管造影时,在侧位上 C4 段呈急剧弯曲可见一水平段及前膝和后膝两个明显的弯曲,很容易识别。在前后位、颏顶位的颈内动脉造影像上后膝形成的弯曲常与较外侧的前膝相似。颏顶位显示颈内动脉的 C4 段甚为清晰。C4 段发出脑膜垂体动脉(后干)、下外干(外干)以及垂体动脉。其中脑膜垂体动脉几乎在所有解剖标本中都可见到,其分支供血给脑垂体(垂体下动脉)、小脑幕(小脑幕缘动脉)及斜坡(斜坡支)。下外干通常在海绵窦内跨过展神经,它分出 2 或 3 支小而重要的分支,供血给第 3、4、6 脑神经和三叉神经节、海绵窦硬膜。下外干通过圆孔动脉与上颌动脉在前下方向形成重要的吻合,并有一后支供血给部分海绵窦壁、小脑幕(小脑幕分支)和三叉神经节。它与脑膜中动脉(通过棘孔)和上颌动脉(通过卵圆孔的动脉)的分支吻合。由于走行在海绵窦的两层硬脑膜之间,海绵窦段缺乏弹性,因此可能限制了介入操作时器械的通过。

5. 床突段(C5) 床突段是颈内动脉各段中最短的一段,是一段硬膜间的结构,是颈内动脉穿过脑膜进入颅内的部分,C5 始于近侧硬膜环,止于颈内动脉进入蛛网膜下腔处的远侧硬膜环。是前膝上面一小块呈楔形的区域,形成颈内动脉海绵窦前膝的上面。无任何分支动脉。位于有海绵窦发出的静脉小支穿过的硬膜领内。硬膜领的外侧面及前缘最明显,内侧缘不甚清楚,后缘全无。

6. 眼动脉段(C6 段) 颈内动脉眼动脉段(C6)起自远侧硬膜环,终于后交通动脉起点近侧。此段向后稍向上弯曲,构成颈内动脉的前膝。C6 段代表床突上颈内动脉最近侧的硬膜内部分。C6 段在侧位血管造影上显示最清楚,在与 C5 段交界处远侧的颈内动脉向上后弯曲形成所谓的颈动脉虹吸部,由颈内动脉海绵窦段与床突上段构成一个"S"段弯曲(图 4-9),在前后位颈内动脉海绵窦段远侧及硬膜内段近侧常相互重叠。

C6 段发出两条重要的分支动脉,即眼动脉及垂体上动脉。眼动脉是从颈内动脉 C6 段的最远端发出,或者刚过 C6 段后就发出的第一大分支,向前走行,经视神经管入眼眶,供应眶内结构。造影时在侧位投影上可清楚显示眼动脉。它的行程可分为:颅内段、视神经管内段和眶内段,后者又分为一、二、三段。颅内段很短,稍粗,向前走行。管内段在视神经的下外方,在血管造影侧位像上略细。眶内段一段沿视神经向前内侧走行,血管造影像上是从管内段末端到眼动脉起始于脉络膜的中点;二段为眼动脉跨越视神经成弧形的一段;三段略迂曲沿着眶顶和内侧壁向前,终末支是鼻背动脉或滑车上动脉。眼动脉有许多分支,包括泪腺动脉、眶上动脉、前、后筛动脉、镰前动脉、网膜中央动脉、眼脉络膜丛。在侧位像上显示眶上动脉是最上的一支动脉;眼脉络膜丛在侧位像上可见一向后凸的新月形染色,如造影未显色,可能是眼动脉起源变异或闭塞。眼动脉的分支常与上颌动脉的分支交通,在颈内动脉闭塞后,是颈外 - 颈内侧支循环建立的一个重要途径(图 4-10)。

7. 交通段(C7 段) C7 段(交通段)在后交通动脉的起点近侧开始,终于颈内动脉形成

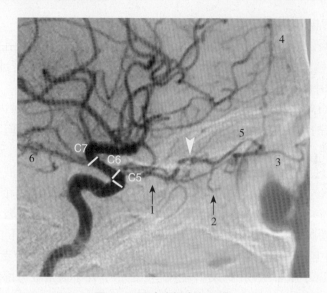

图 4-9 颈动脉颅内段迂曲

C5（床突段）；C6（眼段）；C7（交通段）

1. 眼动脉（白箭头示眼动脉上升跨过视神经时急剧成角）；2. 眼动脉眼
支；3. 眼动脉眶支；4. 大脑镰前动脉；5. 泪腺动脉；6. 脉络膜前动脉

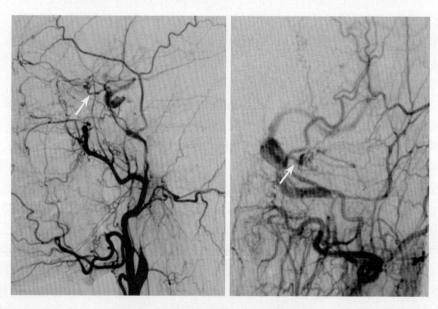

图 4-10 通过眼动脉的颅内外交通侧支

右侧颈内动脉闭塞后，由眼动脉（箭头）向颅内代偿供血

大脑前动脉与大脑中动脉的分叉处。在动眼神经和视神经之间通过，止于前穿支的下方，分成大脑前动脉和大脑中动脉。该发出后交通动脉、脉络膜前动脉两条分支动脉。

在侧位投影上可清晰显示后交通动脉（图 4-11）。如果后交通动脉开放，它就将前后循环系统连接起来，成为颈内动脉闭塞后侧支血流进入同侧前循环的一个重要通道。后交通动脉与大脑后动脉在 P1 与 P2 段连接处交通（P1 段位于基底动脉与后交通动脉起始处之间），它为丘脑、下丘脑、视交叉及乳头体供血，是动脉瘤的好发处。

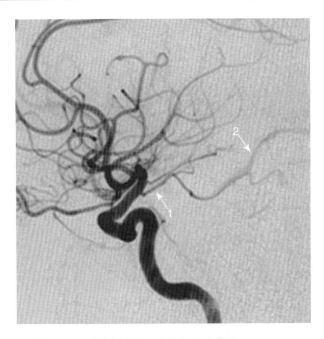

图 4-11 开放的后交通动脉

1. 后交通动脉; 2. 大脑后动脉

大脑后动脉通过开放的后交通动脉显影

脉络膜前动脉是颈内动脉末端前的最后一个分支,为视束、内囊后肢、外侧膝状体、脉络丛供应血流。它在标准侧位及前后位上均可见到。在侧位上,脉络膜前动脉脑池段在进入脉络裂处可见向外成角或折曲现象,此角在血管造影上称之为脉络丛点(图 4-12)。自此处进入侧脑室颞角后,脉络膜前动脉在脑室内呈轻微波浪形伴随脉络丛走行。在前后位可见其起自床突上颈内动脉的内侧面。近侧段先弯向内,再在鞍上池内弯向后,然后绕过颞叶钩,再向外走进入颞角。前后位时很难辨认其终点和起始部。

颈内动脉的解剖变异很罕见,颈内动脉的长度或者其颈段相对于患者颈部的长度是其变异的最常见来源。在罕见的情况下,颈内动脉可直接起源于主动脉弓。更罕见的情况下,一侧或两侧颈内动脉可先天性缺如。这时前部脑组织的血液通常由颈外动脉的分支提供。

四、大脑中动脉

大脑中动脉是颈内动脉两个终末支中较大的血管,是颈内动脉分出大脑前动脉以后的延续段,是组成 Willis 环的最大分支血管(图 4-13)。大脑中动脉同时也是动脉瘤和血管畸形的好发部位。它为整个大脑半球外侧面广泛区域包括颞叶、额叶的前外侧、岛叶、顶叶以及基底节区供血。大脑中动脉从大脑外侧裂深部发出,在脑岛的表面走向后外方。

根据解剖学位置的不同,大脑中动脉可被分为 4 段(M1~M4 段)。M1 段从其颈内动脉的始点至进入大脑侧裂呈相对平直的横行。但在新生儿或很年幼的病人 M1 段的位置可偏高,而在老年人常呈明显的波浪形或呈向下斜的曲线。M1 段及其分支在前后位和颏顶位显示很清楚,而在侧位上则不易看到。M1 段在前后投影上相对水平,一些小的穿支动脉豆纹动脉从上面发出。这些豆纹动脉为内囊后肢、尾状核头和苍白球供血。在 M1 段实施支架置入后,可发生"铲雪"效应造成斑块位移,致这些供应内囊的穿支动脉闭塞。M1 段通常被

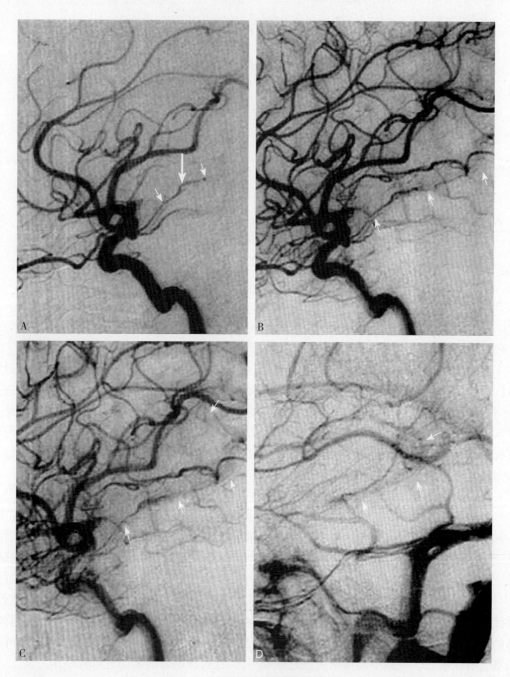

图 4-12 颈内动脉和脉络膜前动脉

左颈内动脉造影早期(A)、中期(B)、晚期(C)及静脉期(D);A~C:脉络膜前动脉(小白箭头);A.脉络膜前动脉进入侧脑室颞角的脉络丛点(大白箭头);D.脉络丛明显的着色(小白箭头)

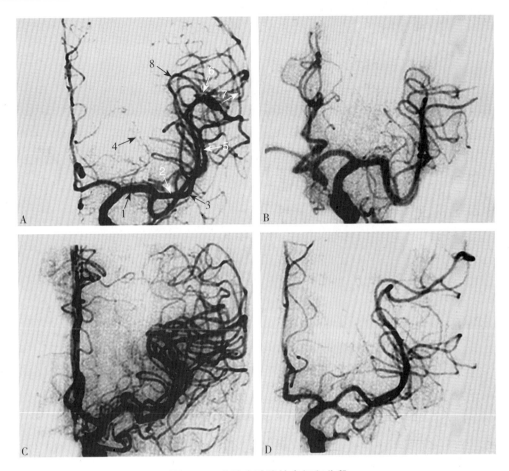

图 4-13　大脑中动脉的走行和分段

A. 大脑中动脉常见的走行表现 M1 段相对平直走向外侧裂；B. M1 段远端急剧向下形成向上的直角；C. 老年人大脑前和大脑中水平段迂曲；D. 大脑中动脉从颈内动脉起点 10mm 内分叉，称为早分叉

1. M1 段（分叉前段）；2. M1 段（分叉后段）；3. MCA 膝部；4. 外侧豆纹动脉；5. M2 段；6. M3 段；7. M4 段（皮质支）；8. 外侧裂顶端（血管造影侧裂点）

分为上干和下干，栓子经常会在分叉处滞留。M2 段亦被称为岛段，通常在 M1 段分叉以后发出，始于大脑中动脉在岛叶明显上转形成膝部处，上行于岛叶上方时向内侧凸。M2 段远侧在前后投影上转为水平，即称为 M3 段，又称为岛盖段。M3 段延伸至侧凸，止于 M4 段，或称皮质段。M3 及 M4 段的栓塞易造成典型的神经功能缺损。

五、大脑前动脉

大脑前动脉（图 4-14）是颈内动脉两个终末分支中是较小的一支，主要为额顶叶内侧面、尾状核、基底节、胼胝体及额叶底面供血。它在前后投影上走形简单。它发出前交通动脉后向前行径。在侧位投影上，它围着胼胝体的弯曲走行。大脑前动脉的闭塞可以造成对侧肢体的运动障碍。双侧大脑前动脉的闭塞会造成额叶症状，最严重的症状即为无动性缄默。

最常用的分段法是将大脑前动脉分为 5 段（A1~A5）。A1 称水平段或交通前段。此段从大脑前动脉起点水平延伸至与前交通动脉的会合点；A2 称垂直段或交通后段；A3 为膝段；

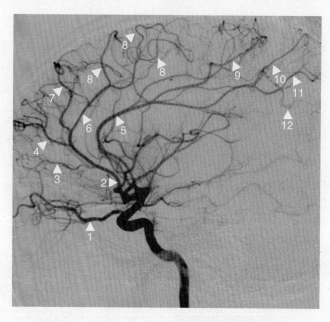

图 4-14　眼动脉及大脑前动脉的主要分支(侧位)

1. 眼动脉；2. 大脑前动脉垂直段(交通后段)；3. 额底内侧动脉；4. 额前
内侧动脉；5. 胼周动脉；6. 胼缘动脉；7. 额中间内侧动脉；8. 额后内侧
动脉；9. 旁中央动脉；10. 楔前动脉；11. 顶内上动脉；12. 顶内下动脉

A4 为胼周段；A5 为终段。

　　近侧(A1~A2)段：A1 段在视神经或视交叉上方内走行，A2 段在半球间裂内上行走，在胼胝体嘴部前分出穿支动脉，供应尾状核头、基底节的前内及下部、内囊下内部、前连合、胼胝体嘴部，包括内侧豆纹动脉、Heubner 返动脉、胼胝体穿支；其皮质支供应嗅球及嗅束、直回、额叶腹内侧，包括眼眶支(即眶额动脉)、额支(即额极动脉)。

　　血管造影时，前后位可见颈内动脉分叉成为大脑前及大脑中动脉，颈动脉造影上呈"T"字形。水平的大脑前动脉是"T"字的较小的内侧臂(图 4-15A)。A1 段的血管造影形状不一。它内侧行向半球间裂时几乎是水平的，也可上升、下降或波浪状走行。两侧 A1 段可以在大小或位置上对称，也不对称。在前后位上，大脑前动脉应位于两侧眼眶外缘连线中点的半球间裂内。A2 段出现浅的波纹是常见的。正常波纹轻而短，甚至跨过中线也能回到中线。大脑前动脉持续跨中线移位为异常。

　　经眶 30°~45°的斜位为观察 A1 段及其与前交通动脉交界点最好的体位(图 4-15B)。在侧位上 A1 段显示不佳，当大脑前动脉在终板前向上走向胼胝体膝部时，A2 段在侧位上则显示很清楚。侧位颈动脉造影中，大脑前动脉 A2 段的变化很大。它常有一轻微的前凸弯曲，但也可有一小丘或向下凹陷，或甚至成一锐角，有时成钝角或直角。大脑前动脉最后形成胼缘动脉时 A2 段可呈"牛鼻"状。当后交通动脉开通时，椎动脉造影可以显示前循环血管(图 4-16)。

　　A3~A5 段：A3 段围绕胼胝体膝部行走。当其在胼胝体上方走行时，远侧大脑前动脉在大脑镰下缘下方行走。A4 及 A5 段在胼胝体上方行走，由冠状裂将二者分开。本段血管分支包括胼周动脉，是大脑前动脉主干的远侧延续，在胼胝体上走行，发出眶额动脉和胼缘动脉等。根据和胼胝体的关系可分为三段：胼下段、胼前段和胼上段。胼下段从终板前方到胼

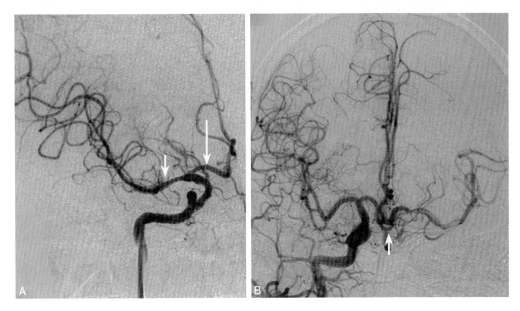

图 4-15　前交通动脉开放

A. 颈内动脉末端分叉成为大脑前和大脑中动脉,在后前位颈内动脉造影上呈"T"字形;大脑前动脉为"T"字的较短的内侧臂(长箭头),大脑中动脉为"T"字较长的外侧臂(短箭头); B. 左侧颈内闭塞,通过前交通动脉(箭头)使对侧大脑前及大脑中动脉显影

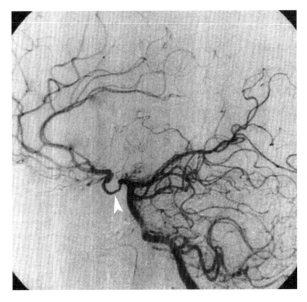

图 4-16　后交通动脉开放

左侧椎动脉造影(侧位)显示后交通动脉开放使大脑前动脉显影

胝体膝部,胝前段绕胝胝体膝呈前弧形,胝上段位于胝周池向后到压部。在血管造影的前后位上,胝周动脉位于中线,有时偏离但不超过 10mm。侧位可显现胝上段,紧靠胝胝体呈直线或波浪形走行(图 4-14)。

胝周动脉供应大脑内侧面和内侧凸面的皮质支主要有:①眶额动脉,起于胝下段或与额极动脉同时从大脑前动脉主干发出,供应直回、眶回和嗅球。侧位片显示其靠近蝶骨平台向前下到前颅凹底,与眼动脉平行或相互重叠。前后位显示其从前交通动脉区向下外侧行走,在直回处呈轻度弧形。但由于重叠有时难以看到。②额极动脉,起于胼下段眶额动脉起点的远侧,侧位向上在胼前段下方呈波纹状向前。正位片开始位于中线,然后向外呈弧形向上。③胼缘动脉,是胼周动脉较大的一个分支,起于胼下段与胼前段之间。供应额上回的前内侧面及扣带回。并发出额内前、中、后动脉三个分支。侧位像上可清楚显示上述分支在大脑内侧面向外下行走,越过大脑半球凸面。在前后位上,上述动脉常与胼周动脉重叠,同时胼周及胼缘动脉很难彼此分辨。通常胼缘动脉的外形更蜿蜒,而胼周动脉的行程则较平直。

第四节　后循环系统

后循环系统又称为椎 - 基底动脉系统,由椎动脉、基底动脉、大脑后动脉及其各级分支组成,主要分支供应脑干、小脑、枕叶、颞叶后部和丘脑等。后循环缺血脑卒中占整个缺血性脑卒中的20%。

椎动脉

椎动脉起源于邻近的锁骨下动脉,从前向后走行,其开口位于甲状颈干内侧,与内乳动脉反向。左侧椎动脉的解剖学变异较常见,如直接起源于主动脉弓,这时它位于左锁骨下动脉与左颈总动脉之间。其他变异还包括起源于左颈总动脉。极其罕见的情况下,左侧椎动脉可起源于右侧颈动脉。右侧椎动脉的解剖变异包括起源于右颈动脉或主动脉弓,但较少见。约3%的人椎动脉起源于甲状颈干或肋颈干。在大多情况下,两侧椎动脉大小不一致,常见其中一侧椎动脉为优势动脉。非优势椎动脉可能有功能,但作用较小,也可能完全闭锁无任何作用。在脑血管造影中,约60%~70%的患者于一侧斜位可清晰显示对侧的椎动脉开口,其余患者的椎动脉开口通过同侧斜位造影即可显示。椎动脉近端通常没有分支,但亦存在发出甲状腺下动脉、肋间上动脉、颈深动脉或枕动脉的罕见情况。椎动脉可以分为五段:V1~V5段。V1段起始于开口,在C7横突前方向上向后走行,随之进入C6横突孔,即为V2段;此后经C6横突孔一直上行至C2横突孔,出C2横突孔后即为V3段;V3段向上至寰枕膜即为V4段,穿过寰枕膜和硬脑膜后进入枕骨大孔;枕骨大孔至基底动脉之间的即为V5段(图4-17)。

1. 小脑后下动脉　小脑后下动脉(posterior inferior cerebellar artery,PICA)起源于椎动脉V5段,为从近基底动脉处发出的最大的一个分支。它供血给低位髓质,第四脑室下部,扁桃体、蚓部以及小脑半球的下外部。它的行程和延髓和小脑扁桃体有关,分为前、外侧、后段。前段位于延髓池的最下段,绕橄榄体下部时形成一小弧度;外侧段与后段一起形成尾袢;后段沿脑干后面向上内侧走行。PICA的行程变异较大,没有标准的血管造影结构。但其行程颇具有特征性,在椎动脉造影侧位上显示最好,在此位上尾侧及头侧袢显示特别清楚(图4-18)。

2. 小脑前下动脉　小脑前下动脉(anterior inferior cerebellar artery,AICA)起源于基底动脉近端和中段之间,供应脑桥,Ⅵ~Ⅷ对脑神经,以及小脑中脚。小脑前下动脉远端与小脑后下动脉在小脑半球的外侧缘吻合,形成一个大的动脉环(图4-18)。因此,如果小脑前下动脉占优势,小脑后下动脉则可能缺如,反之亦然。小脑后下动脉供血区缺血可出现

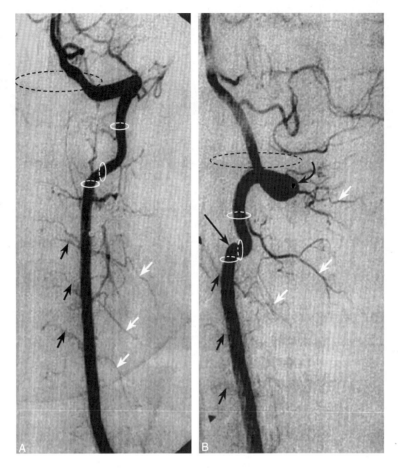

图 4-17　椎动脉的走行

A(后前位)和 B(侧位):当椎动脉向上穿过 C6~C3 横突孔时几乎是垂直向上;
C2 的椎管用下部两个白圈表示。椎动脉在 C2 内先向上再向外形成一个倒"L"
型;当椎动脉走出 C2 后,通过环椎横突孔(上部白圈)转向头侧;它自 C1 横突
孔走出后急剧转向后方沿其后环而行,完成半个方框的外形。椎动脉再转向
前上穿过枕大孔(黑圈)。行程中发出许多节段性脊髓支(小箭头)及肌支(白
箭头)。椎动脉在 C2 横突孔(B,大箭头)内急剧成角,转向上通过 C1 横突孔
(上白圈)。当椎动脉沿 C1 环上缘行走时绕过环枕关节弯向后内,随后弯向前
呈一紧闭的发卡形(B,弯箭头),迂曲通过枕大孔(黑圈)穿过硬脑膜

Wallenberg 综合征(导致同侧眼球震颤,霍纳征,角膜反射减退,脸部疼痛感及温度觉减
退,及对侧肢体疼痛感和温度觉减退)。另外,在约 73% 的人群中,PICA 发出脊髓后外侧
动脉。

椎动脉的其他分支动脉包括脊髓后外侧动脉,脊髓前动脉、脊髓后动脉,颈支(脊髓支,
肌支);脑膜支(脑膜前动脉,脑膜后动脉)。

3. 基底动脉　基底动脉由两条椎动脉在脑桥与延髓交界处或其附近融合而成(一侧
椎动脉闭塞的情况除外)。它是一条短动脉干,位于脑桥正中沟,从下向上走行至脑桥上缘。
主要为脑干大部、小脑中上部、蚓部、枕叶及颞叶(与大脑后动脉)、中脑,部分丘脑及内囊后
部等供血。基底动脉的主要分支有:脑桥穿支、小脑下前动脉、小脑上动脉、大脑后动脉。大

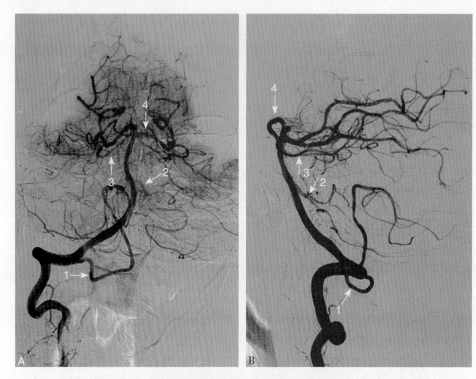

图 4-18　椎动脉的主要分支血管
A. 右侧椎动脉正位；B. 右侧椎动脉侧位
1. 小脑后下动脉；2. 小脑前下动脉；3. 小脑上动脉；4. 大脑后动脉

多数病例基底动脉的终末分支位于脚间池,邻近鞍背或在鞍上池第3脑室底之下。基底动脉在其终末端分叉处形成两条大脑后动脉。脑桥穿支是数条呈直角从基底动脉发出的为脑桥供血的动脉。基底动脉介入操作高风险性的部分原因在于无意中可能造成这些穿支动脉闭塞,导致脑桥梗死而危及生命。内听动脉从基底动脉中段发出,为内耳供血。基底动脉远端、大脑后动脉分叉处近端发出双侧小脑上动脉。它们为中脑下部、脑桥上部、小脑蚓的上部及小脑半球的上部提供血液。小脑上动脉的分支和小脑下动脉的分支在软脑膜构成吻合支。

4. 大脑后动脉　大脑后动脉在中脑的腹侧起自基底动脉终末的分叉处,是基底动脉的终支,位于中脑、间脑和端脑接合处。它供应大脑半球包括枕叶距状裂视觉中枢、颞叶底部,深支分布于脑干。其主要分支包括中央(穿)支、丘脑穿动脉、丘脑膝状体动脉、大脑脚穿动脉、脑室及脉络丛支、脉络丛内后动脉、脉络丛外后动脉、大脑(皮质)分支、颞前动脉、颞后动脉、胼胝体压部分支。

大脑后动脉可以被分为5段(P1~P5段)(图4-19)。P1段向外横行与小脑上动脉平行延伸,与同侧颈内动脉发出的后交通动脉相连接。P1段发出丘脑穿动脉,为丘脑和下丘脑核供血。当P1段闭锁或大部分的大脑后动脉血流经后交通动脉从前循环提供时,此大脑后动脉即被称为胚胎型或胚胎起源的大脑后动脉。大约20%~30%人群的大脑后动脉是胚胎型。此为重要的发现,因为明确了前循环血管的闭塞亦可导致后循环的梗死事实。P2段

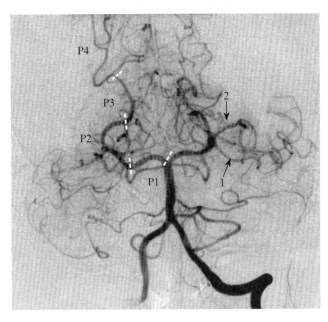

图 4-19 大脑后动脉的分段及主要分支血管
P1~P4 为大脑后动脉分段；1. 颞前动脉；2. 颞后动脉

从后交通动脉开始，为侧丘脑、内囊后肢和部分视束供血。P3~P5 段变异很大，供血给颞叶后部、枕顶叶。

第五节 Willis 动脉环

Willis 环是以第一个阐述此结构的解剖学家 Thomas Willis 的姓命名的。位于鞍上池内，在下视丘及第 3 脑室下方，围绕垂体柄，在视神经及动眼神经上方，在视束下方通过，在小脑幕及颞叶的内侧，是连接前后循环的大吻合动脉环（图 4-20）。它由颈内动脉、后交通动脉、前交通动脉水平段、大脑前动脉水平段、大脑后动脉水平段和基底动脉构成。其分支包括内侧豆纹动脉、Heubner 返动脉、丘脑穿动脉、丘脑膝状体动脉。整个 Willis 环很少能在一张脑血管造影片全部显示。在少见情况下（即 Willis 环的 4 支主要动脉中的 3 支闭塞时），整个 Willis 环可通过唯一畅通的血管而使整个动脉环充盈（图 4-20）。

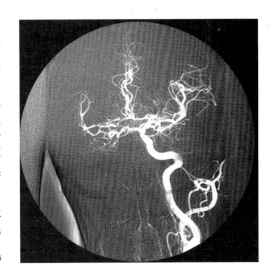

图 4-20 颅内 Willis 动脉环
右侧颈内动脉及双侧椎动脉均闭塞，左侧颈总动脉造影完整的显影 Willis 环

第六节　颅内外静脉及硬膜静脉窦

一、颅外静脉

主要包括头皮及导静脉、眼眶静脉、面静脉、颈部静脉、椎静脉及板障静脉。

头皮静脉经过导静脉与颅硬膜静脉窦相联结。通常情况下，头皮静脉在经颈内动脉或颈总动脉血管造影时很少显影，眼眶静脉通过眼上静脉及眼下静脉向后引流。在颈动脉造影的静脉晚期可偶见眼上静脉较淡显影，致密或持续显影常提示异常。眼眶静脉及颅底静脉窦在岩下及眼眶静脉造影时可以显影。面及鼻窦的浅静脉和深静脉都是颈内静脉的主要属支。面前静脉起源于睑内角处，是内眦静脉的直接延续。脑血管造影的静脉晚期常规只能见到很少的面静脉及其属支。颈外静脉是由下颌后静脉与耳后静脉各节段形成，接受来自头皮、耳廓、面深部结构的属支，是大而不规则的被覆内皮细胞的血管管道，在颅骨板障间隙内行走，无瓣膜，与脑膜静脉、硬膜窦及颅骨膜静脉自由交通。板障静脉内血流很慢，脑血管造影一般不显影。

二、脑内静脉

大脑静脉可分为浅静脉、深静脉及颅后窝静脉。前两者在颅内外有着广泛的联系。大脑浅静脉组接受大脑皮质和皮质下髓质的静脉血，大脑深静脉组接受室周髓质、基底核、内囊、脉络丛及间脑背面的静脉血。

（一）大脑浅静脉

大脑浅静脉为主要的表浅静脉，沿浅脑沟走行，引流皮质及附近白质。皮质静脉变异很大，数目与外形均不一致。大脑浅及深静脉之间有大量吻合支存在，但在无静脉闭塞性病变时，显影不明显。主要分支有：

1. 大脑外侧浅静脉　大脑外侧浅静脉包括有大脑上静脉、大脑中静脉、大脑下静脉、上矢状窦、横窦等。大脑上静脉位于外侧沟以上，主要收集大脑半球背外侧面和内侧面（胼胝体以上）的静脉血，注入上矢状窦。大脑中静脉由岛盖和岛叶的浅静脉网汇集成，主干静脉沿大脑外侧沟向前向下，至颞极附近，绕过外侧沟窝至大脑底，在蝶骨小翼附近注入海绵窦。大脑中深静脉主要引流侧裂内各脑/回的血液，汇至基底静脉。大脑下静脉位于大脑外侧沟以下，颞极的表面，以2~3条最常见，主要收集颞极外侧面颞部、枕叶底面大部分及枕叶内侧面部分的血液。横窦主要引流颞叶及枕叶外侧面的血液。上矢状窦主要引流颞极和额叶底面的血液；岩上窦和基底静脉引流颞叶底面的血液。大脑大静脉引流枕叶底面和部分内侧面的血液。

2. 大脑内侧浅静脉　其中额内侧静脉，中央内侧静脉，顶内侧静脉，顶枕内侧静脉汇入上矢状窦。枕内侧静脉汇入大脑大静脉。大脑前静脉汇入基底静脉。

3. 大脑底浅静脉　其中的下静脉汇入大脑前静脉，颞下静脉、枕下静脉汇入横窦。上述表浅静脉中有三大支皮质静脉常可一一辨认：大脑中浅静脉、Trolard上吻合静脉、Labbe下吻合静脉。在脑血管造影侧位上可见到8~12支皮质浅上静脉。这些静脉的排列形状像自行车辐射状的车轮，向外走向上矢状窦，侧窦相当于车轮的中轴。大脑中浅静脉如存在，在颈动脉血管造影的静脉显影早期侧位像上即能看到。Trolard静脉（上吻合静脉）在脑血管造影静脉显影中期及晚期于侧位于上也可清晰看到。表浅静脉在侧位显示最好,有些也可在前后位显示,形成阶梯状外形(图4-21)。

(二)大脑深静脉

分为大脑大静脉系即Galen静脉系和基底静脉系两部分,主要收集室周髓质、基底核、内囊、间脑及脑室脉络丛等深部组织的静脉血。静脉血从周围流向中央,聚集于大脑大静脉,汇入直窦。

1. 大脑(Galen)大静脉系　主要由脉络膜静脉和丘纹静脉汇合而成,还包括透明隔静

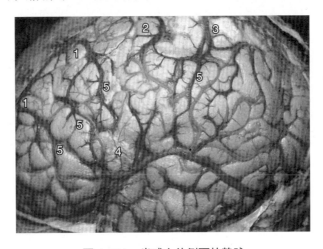

图 4-21A　半球上外侧面的静脉

1. 额静脉;2. 中央沟静脉;3. 顶静脉;4. 大脑中浅静脉;
5. 上吻合静脉

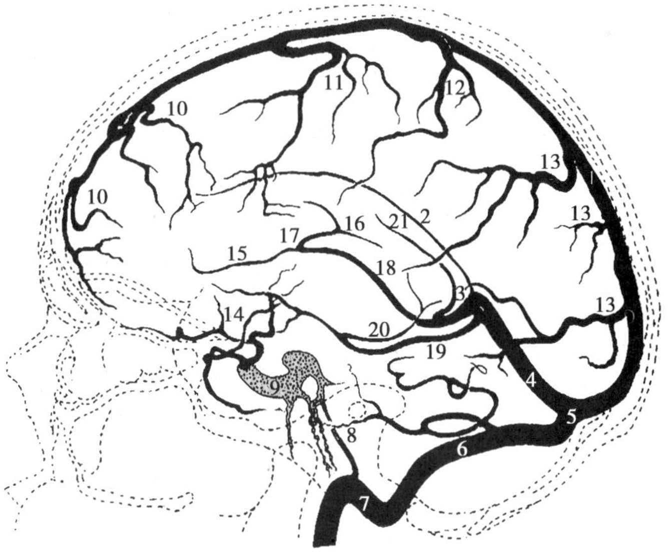

图 4-21B　颅内静脉系统侧位示意图

1. 上矢状窦;2. 下矢状窦;3. Galen 大脑大静脉;4. 直窦;5. 窦汇;6. 侧窦;7. 乙状窦;8. 岩下窦;9. 海绵窦;10. 额升静脉;11. 上吻合静脉;12. 中央沟静脉;13. 顶枕静脉;14. 侧裂静脉;15. 透明隔静脉;16. 丘纹静脉;17. 静脉角;18. 大脑内静脉;19. Rosenthal基底静脉;20. 脑室下静脉;21. 后胼静脉

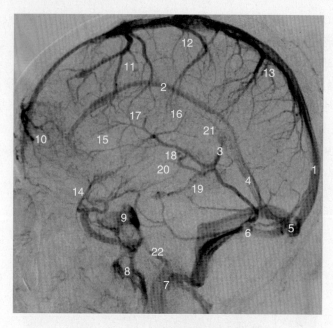

图 4-21C 颅内静脉系统造影侧位像

22. 岩下窦；其他图示同图 4-21B

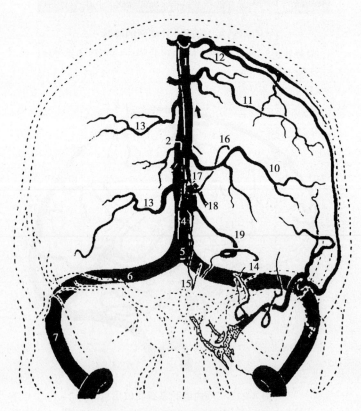

图 4-21D 颅内静脉系统正位示意图

图示同图 4-21B

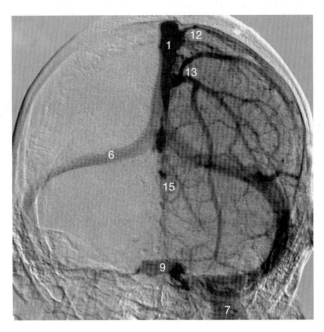

图 4-21E　颅内静脉系统造影正位像

图示同 4-21B

脉、前终静脉和后终静脉。大脑半球髓质内有许多髓质深静脉、髓质浅静脉及部分脑贯穿静脉,分为前中后三群,前群注入收集基底核前部血液的透明隔静脉,中群主要注入前终静脉,后群主要注入后终静脉,最后这些静脉都注入大脑内静脉。

　　大脑内静脉是最大最重要的大脑深静脉,成对起自室间孔之后,靠近中线在第 3 脑室顶部脉络组织(前髓肌)内。大脑内静脉向后行,接收一些小的室管膜下属支,终于四叠体池嘴部。左、右大脑内静脉汇合成大脑大静脉。

　　2. 基底静脉系　由大脑中深静脉、纹状体静脉汇合而成。基底静脉穿过基底池和环池,到达松果体和胼胝体下方的横池。基底静脉与大脑后静脉、大脑内静脉在横池汇合而成大脑大静脉(Galen 静脉),它是最大的桥静脉,最终汇入直窦。

　　通常情况下,髓质静脉和室管膜下静脉在血管造影时比表浅静脉及硬膜窦显影稍晚。在静脉晚期,因重叠的皮质静脉已不再显影,故此期深部静脉显影最为清晰。此时,各主要室管膜下静脉亦易显影。大脑内静脉在侧位上呈正弦曲线走行,即先向上弯,再向下弯。大脑大静脉亦在侧位上显示最佳(图 4-21C)。它形成一明显的弧形,围绕胼胝体压部弯向后上,大脑大静脉与直窦汇合处形成一标志出小脑幕尖顶的锐角。在前后位上,室管膜下静脉显示很清楚,而透明隔静脉的属支沿额角前壁内行,到达中线即沿透明隔后行向室间孔。丘纹静脉有一特征性双弧,颇似鹿角。弧的外上段是侧脑室的外缘,收集了髓质静脉。大脑内静脉弯曲的前、后段在前后位上互相重叠。在此位上,大脑内静脉呈椭圆形或垂直长圆形高密度区。大脑内静脉是成对的结构,最内侧距中线应在 2mm 之内。基底静脉在前后位上颇具特征性。它像仰卧的青蛙将两腿向前外伸出,其踝部相当于颞叶钩的最内侧,膝则相当于基底静脉绕过大脑脚的最外侧。

　　颅后窝静脉引流有 3 个主要系统,上组(Galen 组)、前组(岩组)、后组(小脑幕组)。在上组静脉中,最重要的是小脑中央前静脉、蚓上静脉和脑桥中脑前静脉。在前组静脉中,最重要的是岩静脉。在后组静脉中，从血管造影角度看，唯一重要的是蚓下静脉。

　　侧位椎动脉造影时静脉期可清楚看到颅后窝多数静脉。小脑中央前静脉有凸向前的曲线，可隐约勾画出四脑室顶部的轮廓（图 4-22）。小脑中央前静脉应位于鞍结节与窦汇连线的中点。脑桥中脑前静脉位于斜坡后，勾画出脑桥与中脑的外形；在一些病例相应的引流静脉丛甚至可勾画出上部颈髓外形。蚓上及蚓下静脉在侧位显示也很清楚。这些血管可勾画出蚓小叶的外形。

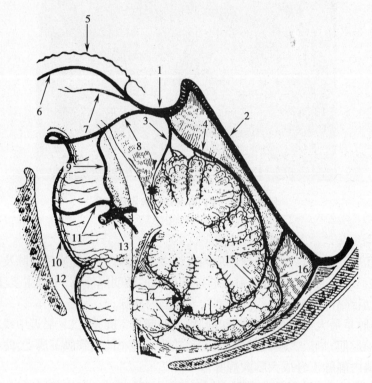

图 4-22　后颅凹静脉示意图

1. Galen 大脑大静脉；2. 直窦；3. 小脑前中静脉；4. 上蚓静脉；5. 脉络丛上静脉；6. 大脑内静脉；7. 丘脑静脉；8. 中脑后静脉；9. 中脑外静脉；10. 桥脑中脑前静脉；11. 脑桥横静脉；12. 延髓前行静脉；13. 岩静脉；14. 扁桃体静脉；15. 下蚓静脉；16. 半球静脉

（三）硬膜静脉窦

　　主要的硬膜静脉窦有上、下矢状窦，海绵窦，海绵间窦，岩上、下窦，枕窦及直、横、乙状窦。上矢状窦位于大脑镰联合处的一浅的正中矢状凹陷内，硬膜被覆颅骨的内板。下矢状窦是一相对小的管道，在大脑镰下的游离缘内后行。直窦是下矢状窦与大脑大静脉汇合而成。枕窦是围绕枕大孔边缘的静脉丛引流到的一小的形状不固定的窦。横窦又名侧窦，位于小脑幕叶的颅骨附着处之内。主要接受从上矢状窦和直窦来的静脉血。沿途经常接受来自小脑、颞叶及枕叶的下外表面，以及小脑幕的桥式静脉属支。乙状窦是两侧横窦的前下方的继续。横窦离开小脑幕边缘以柔和的"S"形曲线形成乙状窦流入颈静脉球。岩上窦是从海绵窦延伸至乙状窦的管道，沿小脑幕附着处至颞骨背侧嵴行走。岩下窦位于岩骨突与斜坡间的沟内，沿岩枕裂向后外行。蝶顶窦是脑幕窦前下方的延续，也是大脑中浅（侧裂）静脉的内侧延伸。海绵窦位于蝶骨体的两侧。

在大脑血管造影的静脉期,侧位像上许多硬膜窦均可显示清晰(图4-21C)。上矢状窦如一曲线紧贴颅骨内板。下矢状窦位于大脑镰的下游离缘内,在侧位观察较清楚。直窦于侧位脑血管造影几乎总能看到。于前后正位时,上矢状窦的前部与中部相互重叠,直窦和下矢状窦也常与上矢状窦等中线静脉结构重叠,故难以辨识。尽管窦汇与横窦形状有相当多的变异,但于前后位上他们易于辨认。从后方观察,窦汇和横窦与上矢状窦常形成倒"T"形。上矢状窦也可直接引流入右横窦。在前后位上横窦有时先斜向下,再轻度弯曲向上走向乙状窦。

第七节 脊髓的血管系统

一、脊髓的动脉

1. 脊髓前动脉 左、右椎动脉穿颈椎横突孔上行,经枕大孔后,两侧动脉逐渐向中线靠拢,至脑桥下缘,合成一条基底动脉。两侧椎动脉在合成基底动脉之前,各发出一分支动脉,经枕骨大孔下行,左、右分支合成一干即为脊髓前动脉。由于脊髓前动脉是由左、右两根合成,所以它与椎动脉之间形成一个动脉环,即脊髓前动脉环。

脊髓前动脉环主要在延髓和颈髓的前面,至胸髓时脊髓前动脉的左、右两根并不立即汇合,而是向下并行一段距离。脊髓前动脉沿正中裂下行至脊髓圆锥的下端,成为与终丝伴行的终丝动脉。脊髓前动脉在行程中,向两侧发出许多细支,立即进入脊髓内,或分为升、降支,与相邻的升、降支吻合,形成动脉链。所以脊髓前动脉的梗死,有时往往不易造成脊髓实质的损害。

2. 脊髓后动脉 脊髓后动脉起于椎动脉颅内段,向后下方走行,经枕大孔入椎管。左、右脊髓后动脉分别沿同侧的后外侧沟下行。脊髓后动脉的分支可包绕后根的全部或一部分,围绕后根形成环状吻合。脊髓后动脉的分支还沿后正中沟的两侧,吻合成第三对动脉链。

3. 根动脉 根动脉为一系列的节段性动脉,起源于椎动脉本干、颈深动脉、肋间动脉等。根动脉经椎间孔穿入硬膜,分为前、后根动脉,分布到脊神经根和神经节。

二、脊髓静脉系统

1. 脊髓前静脉系统 在脊髓前静脉系中的主干为脊髓前静脉及两侧的脊髓前外侧静脉。静脉主干在脊髓下段较明显,至脊髓圆锥续于终丝静脉。脊髓前静脉伴行于前正中裂,沿途有脊髓中央静脉或沟静脉注入。中央静脉与同名动脉伴行,收集前角和前索的内侧部的回流血液。前角外侧、侧角则由许多小静脉穿出,横向吻合成静脉冠,并且沿前外侧沟纵向吻合成脊髓前外侧静脉。

2. 脊髓后静脉系统 脊髓后静脉系统的静脉丰富,形成广泛的静脉丛。脊髓后面的静脉丛汇集成3条静脉干:脊髓后静脉、两条脊髓后外侧静脉。脊髓后静脉沿后正中沟走行,而脊髓后外侧静脉与脊髓后动脉伴行。脊髓后静脉系统收集后角、后索的静脉血。

3. 根静脉系 根静脉走行和吻合基本与根动脉相似。前、后根静脉一方面与脊髓前、后静脉系相连,另一方面又与椎内静脉丛合成椎间静脉。

(葛树勇 包元飞 刘玲 张仁良)

参 考 文 献

1. Netter FH. Atlas of Human Anatomy Ciba-Geigy Corporation. Summit. NJ, 1989.
2. Standring S. Gray's Anatomy:The Anatomical Basis of Clinical Practice. 39th ed. Elsevier Churchill Livingstone. London. UK, 2004.
3. Morris P. Interventional and Endovascular Therapy of the Nervous System—A Practical Guide. Springer-Verlag. New York. NY, 2002.

第五章

动脉粥样硬化

动脉粥样硬化是引起心脑血管疾病的主要病理生理基础。随着人类生活水平的提高，高热量、高脂肪食物过多摄入，动脉粥样硬化相关疾病导致的死亡逐步增多，目前已成为全球人口死亡的首要原因。不同部位的血管发生动脉粥样硬化的机制、治疗方法和预后相差很大。神经介入医生应具备动脉粥样硬化相关的知识，熟悉目前常用的治疗方法及其预后，这样才能综合评判各种治疗的得失利弊。

第一节　动脉粥样硬化的发生机制及分期

动脉粥样硬化是动脉系统的慢性炎症性疾病，血管管腔内形成粥样硬化斑块主要病理特征。人类对于动脉粥样硬化发病机制的研究已有一百多年的历史。研究表明，动脉粥样硬化是一种多基因相关疾病，是多种致病基因与环境因素共同作用的结果。

一、动脉粥样硬化的发生机制

大样本临床研究表明，动脉粥样硬化发生的主要危险因素包括高脂血症、高血压、吸烟、性别、内分泌紊乱、遗传因素等。动脉粥样硬化发病机制至今尚未完全阐明，存在多种学说，主要包括脂源性学说、内皮细胞损伤学说、受体缺失学说、细胞因子学说、病毒学说、癌基因学说以及炎症学说。

近年来，炎症学说已被广泛接受，其主要观点是动脉粥样硬化是一种由多种因素导致的慢性炎症性疾病，免疫应答和炎性反应参与了动脉粥样硬化发生、发展的各个环节。动脉内皮细胞损伤后，炎性细胞主要是单核细胞和 T 淋巴细胞在损伤处浸润。单核细胞在单核细胞趋化蛋白 -1（monocyte chemotactic protein 1，MCP-1）等趋化因子的作用下于损伤处附着、滚动、黏附并迁移至内皮下，然后在巨噬细胞集落刺激因子刺激下分化成巨噬细胞。同时循环中的 LDL 在动脉内膜下积聚并被氧化修饰成为 oxLDL 后，促使巨噬细胞对其吞噬，诱导细胞黏附分子以及化学活性物质的表达和释放。进一步促进血液中的炎性细胞向内膜下趋化浸润和活化，介导炎性反应，导致组织损伤，促使动脉粥样硬化的发生、发展。

二、动脉粥样硬化病变的分期

基于动脉粥样硬化病变的组织学结构及病变组成成分,并结合动脉粥样硬化的进程,美国心脏病协会(American Heart Association,AHA)将动脉粥样硬化病变分为6期（图 5-1）。

Ⅰ期,内皮损伤期。此期病理学特征为血管内皮下少许脂质颗粒的聚集及泡沫细胞的形成。当动脉内皮细胞损伤后,血液中的脂类物质(以氧化低密度脂蛋白为主要成分)透过血管内皮细胞,在内膜下聚集形成脂质颗粒。血液中单核细胞亦在炎症因子的驱动下迁移至内膜下,分化为巨噬细胞并迅速吞噬脂质颗粒形成泡沫细胞。此期病变发展主要位于内膜下,无管腔狭窄及内膜增生等形态学改变。

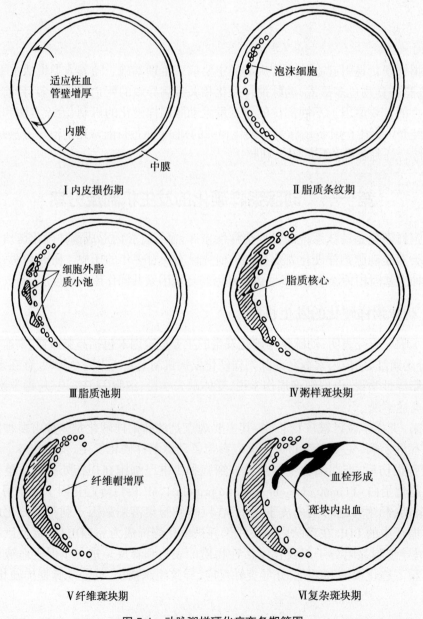

图 5-1　动脉粥样硬化病变各期简图

Ⅱ期,脂质条纹期。此期病理学特征为内膜下泡沫细胞片状分布及内膜表面出现脂质条纹。随着Ⅰ期病变脂质颗粒聚集的增多及炎症反应的进一步加重,血液中单核巨噬细胞大量迁移至内膜下。病变局部泡沫细胞连接成片状及团块样分布,致内膜向管腔内突出,血管内膜表面可见脂质斑点或条纹分布。

Ⅲ期,脂质池期。此期病理学特征为内膜中少许脂质池的形成。当Ⅱ期病变层状泡沫细胞的增多且内膜进一步增厚时,病变中大量泡沫细胞凋亡,细胞内脂质释放入细胞外并聚集形成多个小的脂质池。脂质池主要分布于泡沫细胞层与中膜平滑肌细胞层中间,此期并无脂质核心形成。

Ⅳ期,粥样斑块期。此期病理学特征为斑块内脂质池融合形成黄色粥样脂质核心。当Ⅲ期病变中脂质池数量进一步增多,多个脂质池可相互融合形成黄色粥样的脂质核心。脂质核心周围分布少许毛细血管,而巨噬细胞、泡沫细胞及淋巴细胞则聚集于斑块周边区域。脂质核心与血管管腔间分隔组织亦以炎性细胞为主要成分,平滑肌细胞及胶原纤维较少,未形成纤维帽。故此期斑块较易破裂或继发血栓形成而进展至Ⅵ期病变。此外此期斑块通常呈偏心性分布,故血管管腔不因内膜增生而明显狭窄。

Ⅴ期,纤维斑块期。此期病理学特征为脂质核心与管腔间形成纤维帽。Ⅳ期斑块中脂质核心周围炎症反应进一步加重,使中膜平滑肌细胞向脂质核心周围迁移,与胶原纤维混合形成纤维帽。纤维帽的过度增生可迅速加重管腔的狭窄,而血管中膜平滑肌层则被炎性细胞占据。此期斑块中脂质核心及周围组织可形成钙化,亦可破溃并发出血或继发血栓形成,进而发展至Ⅵ期病变。

Ⅵ期,复杂斑块期。此期斑块病理学特征为斑块表面出现破溃(Ⅵa期)、斑块内部出血(Ⅵb期)或继发血栓形成(Ⅵc期)。当Ⅳ或Ⅴ期斑块出现上述三种情况时即进入Ⅵ期。而Ⅳ期或Ⅴ期斑块是否进展则取决于多种因素,包括患者血液的组成,斑块中各组成部分的相对含量及分布,斑块表面切应力的变化。此外,部分学者将钙化斑块(Ⅶ期)及不伴有脂质池的纤维斑块(Ⅷ期)进行单独划分。而Vimani等依据动脉粥样硬化病理学改变将斑块重新划分为7类,在此不多做描述。

第二节 颈动脉粥样硬化斑块性质的判断及影像学评价

颈动脉粥样硬化斑块破裂和继发血栓形成是脑梗死的主要原因,其病理基础是颈动脉斑块破裂。而斑块破裂与斑块组成及周围血流有密切关系。了解斑块成分以防止斑块破裂,对脑卒中事件的预防及神经科医生的医疗决策具有重要意义。

一、颈动脉粥样硬化斑块稳定性的判断

通常以颈动脉及冠状动脉处粥样硬化的斑块最易引发临床症状。以往研究多用病变血管管腔狭窄率来评价动脉粥样硬化的严重程度及危险度,但目前通过长期临床观察发现,很多脑梗死患者的脑血管狭窄并不明显。其原因在于此类病变血管是外向型重构,即血管壁明显增厚但管腔却无明显狭窄。目前认为斑块的组成才是评价动脉粥样硬化斑块破裂危险度的重要指标。

根据动脉粥样硬化斑块内组织学特点,可将斑块分为稳定斑块和不稳定斑块。不稳定

斑块通常位于Ⅳ～Ⅵ期的斑块,其主要组成为脂质核心和纤维帽。斑块的脂质核心包括富含黄色粥样脂质的泡沫细胞、坏死的组织碎片及胆固醇结晶。脂质核心周围分布少许毛细血管,而巨噬细胞、泡沫细胞及淋巴细胞则聚集于斑块周边区域。通常认为,斑块脂质核心比例 >40% 或炎症反应强烈时,斑块易于破裂。纤维帽是覆盖于脂质核心的纤维性组织,主要由胶原纤维和胶原基质组成,其中可分布从中膜迁移而来的平滑肌细胞。此外,在斑块内部分布很多细小的新生毛细血管,此类微血管出血是斑块破裂的诱因,而纤维帽薄的斑块,其微血管易出血。破裂斑块的定量分析认为,纤维帽厚度 <0.7mm 时斑块易于破裂。简而言之,较大的脂质核心、较薄的纤维帽、斑块内新生血管增多及炎症反应强烈均提示斑块易损斑块。

　　与冠状动脉粥样硬化斑块相比较,表面溃疡、斑块内出血及钙化结节在颈动脉粥样硬化斑块内更易发生,而颈动脉闭塞的发生率则较冠状动脉少见。对颈动脉及冠状动脉解剖结构进行分析发现,颈动脉血流的高流速及分叉部的高切应力是造成此类特征的主要原因。

二、颈动脉粥样硬化斑块的影像学评价

　　颈动脉紧靠皮肤表面,且可通过内膜剥脱术取得病理标本,故可对其进行在体成像研究以进一步了解动脉粥样硬化斑块相关特征。对于颈动脉粥样硬化的成像研究有如下方法,血管超声、CT、MRI、光学成像、核医学成像。而 MRI 作为临床常用的检查手段,具有无创、无电离辐射且重复性好等优点,对软组织具有特有的高分辨率,是最具有潜力的颈动脉粥样硬化斑块检查手段。

　　1. 斑块各种成分在 MRI 上的表现

　　(1) 纤维帽在颈部 MRI 的表现:纤维帽的主要成分为胶原纤维、胶原基质组成及从中膜迁移而来的平滑肌细胞。颈部 MRI 不仅能检测出斑块是否存在纤维帽,而且还能区分纤维帽的不同类型。在颈部 MRI 的 STIR、T_2WI 序列中,纤维帽表现为极高信号,T_1WI 表现为等信号。基于颈动脉粥样硬化斑块 MRI 表现,纤维帽分为完整的厚纤维帽、完整的薄纤维帽及破裂的纤维帽。Mitsumori 等将颈部 MRI 用于区别完整的薄纤维帽与破裂的纤维帽,发现颈部 MRI 对于两者区分具有极高的敏感性(81%)及特异性(90%)。近期的一项前瞻性研究则利用 2D-TOF 序列定量分析纤维帽和脂质核心,并将 MRI 检查结果与斑块病理学结果进行对比分析,发现颈部 MRI 的量化数据及病理学的测量结果具有较好的一致性。此研究中,两位阅片者量化纤维帽体积的组内相关系数为 0.94,而量化脂质核心体积的组内相关系数为 0.88。Cai 等利用常规 T_1 序列及增强 T_1 序列测量完整纤维帽的厚度,结果提示颈部 MRI 与斑块最大厚度($r=0.78$,$P<0.001$)、斑块纵向长度($r=0.73$,$P<0.001$)及斑块面积($r=0.90$,$P<0.001$)等病理学结果具有中度以上的相关性。

　　(2) 脂质核心在颈部 MRI 的表现:脂质核心主要成分为泡沫细胞、坏死的组织碎片及胆固醇结晶。相比较其他成像方法而言,MRI 对于脂质核心的显示具有极高的组织特异性。在 MRI 的 STIR 序列上,脂质核心表现为纤维帽下的低信号区域,在 T_1WI 表现为高信号、T_2WI 则为等高混杂信号。

　　(3) 斑块内出血在颈部 MRI 的表现:很多研究提示,颈部 MRI 对颈动脉粥样硬化斑块内出血具有极高的敏感性和较好的特异性。参照脑出血 MRI 诊断标准,斑块内出血在颈部 MRI 上可分为 3 期:新鲜出血,近期出血及陈旧性出血。斑块内新鲜出血(出血时间 <1 周)

对应于亚急性期早期脑出血 MRI 表现,在 T_1 加权像及 TOF 成像上表现为高信号,在 T_2 加权像及质子密度加权像上表现为等信号或低信号。斑块内近期出血(出血时间为 1~6 周)对应于亚急性期后期脑出血 MRI 表现,在四个加权像上均表现为高信号。斑块内陈旧性出血(出血时间 >6 周)对应于慢性脑出血晚期 MRI 表现,在四个加权像上均表现为低信号。

(4) 斑块内钙化在颈部 MRI 的表现:由于其空间分辨率的限制,颈部 MRI 对于斑块内钙化的显示较颈部 CT 差。斑块内钙化在颈部 MRI 各个序列上均表现为低信号。

2. 颈动脉血管壁厚度的测量　Underhill 等利用颈部 MRI 及 B 型超声对于血管壁厚度进行了测量,并将测量结果进行了比较,他们发现两者对于内中膜厚度的测量具有极高的相关系数($r=0.93,P<0.001$)。而颈部 MRI 的优势在于其能显示任何位置颈动脉的整个管壁,成像质量受周围组织的影响小。近期研究提示,颈部 MRI 测量得出的平均血管壁厚度与颈动脉内中膜厚度具有很好地相关性,可用于动脉粥样硬化病变严重程度的临床判断。

3. 斑块不同成分的量化测量　颈部 MRI 不仅用于鉴别斑块的不同成分,还可对斑块中的不同成分进行量化分析。Saam 等对颈部 MRI 及组织学量化斑块成分的结果进行了比较,发现颈部 MRI 对人体颈动脉复杂斑块成分的量化具有较高的准确性。颈部 MRI 对颈动脉粥样硬化斑块主要组成成分(脂质丰富的坏死核心、疏松基质及致密纤维组织)的量化结果与病理学结果在统计学上是一致的。而测量钙化与血管壁面积百分比时,颈部 MRI 得出的数据与病理学结果具有统计学差异(5% vs 9.4%,$P<0.001$)。分析其原因,颈动脉粥样硬化斑块取出后,离体的标本中钙化组织与其余成分相比收缩性小。此外,钙化在 MRI 上表现为低信号,部分容积效应会使斑块中未钙化完全的区域信号提高,故颈部 MRI 存在低估斑块中钙化面积的可能。在以上研究中,不同阅片者及相同阅片者在分析、测量斑块不同成分时均有很好的可重复性,相关系数为 0.73~0.95。

4. 分子影像学在颈动脉粥样硬化成像研究中的运用　作为一种无创的功能成像,分子影像学是影像医学发展的一个全新领域。制备高特异性高亲和力的靶向探针最为关键,目前研究最多的是超小超顺磁性氧化铁离子(ultrasmall super paramagnetic particles of iron oxide,USPIO)。USPIO 平均直径为 30nm,在血液中半衰期为 30 小时,易于被斑块中巨噬细胞吞噬。Kooi 等研究了 USPIO 引起的颈部斑块 MRI 信号的改变,11 位行颈动脉内膜剥脱术的症状性患者术前行颈部 MRI 检查。每位患者扫描 3 次,扫描时间为注射 USPIO 前、注射后 24 小时及注射后 72 小时,USPIO 注射剂量为 2.6mg/kg。在各种 MRI 检查序列中,T2* 加权像信号改变最明显,表现为斑块局部信号的缺失。术后病理学检查及电镜检查提示,11 位患者中有 10 位患者的颈动脉斑块内有 USPIO 聚集且主要位于巨噬细胞内。进一步的研究发现,信号缺失主要位于斑块切应力最大的肩部,而此处纤维帽最薄且巨噬细胞多聚集于此。故 USPIO 分子影像学成像能在体显示斑块中巨噬细胞等炎性细胞,是颈部 MRI 最具潜力的研究方向。

三、颈部 MRI 成像中斑块特征与神经系统症状的相关性

在多项对临床工作具有重要指导意义的研究中,研究者对 28 位症状性患者及 25 位非症状性患者进行常规多序列颈部 MRI 成像,分析其与近期 TIA 及脑卒中发作的关系。结果表明,颈部 MRI 对于斑块性质的辨别与近期 TIA 及脑卒中发作密切相关。与纤维帽较厚的患者比较,斑块纤维帽破损患者发生近期 TIA 及脑卒中的危险度高出 23 倍。此外,由于颈

部 MRI 可同时获取双侧颈动脉资料,Saam 等利用颈部 MRI 对同一患者的症状性及非症状性斑块进行比较分析,发现两者的斑块成分具有显著差异。与非症状性斑块相比,症状性斑块中纤维帽破损($P=0.007$),斑块内出血或血栓形成($P=0.039$),斑块 AHA 分型为 VI 型病变($P=0.004$)所占比例更高。且症状性斑块内出血所占面积更大($P=0.003$)、疏松基质面积更大($P=0.014$),而残留管腔面积更小($P=0.008$)。故颈部 MRI 成像可很好地显示斑块的病理特征,并进一步预测脑卒中事件的发生。

第三节 动脉粥样硬化与缺血性脑血管病

缺血性脑血管病主要分为四种类型,大血管病变(如动脉粥样硬化、肌纤维发育不良、颈动脉夹层)、心脏疾病(如瓣膜相关性、心脏内血栓形成及全身性静脉血栓合并心脏结构发育异常)、小血管病(高血压病、血管炎)及血液病(红细胞增多症、血小板增多症、血小板减少性紫癜、异常蛋白血症及弥漫性血管内凝血)。而动脉粥样硬化是引起心脑血管疾病的主要病理生理基础。大量流行病学资料表明,脑血管病患者与动脉粥样硬化病变密切相关。美国近 20%~30% 的脑卒中是由于颈动脉损伤所致,其中无症状动脉狭窄的发病率为 2%~5%。血管狭窄的程度与缺血性脑卒中发生的风险直接相关。Norris 等发现,颈动脉狭窄程度超过 75% 的患者,脑卒中的年发病率为 3%,短暂性脑缺血发作的年发病率为 13%。欧洲颈动脉内膜剥脱术随机研究(ECST)发现,颈内动脉狭窄程度为 70%~99% 的患者脑卒中年发病率在 5.7%,而狭窄程度低于 30% 的患者脑卒中年发病率在 1.8%;狭窄程度为 75% 的无症状患者,脑卒中年发病率为 5.5%。而狭窄程度为 60% 的无症状患者 5 年脑卒中发病率为 11%。颈内动脉闭塞后第一年,脑卒中发病率达到 40%,次年则为 7%。显然,颈内动脉狭窄程度超过 75% 是脑梗死相对独立的危险因素。本节就动脉粥样硬化相关性缺血性脑血管病的病理生理基础进行分析。

一、脑血管病的病理生理基础

1. 脑梗死 动脉粥样硬化斑块破裂后继发分支血管栓塞在急性脑梗死中占据重要作用,栓塞导致的脑梗死临床症状到最高峰时间往往持续数分钟。斑块破裂的程度决定了临床症状的严重与否。如果仅是斑块表面内膜的破损,则由病变引起的临床症状较轻微或表现为无症状的分支小血管栓塞。如果斑块破裂较严重并形成破裂沟,则临床可表现为一过性血管栓塞且可反复发作。而破裂斑块表面继发的血栓形成则可导致管腔逐步闭塞。最终,斑块破裂至脂质核心、胶原纤维或组织因子等其他成分时,血栓形成导致血管闭塞的可能性更大。血栓形成导致血管闭塞继而形成急性脑梗死的情况下,患者临床症状达最高峰的时间往往持续 2~4 小时或更长。

2. 短暂性脑缺血发作 短暂性脑缺血发作的病理生理基础是原本狭窄不严重血管的狭窄率急剧加重,或斑块破裂后继发分支血管的一过性栓塞(持续数分钟)。短暂性脑缺血发作患者的临床造影特征与斑块解剖学特征类似,主要表现为斑块显著的偏心性分布,狭窄率高,边缘锐利,表面粗糙。在短暂性脑缺血发作患者中,严重狭窄合并一过性血管收缩通常存在。缺血事件发生后,斑块的影像学检查提示为不稳定斑块且符合责任血管分布,此种情况往往预示着缺血事件会反复发作。

3. 慢性脑供血不足和无症状闭塞 慢性脑供血不足血管造影结果与稳定斑块的形态

学特征相似。此类病变,具有光滑的表面、柔和的肩部,呈同心性或偏心性分布,具有广阔的基底部。狭窄率小但脂质丰富的病变易于破裂,而严重狭窄的通常为稳定或纤维帽较厚的病变。严重狭窄病变体积通常是轻微狭窄病变的三倍,但是发生脑梗死的可能性却较小,此归结于良好侧支循环的建立。当病变发展至次全闭塞或血栓形成时,血栓形成通常位于狭窄病变的远心段,与不稳定斑块的局部血栓形成不同。

动脉粥样硬化斑块导致脑卒中发生主要与三个机制有关:①因为动脉狭窄率的增大而导致灌注压的进行性下降。颈动脉狭窄率超过75%可导致血管循环阻力增加,进而出大脑中动脉供血区的低灌注,发生梗死。②由动脉粥样硬化样物质,钙盐的结晶,斑块表面脱落的微栓子及斑块内出血造成的溃疡或空腔引起的脑动脉分支间的微栓塞。栓塞是短暂缺血及大脑中动脉区域的小皮质梗死的首要病因。③急性血栓形成(通常是顺行性)或血管壁分层可以导致血管狭窄演化到急性血管闭塞。它使大脑中动脉区域大范围的皮质及皮质下梗死逐渐加重。

二、颅内外动脉粥样硬化的差异

与颅外动脉相比,颅内动脉的外膜及中膜厚度更薄,内弹力层更厚。这些结构差异也导致颅内外动脉粥样硬化斑块形态学的差异。颅内动脉硬化斑块主要为纤维斑块型,斑块内平滑肌细胞及纤维组织丰富,巨噬细胞及脂质沉积较少见。管腔狭窄率、脂质核心面积及新生血管存在是颅内动脉粥样硬化导致脑卒中的独立危险因素,管腔狭窄率及斑块内脂质核心大小在颅内动脉粥样硬化脑卒中起病中起协同作用。

颅内动脉硬化斑块中平滑肌细胞所占比率较高,提示平滑肌细胞在颅内动脉硬化发病及进展中起到主要作用。通常认为,新生内膜中的平滑肌细胞主要由中膜平滑肌细胞迁移而来。新生内膜中炎性细胞释放的细胞因子及相关蛋白酶使位于中膜的平滑肌细胞表型改变,穿过内弹力层向内膜迁移、增殖并分泌大量细胞外基质,最终导致内膜增厚。在此过程中,迁移和增殖是平滑肌细胞参与动脉粥样硬化进展的两个主要病理过程,作为斑块主要来源的中膜平滑肌细胞迁移至新生内膜必须通过内弹力层,而颅内动脉粥样硬化中内弹力层完整。因此,平滑肌细胞增殖在颅内动脉粥样硬化中作用更大。

(刘德志 刘新峰)

参 考 文 献

1. 徐格林,刘新峰.卒中在中国的基础研究现状.中国脑血管病杂志,2005,11:2-5.

2. Ge S,Zhou G,Cheng S,et al. Anti-atherogenic effects of montelukast associated with reduced MCP-1 expression in a rabbit carotid balloon injury model. Atherosclerosis,2009,205:74-79.

3. Liu D,Ge S,Zhou G,et al. Montelukast inhibits matrix metalloproteinases expression in atherosclerotic rabbits. Cardiovasc Drugs Ther,2009,23:431-437.

4. Zhou G,Zhou Z,Ge S,et al. IL-18 accelerates the cell apoptosis by up-regulating cysteinyl leukotriene 2 receptor expression in human umbilical vein endothelial cells at the early stage of administration. Vascul Pharmacol, 2009,50:171-177.

5. Lusis AJ. Atherosclerosis. Nature,2000,407:233-241.

6. Stary HC,Chandler AB,Dinsmore RE,et al. A definition of advanced types of atherosclerotic lesions and a histological classification of atherosclerosis. A report from the Committee on Vascular Lesions of the Council on Arteriosclerosis,Circulation,1995,92(5):1355-1374.

7. 刘德志,刘新峰.明胶酶与内膜增生中的平滑肌细胞迁移.国际脑血管病杂志,2008,16:555-558.

8. 刘德志,徐格林,刘新峰.磁共振成像在颈动脉粥样硬化斑块患者中的应用.国际脑血管病杂志,2009,17(5):361-365.

9. Takashi Ito,Masashi Shiomi. Cerebral atherosclerosis occurs spontaneously in homozygous WHHL rabbits. Atherosclerosis,2001,156:57-66.

10. Doran AC,Meller N,McNamara CA. Role of smooth muscle cells in the initiation and early progression of atherosclerosis. Arterioscler Thromb Vasc Biol,2008,28:812-819.

第六章

动脉粥样硬化性脑血管疾病的诊断

动脉粥样硬化性疾病是缺血性脑血管的主要病因,也是脑血管介入治疗的最主要的针对疾病。作为神经介入医生,必须熟悉脑血管病和动脉粥样硬化疾病的传统诊疗方法,在开展患者筛选时,应本着从无创到有创,从简单到复杂的原则,并充分考虑患者的经济支出等诸多因素。在完成有效诊断的同时,最大限度地降低检查本身对患者的伤害,并降低医疗成本。本章重点阐述缺血性脑血管病的诊断要点、实验室和影像学检查。

第一节 短暂性脑缺血发作的诊断

一、短暂性脑缺血发作的定义

传统观点定义短暂性脑缺血发作(transient ischemic attack,TIA)是由于某种因素造成的脑动脉一过性或短暂性供血障碍,导致相应供血区局灶性神经功能缺损或视网膜功能障碍,症状24小时内完全缓解。传统定义以主观规定的24小时为界限,临床使用简单且符合流行病学目的,但存在以下局限性:约2/3的TIA临床症状持续不超过1小时;约15%的TIA患者临床症状超过1小时但于24小时内缓解;部分TIA症状与神经影像学缺血病灶有关,随着症状的持续,影像学可显示出更多的病灶。传统定义可能促使部分诊断为TIA的患者因等待症状自行缓解而未能得到及时干预,进一步导致脑卒中的发生。

近年来的新观点认为,TIA是指由于局灶性脑组织或视网膜缺血导致的一过性神经功能缺损,伴随的临床症状持续不超过1小时并且没有明确急性脑梗死证据。新的定义是基于完善神经影像学检查的基础上提出的,克服了传统定义的缺陷。但缺点在于它必须依赖于影像设备的使用和准确性。除此之外,1小时的时间定义依然显得含糊不清,一部分症状持续1小时以上但影像学并未发现急性脑梗死证据的TIA患者将被排除在外。TIA的传统和最新定义各有优缺点,但在目前缺乏相关有效手段明确区分缺血事件可逆与否的情况下,TIA新的定义优点明显大于缺陷,多数权威专家推荐使用新的定义。

二、短暂性脑缺血发作的发病机制

TIA的发病机制包括微栓塞和血流动力学异常两种学说。前者认为来源于颈部和颅内大动脉尤其是动脉分叉处的动脉粥样硬化斑块、附壁血栓或心脏的栓子脱落等,随血流流入脑中引起颅内供血动脉闭塞,产生临床症状,当微栓子崩解或向血管远端移动,局部血流恢复,症状便消失。后者认为在脑血管壁动脉粥样硬化或管腔狭窄的基础上,当出现低血压或血压波动时,引起病变血管的血流减少而发生一过性脑缺血症状,血压回升后,局部脑血流恢复正常,TIA 的症状也消失。目前也有研究认为两种机制共同参与了 TIA 的发生过程:在存在颈部或颅内大血管狭窄的基础上,血流动力学异常导致颅内血管对各种微栓子的清除能力下降,从而进一步发生 TIA。此外,颅内外盗血综合征等也会引起一过性脑缺血发作。

三、短暂性脑缺血发作的临床特点

TIA 好发于 50~70 岁,男多于女,患者多伴有高血压、动脉粥样硬化、心脏病、糖尿病和血脂异常等脑血管病的危险因素。起病突然,迅速出现局灶性神经系统或视网膜的功能缺损,持续数分钟至数小时,不遗留任何后遗症状。常反复发作,每次发作时的症状基本相似。椎基底动脉系统 TIA 更易出现反复发作。TIA 可分为颈内动脉系统 TIA 和椎基底动脉系统 TIA,临床表现复杂多样。

颈内动脉系统 TIA 最常见的症状是对侧发作性的肢体单瘫、面瘫或偏瘫。其他的症状还有对侧单肢或偏身麻木;同侧单眼一过性黑矇或失明,对侧偏瘫及感觉障碍(眼动脉交叉瘫);同侧 Horner 征,对侧偏瘫(Horner 征交叉瘫);对侧同向性偏盲(大脑中 - 后动脉皮质支分水岭区缺血颞枕交界区受累所致);优势半球受累还可出现失语。椎基底动脉系统 TIA 最常见的症状是眩晕、恶心和呕吐,大多数不伴有耳鸣,为脑干前庭系统缺血表现。少数伴有耳鸣,是内听动脉缺血的症状。脑干网状结构缺血可引起跌倒发作,表现为突然出现双下肢无力而倒地,但可随即自行站起,整个过程中意识清楚。脑干和小脑缺血也可引起下列症状,包括复视(眼外肌麻痹)、交叉性感觉障碍(延髓背外侧综合征,Wallenberg 综合征)、眼震、交叉性瘫痪(Weber、Millard-Gubler、Foville 和 Jackson 综合征)、吞咽困难和构音障碍(真性或假性延髓性麻痹)、共济失调及平衡障碍(小脑或小脑 - 脑干纤维联系损害)、意识障碍(脑干网状结构受损)等。大脑后动脉缺血致枕叶视皮质受累可出现一侧或两侧视力障碍或视野缺损。

除上述症状以外,颈内动脉系统及椎基底动脉系统 TIA 还可表现有精神症状、意识障碍、半侧舞蹈样发作或偏身投掷、短暂性全面性遗忘症(transient global amnesia,TGA)等。TGA 是一种突然起病的一过性记忆丧失,伴时间、空间定向力障碍,无意识障碍,患者的自知力存在,较复杂的皮质高级活动如书写、计算力和对话等保留完整,无神经系统其他的异常表现,症状持续数分钟或数小时后缓解,大多不超过 24 小时,遗留有完全的或部分的对发作期事件的遗忘(由颞叶、海马等部位的缺血所致)。

四、短暂性脑缺血发作的诊断

TIA 临床表现复杂,因此准确诊断较困难。诊断的可靠性取决于获得详细的病史和具体的发作情况,必须重视发作的症状、持续的时间以及发作时所处的环境等。根据患者的临床症状可诊断为很可能的 TIA 和可能的 TIA(见表 6-1)。如果症状快速发生,持续不超过 2 分钟,且包括有表 6-1 左栏中 1 项或 1 项以上的症状发生,可诊断为很可能的 TIA。表 6-1 右栏中的症状均可伴发于 TIA 患者,但如症状单独发生时需首先排除其他疾病可能;如果上述症状同时或伴随发生抑或是接连发生时,则可诊断很可能的 TIA。另外,表 6-2 列出了通常不诊断为 TIA 的症状。

表 6-1　诊断很可能为 TIA 和可能为 TIA 的临床症状

很可能的 TIA	可能的 TIA
提示颈内动脉系统 TIA 的症状：	
单眼黑矇或失明	头晕、眩晕
失语	复视
单侧肢体和(或)面部运动和(或)感觉障碍	构音障碍
症状通常提示颈内动脉系 TIA，但缺乏其他临床症状的情况下不能明	吞咽困难
确为颈内或椎 - 基底 TIA	共济失调
	单侧面部或部分肢体感觉障碍
	猝倒
提示椎 - 基底动脉系统 TIA 的症状：	
双侧肢体和(或)面部同时或交替发生运动和(或)感觉障碍	
偏盲或全盲(部分偏盲可见于颈内动脉系统 TIA)	

表 6-2　不提示 TIA 诊断的临床症状

不伴后循环缺血其他症状的意识障碍	闪光感
单一的意识模糊	单一的耳鸣
单一的头昏	大小便失禁
单一的遗忘症	身体某器官症状(尤其是感觉症状)的逐步进展
全身虚弱	突发行为异常
昏迷	

　　TIA 后发生缺血性脑卒中的风险相当高，48 小时以内约 2.5%~5%，一个月内约 5%~10%，一年内的风险则高达 10%~20%。TIA 的发生机制有血流灌注不足和斑块脱落导致的微栓子栓塞事件，而脑血管内支架具有解除血管狭窄改善血流灌注和覆盖斑块减少栓子脱落的双重作用。因此，TIA 患者在尽快给予药物治疗等的同时，如符合脑血管介入治疗指征的应积极进行介入手术治疗。

第二节　脑梗死的诊断

一、脑梗死的定义

　　脑梗死又称缺血性脑卒中，是指各种原因引起脑部血液供应障碍，使局部脑组织发生不可逆损害导致脑组织缺血、缺氧性坏死。

二、脑梗死的分类

　　缺血性脑卒中有多种不同分型。根据发病机制可分为动脉血栓形成性脑梗死、腔隙性脑梗死、分水岭脑梗死和脑栓塞。结合病因、受累血管及影像学的分型方法有：① TOAST 分型：大动脉粥样硬化、心源性栓塞、小动脉闭塞(腔隙性梗死)、其他病因、未能确定病因；②牛津郡社区脑卒中规划(Oxfordshire Community Stroke Project，OCSP)分型：全前循环梗死(total anterior circulation infarct，TACI)、部分前循环梗死(partial anterior circulation infarct，PACI)、后循环梗死(posterior circulation infarct，POCI)、腔隙性梗死(lacunar infarct，LACI)；③瑞士洛桑脑卒中注册(Lausanne stroke registry, LRS)分型和 TOAST 分型大致相同:大动脉粥样硬化、心源性栓塞、脑小动脉病、其他、未能确定病因。脑梗死还可以根据影像学分型分为:前循环皮质梗死、基底节区梗死、放射冠梗死、后循环梗死。

(一) 动脉粥样硬化性血栓性脑梗死

动脉粥样硬化性血栓性脑梗死,是脑梗死中最常见的类型。在脑动脉粥样硬化等原因引起的血管壁病变的基础上,管腔狭窄、闭塞或血栓形成,造成局部脑组织因血液供应中断而发生缺血、缺氧性坏死,引起相应的神经系统症状和体征。动脉硬化性脑梗死的发病率约 98/10 万,占全部急性脑血管病的 20%~50%。

动脉粥样硬化性血栓性脑梗死一般在 50 岁以后发病,男性较女性多见。25%~50% 的病人发病前有 TIA 史。80% 的病人在安静状态发病。起病较缓慢,常在数分钟到几小时甚至 1~2 天内达高峰。

常见首发病症状为肢体无力、麻木,语言不流利、头晕、头痛,很少有恶心、呕吐和抽搐,25%~45% 有意识障碍,椎基底动脑系脑梗死者起病常有眩晕,构音不清,吞咽困难,重者有意识不清。大脑半球梗死除大灶性梗死外,多数意识清楚。局灶神经症状视脑血管闭塞部位而定,症状往往在数小时至数天内逐渐加重,早期肢体呈弛缓性瘫痪,数天至数周后成痉挛性瘫痪,表现为肌张力增高,有腱反射亢进。

动脉粥样硬化性血栓性脑梗死常具有如下特点:

1. 中老年患者,有高血压及动脉粥样硬化等脑卒中危险因素。
2. 安静状态下或活动中起病,起病前可有反复 TIA 发作。
3. 症状常在数小时或数天内达到高峰。
4. 出现局灶性神经功能障碍,梗死范围与某一条动脉供应区域一致。
5. 头痛,呕吐及意识障碍不明显。
6. 脑脊液一般无血细胞。
7. 头部 CT 早期可正常,发病 24~48 小时可发现低密度梗死灶。
8. DWI、PWI、SPECT 等有助于早期诊断,超声、CTA、MRA、DSA 等有助于发现狭窄或闭塞的血管。

(二) 腔隙性梗死

腔隙性梗死(lacunar infarction)是指大脑半球或脑干深部的小穿支动脉,在长期高血压的基础上,血管壁发生病变导致管腔闭塞,形成小的梗死灶。常见的发病部位有壳核、尾状核、内囊、丘脑及脑桥等。

腔隙梗死在一天 24 小时内均可发病,起病多缓慢,12~36 小时达高峰,20% 的病人以往有 TIA 病史,由于病灶小,或发生在大脑相对静区,故临床症状轻微,往往不易被发现,Fisher 将其归纳为 21 种综合征,临床常见的有 4 种。

1. 纯运动性轻偏瘫　是最常见的类型,约占 60%。偏瘫累及同侧面部和肢体,瘫痪程度大致均等,不伴有感觉障碍、视野改变及语言障碍。病变部位在内囊、放射冠或脑桥等处。
2. 构音障碍 - 手笨拙综合征　约占 20%,表现为构音障碍、吞咽困难、病变对侧面瘫、手轻度无力及精细运动障碍。病变常位于脑桥基底部或内囊。
3. 纯感觉性脑卒中　约占 10%,表现为偏身感觉障碍,可伴有感觉异常,病变位于丘脑腹后外侧核。
4. 共济失调性轻偏瘫　表现为偏瘫,合并有瘫痪侧肢体共济失调,常下肢重于上肢。

病变多位于脑桥基底部、内囊或皮质下白质。

腔隙性脑梗死常具有如下特点：

1. 病前有 1 至数次 TIA 发作。

2. 神经系统体征有明显的孤立性，如纯运动性、纯感觉性脑卒中等。

3. 起病通常是渐进性，症状在数小时至数天达高峰。

4. 绝大多数无头痛、呕吐及意识障碍，神经系症状体征多可恢复。

5. 脑电图、脑血管造影及脑脊液检查多正常。

6. CT 对诊断有肯定的价值，但是腔隙小于 2mm 时则不易发现。

7. 确切诊断靠病理检查找到腔隙。

（三）分水岭脑梗死

分 水 岭 脑 梗 死（cerebral watershed infarction，CWSI）又 称 边 缘 带 梗 死（border zone infarction），是指脑内相邻动脉供血区之间的边缘带发生的脑梗死。约占全部脑梗死的 10%。

分水岭脑梗死发病年龄多为 50 岁以上，病前可有高血压、动脉硬化、冠心病、糖尿病、低血压病史等，部分患者有 TIA 发作史。起病急，绝大多数在 24 小时内达高峰，1/3 的病人有短暂的意识障碍，少数病人出现局部肌阵挛抽动及头痛。前梗死：表现为单侧上肢轻瘫及感觉障碍，面部很少受累。优势半球梗死时，常有皮质间运动性失语（言语减少，句子短，理解和复述正常），常有 1 小时至 1 周的缄默症，病变在非优势半球，表现情绪精神异常（淡漠、欣快等）。后梗死：偏盲最多见，常为非一致性，伴黄斑回避。皮质性偏侧感觉减退（立体感觉和两点分辨觉），无肢体瘫痪。病变在优势半球，表现为皮质间感觉性失语等。非优势半球病变有空间忽略症和疾病感缺失。皮质下梗死：均有偏瘫，少数有偏侧感觉障碍。优势半球损害有语言障碍。

可根据以下几条综合分析：

1. 老年人，有高血压、动脉粥样硬化史，或有风心病、TIA 发作史。

2. 发病前有血压的突然降低。

3. 可有短暂意识障碍。

4. 偏侧感觉及运动障碍。

5. 优势侧损害常有皮质间歇性失语，缄默症。

6. 预后较好。

7. CT、MRI 可显示梗死部位和形状；DWI 结合 PWI 能很好显示低灌注区域的范围；超声、CTA、MRA 或 DSA 等有助于发现大动脉严重狭窄或闭塞；TCD 还能检测微栓子。

（四）脑栓塞

脑栓塞（cerebral embolism）是指血液中的各种栓子（包括固体、液体或气体）随血流进入脑动脉而阻塞血管，当侧支循环不能代偿时，引起该动脉供血区脑组织缺血坏死，出现局灶性神经功能缺损。脑栓塞约占脑卒中的 15%~20%。

任何年龄均可发病，但以青壮年多见。多在活动中突然发病，常无前驱症状，局限性神经缺失症状多在数秒至数分钟内发展到高峰，是发病最急的脑卒中，且多表现为完全性脑卒中。个别病例因栓塞反复发生或继发出血，于发病后数天内呈进行性加重，或局限性神经功能缺失症状一度好转或稳定后又加重。

大多数病人意识清楚或仅有轻度意识模糊，颈内动脉或大脑中动脉主干的大面积脑栓塞可发生严重脑水肿、颅内压增高、昏迷及抽搐发作，病情危重；椎 - 基底动脉系统栓塞也可发生昏迷。

局限性神经缺失症状与栓塞动脉供血区的功能相对应。约 4/5 脑栓塞累及 Willis 环前部,多为大脑中动脉主干及其分支,出现失语、偏瘫、单瘫、偏身感觉障碍和局限性癫痫发作等,偏瘫多以面部和上肢为重,下肢较轻;约 1/5 发生在 Willis 环后部.即椎基底动脉系统,表现为眩晕、复视、共济失调、交叉瘫、四肢瘫、发音及吞咽困难等;栓子进入一侧或两侧大脑后动脉可导致同向性偏盲或皮质盲;较大栓子偶可栓塞在基底动脉主干,造成突然昏迷、四肢瘫或基底动脉尖综合征。

大多数病人栓子来源于原发疾病,如风湿性心脏病、冠心病和严重心律失常等;部分病例有心脏手术、长骨骨折、血管内治疗史等;部分病例有脑外多处栓塞证据,如皮肤、球结膜、肺、肾、脾、肠系膜等栓塞和相应的临床症状和体征,肺栓塞常有气急、发绀、胸痛、咯血和胸膜摩擦音等,肾栓塞常有腰痛、血尿等,其他如皮肤出血点或瘀斑,球结膜出血,腹痛,便血等。

脑栓塞具有如下特点:

1. 青壮年突然出现符合脑血管分布的神经损害表现。
2. 起病急骤,头痛轻微,意识障碍多短暂。
3. 有栓子来源及其他脏器栓塞的证据。
4. 脑脊液检查多正常,CT 发现梗死灶。

第三节　其他动脉性疾病的诊断

一、脑底异常血管网病(烟雾病)

烟雾病(moyamoya disease,MMD)是一组以双侧颈内动脉末端及其大分支血管进行性狭窄或闭塞,且在颅底伴有异常新生血管网形成为特征的慢性进行性脑血管病。数字减影脑血管造影是诊断 MMD 的金标准。

病年龄范围 2~65 岁,以儿童和青少年多见。有 10~14 岁和 40 岁左右两个发病年龄高峰。TIA、脑卒中、头痛、癫痫发作和智能减退等是本病常见的临床表现,并有年龄差异。

儿童患者以缺血性脑卒中或 TIA 为主,常见偏瘫、偏身感觉障碍和(或)偏盲,主侧半球受损可有失语,非主侧半球受损多有失用或忽视。两侧肢体可交替出现轻偏瘫或反复发作,单独出现的 TIA 可为急性脑梗死的先兆,部分病例有智能减退和抽搐发作;头痛也较常见,与脑底异常血管网的血管舒缩有关。约 10% 病例出现脑出血或 SAH,个别病例可有不自主运动。

成年患者多见出血性脑卒中,SAH 多于脑出血;约 20% 为缺血性脑卒中,部分病例表现为反复的晕厥发作。与囊状动脉瘤所致 SAH 相比,本病患者的神经系统局灶症状如偏瘫、偏身感觉障碍、视盘水肿发生率较高;脑出血虽发病时症状较重,但大多恢复较好,有复发倾向。

如果儿童和青壮年患者反复出现不明原因的 TIA、急性脑梗死、脑出血和蛛网膜下腔出血,又无高血压及动脉硬化证据时,应想到本病的可能。

确诊依赖于下列辅助检查:①数字减影血管造影常可发现一侧或双侧颈内动脉虹吸段、大脑中动脉及前动脉起始部狭窄或闭塞,脑底部及大脑半球深部的异常血管网,动脉间侧支循环吻合网及部分代偿性增粗的血管,在疾病的不同时期患儿的血管影像改变可完全不同;②MRI 可显示脑梗死、脑出血和 SAH;MRA 可见狭窄或闭塞的血管部位和脑底的异常血管网,正常血管的流空现象消失等;③CT 可显示脑梗死、脑出血或 SAH 部位和病灶范围,脑梗死病灶多位于皮质和皮质下,特别是额、顶、颞叶和基底节区;脑出血多见于额叶,病灶形态多不规则;④TCD、PET、SPECT、体感诱发电位、局部脑血流测定等不能提供直接诊断证据;⑤血沉、抗"O"、黏蛋白、C反应蛋白、类风湿因子、抗核抗体、抗磷脂抗体浓度、钩体免疫试验、血小板黏附和聚集性实验等,对确定结缔组织疾病、钩端螺旋体感染等是必要的。

二、颞动脉炎

颞动脉炎又称巨细胞颞动脉炎(giant cell temporal arteritis),是一种颅外的肉芽肿性动脉炎,主要侵犯颞浅动脉和眼动脉。年发病率为 5.7/10 万 ~16.5/10 万。发病率有种族差异,白人是黑人的 4 倍。

本病好发于 50~75 岁的女性,女性患病率是男性的 2.89 倍。常有发热、乏力、厌食、体重下降和贫血等前驱症状。58% 患者合并风湿性肌痛,表现肌肉、关节的疼痛、触痛和强直,约 25% 患者以此为首发症状。

头痛最常见且剧烈,多数病例起病即有,少数病程晚期出现;常位于一侧或双侧颞部,呈烧灼或锤击样疼痛,可向头顶、下颌或枕部放散;夜间、咀嚼、触及颞部或耳前部可使疼痛加重。颞部或面部可有感觉过敏和触痛;病侧颞浅动脉变粗、迂曲、搏动减弱和消失,沿动脉走行可有触痛性小硬结。

视觉症状亦较常见。约 12% 患者常因动眼及展神经麻痹而有复视;可突然发生一侧或双侧视力障碍。可逐渐加重或两眼反复交替发生,每次发作持续数分至数小时,反复发作后视力可完全丧失。眼动脉的后睫动脉分支受损可导致缺血性视神经病,是引起视力障碍的重要原因。眼底检查可见视盘水肿、视网膜动脉变细、视网膜絮状梗死灶、静脉怒张和继发性视神经萎缩。

颈动脉、颈内动脉近端分支、椎基底动脉和颞动脉以外的其他颅外动脉受累,4%~20%。患者可出现一侧或双侧颈部血管杂音、面痛、眩晕、TIA、脑卒中、"下颌跛行"、"吞咽跛行"和雷诺现象;周围神经的滋养血管受累可出现单神经病和多发性神经病。

中老年患者一侧或双侧颞部疼痛,沿颞动脉触痛、搏动减弱或消失、视力障碍、发热和贫血等持续 2 周以上,应想到本病可能性。颞浅动脉活检发现巨细胞可支持确诊,但阴性结果不能排除本病。颞动脉造影可显示颞动脉呈节段性狭窄或闭塞。诊断价值不如活检;颞动脉 TCD 探查可发现异常。两臂血压测定可不对称,血沉增快,C反应蛋白和碱性磷酸酶水平增加,血浆蛋白电泳显示白蛋白降低和球蛋白增加。

三、主动脉弓综合征

主动脉弓综合征又称 Takayasu 动脉炎(Takayasu's arteritis,TA)或无脉症,是主要累及主动脉及其分支大动脉的全层性血管炎。病因尚不明确,本病发生与结核杆菌、钩端螺旋体、链球菌感染等有关。

多见于年轻女性,男:女 =1:2.5,平均发病年龄 22.1 岁。常有发热、乏力、纳差、体重下降、关节疼痛等症状。根据受累血管不同,临床分为四型:

Ⅰ型(头臂动脉型):病变主要累及主动脉弓及其分支,可出现不同程度颈动脉或椎基底动脉系统供血区的脑缺血或脑梗死临床症状和体征,以眩晕、一过性黑矇、晕厥、癫痫发作、肢体麻木和无力较多见。眼底检查可见视盘苍白,视网膜动静脉扩张并相互吻合,环绕视盘周围呈花环状。患侧颈动脉搏动减弱或消失,头颈或上胸部可扪及异常搏动、震颤和听到血管杂音。颈外动脉受累出现同侧面部萎缩、发冷、头发稀少、头皮或软腭溃疡、颞动脉搏动减弱等。锁骨下动脉受累同侧肱动脉或桡动脉搏动减弱或消失,上肢无力和酸痛,活动后加重,病侧血压低或测不出。

Ⅱ型(主、肾动脉型):病变主要累及降主、腹主动脉及其分支,常有腹痛、便血、高血压、心绞痛或心肌梗死、下肢间歇性跛行等。

Ⅲ型(混合型):病变部位较广泛,具有Ⅰ和Ⅱ型的临床特点。

Ⅳ型(肺动脉型):病变主要累及肺动脉,出现肺动脉高压综合征。

部分病例可发生脑出血或SAH,前者因并发高血压所致,后者则因颅内动脉瘤破裂出血。

青年女性凡有两臂血压不等、间歇性跛行及脑供血不足症状者应想到本病的可能。应检查血沉(>20mm/h)、内皮素-1、vWF等。MRA、DSA、TCD等检查有助于确诊。

四、脑动脉盗血综合征

(一)锁骨下动脉盗血综合征

一侧锁骨下动脉或无名动脉在椎动脉的近心端显著狭窄或闭塞,因虹吸作用引起同侧椎动脉血流逆流入锁骨下动脉,对侧椎动脉血流也部分被盗取,经患侧椎动脉进入锁骨下动脉供应患侧上肢,从而引起椎基底动脉供血不足症状,即为锁骨下动脉盗血综合征。动脉粥样硬化是最常见原因,其次为特异性和非特异性动脉炎。病理检查可见锁骨下动脉起始端和无名动脉的粥样硬化斑块、炎症、管腔狭窄或闭塞。男性多于女性,左侧多于右侧。常在患侧上肢活动时出现发作性头晕、视物模糊、复视、共济失调、构音障碍、吞咽困难、晕厥等脑干、枕叶、小脑供血不足表现,严重时颈内动脉血液可经后交通动脉逆流,出现颈内动脉系统缺血症状,如偏瘫、偏身感觉障碍和失语等;患侧上肢感觉异常、无力、皮肤苍白、肌肉疼痛,患侧桡动脉脉搏减弱,患侧上臂血压低于健侧20mmHg以上,锁骨上窝可闻及杂音。活动患肢诱发或加重椎-基底动脉供血不足症状可协助诊断;DSA检查可明确狭窄血管及严重程度,并可动态观察盗血情况。盗血综合征的治疗可施行动脉内膜切除术或血管内支架置入术。

(二)颈动脉盗血综合征

颈动脉盗血综合征是指一侧颈内动脉闭塞时,健侧颈内动脉血流通过前交通动脉流入患侧出现健侧颈内动脉系统缺血表现;或椎基底动脉血流可经后交通动脉逆流入患侧颈内动脉,产生椎-基底动脉系统缺血表现。如双侧颈内动脉闭塞则由椎基底动脉和颈外动脉代偿供血,可同时有大脑及小脑受损表现。病因多为动脉粥样硬化斑块形成。

临床表现反复发作的颈内动脉系统TIA,如病灶侧一过性黑矇,病灶对侧肢体麻木、轻偏瘫、失语等。颈内动脉狭窄>75%,可闻及血管性杂音,颈内动脉脉搏减弱或消失。当某血管供血区出现缺血症状而DSA正常,应考虑脑动脉逆流或盗血综合征的可能。

(三)椎基底动脉盗血综合征

当椎基底动脉明显狭窄或闭塞时,可引起颈内动脉血流经后交通动脉逆流入椎基底动脉进行代偿,出现颈内动脉系统缺血表现,如偏瘫、偏身感觉障碍和失语等。此综合征少见。

五、颅内静脉窦及脑静脉血栓形成

颅内静脉窦及脑静脉血栓形成是一组由多种病因所致的脑静脉系统血管病,因发生部位、病因不同而临床症状各异。依据病因可分为原发性和继发性两类,原发者病因不明;常见的继发性原因为外伤(如开放性或闭合性颅脑外伤)、妊娠期、产褥期、肿瘤(脑膜瘤、转移瘤)、脱水和营养不良(消耗性血栓形成)、感染(如细菌、真菌性中耳炎、乳突炎、鼻窦炎)、血液病(红细胞增多症、镰状细胞贫血、白血病、弥散性血管内凝血及其他凝血障碍)、白塞病等。由于各种因素造成血管壁损伤、血流状态改变、凝血机制异常导致血栓形成而发病。

本组疾病的临床表现多样,与血栓形成的部位、严重程度和发生速度有关。常有头痛、呕吐等颅内压增高症状,头痛多严重而持续,呕吐多为喷射性,可有抽搐和局限性神经系统缺损症状。意识障碍常见,或表情呆滞、反应迟钝,或意识模糊、嗜睡,或为昏迷。

(一)海绵窦血栓形成

海绵窦血栓形成常有眶部、鼻窦、上面部化脓性感染或全身感染。初期累及一侧海绵窦,可通过环窦迅速波及对侧。一侧或两侧海绵窦血栓形成也可由其他硬脑膜窦感染扩散而来。非感染性血栓形成罕见,常因肿瘤、外伤、动静脉畸形阻塞所致。

化脓性血栓形成常急骤起病,伴有高热、眼部疼痛和眶部压痛,剧烈头痛、恶心、呕吐和意识障碍。眼静脉回流受阻使球结膜水肿、患眼突出、眼睑不能闭合和眼周软组织红肿;Ⅲ、Ⅳ、Ⅵ、Ⅶ脑神经受累出现眼睑下垂、眼球各方向运动受限和复视,眼球固定,可发生角膜溃疡,瞳孔扩大,对光反射消失;有时因眼球突出而眼睑下垂可不明显。视神经较少受累,视力正常或中度下降,眼底可见视盘水肿,周围有出血。可并发脑膜炎、脑脓肿。若颈内动脉海绵窦段出现炎性改变和血栓形成,可有颈动脉触痛,对侧中枢性偏瘫及偏身感觉障碍。波及垂体引起脓肿、坏死,可造成永久性电解质代谢紊乱。如出现血栓形成进展快、脑深静脉或小脑静脉受累、败血性栓子、患者昏迷,及患者年龄过小或过大等均提示预后不良。

(二)乙状窦血栓形成

乙状窦血栓形成常由化脓性乳突炎或中耳炎引起,常见于急性期,以婴儿及儿童最易受累。约50%患者是由溶血性链球菌性败血症引起,皮肤、黏膜出现瘀点、瘀斑,肺、关节、肌肉的脓毒性血栓少见。发病时多有发热、寒战及外周血白细胞增高,血栓形成延及上矢状窦或对侧横窦时,出现进行性脑水肿和颅内压增高症状,如头痛、呕吐、复视、视盘水肿、头皮及乳突周围静脉怒张、颈内静脉触痛、精神症状和不同程度的意识障碍,多元神经系统定位体征。婴儿可因颅内高压引起颅缝分离,嗜睡和昏迷常见,也可发生抽搐。如颈静脉孔附近受累则影响Ⅸ、Ⅹ、Ⅺ脑神经,可出现颈静脉孔综合征,表现吞咽困难、饮水发呛、声音嘶哑和副神经受累症状。如血栓形成扩展至直窦、岩上窦、岩下窦、上矢状窦,颅内压增高更为明显,可出现昏迷、肢体瘫痪和癫痫发作。CSF压力明显增高,压颈试验患侧压力不升高,压健侧CSF压力迅速升高,CSF细胞数、蛋白均增加。

(三)上矢状窦血栓形成

上矢状窦血栓形成多为非感染性,多见于产后1~3周的产妇、妊娠期、口服避孕药、或老年人严重脱水、感染、全身消耗及恶液质等情况;感染性血栓形成少见,感染可源于头皮及鼻窦感染,或继发于上矢状窦的外伤;亦可继发于硬膜或硬膜下感染扩散引起上矢状窦血栓形成。上矢状窦血栓形成时,使流入该窦的大脑上静脉回流受阻,也形成血栓,可导致脑皮质显著水肿,并有出血性梗死及软化灶。临床特点是急性或亚急性起病,常呈全身衰竭状态,首发症状多为头痛、恶心、呕吐、视盘水肿、复视、展神经麻痹、意识障碍等颅内压增高症状，可见前额水肿，而无局灶性神经系统体征。婴幼儿可见喷射性呕吐、颅缝分离、额部浅静脉怒张和迂曲，老年患者症状轻微，仅有头昏、头痛、眩晕等表现；部分患者早期可有癫痫发作，可为全身性或局限性。大静脉受累可出现皮质及皮质下白质出血，导致神经功能缺失症状，如旁中央小叶受累可引起膀胱功能障碍、双下肢瘫痪；中央前回受累引起偏瘫；中央后回受累引起偏身感觉障碍；枕叶视皮质受累引起黑矇等。CSF 压力增高，白细胞及蛋白也增高。头颅 CT 示矢状窦旁出血、脑水肿、脑室变小，小脑幕静脉扩大，增强扫描可见最具特征的上矢状窦空三角征。MRI 和 MRA 示血栓形成初期，正常的血液流空现象消失，T_1 等信号，T_2 低信号；1~2 周后，T_1、T_2 均呈高信号。但 CT 和 MRI 正常亦不能排除静脉窦血栓形成。脑血管造影最可靠，血栓形成的静脉窦和引流静脉不显影。

(四) 直窦血栓形成

直窦血栓形成虽少见，但闭塞时病情重，可因颅内压急剧升高、昏迷、抽搐和去大脑强直发作等而很快死亡。如静脉破裂出血可破入脑室，出现血性 CSF。

(五) 大脑静脉血栓形成

大脑静脉血栓形成多由于静脉窦血栓形成扩延而来。大脑皮质静脉血栓形成常见于产褥期、脱水、菌血症、血液病等，起病突然，表现发热、头痛、局限性或全身性抽搐发作、轻偏瘫及颅内压升高。深部的大脑大静脉(Galen 静脉)发生血栓，则病情严重，可累及间脑和基底节，出现昏迷、高热、去脑强直和痫性发作，患者如能存活，多会遗留手足徐动症、舞蹈症等。

第四节 脑动脉粥样硬化疾病影像学诊断

一、脑梗死病灶的影像学检查

(一) 电子计算机体层扫描技术

电子计算机断层扫描(computerized tomography，CT)最早由英国 EMI 公司的 Hounsield 博士发明，他于 1968 年设计制造出第一台 CT 机。1972 年 Ambroe 医师在伦敦英国放射学会年会上报告了临床试用结果。X-CT 由 X 线扫描，用 X 线扫描接受的信息，经过数模转换器换成数字量，输入计算机，进行影像重建。实际 X-CT 处理的 X 线衰减系数值，而衰减系数决定于原子核质量。它能探测人体组织密度差 0.5% 的变化。X-CT 的图像与 X 线断层片不同，CT 并非横断面解剖所见的平面图，而是代表一定厚度的重建图。

1. 普通 CT 扫描 普通 CT 扫描指未用造影剂的 CT 扫描。CT 值作为反映正常与病变组织密度的定量指标。可将异常影像的密度分为 4 类：①高密度影，如血肿、钙化、骨化、脑膜瘤等；②低密度影，如囊肿、脂肪瘤、梗死灶、胶质细胞瘤等；③等密度影，如血肿吸收期、梗死模糊效应期；④混杂密度影，如病变组织中有钙斑、囊肿。

2. 增强 CT 扫描 当病变组织与正常脑组织间对 X 线的吸收无差别或差别甚小时，可经静脉给予水溶性碘造影剂，使吸收差别增加，提高病变显示率，这种方法即称为造影增强检查。普通 CT 扫描未能显示病灶而增强后可发现的病灶包括小的硬膜下血肿、硬膜外血肿、等密度的肿瘤、脑梗死、脑出血等。普通 CT 扫描能显示病灶，但增强后更清楚的病灶包括脑水肿围绕的肿瘤、桥小脑角肿瘤等。可将强化形式分为 4 类：①均一强化，如良性脑瘤、听神经瘤、松果体瘤、脑膜瘤；②斑点状强化，如恶性胶质瘤、部分转移瘤、血管畸形、部分脑梗死；

③环状强化,如囊性病灶、星形细胞瘤、脑脓肿、血肿吸收期;④混合强化,如原发肉瘤与转移瘤、恶性胶质瘤、部分脑梗死。

3. 脑池造影　用 Amipague 非离子型造影剂,经腰穿注入蛛网膜下腔,头低位(5°~10°角)进行 CT 扫描,可显示后颅凹、鞍上池、侧脑室、外侧裂池及脑沟等脑脊液循环与结构。CT 是急性脑血管病的第一线检查。脑梗死发病后的 24 小时内一般无影像学改变,随后可出现低密度病灶。脑梗死的超早期阶段(发病 6 小时内),CT 可以发现一些轻微改变:大脑中动脉高密度征;皮质边缘,尤其在岛叶外侧缘以及豆状核区分界不清楚;脑沟效应等。发病后 2 周左右,脑梗死病灶处因水肿减轻和吞噬细胞浸润可与周围正常脑组织等密度,CT 上难以分辨,称为"模糊效应"。对于急性脑卒中患者,头颅 CT 是最常用的影像学检查手段,它对于发病早期脑梗死与脑出血的识别很重要。缺点是对小脑和脑干病变及小灶梗死显示不佳。

(二) MRI 技术

1. MRI 平扫　MRI 是近 10 多年来,在磁共振频谱学(MR spectroscopy)和计算机断层技术基础上崛起的一项崭新的成像技术,应用于临床各科的诊断,已显示独特的优势和潜力。1946 年由 Bloch 和 Purcell 发现磁共振现象,他们为此而荣获诺贝尔奖。磁共振成像(MRI)是利用原子核在磁场内所产生的信号经重建成像的一种技术。人体内的氢质子分布最广,含量最高。每一个氢质子可被视为一个小磁体,正常情况下,这些小磁体自旋轴的分布和排列是杂乱无章的,若人体置于一个强大的外磁场内时,这些小磁体的自旋轴将按磁场的方向重新有规律地排列,此时施加一个能够影响磁场方向的射频脉冲,使其产生共振,当射频脉冲停止后,磁场会恢复到原来的状态,并以射频信号的形式释放出吸收的能量,这个视频信号被接收后,经计算机处理后重建成图像。与 CT 比较,MRI 对组织内水含量变化很敏感,通过冠状位、矢状和轴位像可清楚显示幕上、脑干、后颅凹病变的形态、位置、大小及其与周围结构的关系;图像清晰度高,无生物性损伤,无骨伪影;有极好的脑灰、白质的对比度和组织分辨率。T_1 像可充分显示解剖细节,T_2 像有利于显示病灶。液体、肿瘤、梗死和炎症在 T_1 加权像呈低信号,在 T_2 加权像则呈极易识别的高信号。一般在脑缺血症状发生 6 小时后,常规 MRI 可显示异常信号。心腔及大血管因流空效应,在 T_1 和 T_2 加权像均呈黑色。顺磁性造影剂钆(gadolinium-DTPA)通过改变氢质子的弛豫时间而获得高 MR 信号,产生有效的对比作用,以此增加对肿瘤和炎症诊断的敏感性。MRI 可以发现脑干、小脑梗死及小灶梗死。

2. MR 弥散加权成像　MR 弥散加权成像(diffusion-weighted imaging,DWI)为功能性成像技术之一,通过计算表观扩散系数形成表观系数图,用于测量病理状态下的水分子布朗运动特征,最早用于脑缺血性疾病的早期诊断,可把脑缺血性疾病的识别提早到发病后 2 小时之内。随着局部脑血流量的下降和缺血时间的延长,脑细胞的电活动和离子泵功能均出现障碍,细胞发生水肿、能量代谢衰竭并最终导致脑梗死。DWI 对微环境内水分子的运动非常敏感,当缺血脑卒中发展至细胞水肿阶段时,局部水分子弥散运动受限,常无信号衰减而呈高信号,在表观弥散系数(apparent diffusion coefficient,ADC)图像则为低信号区即弥散系数降低。目前认为,ADC 的降低与细胞内水的聚集(细胞毒性水肿)和能量代谢障碍所致的细胞膜通透性改变有关。DWI 信号强度与 ADC 值直接相关,ADC 值越低,DWI 的信号越高;反之亦然。正常脑组织的 DWI 信号高于弥散运动相对较快的区域(如脑脊液)。脑缺血时,由于水分子弥散运动减慢,ADC 值快速下降,此时在 DWI 图像上缺血组织表现为高信号且高于正常脑组织。ADC 值的变化具有两个时间段的演变规律,即由最初下降到恢复正常,再由正常到进一步升高。其升高可能是残存缺血组织中水分子弥散增强所致。Schaefer 等观察到，脑缺血症状出现后 30 分钟，ADC 开始下降，8~32 小时降至最低，并持续 3~5 天；约 1~4 周 ADC 恢复至正常。这种信号的变化可能反映了从细胞毒性水肿、血管源性水肿（弥散降低）到细胞外水增加（弥散增强）的演变过程。由于 T_2 成分的影响，梗死组织在 DWI 通常呈稍高信号，ADC 呈等信号。随后，由于细胞外水的增加、组织软化和胶质增生，致使弥散增强，DWI 可以呈现稍低、等和稍高信号，而 ADC 则呈高信号。DWI 诊断超急性脑梗死的敏感性和特异性分别为 88%~100% 和 95%~100%，是目前最敏感的检查方法。

3. MR 灌注加权成像 MR 灌注加权成像（perfusion-weighted imaging，PWI）是指通过静脉灌注顺磁性对比剂后周围组织微循环的 T_1、T_2 值的变化率，计算组织血流灌注功能；或者以血液为内源性示踪剂（通过利用动脉血液的自旋反转或饱和的方法），显示脑组织局部信号的微小变化，而计算局部组织的血流灌注功能。脑梗死超早期，PWI 显示缺血中心血流灌注严重下降，即梗死区局部高信号，有时显示梗死中心的无灌注区和周围缺血的低灌注区，而 DWI 只能显示中心梗死区。因此，PWI 可提供最早和最直接的血流下降信息，发现早期缺血较 DWI 更为敏感。PWI 能根据灌注缺乏的范围确定受累动脉供血区。分支闭塞时，与更近端动脉闭塞的较大缺损区不同，灌注缺乏局限于其解剖分布区。根据灌注弥散异常的形式可以预测梗死和可能恢复的缺血组织，在最初 24 小时可以看到 4 种灌注弥散异常的形式：① PWI 异常体积 >DWI 异常体积（约占 70%）：缺血性病灶扩大常常发生在该型，此时如果积极采取措施，恢复血流灌注，则可逆转组织病变，恢复其神经功能。若 PWI 异常而 DWI 正常者，临床上常表现为 TIA，神经功能常可自行恢复。② PWI 异常体积 =DWI 异常体积（约占 10%）：表明侧支循环差，脑缺血后很快形成不可逆梗死，溶栓治疗后可复功能的脑组织少。③ PWI 异常体积 <DWI 异常体积（约占 10%）：表明梗死已达到最大范围，血管已部分再通。④ PWI 正常，DWI 异常（<10%）：表明血管已再通，但受损组织尚未完全恢复。就超早期溶栓而言，PWI 异常体积明显大于 DWI 异常体积的患者更有治疗意义。

4. 液体衰减翻转恢复 MRI 中，可应用液体衰减翻转恢复（fluid-attenuated inversion recovery，FLAIR）序列抑制水的信号，使其在 T_2 加权像上从高信号变为低信号。原有的与水的高信号混杂或近似的信号未被抑制，仍保持高信号，从而易于识别。该序列是通过抑制脑脊液信号而使组织 T_2 延长呈高信号的 MRI 序列，在显示脑脊液周围病变（如蛛网膜下腔、脑室周围或脑表皮质病变）方面有显著优势，有可能在脑卒中超早期即可发现高信号血管征（vessels hyperintense sign，VHS）。少数 VHS 也可在梯度回波成像（gradient echo imaging，GEI）上检测到。VHS 系流动缓慢或停滞的血管影，通常与低灌注而非梗死相关联。应用 FLAIR 序列研究发现，84% 的急性缺血性脑卒中患者有 VHS，PWI 检查证实 69% 的患者存在低灌注区。FLAIR 序列显示的 VHS 部位与 MRA 血管病变部位的一致率达 80%，与 PWI 所示低灌注区的一致率达 88%。据近期报道，以 MRA 和 PWI 为标准，FLAIR 序列 MRI 在发病 2 小时内检测 VHS 的敏感性为 69%，特异性为 100%，准确性为 80%，假阳性约为 5%。尽管早期血管征有助于缺血性脑卒中的早期诊断，但不能独立预测溶栓后出血、再通和临床转归。另有研究显示，常规 DWI 之前预加 FLAIR，在 3.0T 高场强下成像质量反而下降，因此有人不主张常规 DWI 加用 FLAIR。

5. 磁敏感加权成像 磁敏感加权成像（susceptibility weighted imaging，SWI）利用不同组织间磁敏感性的差异产生图像对比，通过运用高分辨率扫描、相位图像蒙片和最小密度投影等技术，清晰地显示脑内静脉系统，对含铁血黄素沉着，矿物质沉积等顺磁性物质非常敏感。

作为 MRI 的一种新技术,对缺血性脑卒中患者的诊治有重要意义。不仅可检测出急性期脑出血和血管内血凝块,而且还有潜在判断脑组织可存活性的能力。在急性期脑梗死的溶栓治疗中。最关键的是要确定是否合并出血和动脉内是否有血栓存在。如果存在出血,将是溶栓治疗的禁忌证。急性期脑出血在常规的 MRI 检查时因其无明显的信号特征,常常不能准确诊断,即使对出血较敏感的 GRE T_2* 加权成像也要在数小时内才可发现出血存在。由于血凝块具有高度的磁敏感效应,即使微量的出血和动脉内的血凝块。也可以在 SWI 图像被观察到。因此对于脑动脉粥样硬化脑梗死患者的溶栓治疗方案选择上有重要意义。另外,SWI 图像的信号强度不仅取决于血红蛋白的氧化程度,还会随着大脑内铁和水的含量、水肿以及胶质化等因素的变化而变化。SWI 静脉血管的多少反映了局部大脑氧代谢率,高低与局部脑血流的快慢的比率。大脑氧代谢率高,血流缓慢,脑静脉血管显示多,反之减少。SWI 序列成像在判断脑梗死患者预后有重要意义。

6. MR 波谱　MR 波谱(MR spectrum,MRS)是一种利用磁共振现象和化学位移作用,进行一系列特定原子核及其化合物分析的方法,是目前唯一能用来观察脑缺血后脑细胞代谢变化的无创性技术。MRS 可检测乳酸(Lac)、N—乙酰门冬氨酸(NAA)、胆碱(Cho)、磷酸肌酸(Pcr)和肌酸(Cr)的浓度变化,根据它们的含量分析组织代谢的改变,其中较有价值的是 Lac 和 NAA。Lac 是无氧糖酵解的产物,为急性脑梗死时脑组织缺血的标志物。NAA 主要分布在神经元,被认为是神经元密度和活力的标志。在健康志愿者脑组织中检测不到 Lac。动物实验发现,脑缺血后数分钟,当脑血流下降到 20ml/(100g·min) 以下时 Lac 即可升高并很快达高峰,短期再灌注恢复血供后 Lac 水平可恢复正常。NAA 在缺血后数小时内呈缓慢下降趋势,预示着神经元丢失和不可逆性损伤。当脑组织完全梗死时,NAA 降至最低水平或完全消失。Anthony 的研究表明,利用 T2W 测定梗死灶的体积并结合 NAA 浓度可判断脑梗死患者的预后。梗死灶体积 >70ml 时,无论 NAA 高或低,预后均差;梗死灶体积 <70ml 时,NAA>7mmol/L 时,预后良好;NAA<7mmol/L 时,预后差。

7. MR 弥散张量成像　MR 弥散张量成像(diffusion-tensor imaging,DTI)是近年发展起来的一种水弥散成像技术,对脑白质纤维束改变的敏感性很高,通过水分子的弥散定量反映脑内微观结构的改变,对神经认知功能的研究、神经系统疾病病理生理学变化的理解以及脑部手术的术前和术后评估提供了有价值的手段。当水分子的运动不受限制时,其向各个方向运动的概率相等,这种不受限制向各个方向运动都相等的水分子运动称为弥散张量的各向同性(isotropy);平均弥散率(mean diffusivity,MD)可反映弥散张量的各向同性。由于细胞膜等超微结构的影响,在垂直于白质纤维束方向上的水分子运动程度要低于纤维束平行方向,称为弥散张量的各向异性(anisotropy),可用各向异性分数(fractional anisotropy,FA)和相对各向异性(relative anisotropy,RA)表示。FA 为张量各向异性与张量之比,RA 为张量各向异性与张量各向同性之比。此外,容积比(volume ratio,VA)也是衡量弥散张量各向异性的指标。脑梗死是最常见的脑血管病,DWI 有助于超早期诊断脑梗死,DTI 则在检测脑梗死后皮质脊髓束损伤方面有着显著的优势,对梗死区远端皮质脊髓束 FA 的计算判断其变性程度,可预测患者的运动功能转归。FA 越低则变性程度越重,神经运动功能恢复就越差。DTI 不仅可用于脑梗死后白质纤维束如皮质脊髓束变性的研究,还能用于颅内灰质微观结构改变的研究。

(三) 放射性同位素技术

1. 单光子发射计算机断层扫描　单光子发射计算机断层扫描(single photon emission

computed tomography, SPECT)是用 γ 射线探测器,以不同方位,摄取放射性核素在体内三维分布的信号,输入电子计算机,经过重建转变成层面图像。SPECT 常用的发射性核素有 ^{123}I、^{99m}Te、^{69}Ca、^{81m}Kr、^{111}In、^{201}Tl 等,能直接放出纯子光子(γ 光子)的放射性核素引入体内(注入或吸入),用 γ 的相机将探测到光子数据,以滤波反投射的方式处理,重建代间断层图像。静脉注入放射性核素 ^{99m}Tc 标记的六甲基丙烯胺肟(hexamethylpropyleneamine oxime,HAPAO)能透过血脑屏障,快速进入脑组织,在脑内滞留足够长的时间以进行脑显像,其进入脑组织的量和 CBF 成正比故可反映 rCBF 的大小。SPECT 脑显像具有较 CT 敏感、发现病灶较 CT 早且大、可进行疗效观察等优点。与 CT 及 MRI 相比,SPECT 的主要优点是可提供多切面清晰图像,可确定缺血范围的大小、部位和空间分布,以及了解神经受体分布、相关神经元存活情况等脑功能的变化。但是与 ^{133} 氙 -CT(XeCT)及 PET 比较,信息量较低,受衰减影响对深部缺血的灵敏度差,获得定量值或重复一个检查所经过的程序复杂。

2. 正电子发射计算机断层扫描 正电子发射计算机断层扫描(positron emission tomography, PET)是目前国际上最尖端的医学影像诊断设备之一,也是目前在细胞分子水平上进行人体功能代谢显像最先进的医学影像技术。PET 可以从体外对人体内的代谢物质或药物的变化进行定量、动态检测分析,成为诊断和指导治疗各种恶性肿瘤、冠心病和脑部疾病的最佳方法。PET 的发展及其成功的临床应用是当代高科技医疗诊断技术的主要标志之一。PET 的基本原理是利用加速器生产的超短半衰期同位素,如 ^{18}F、^{13}N、^{15}O、^{11}C 等作为示踪剂注入人体,参与体内的生理生化代谢过程。这些超短半衰期同位素是组成人体的主要元素,利用它们发射的正电子与体内的负电子结合释放出一对 γ 光子,被探头的晶体所探测,经过计算机对原始数据重建处理,得到高分辨率、高清晰度的活体断层图像,以显示人脑、心、全身其他器官及肿瘤组织的生理和病理的功能及代谢情况。与 SPECT 比较,PET 具有灵敏度及分辨率高、图像清晰、定量分析较精确等优点,是目前最理想的定量代谢显像技术。PET 在神经系统疾病,尤其对其早期病理生理学变化和治疗结果的随访方面有重要价值。就缺血性脑卒中而言,目前 PET 这种功能性成像主要用于准确识别"半暗带"组织的状态和范围。Markus 等报道了一种在"半暗带图"(Penumbra gram)上绘制相对于梗死灶的半暗带三维空间范围的方法,即根据与梗死核心的距离分别定义最终梗死的中心区、周围区和外围区,然后在半暗带图上确定各区带中半暗带的百分比。研究发现,梗死灶中心区和周围区半暗带的百分比与脑卒中发病时间呈负相关,而在外围区呈正相关。应用 PET 进一步发现,缺血性脑卒中患者白质中也同样存在潜在可挽救组织,而且其对缺血的耐受性与灰质相似或更强,提示需要针对白质缺血选择相应的治疗策略。此外,PET 受体显像及定量测定技术的发展也促进了 SPECT 受体技术的发展。

3. ^{133}Xe-CT 80 年代开始采用 CT 监测稳定氙气的时间依赖性浓度,获得 rCBF 及其图像。急性缺血性脑卒中发病数小时甚至数天内,CT 或 MRI 表现并不明显时,^{133}Xe-CT 就可提供缺血损伤范围的大小、位置和灌注量的信息。^{133}Xe-CT 诊断早期(<6 小时)缺血性脑卒中阳性率高于 CT 或脑血管造影。与 SPECT 及 PET 比较,^{133}Xe-CT 突出的优点是有较高的三维分辨力、精确的测定值、对脑深部的 rCBF 测量准确、重复性好、费用低,特别适用于治疗策略的评价及缺血性脑血管病治疗手段的开发研究。由于 ^{133}Xe-CT 具有良好的定值重复性、对深部血流测定的可靠性及费用的可接受性,常被用于评价疗效及评估新的治疗方法。^{133}Xe-CT 检查可对因颅底动脉瘤或由于肿瘤侵犯而行颈内动脉切除术的患者能否耐受颅内动脉持续性闭塞进行预先评价,采用球囊试验性闭塞是否存在 rCBF 对称性或非对称性下降

以及下降的程度。

(四) 图像融合(imaging registration)

为弥补解剖结构图像(CT、MRI、B超等)和功能图像(SPECT、PET等)的各自不足,医学图像融合(image fusion)技术应运而生,并且有了较大发展,功能图像和解剖图像的结合是一个发展趋势。图像融合是指将多源信道所采集到的关于同一目标的图像经过一定的图像处理,提取各自信道的信息,最后综合成同一图像以供观察或进一步处理。简单来说,医学图像融合就是将解剖结构成像与功能成像两种医学成像的优点结合起来,为临床提供更多、更准确的信息。20世纪90年代以来,医学图像融合技术随着计算机技术、通信技术、传感器技术、材料技术等的飞速发展而获得重大发展。图像融合分异机图像融合和同机图像融合两个阶段。同机图像融合是伴随着同机显像设备的发展而发展的,在同机融合显像设备没有出现以前,图像融合仅限于异机图像融合,异机图像融合需要计算机软件功能实现,通过特征提取、图像对位、融合图像的显示和分析,有的还需要人工干预,融合的精确性往往与经验有关;有的预处理复杂,给实际应用带来一定的限制。同机图像融合是在设备硬件平台实现的,第一代是SPECT与CT的融合。PET/CT技术是第二代融合技术。目前,美国已研制出一种新型的PET/MR融合设备,将PET晶体置于MR内部,同机扫描图像融合,PET/MR除具有所有PET/CT的优点外,还可以提供更多的软组织信息,其提供的组织信息可应用于高精度的PET图像衰减校正。图像融合能够充分利用解剖学成像的分辨率高和结构清晰的特点,与功能性成像所反映的瞬时代谢信息相结合,解决了后者分辨率低的缺点,目的是为了获得同一时段内更多信息或同一病例不同时段的追踪随访信息,为治疗选择和预后判断提供更可靠和更丰富的资料。由于图像融合对2种图像的配准要求较高,其实际临床应用还有待于进一步研究,但它的确提供了一个全新的深入探讨缺血性脑血管病病理生理学机制的途径。

二、动脉粥样硬化及血管形态学检查

(一) 彩色多普勒超声

彩色多普勒超声是最常用的经济有效的颈动脉狭窄术前评价方法。在欧洲,神经外科医生可直接根据有经验的超声科医生的诊断决定患者是否接受手术治疗。

彩色超声仍然是观察颈部血管粥样斑块的常用手段。动脉粥样硬化斑块好发于颈总动脉分叉处和被称为颈动脉球的ICA起始段。彩色多普勒超声可测量血管内中膜厚度、斑块长度及厚度,并根据管径和频谱测量狭窄程度。颈动脉斑块的稳定性与其是否会导致临床事件密切相关。根据脂质成分的比例、偏心程度和纤维帽的厚度,临床上可将颈动脉粥样硬化斑块分为稳定性和易损性斑块。一般而言,均质性斑块主要由纤维组织构成,更加倾向于稳定而不破裂,表面很少发生溃疡。异质性斑块则比较复杂,低回声可能提示血栓、出血或胆固醇,中等回声提示纤维性组织,而高回声则代表钙化。Dirksen等对巨噬细胞和平滑肌细胞在颈动脉粥样硬化斑块上游(颈动脉近心端)和下游(颈动脉远心端)的分布进行了研究。结果发现,上游区67%的斑块含有较多的巨噬细胞吞噬脂质,故上游区脂质比例较高,多形成易损性斑块;下游区70%的斑块含有较多的平滑肌细胞,纤维帽较厚,多形成稳定性斑块。这一差异与动脉血流切应力变化相关,切应力过高斑块的易损性增加,切应力低提供了斑块进行性扩大的环境。彩色超声可观察到的斑块表面溃疡,通常表现为长度和深度≥2mm边界清楚的充盈缺损;与CEA后的病理学检查结果进行比较后证实,有(或)无症状与这些斑块的形态学相关,钙化斑块和纤维组织含量多的斑块相对稳定;内部存在丰富胆固醇和出血的斑块容易破裂而出现症状,这样的病例可能更适合行 CEA。然而,不同研究的结果并不一致。不能过高评估彩色超声在斑块溃疡诊断中的作用,因为用上述标准诊断斑块表面溃疡的敏感性仅有47%,但是即使采用 DSA,其敏感性也只有53%;同时,对于斑块溃疡的理解也应客观,并不是所有斑块溃疡都意味着活动性血栓事件,事实上,许多溃疡斑块表面平滑,并无栓子附着。另外,结果的差异也反映出目前测量标准的不规范性和彩色超声检查结果对操作者的依赖性,计算机标化测量可能会在一定程度上避免这一缺陷。

(二) TCD 血管结构检查及脑血流微栓子监测

1. 血管结构检查   多普勒频移是 TCD 能检测到血流速度和方向的基本原理,频移大小取决于相对或相向运动的速度,频移的正负值取决于相对或相向运动。TCD 超声检查仪利用 2MHz 的低频发射频率可以穿透颅骨较薄部位进入颅腔,再与脉冲多普勒距离选通结合,使得颅内血管检查成为可能。TCD 频谱分析的重要参数主要有检测深度、血流方向、血流速度、搏动指数和频谱形态。TCD 对判断脑梗死患者颈内动脉狭窄或闭塞的特异性为83.6%,敏感性为63.4%,假阳性率为27.8%,假阴性率为22.7%;MCA 分别为75.0%、86.4%、51.3%、4.8%;ACA 分别为97.7%、41.7%、28.6%、7.5%。但 TCD 诊断脑动脉狭窄的总体阳性率明显较 DSA、MRA、CTA 等检查方法低。因此,对于怀疑颅内外血管狭窄的患者,TCD 以其无创、便携、价廉等优势可以作为临床的一种筛查手段。

2. 脑血流微栓子监测   TCD 除了可以筛查血管狭窄,还具有微栓子监测的特殊功能。由于栓子与周围红细胞的声阻抗不同,较多的超声波在栓子 - 血液界面被反射,在多普勒频谱图上产生一个可分辨的微栓子信号(microembolic signal, MES)。在对动脉粥样硬化与脑血管病相关性的研究中,最理想和直接的手段是观察栓子在高危病变血管下游脑循环中的出现过程。TCD 微栓子监测使之成为可能,能动态监测来自心脏、主动脉弓、颅外颈动脉和颅内大动脉主干的栓子,且能鉴别不同部位的栓子信号。许多研究证实,微栓子的大量出现与脑卒中或 TIA 的关系极为密切。ICA 狭窄的程度越重,MES 出现的几率越高。若 ICA 狭窄 <50%,出现 MES 的可能性很小。但在其他的研究中也发现,无论是否有症状或动脉狭窄的严重性如何,斑块的溃疡都是发生 MES 的独立危险因素。即使无症状患者狭窄的严重程度不超过 50%,如果监测到 MES,也提示该狭窄部位的斑块不稳定。Siebler 等在 89 例 ICA 严重狭窄(≥70%)的患者中发现,有症状患者狭窄侧 MCA MES 的发生频率[27/32 例,平均(14 ± 29)次 MES/h]高于无症状狭窄者[9/56 例,平均(0.35 ± 1.4 次 MES/h]。并且,无论有症状或无症状 ICA 狭窄患者 MES 都是预测再脑卒中的一个独立危险因素。检测的可靠性有赖于操作者的经验,尽管计算机检测系统乃至微栓子动态监测系统已经建立,但是微栓子监测专家的意见始终是金标准。

(三) CT 血管造影

CT 血管造影(computerized tomography angiography, CTA)是静脉注射造影剂后,利用螺旋 CT 或电子束 CT 在造影剂充盈受检血管的高峰期进行连续薄层体积扫描,然后计算机三维重建血管,从而整体反映血管及钙化情况,并在一定程度上减少主观影响。CTA 能清楚显示 Willis 环和 ACA、MCA、PCA 及其主要分支,100% 显示颅内动脉的第 3 级分支,电子束 CTA 对 MCA 的 4~5 级分支的显示率甚至仍可达 94.5%。在确定颈动脉狭窄程度以及区分狭窄与闭塞方面,CTA 与 DSA 的一致性可达 90%,其空间、时间分辨率高于 MRA。CTA 对 Willis 环周围 >4mm 的颅内动脉瘤可达到与 DSA 相同的检出率,对脑 AVM 血管团的显示率达 100%。目前 CT 已能进行实时的复杂的后处理,血管内仿真内镜技术及体积再现法已经使血管结构更为直观、形象。多层螺旋 CTA 较传统 CTA 有以下优点:①空间分辨率提高,可观察到 1mm 直径的小血管;②时间分辨率高,在短时间内迅速完成扫描,适用于急诊检测;③对比分辨率更佳,可充分显示感兴趣血管,但在完全区分动脉期和静脉期方面仍有欠缺。对颅内动脉瘤、动静脉畸形、血管狭窄等的检测已能与 DSA 相媲美。得益于近来 CTA 技术的更新,如更快的扫描速度、更高的空间分辨率和更好的后期处理软件,使得 CTA 的应用日益普及。除了技术更新,CTA 的费用相对较低,更容易具备仪器,并且筛查颅内动脉狭窄的准确性也较其他无创影像检查更高。与 DSA 比较,CTA 的创伤性更小,同时可以提供更多角度观察病变,评估颅内动脉狭窄具有高度的准确性。因此,CTA 可能更适用于颅内外脉粥样硬化疾病的诊断和随诊。

(四) MRI 血管造影

MRI 血管造影(magnetic resonance angiography,MRA)是利用 MRI 技术中流动血液的 MR 信号与周围静止组织的 MR 信号的差异建立图像对比度,不需要引入任何造影剂的非侵入性磁共振造影技术。适用于年老体弱、全身状况差及不能行 DSA 的患者。能在短时间内获得清楚的血管图像包括 Willis 环,并能三维观察血管成像。对大血管及其分支的狭窄或闭塞显示满意,对 20mm 以下动脉则显示不佳。由于 MRA 成像与血流有关,分叉处血流、涡流等会导致信号丢失,从而夸大血管狭窄程度,尤其中 - 重度狭窄(>75%)时易误认为闭塞。此外,移动、吞咽等运动伪影,需要多次扫描、扫描时间延长、扫描野局限等可能难以清晰地显示颈动脉起始段。与 DSA、CTA 的比较研究显示,MRA 对显示前、后交通动脉的敏感性和特异性稍低,但对 ACA、MCA、PCA、基底动脉和 ICA 的敏感性和特异性均接近 100%;对岩上窦和岩下窦的显示率较低,亦可达 85%。MRA 可 100% 显示 >5mm 的动脉瘤,并且结合源图像可以显示 DSA 不能显示的有血栓形成的动脉瘤,对于 <5mm 直径的脑动脉瘤则误诊率较高。增强磁共振血管成像(contrast enhancement MRA,CE-MRA)弥补了传统 MRA 的一些缺陷,采用矢状、冠状扫描可覆盖颈部血管全长以及头臂血管,扫描时间短,可在一定程度上减少慢流、涡流对成像的影响,避免过高评价血管狭窄程度,但有被静脉重叠掩盖的缺点。Sardanell 及 Remonda 使用超快速扫描,选择性地显示了颈动脉,而不显示颈静脉。增强 MRA 还可以更好地显示小血管。很多研究的结果都支持增强 MRA 的应用。但是,这些研究规模都比较小,并且没有和 DSA 金标准进行对比。另外增强 MRA 因为要应用造影剂,所以还是存在一些风险。在一项包括 167 例患者的研究中,经增强 MRA 检查狭窄程度为 70%~99% 的 91 例患者中有 66 例得到 DSA 证实,狭窄程度为 50%~69% 的 50 例中有 80 例得到 DSA 证实。增强 MRA 对重度狭窄的误判率高达 15%,如与多普勒超声技术结合观察,误判率可降至 10%。一项回顾性研究发现,增强 MRA 诊断的可靠性与传统 MRA 并无显著差异。对高场强(3.0 T)3D TOF SENSE MRA 进行的研究表明,SENSE 技术能够明显缩短检查时间,并且还可以增大解剖覆盖范围。更高场强(8.0 T)的脑血管成像研究尚处于实验阶段,据推测其分辨率可增高至 200μm,而且对人体无明显损害。

(五) 数字减影血管造影

数字减影血管造影(digital substraction angiography,DSA)是目前诊断脑血管狭窄或闭塞的金标准,不仅能显示大血管病变,也能良好显示小血管、静脉系统以及侧支循环状况,为动脉瘤或动静脉畸形手术或介入治疗提供详细资料,其敏感性和特异性可达 98%。DSA 将图像数字化处理,不仅消去骨的阴影,还可开展对比调整、扩大、缩小等简单的图像处理。动画重现可反复进行,使所见少有遗漏,血管造影时间也缩短。最近出现了造影时使用管球扫描、三维成像的机器。其优点在于提高精密度,可扫描出小血管和微小病变、评价侧支循环和静脉系统。目前的 DSA 技术在空间分辨率上已经可以很好地显示直径 0.2mm 以下的血管,对比分辨率同样也非常优越,血管显示相当黑,而周围减影后的背景接近白色。正是由于如此卓越的空间分辨率和对比度,使 DSA 仍然是目前诊断颅内血管病变的金标准。其最大的缺点是创伤性和并发症问题。据报告,脑血管造影神经并发症发生率为 1%~2%。造影剂过敏随造影剂的改良已有减少,但并非全无。另外,伴导管操作造成的栓塞随全身动脉硬化的严重程度而机会增多。最近对脑血管造影后发生无症状脑梗死的发生率做了研究,发病率为 23%,与是否有动脉硬化危险因素、操作难易、造影剂使用量、造影时间,使用导管数目均有关。不应因无症状而随意检查,必须慎重选择适应证。颈动脉狭窄程度的测量对于制订治疗方案尤其是对确定是否需行血运重建和选择手术时机至关重要,目前最为常用的方法是北美有症状颈动脉内膜切除术研究(North American Symptomatic Carotid Endarterectomy Trial,NASCET)和欧洲颈动脉外科手术研究(European Carotid Surgery Trial,ECST)中所采用的方法。这 2 种方法虽然在测量最狭窄腔径(即整个狭窄病变的最小直径,以 x 示)上一致,但在参考直径(以 y 表示)上存在分歧。前者将狭窄部位远端的颈内动脉正常直径作为参考直径,而后者则把颈动脉球直径的估计值作为参考直径。相同病变采用不同方法会得出不同的结果,如 NASCET 法(y-x)/y=50% 等同于 ECST 法的(y-x)/y=70%。

(六) 高分辨率 MRI

　　数字减影血管造影,MRA 或者 CTA 等血管影像已经广泛用于诊断大动脉粥样硬化。但这些方法仅能够提供管腔狭窄的信息而不能提供粥样硬化管壁特征。已经证明冠心病患者冠脉斑块易损比管腔狭窄程度对预测心肌梗死更有意义。颈动脉粥样硬化性疾病的斑块破裂机制可能与冠心病类似。应用 MRI 评估管壁或斑块的性质日益受到关注。高分辨率 MRI 是用于评价颅内、外血管壁状况的一种新的有效手段,具有无创性,但花费远比彩色超声昂贵。一般可同时采用 T_1 加权、T_2 加权、质子密度加权和时间飞跃(TOF)等模式观察颈部血管分叉处或 MCA 主干。纤维帽的外观在 MRI 上可分为厚型、薄型和破裂型。厚型和薄型在 TOF、T_1、T_2 和质子加权图像上均表现为光滑的管腔表面,前者在 TOF 图像上呈邻近管腔的均一连续的暗带,而后者则观察不到这一暗带;破裂型在 TOF、T_1、T_2 和质子加权图像上的管腔边界不规则,在 TOF 图像上邻近管腔处则观察不到暗带或暗带断裂。靠近管腔的钙化可能在 TOF 图像上呈低信号区,根据其在 T_1、T_2 和质子加权图像上的表现可与厚型纤维帽相鉴别,前者在 TOF、T_1、T_2 和质子加权图像上均呈暗区,而后者仅在 TOF 图像上存在暗区。与厚型纤维帽相比,破裂型纤维帽发生 TIA 或脑卒中的风险增高 23 倍。超顺磁性氧化铁超细微粒(ultrasmall superparamagnetic iron oxide,USPIO)对比增强 MRI 是观察斑块内炎症反应的一种好方法,可清晰显示含有巨噬细胞的脂质部分。Trivedi 等对 USPIO 增强 MRI 与组织学相关性研究发现,8 例有症状患者中有 7 例斑块内有信号强度减低区,相应的巨噬细胞内有 USPIO 颗粒积聚,同时确定最恰当的成像时机是在对比剂注射后 24~36 小时。

　　这项技术能够识别主动脉弓和颈动脉斑块。高分辨率 MRI 具有良好的软组织对比和任意平面成像的优点,黑血技术和白血技术结合应用,能够清晰显示血管外壁和管腔的改变,显示粥样硬化斑块的范围和分布,测量病变血管壁的总体积并准确确定斑块的负担,同时能够更准确的确定狭窄的程度。高分辨磁共振成像是一种无创检查技术,应用前景良好,利用不同的序列组合可以分析斑块内成分,如脂质、纤维化、钙化、血栓等。研究证明高分辨率 MRI 识别的斑块特征与组织学的结果有很好的一致性。高分辨率 MRI 斑块影像具有潜在的临床应用价值。第一,高分辨率 MRI 能够在管腔图像方法检测到斑块之前发现动脉粥样硬化斑块,较动脉造影提供更敏感和更客观的信息。通过高分辨率 MRI 测得的斑块体积也可以作为 ICAS 进展或逆转的独立标志。第二,高分辨率 MRI 可以用于分析脑卒中的发生机制。如既往认为皮质下梗死是小血管病变,如果应用高分辨率 MRI 分析,可以重新归类为继发于大动脉粥样硬化的分支动脉闭塞。常规检查未发现有动脉病变或心源性栓塞证据的隐源性脑卒中,经高分辨率 MRI 检查发现近心端动脉粥样硬化,则可以重新归类为动脉到动脉栓塞。第三,高分辨率 MRI 可以通过显示易损斑块帮助临床医生识别脑卒中高风险患者,这些患者需要更积极的治疗和监测。因此,高分辨率 MRI 技术是一项有潜在应用前景、非侵袭性的临床实用检查方法。尽管还缺乏大型临床试验的支持,但相信这项技术将会有助于高危斑块的筛查。

(七) PET

18F 荧光脱氧葡萄糖 -PET 能在体检测颈动脉斑块的炎症。Kietselaer 等应用 SPECT 和 ^{99m}Tc- 膜联蛋白(annexin) A5 标记凋亡细胞发现,有症状颈动脉分叉部摄取增加,随后的组织学证实为不稳定斑块,而稳定性斑块无此变化。这一方法将有可能进一步检出多数处于缺血事件风险(也许独立于血管狭窄程度)的患者。

三、早期梗死和缺血半暗带的评估

(一) 半暗带的形成机制和影响因素

半暗带成像的重要性不仅在于能够确定脑卒中患者是否能从溶栓治疗中获益,而且有助于我们进一步理解缺血过程,提供治疗干预的机会。预测脑卒中个体脑组织存活性是复杂的,至少有 4 个相互影响的因素需要考虑:①时间因素:从发病开始血流动力学改变持续的时间;②血流动力学因素:脑血流、脑血容量或平均通过时间(MTT)变化的程度;③组织因素:ADC 和 T_2 的各种参数(是继发于缺血的局部代谢、遗传、血液稳态、血管性或结构性改变以及以往存在缺血易感性决定因素的综合体现);④干预因素:再灌注类型和神经保护治疗,等等。时间就是脑。改善溶栓治疗缺血性脑卒中的临床疗效,不仅需要通过教育,提高人们的“脑卒中意识”,也需要教育医生,加强对可挽救半暗带组织的理解和早期识别,医学影像技术的发展为促进这一进程提供了契机。近年来用于临床的半暗带图就是通过联合应用 DWI 和 PWI 以及多种图像后处理的技术,将可以挽救的脑组织(半暗带)和已经梗死的组织用伪彩色标记在脑的 MRI 图像上,有利于对患者病情直观的判断和对治疗方案进行调整,对疗效进行评估。

(二) 半暗带的评估方法

选择影像技术的原则是:①对脑卒中早期病理学变化有较高的敏感性和特异性;能够提供有帮助的、可靠的和有预见性的信息;②有助于迅速准确地将患者分类,尤其是能够区分可挽救的半暗带组织。基本的检查程序是:非增强 CT 扫描可排除脑出血,但在超早期不能可靠地证实不可逆的缺血性损害,PCT 有助于识别有梗死危险的脑组织,TCD 在床边即可对大血管闭塞进行检查,而 DWI/PWI 能够比较可靠地识别缺血半暗带。如果计划动脉内溶栓或血管成形术治疗时,患者可进行导管血管造影。MRA 结合超声对鉴别动脉闭塞和狭窄有较高的敏感性和特异性,若患者有 MRI 检查的禁忌证,可以行 CTA 检查。PET 虽然能够对脑组织的灌注和代谢情况进行可靠的定量分析,但其价效比以及普及性远不如 CT 和 MRI。因此,欧洲和美国脑卒中指南均推荐将 CT 和 MRI 的相关检查(CT、CTA、DWI、PWI 和 MRA)用于缺血性脑卒中患者的早期评价。

1. PCT 在 PCT 的相关参数中,rCBF 对直径 >1.5cm 的病灶检出敏感性和特异性均很高(分别为 93% 和 98%),而 rCBV 和 TTP 却相对较低。另一研究表明,MTT(即 rCBV/rCBF 的比值)和 TTP 的敏感性较高,rCBF 和 rCBV 的特异性较高。实际上,MTT 延长与 rCBF 下降相互伴随。Koenig 等的研究显示,梗死组织与半暗带组织的相对 CBF 平均值分别为 0.34 ± 0.2 和 0.62 ± 0.17,相对 CBV 平均值分别为 0.43 ± 0.22 和 0.78 ± 0.18,经统计学分析,相对 CBF 为 0.48、相对 CBV 为 0.6 是梗死组织与半暗带组织的分界值,其预测效能分别为 74.7% 和 83.1%。在兔 MCA 闭塞模型 PCT 与病理切片对照研究中发现,rCBF<10ml/(100g·min)、MTT 延迟 >6s 是缺血组织转变为梗死组织的有效预告值。PCT 与 DWI 和 PWI 的对比研究表明,PCT 显示的缺血半暗带和梗死核心区与 DWI 异常高度相关。由于 CT 应用的普及性和便捷性,当 MRI 难以进行或不宜进行时,PCT 在预测最终梗死区、梗死扩大和转归方面可以代替 MRI。当 rCBF 下降 >70% 时将肯定发生梗死,下降 40%~70% 时有半数病例将发生梗死。

2. DWI/PWI 在延误时间相同的情况下应选择 DWI 来替代 CT。DWI 在发现小的脑卒中病灶方面比常规 MRI 加权成像更加敏感。在大多数研究中,DWI 高信号组织即使在溶栓治疗后也极少能免于梗死。一般认为,DWI 高信号区是即将发展成为梗死的脑组织,但也并非肯定会发生梗死。PWI 能动态检测对比剂通过缺血区脑组织时引起的信号强度变化,获得相关参数(rCBF、rCBV、MTT 和 TTP 值)和相应的图像,以评价缺血区的灌注情况。rCBF 和 MTT 这 2 个相对重要的参数在 PCT 与 PWI 之间有良好的一致性。MTT 延长和 rCBF 下降能更有效地预测梗死的发生,与可挽救区(半暗带)相比,梗死区 MTT 延长 22%,rCBF 下降 10%,rCBV 无显著变化,后者与自主调节机制有关。当 MTT 绝对延长 4.3~6.1s 时,如不进行溶栓,这一区域将进展为梗死,而 >6.1s 则为不可逆性梗死。MTT 具有识别侧支供血的能力,侧支供血良好者 MTT 略有延长,而侧支供血较差者则明显延长。与健侧相应部位相比,MTT>1.63s 和 rCBF<0.59 是半暗带组织发展成为梗死的截止值,而 rCBV 无阳性预测价值。TTP 也适合用来评价“危险组织”。以 PET 作为评价标准,TTP>4s 能最有效地识别低灌注区,即相当于 PET 上 rCBF<20ml/(100g·min) 的区域,其敏感性和特异性分别为 84% 和 77%。更多的研究是将 DWI 与 PWI 联合应用,以便对脑组织缺血的范围、程度和类型做出判断。DWI/PWI 不匹配区,即 PWI>DWI 的区域代表缺血半暗带,见于 80%~86% 的缺血性脑卒中患者。Fiehler 等发现,发病 <3 小时与 3~6 小时的 ADC 和 TTP 图显示的病变体积无差异,溶栓治疗后 5~8 天的 ADC 和 TTP 也无显著差异,提示仅仅将固定的 3 小时作为静脉溶栓“时间窗”是不恰当的。最近一项汇总分析也指出,能从 t-PA 溶栓治疗中受益的时间窗可延长至 4.5 小时,甚至 6 小时。

3. SPECT 脑动脉闭塞后,SPECT 可立即检测到缺血组织的低灌注,早于 DWI、FLAIR 序列或 T2 加权成像的异常。SPECT 可用来评价缺血组织的生存能力和可逆性,Ueda 等对发病 12 小时内动脉内溶栓成功再通的 30 例患者 42 个病灶的研究发现,缺血组织具有生存能力和可逆性的 CBF 阈值,分别为同侧小脑的 35% 和 55%。这为急性缺血性脑卒中的动脉内溶栓治疗提供了重要信息,说明 SPECT 所显示的残余 CBF 可影响或预测治疗转归。

(范 进 陈光辉)

参 考 文 献

1. Albers GW CL,Easton JD . Transient ischemic attack:Proposal for a new definition. N Engl J Med,2002,347: 1713-1716.

2. Suzuki J,Takaku A. Cerebrovascular "Moyamoya" Disease. Disease showing abnormal net-like vessels in base of brain. Arch neurol,1969,20:288-299.

3. A Guideline for Healthcare Professionals From the American Heart Association / American Stroke Association. Guidelines for the Prevention of Stroke in Patients With Stroke or Transient Ischemic Attack. Stroke,2011,42: 227-276.

4. 陈光辉 . 2004 年脑血管病研究进展 . 国外医学脑血管病分册 . 2005,13:261-273.

5. 刘德志,徐格林,刘新峰 . 磁共振成像在颈动脉粥样硬化斑块患者中的应用 . 国际脑血管病杂志,2009,17 (5):361-365.

6. Parsons MW,Li T,Barber PA,et al. Combined 1H MR spectroscopy and diffusion-weighted MRI improves the prediction of stroke outcome. Neurology,2000,55:498-505.

7. Kimura T,Sako K,Gotoh T,et al. In vivo single-voxel proton MR spectroscopy in brain lesions with ring-like enhancement. NMR Biomed,2001,14:339-349.

8. Rohl L,Ostergaard L,Simonsen CZ,et al. Viability thresholds of ischemic penumbra of hyperacute stroke defined by perfusion-weighted MRI and apparent diffusion coefficient. Stroke,2001,32:2486-2491.

9. Van Rooij WJ,Sprengers ME,de Gast AN,et al. 3D rotational angiography:the new gold standard in the detection of additional intracranial aneurysms. AJNR Am J Neuroradiol,2008,29:976-979.

10. Olivot JM,Albers GW. Using advanced MRI techniques for patient selection before acute stroke therapy. Curr Treat Options Cardiovasc Med,2010,12:230-239.

11. Santhosh K,Kesavadas C,Thomas B,et al. Susceptibility weighted imaging:a new tool in magnetic resonance imaging of stroke. Clin Radiol,2009,64:74-83.

12. Ciccone A,Sterzi R,Munari L,et al. MRI versus CT in acute stroke. Lancet,2007,369:1342-1343.

13. Wardlaw JM,Chappell FM,Best JJ,et al. Non-invasive imaging compared with intra-arterial angiography in the diagnosis of symptomatic carotid stenosis:a meta-analysis. Lancet,2006,367:1503-1512.

第七章

脑血管的储备功能

脑血管储备(cerebrovascular reserve,CVR)又称脑血流储备、脑血流动力学储备、脑灌注储备、脑循环储备等。CVR 是指在生理或病理刺激作用下,脑血管通过小动脉和毛细血管的代偿性扩张或收缩(Bayliss 效应),维持脑血流正常稳定的能力。脑血管储备包括脑血管结构储备、脑血流储备、脑功能储备以及脑代谢储备等。在实施神经血管介入治疗时,脑血管储备功能是决定手术必要性和患者能否获益的重要影响因素,因此,每一位患者均应尽可能评估其脑血管的储备功能。

第一节　脑血管储备功能的概念

当一侧脑血管存在严重狭窄或闭塞时,病变血管相应供血区缺血,前后循环或两侧血管通过 Willis 环或侧支代偿等发挥代偿作用,这种代偿即为脑血管结构储备。在一定的血压范围内(70~180mmHg),脑血管通过自动调节功能维持局部脑血流(rCBF)正常稳定。血压升高可使脑的小动脉收缩,降低则使小动脉扩张,这些改变使 rCBF 相对稳定,脑血管这种通过自动调节维持 rCBF 相对稳定的能力称为脑循环储备(cerebral circulation reserve,CCR)。rCBF 轻度减少时,细胞对循环的代谢基质(氧、葡萄糖)的摄取率增加,以维持细胞代谢正常稳定的机制称为脑代谢储备力。CCR、脑代谢储备及侧支循环是脑循环代偿保护机制的三个主要要素。在病理情况下,可以通过开放不同层次的脑血管储备来维持正常生理功能。Derdeyn 等将脑血管储备分为 3 期:0 期为正常的血液动力学状态;Ⅰ期为脑灌注压下降且侧支循环不足,出现反射性血管扩张,此时脑血容量(CBV)增加,平均通过时间延长,但脑血流量(CBF)与氧摄取分数(OEF)保持不变;Ⅱ期为脑灌注不足,CBF 减少而 OEF 增加。侧支循环在慢性低灌注早期阶段开放,当仍不足以代偿时,脑小动脉扩张,脑血流储备机制开始发挥作用,当脑小动脉扩张仍不能维持脑组织灌注需要——即脑血流储备机制失代偿时,OEF 开始增加,脑代谢储备机制开始起作用,当脑代谢储备机制也失代偿时将会发生脑卒中事件。

一、脑血管结构储备

脑血管结构储备包含 3 个层次的代偿:① Willis 环的交通动脉代偿,为初级侧支循环代偿途径;②颅内、外动脉的侧支循环的代偿和软脑膜动脉的代偿,为次级侧支循环代偿途径;③新生血管形成为最后的侧支循环代偿途径。Willis 环连接两侧颈内动脉系统和椎 - 基底动脉系统,系颅内最重要的侧支循环代偿途径。当一侧供血动脉发生狭窄或闭塞时,另一侧或同侧其他供血动脉的血流通过 Willis 环流入病变动脉供血区,以减轻或避免该区缺血或坏死。这一侧支循环代偿途径在缺血早期发挥主要的代偿作用。在初级侧支循环不能满足代谢需求时,次级侧支循环发挥作用。但近年研究认为,Willis 环和次级侧支循环是个体所固有的,具有先天遗传性,不能运用目前的医疗手段进行干预,从而缺乏治疗意义,此观点有待证实。新生血管代偿性增生作为三级侧支循环代偿在阻塞后血管的再通中发挥了重要的作用。

二、脑血流储备

在病理刺激下,大脑通过最大限度地扩张小动脉、毛细血管来改善脑血流量的能力称为脑血流储备。当侧支循环不足以代偿的时候,脑动脉血管将会扩张,脑血流储备开始发挥作用。脑血管反应性(cerebrovascular reactivity,CVR)是指在各种影响血管运动的因素作用下,脑血管可以舒张或收缩的能力。CVR 是反映脑血管调节潜力、衡量脑血管功能储备的指标。它常常以各种诱发因素作用下的脑血流量变化来表示。这些诱发因素的作用多与改变动脉血中 CO_2 含量而造成高碳酸血症或低碳酸血症有关,最为常用的是诱发高碳酸血症的方法,如屏气试验、乙酰唑胺试验、吸入 5% CO_2 和 95% 混合气体试验等。

三、脑功能储备

脑功能储备指维持脑血流恒定的能力,又称脑的自动调节功能。脑组织几乎没有能量储备,恒定的血流量对正常脑功能的维持具有决定性意义。脑灌注压和脑血管阻力决定了局部血流量。灌注压为动脉压与静脉压之差,静脉压几乎不变,因此动脉压可通过调节小动脉的阻力,维持脑灌注压和血流量的稳定。动脉压在 60~160mmHg 时,人体可通过这一自动调节功能维持恒定的脑血流量。

四、脑代谢储备

病理状态下,组织释放一些内源性递质,激活有关信号传导通路产生脑保护作用。研究表明,脑代谢储备涉及递质、受体、通道、蛋白质合成的多环节调控的复杂生物学过程,能增强病理情况下机体的缺血耐受能力,发挥内源性的神经保护作用。

第二节　脑血管储备功能的检测方法

一、脑结构储备的检测方法

超声血管检查、MRA、CTA 和 DSA 等方法均可发现 Willis 环的交通动脉或其他血管的先天缺如或后天缺失。DSA 是当前研究侧支循环的金标准,不仅能准确显示病变血管及其严重程度,也能动态观察侧支循环开放和血流灌注状态。当大血管狭窄或闭塞时可通过 Willis 环(包括前交通动脉或后交通动脉等)来迅速代偿降低的灌注压,但如 Willis 先天发育异常或代偿不足时,ICA 系统和颈外动脉系统就会通过眼动脉和脑膜动脉等形成沟通。国内天坛医院提出根据 DSA 图像以前向血流分级及侧支循环分级粗略估计侧支循环建立状态。前向血流分级:0 级,完全闭塞,无前向血流;Ⅰ级,血流能进入闭塞远端,但远端血管床不显影;Ⅱ级,血流能使远端血管床部分显影为Ⅱa,3s 后远端部分血管床显影为Ⅱb,3s 内远端部分血管床显影;Ⅲ级,远端血管床完全显影。侧支循环分级:0 级,无侧支循环进入缺血区;Ⅰ级,侧支循环血液缓慢进入缺血区外周;Ⅱ级,侧支循环血液快速进入缺血区外周;Ⅲ级,侧支循环血液缓慢进入整个缺血区;Ⅳ级,侧支循环血液快速分布整个缺血区。

二、脑血流储备的检测方法

常用评价脑血流储备功能的方法包括影像学技术和血管扩张激发试验。影像学技术包括经颅多普勒超声检查(TCD)、正电子发射计算机体层摄影术(PET)、单光子发射计算机体层摄影术(SPECT)、氙 CT(Xe-CT)、CTP、MRI 等。使用血管扩张激发试验来评价血管储备能力的研究由来已久。常用方法包括 CO_2 吸入、静脉注射乙酰唑胺或屏气试验,通过上述方法检测基础状态的初始灌注和脑血管扩张刺激后灌注参数之间的变化。脑血流储备的计算公式:(激发后的脑血流量 − 激发前的脑血流量)/ 激发前的脑血流量 ×100%。正常值为20%~75%。

1. 经颅多普勒超声 经颅多普勒超声(transcranial Doppler,TCD)可以无创、无辐射的方法测定颅内动脉流速,并通过屏气实验或 CO_2 吸入试验测得血流速度的变化从而定量测定 CVR,而且具有理想的可操作性和较高的可靠性。与 CTP、PET 等相比,TCD 具有简单、价廉、易操作、可重复性等优点,不良反应亦极少见。因此,TCD 屏气实验或 CO_2 吸入试验可作为评估脑血流储备功能的常规检查手段,也可以作为颈动脉内膜剥脱术或支架置入术术前评估、术中监测、术后随访的有效工具。

2. CT 灌注成像 灌注成像(perfusion CT,PCT)采用静脉内团注对比剂,当对比剂通过某一区域毛细血管网时,高浓度对比剂引起脑组织密度变化基本能反映局部血流情况,通过分析时间 - 密度曲线(time-density curves,TDC)可了解该部位脑组织的灌注状态,灌注量 =脑组织 TDC 的最大斜率 / 动脉 TDC 的峰值。TDC 的血流动力学相关参数包括平均通过时间(mean transit time,MTT)、达峰时间(time-to-peak,TIP)、局部脑血流(regional cerebral blood flow,rCBF)和局部脑血容量(regional cerebral blood volume,rCBV)。脑血管狭窄或闭塞后,缺血区毛细血管灌注压降低,血流 MTT 延长,脑血管会依靠自身调节机制代偿性扩张,使rCBV 增加,以维持正常 CBF;当脑灌注压持续下降,血管扩张达到极限,CBV 不能继续增加时,CBF 开始下降。因此 MTT 对缺血的敏感性最高,而 CBF、CBV 的特异性和准确性较高。rCBV 是反映可恢复脑组织代偿机制的指标,有助于确定治疗时间窗。用相对经济、省时和普及的动态对比 CT/MR 灌注成像测得的 CBV、CBF、MTY 和 TTP 等的参数图,能提供局部脑血流动力学的信息,有助于医师判断局部脑血流灌注的情况,评价缺血脑组织损伤的程度并估计预后。对发病 6 小时内的急性脑缺血患者 PCT 的诊断敏感性为 95%~100%,特异性为100%,可早期区分可逆性(半暗带)与不可逆性(梗死)组织。

3. MR 灌注加权成像 微循环的血流动力学状态称为灌注,MR 灌注加权成像(perfusion-weighted imaging,PWI)利用快速扫描技术和顺磁性对比剂来动态观察局部脑血流动力学变化。灌注成像时,在血管内团注对比剂 Gd-DTPA,当其通过正常组织的微血管时,高度磁敏感的对比剂在局部(微血管与周围组织间)产生梯度场,导致 T_2 缩短,MR 信号降低。血供正常的组织由于血流相对较快磁共振信号衰减迅速;缺血组织由于血供较差和血流缓慢而使组织的磁共振信号不减弱或减弱不明显,缺血区呈现持续的高信号。动态检测对比剂通过脑组织时所引起的信号强度变化,可以绘制出时间-信号强度曲线,并推算出一系列的血流动力学指标,其中 rCBV、rCBF 和 MTT 最常用和最重要。通过工作站的计算和处理还可产生反映不同血流动力学指标的相应图像。脑梗死超早期,PWI 显示缺血中心血流灌注严重下降,即梗死区局部高信号,有时显示梗死中心的无灌注区和周围缺血的低灌注区,而 DWI 只能显示中心梗死区。因此,PWI 可提供最早和最直接的血流下降信息,发现早期缺血较 DWI 更为敏感。脑缺血时,脑血容量可无变化,或因代偿性血管扩张而增加,或因血管塌陷和动脉闭塞而降低。MTT 图显示脑缺血病变非常敏感,与正常侧对比,MTT 延长平均增加 73% 将导致临床神经功能缺损,提示可逆性缺血。通过对 PWI 连续观察,可逆性损伤具有 rCBV 下降 63%、rCBF 下降 53% 的特征,缺血中心则分别为 88% 和 81%。PWI 还能根据灌注缺乏的范围确定受累动脉供血区。分支闭塞时,与更近端动脉闭塞的较大缺损区不同,灌注缺乏局限于其解剖分布区。PWI,特别是用连续的动脉自旋标记可预测临床转归和与 NIHSS 及 Rankin 量表评分一致的损伤体积。

4. 血氧水平依赖性功能磁共振 血氧水平依赖性功能磁共振(BOLD)的原理是,当大脑受到外在特定任务刺激后,相应脑皮质功能激活区的神经元活动增强,导致血流对神经活动反应增强和该区域的氧需求增加,进而使局部脑血流量(regional cerebral blood flow,rCBF)增加。当血管扩张超过了代谢的需要,即可引起血管内血液的氧合血红蛋白增加,致使脱氧血红蛋白(Deoxyhemoglobin,DHb)相对降低,从而削弱了横向磁化时间(T_2^*)的缩短效应,使 T_2^* 相对延长,引起正向 BOLD 效应。

研究证明 DHb 的变化主要受 CBF、血红蛋白浓度、血细胞比容、PaO_2 和脑氧代谢影响。而在患者进行激发试验的前后,除 CBF 外的其他因素变化均可忽略,即 DHb 的含量变化可以较准确地反映 CBF 的变化程度。在一项与 SPECT 的对比研究中,证明了 T_2^* 的信号强度改变百分比(percentage of signal change,PSC)和 CBF 的差值有很强相关性。当 CBF 增加 100% 时,灰质 BOLD 信号增加 3%~6%,白质增加约 3%。

血氧水平依赖性功能磁共振正是基于上述原理,在平静状态下静脉注射乙酰唑胺或吸入 CO_2,可造成短暂的高碳酸血症状态,从而导致脑小血管扩张,CBF 增加,T_2^* 的信号水平也就随之相对增高,此差值即反映了 CVR 水平。而该变化数值经过后处理软件的整合,可转换为不同色差的 CVR 图从而可以对脑储备程度进行最直观的判断。在缺血或病理状态下,脑血管自动调节机制紊乱,血管已经长期处于扩张状态,血流动力学已发生明显改变,CVR 不同程度的受损。此时再予病人实施激发实验,脑血管扩张不明显甚至不能进一步扩张,CBF 改变较小或无变化,T_2^* 的信号水平无明显变化。

5. SPECT/PET 将乙酰唑胺(acetazolamide,ACZ)负荷试验应用于核素成像,通过测定血流动力学指标(CBF、CBV)来评价脑缺血状态,并为治疗选择提供依据。正常生理状态下,注射 ACZ 后 CBF 可增加 75%,老龄化以及脑血管病理变化会出现 CBF 的异常。ACZ 负荷主要用于下列情况:①早期诊断 TIA;②评价脑血管疾病的脑灌注储备;③评价蛛网膜下腔出血的脑血管扩张能力;④鉴别 rCBF 改变是神经源性还是血管源性;⑤评价交叉性小脑失联络与同侧丘脑失联络。ACZ 负荷试验与 SPECT/PET 结合,大大提高了对脑缺血定位的灵敏度和准确性。研究还发现,SPECT/PET 所显示的残余 CBF 可影响或预测脑卒中转归。当缺血区血流指数(与同侧小脑半球血流相比)>55%,即使发病 6 小时才开始治疗仍可获救;当血流指数 >35%,早期(<5 小时)治疗可获益;当血流指数 <35%,即使在严格的时间窗内开

始治疗也将发生出血性转变。SPECT/PET 显示的低灌注组织体积与 PWI 图示 rCBV 体积、rCBF 和 MTT 高度相关。

6. ^{133}Xe-CT　^{133}Xe-CT 的 ACZ 负荷试验能够评价是脑血管闭塞引起血供减少，还是神经元损害继发代谢降低。当静脉给予 ACZ 或加入 3%~5% CO_2 到氙/氧气混合物中，正常灌注区血流将增加 70%~90%；边缘灌注区无血管舒张反应或在应用 ACZ 后实际脑灌注降低，表明患者脑血管储备严重不足，需要药物或外科治疗。与 SPECT 及 PET 比较，^{133}Xe-CT 突出的优点是有较高的三维分辨力、精确的测定值、对脑深部的 rCBF 测量准确、重复性好、费用低，特别适用于治疗策略的评价及缺血性脑血管病治疗手段的开发研究。由于 ^{133}Xe-CT 具有良好的定值重复性、对深部血流测定的可靠性及费用的可接受性，常被用于评价疗效及评估新的治疗方法。^{133}Xe-CT 检查可对因颅底动脉瘤或由于肿瘤侵犯而行颈内动脉切除术的患者能否耐受颅内动脉持续性闭塞进行预先评价，采用球囊试验性闭塞是否存在 rCBF 对称性或非对称性下降以及下降的程度。血管储备的客观测定有助于评估患者是否会发生迟发性神经功能缺损，而且作为手术适应证或禁忌证的筛选方法，对经腔血管成形术、动脉内膜切除术等手术的疗效可进行量化分析。^{133}Xe-CT 与 PET 所测半球 rCBF 值相关性好，且 ^{133}Xe-CT ACZ 负荷试验与 PET 的 CBF 值、CMR02 亦有很好的相关性。

三、脑功能储备的检测方法

临床可用 Bayliss 效应来监测。正常情况下，脑血管对脑血流有自动调节能力，使脑灌注压恒定不变，以保证足够的脑血流量。脑灌注压上限范围在 13.3~17.3kPa（100~130mmHg），下限范围在 6.7~10.6 kPa（50~80mmHg），当血压升高或降低时，阻力血管收缩或扩张以维持脑灌注压，保持正常的脑血流量［维持在 40~60ml/（100g·min）］，称为 Bayliss 效应。目前临床多用 TCD 方法来检测。

四、脑代谢储备的检测方法

脑代谢储备评价包括对氧代谢的评价及对缺血代谢产物的评价两个方面。氧代谢储备主要通过 PET 进行评价，而缺血代谢产物的评价则主要通过 MRS（磁共振频谱）来完成。

1. PET　通过测定 OEF、$CMRO_2$ 来反映脑氧代谢情况。当脑灌注压轻度降低时，通过血管自动调节维持正常的 rCBF 和氧供给，此时 CBV 增加，作为 CCR 指标的 CBV/CBF 比值即脑血流 MTT 延长。当脑灌注压进一步降低（<60%）CCR 不能代偿时，rCBF 才逐渐降低，OEF 增加，依赖于增加氧和葡萄糖的摄取以维持脑 $CMRO_2$ 和葡萄糖代谢率的相对稳定，而不会立即出现神经症状。这一灌注不足状态可以在脑梗死发生前持续数年。Powers 等以脑灌注及脑代谢状态将动脉狭窄或闭塞患者的 CMR 分为 3 级：0 级，正常 CBF 及 OEF；Ⅰ级，CBV 或 MTT 增加伴正常 CBF、OEF 及 $CMRO_2$；Ⅱ级，CBF 降低及 OEF 增加，表示脑代谢储备即将衰竭，脑组织处于严重低灌注状态。

2. MRS　MRS 是目前唯一无创性在分子水平研究人体内部器官组织代谢及生理生化改变的定量分析方法。^{31}P-MRS 可检测磷酸单酯、磷酸二酯、磷酸肌酸、无机磷和三磷酸腺苷中的磷原子，主要用于研究能量代谢及生化改变。^{1}H-MRS 可测定 NAA、胆碱、肌酸、磷酸肌酸、乳酸、肌醇、脂质等。NAA 主要位于神经元及突触，NAA 下降反映了神经元的损伤。胆碱是细胞膜代谢产物之一，与细胞膜磷脂的分解和合成有关，参与细胞膜的构成，胆碱峰值的升高与神经胶质细胞功能活跃有关，胆碱峰值的降低与髓鞘的破坏有关。乳酸为糖酵解终产物,是早期脑缺血的敏感指标,在脑梗死后 0.5~1.5 小时可达到最高峰。Wild 等对 11 例脑梗死患者(24~72 小时)进行研究后发现,梗死灶周边乳酸含量增高,而 NAA 基本无变化,表明缺血低灌注尚未造成梗死(神经元死亡),可能为半暗带的表现。至于 NAA 下降多少才会使缺血向梗死转变,目前尚无定论。Demougeot 等分析 25 例患者后指出,梗死周边区域 NAA 下降 28% 就可能形成梗死。因此,对于早期脑梗死,MRS 是一种有效的诊断手段。Yamaguchi 等还发现,皮质代谢抑制(继发于纹状体内囊梗死的联络不能或选择性神经元损伤)区氧需求的恢复可能"掩蔽"ICA 病变的灌注降低。Kuroda 等也发现,ICA 病变脑血流下降但血管扩张储备能力正常的患者存在皮质代谢抑制,且与 FMZ 结合率成比例降低,提示存在选择性神经元损伤。因此,皮质代谢抑制可能提供了保护,避免 ICA 病变远端进一步缺血事件的发生。值得注意的是,乳酸、高能磷酸盐和 pHi 的波动具有一定规律性。乳酸波峰首先升高,然后降低,然后再升高,有时乳酸含量可低到不能测出。乳酸峰值降低的时间各家报道不一,有的为 2~4 周,有的为 7~10 天不等。其原因可能为:①能量代谢衰竭,无 Lac 产生;②侧支循环建立,再灌注后无氧代谢暂时缓解,乳酸浓度下降,而此时 NAA 也可有所增加,表明残余神经元功能得到一定恢复。因此,乳酸虽反映了缺血的严重程度,但在一定时间内乳酸的下降可能因为存在再灌注。乳酸下降并不一定预示预后良好。

第三节　脑血管储备与缺血性脑卒中的关系

一、脑血管储备对缺血性脑卒中的预测价值

脑血流储备功能受损是脑卒中的独立危险因素。测定脑血流储备功能可以预测脑卒中的发生,并有助于在短暂性脑缺血发作(TIA)间歇期病因的评价,特别是血流动力型 TIA。一侧颈动脉闭塞或狭窄的患者,无论有无症状,只要有脑血流储备功能低下,发生梗死的危险性较正常者增高 4~5 倍。通过 ^{133}Xe-SPECT 测得的定量 CVR 是颅内大动脉闭塞患者 5 年脑卒中风险的独立预测因子。Kim 等研究显示,^{123}I-IMP SPECT 测得的 CBF 与 PET 测得的结果有很好的相关性,可以用于评价脑血流储备功能,预测脑卒中的发生。Bayliss 效应曲线也具有临床意义。慢性高血压患者 Bayliss 效应曲线右移,脑血流自动调节的下限比血压正常者高。老年患者多伴有脑血管狭窄,使脑血管灌注压代偿性升高,若血压降至脑血流自动调节的下限时,脑血流的总量约减少 30%,则会出现脑灌注不足的症状,所以老年高血压患者降压须谨慎。蛛网膜下腔出血后继发脑血管痉挛时,脑的自动调节功能可消失。

二、脑血管储备在缺血性脑卒中防治中的价值

脑代谢储备的一种形式——缺血耐受,也称缺血预适应,指组织一次或多次短暂性缺血再灌注后,该组织对以后较长时间的缺血性损伤产生显著的耐受性。表现为实质细胞死亡明显减少,梗死范围大幅度减少、器官障碍明显减轻等。研究发现,TIA 可产生类似于缺血预处理的效果。有 TIA 的患者的行为学评分显著优于无 TIA 史者。因此,修复或增强脑的代谢储备,改善抗脑缺血能力,可减少脑卒中的发生,减轻脑卒中的严重性,对脑卒中的一级和二级预防均有益处。

对具有内源性抗缺血能力的脑血管储备功能的评价,有助于临床评价药物及治疗手段

的疗效。在 4 种脑血管储备功能中,脑血流储备与脑功能储备功能是可以开发的,是具有潜在治疗价值的代偿途径。也就是说,脑血管储备功能可能作为药物疗效评价或新药开发的一种新的手段。

三、脑血管储备对判断缺血性脑卒中预后中的价值

脑血管储备功能对缺血性脑卒中预后的判断也具有重要的价值。国内外的研究表明,众多血管生成因子如血管内皮生长因子(VEGF)和内皮细胞性一氧化氮合酶(eNOS)可刺激内皮细胞增生,增高脑组织的血管密度,有助于神经功能的恢复,与患者预后改善密切相关。Alvarez 等研究了 100 名大脑中动脉缺血的患者,发现在第一个 24 小时内的脑血管储备功能损伤与早期神经功能缺损的发生密切相关,脑血管储备功能降低的患者预后较差,提示脑血管储备功能的评价有利于早期筛选需要加强看护的患者。

四、脑血管储备功能在缺血性脑血管病介入治疗中的价值

利用 TCD、PET 等影像学检查技术结合 CO_2 激发试验等手段于术前对患者脑血管储备功能进行全面评估,并于术后进行多次跟踪随访检查,可以大大减少手术并发症。对于颅内外血管闭塞的实施再通术的病人,脑血管储备评估尤为重要,可以筛选出容易产生过度灌注的高危病人,加强血压管理,减少再通后再灌注损伤。术后评估也有利于了解手术效果,评估患者获益及预后等。

综上所述,加强对脑血管储备能力的研究,提高对脑储备能力临床价值的认识,开发具有修复或增强脑血管储备能力的药物或干预措施,对缺血性脑卒中的防治具有重要的价值。

(张 敏 徐格林)

参 考 文 献

1. Bates ER,B. J.,Casey DE,et al. ACCF/ SCAI/ SVMB/ SIR/ASITN 2007 clinical expert consensus document on carotid stenting:a report of t he American college of cardiology foundation task force on clinical expert consensus documents. J Am Coll Cardiol,2007,49:126-170.

2. 高山,黄家星. 经颅多普勒超声(TCD)的诊断技术与临床应用. 北京:中国协和医科大学出版社. 2004.

3. 朱慧敏,周志明,刘文华,等. 颈动脉支架植入术对脑血管反应性的影响. 中华神经科杂志,2010,43:261-264.

4. 刘明勇,王拥军. 脑血流储备的临床意义和测定方法. 国际脑血管病杂志,2006,14:745-750.

5. Kim KM,Watabe H,Hayashi T,et al. Quantitative mapping of basal and vasareactive cerebral blood flow using split-dose 123I-iodoamphetamine and single photon emission computed tomography. Neuroimage,2006,33:1126-1135.

6. Alvarez FJ,Segura T,Castellanos M,et al. Cerebral hemodnamic reserve and early neurologic deterioration in acute ischemic stroke. J Cereb Blood Flow metab,2004,24:1267-1271.

第八章

脑血管病血管内治疗的发展简史

血管内介入技术的产生和发展经历了漫长而曲折的过程。由于脑部血管独特的生理解剖特点,使脑血管病成为血管内技术最新介入的领域。但从这一技术在脑血管病防治中开始应用,在很短时间内便取得了飞跃性的发展。

第一节　神经血管介入的发展史

神经影像学起源于 19 世纪末,伦琴发现 X 射线之后第二年(1896 年),便有研究者将 X线应用于颅内子弹等异物的定位。之后,头颅平片被用来诊断颅内肿瘤和颅脑外伤。但由于颅骨对射线的吸收,这种技术的诊断价值受到影响。1918 年,Dandy 创立了气脑造影技术。其方法是将气体注入脑室内,再通过 X 线摄影观察脑的形态。此后,Sicard 和 Forestier 发明了碘油造影法,用于脑和脊髓显影。但这些方法仅能间接观察到脑和脊髓的部分形态,远远达不到诊断中枢神经系统疾病的要求。1927 年,葡萄牙神经外科医生 Egas Moniz 创立了脑血管造影法。从而为颅内血管性疾病的诊断带来了革命性的进步。

当外周血管和心脏介入技术取得巨大进步的同时,神经介入在很长一段时间里没有明显进展。直到 19 世纪 70、80 年代,随着心脏介入技术的日趋成熟,一些技术如动静脉畸形栓塞术、血管内成形术,动脉瘤弹簧圈填塞术、支架置入术等才逐渐被应用到脑血管病的诊断和防治中来。Sano 于 1965 年实施了首例颅内动静脉畸形栓塞术。1970 年代初期,Djindjian 开创了颈动脉和脊髓血管的超选择性造影术。此后,Dichiro、Doppman 等对脊髓血管畸形进行了栓塞治疗。1971 年,前苏联医生 Serbinenko 创立了可脱球囊导管治疗颈动脉海绵窦瘘的技术。1978 年,Mathias 首次对一例颈动脉狭窄患者实施了球囊扩张术。90 年代初期,随着心脏冠脉支架技术在临床的广泛应用,研究者开始在颈动脉狭窄患者中尝试支架置入术。随后出现了大样本多中心随机双盲对照研究。SAPPHIRE(Stenting and Angioplasty with Protection in Patients at High Risk for Endarterectomy)的研究结果表明,在手术高危人群中,动脉支架置入术与内膜剥脱术短期(30 天)内降低死亡率和缺血性心脑血管事件发生率的作用相当;而远期(一年)效果优于内膜剥脱术。最近由美国国立卫生院组织的 CREST (Carotid Revascularization Endarterectomy Versus Stent Trial)研究表明,在手术低危人群中开展支架置入术的有效性和安全性与内膜剥脱术相当。可以预见,随着技术的不断进步和设备器材的不断改良,血管内介入技术在脑血管病的防治方面将发挥越来越重要的作用。

第二节 血管内介入技术的概念

血管内介入技术是通过导管进入血管腔,直接抵达或接近病变部位(如冠状动脉、脑部、肝脏和肾脏等),利用导管输送诊疗剂或器械对体内较远病变实施微创诊断和治疗的一种技术。目前经常开展的血管内介入技术包括选择性及超选择性血管造影术、局部药物灌注术、经皮腔内血管成形术、经皮血管内支架置入术、经颈静脉肝内门腔分流术、经皮血管内异物和血栓取出术、选择性血样本采集术、经皮血管内导管药盒系统置入术、经皮心血管瓣膜成形术、血管内射频消融术等。血管内介入技术以放射影像技术为基础,融合外科技术和内科疗法,形成了不同于传统疾病诊治方法的新技术。这种技术被认为是继药物、手术以外的第三大诊疗技术。

相对于传统诊疗技术,血管内介入技术具有以下特点:①操作简捷、微创。通过经皮血管穿刺进行远隔部位血管内插管,可以在不进行开放手术的情况下,完成与病变相关的各种诊断和治疗。避免了传统外科手术对组织结构的破坏和功能损害。②疗效明确。该技术可通过导管直接将比对剂、药物或治疗器械输送到病变部位,并可反复实施,也可进行多种介入技术的联合应用,如急性脑梗死的动脉内接触溶栓等,因而疗效明确。③适应证广泛。利用血管内介入技术可直接观察血管内的病变,介入导管沿血管进入人体不同部位,实现各种诊断和治疗,使某些以往难以治疗的疾病得以治愈。④定位精确。血管内介入技术的所有操作均在透视下实施,介入导管能准确到达病变部位,进行各种特定的诊断和治疗。⑤副作用小、并发症相对较低。由于介入技术是在医学影像引导下实施的微创性治疗,且以局部治疗为主,可以减少药物的剂量,降低药物的全身性影响,所以介入技术相对于传统外科手术,具有出血少、创伤小、恢复快、术后并发症较少等优势。

第三节 血管内介入技术在脑血管病诊疗中的应用

经导管数字减影脑血管造影检查(DSA),血管内超声成像、颅内动静脉畸形的栓塞,脑动脉瘤的弹簧圈填塞,超早期动脉选择性溶栓,颅内静脉血栓形成的接触溶栓,血管成形和支架置入术等是目前常用的血管内介入诊治手段。近年来,由于电子计算机技术、影像技术等相关技术的不断发展,血管内介入技术的应用范畴日渐拓宽,研究方法日新月异,治疗效果日臻显现。目前,血管内介入技术在脑血管病防治中的应用主要有以下几个方面。

1. 数字减影血管造影术 Rontgen 发现 X 射线后不久,就有研究者将不透 X 线的金属汞注入尸体血管,达到血管造影的目的。但直至 1953 年 Seldinger 发明了经皮穿刺股动脉导管插管造影术后,脑血管造影术才得到快速发展。现在大部分脑血管造影都是经股动脉穿刺,经导管向所选择的动脉内高压快速注射造影剂,对脑血管进行选择及超选择性造影。通过两次摄像和减影,获得只有血管,没有其他组织的影像,即所谓的数字减影血管造影(digital subtraction angiography, DSA)。由于 DSA 能全面和精确地显示脑血管的结构和相关病变,被认为是诊断多种脑血管疾病的金标准。另外利用计算机成像技术,可以将三维图像重建技术与 DSA 有机结合,完成血管的三维成像。

2. 血管内超声成像　动脉粥样硬化病变早期的变化主要是血管的代偿性扩张和血流加快。当血管病变累及其内膜达到一定程度时就会出现失代偿,产生血管狭窄的效应。因此在动脉粥样硬化病变早期,DSA 检查往往是正常的。这是因为 DSA 仅能提供血管内腔和血流的影像信息,不能提供血管断面的解剖信息,不能判断斑块的成分及性质。在区分斑块的偏心性方面 DSA 也存在不足。为了克服 DSA 的这些不足,1990 年兴起了血管内超声成像(intravascular ultrasound,IVUS)技术。IVUS 由超声导管、导管推进器、二维超声主机和三维图像处理部分构成。通过特殊的机械探头和超声导管能够清晰显示血管内解剖和病变特征。IVUS 还可通过血管截面成像,观察血管内腔及血管壁断面的内、中、外三层结构,判断病变性质和组织结构。IVUS 还能对动脉粥样硬化性病变进行定性和定量分析,指导制定合理的介入治疗策略,评价介入治疗的效果,监测介入治疗的并发症。其不足之处是操作时需多次更换导管,手术时间较长。另外,目前的超声探头较大,不易通过狭窄较明显的血管。

3. 血管内接触溶栓术　血管再通是治疗急性缺血性脑卒中的关键。在发病早期采用溶栓治疗开通闭塞血管,恢复脑组织供血,在理论上是一种较好的治疗方法。但目前采用的静脉溶栓有溶通率低,再闭塞率高等缺点。1998 年发表的 PROACT (prolyse in acute cerebral thromboembolism)研究,评估了动脉内溶栓治疗急性缺血性脑卒中的效果。结果表明,动脉内接触溶栓可有效提高溶通率,改善患者预后。相对于静脉溶栓,动脉内接触溶栓的优势在于可显著提高血栓形成部位的溶栓药物浓度,因而降低溶栓药物的全身性副作用,并有效提高溶通率。但动脉溶栓操作相对复杂,需要一定的设备,对操作人员也有一定的技术要求,在实施过程中,给药时间相对静脉溶栓往往要延后半小时到一小时,这在很大程度上可能会影响其疗效。

血管内接触溶栓还可用于颅内静脉窦血栓形成的治疗。其方法包括静脉内接触溶栓、选择性动静脉联合溶栓等。

4. 动脉血管成形和支架置入术　1953 年,DeBakey 成功地为一位颈动脉狭窄患者实施了内膜切除术(Carotid endarteretomy,CEA)。此后有三个多中心随机对照研究(NASCET、ECST、ACAS)证实了 CEA 的安全性和有效性,CEA 成为颈动脉狭窄治疗的金标准。但 CEA 作为一种外科手术却有着严格的手术适应证和禁忌证,如伴有肺功能低下、心肾功能不全等不能耐受全身麻醉的患者不适合行 CEA 治疗。而且,CEA 还有脑神经损伤、心肌梗死等并发症。

近年来,随着血管内介入技术的迅速发展,为颈动脉狭窄及椎基底动脉狭窄等缺血性脑血管病的防治提供了潜在的治疗方法。特别是 20 世纪 80 年代初兴起的血管球囊扩张成形术和 20 世纪 90 年代后期应用于临床的血管内支架置入成形术已经成为治疗颈动脉狭窄及椎基底动脉狭窄十分重要的手段。血管内支架置入术是将具有支撑和固定作用的支架置入狭窄的血管腔,以达到固定动脉粥样硬化斑块,恢复腔内血流的治疗方法。与单纯的球囊扩张术相比,支架置入术能有效降低残余狭窄率,减少血管弹性回缩,降低动脉夹层的发生率。因此,支架置入术是目前介入治疗颈动脉狭窄的主流技术。

相对于 CEA,CAS 具有创伤小、无需全身麻醉、并发症发生率低等优点。CAS 的有效性和安全性也被大样本的多中心随机对照研究所证实(循证医学Ⅰ级证据)。SAPPHIRE (Stenting and Angioplasty with Protection in Patients at High Risk for Endarterectomy)研究表明,在 CEA 手术高危者中,CAS 与 CEA 短期(30 天)降低死亡率和缺血性血管事件风险方面的作用相当；而远期(一年)疗效 CAS 甚至优于 CEA。由于手术入路的限制，内膜剥脱术仅适于颈动脉颈段的病变，而支架治疗不仅可以在内膜剥脱手术难以达到的锁骨下动脉、无名动脉和椎基底动脉系统实施，还可以在颅内颈动脉甚至大脑中动脉、大脑后动脉等次级血管开展。因此在预防和治疗缺血性脑血管病方面，血管内支架置入术具有更为广阔的临床应用前景。

尽管 SAPPHIRE 之后的三项大型研究，EVA-3S(Endarterectomy vs Angioplasty in Patients with Symptomatic Severe Carotid Stenosis)、SPACE(Stent-Supported Percutaneous Angioplasty of the Carotid Artery versus Endarterectomy)和 ICSS(International Carotid Stenting Study)均未能证实 CAS 优于 CEA，但通过这三个研究可以观察到介入技术的进步和医生操作经验对预后的影响。随着脑保护装置的应用和介入器材的革新，CAS 围手术期并发症的发生率显著下降。随着操作者手术量的增加和经验的积累，CAS 的近期并发症也有逐渐下降的趋势。应该认识到，CAS 是一项相对较新的技术，不论是器材的研发还是整个行业从业医师的经验都有很大的提高空间，因此，我们要用发展的眼光看待上述三个研究的结果。

最新发表的 CREST(Carotid Revascularization Endarterectomy versus Stent Trial)研究进一步证明了技术进步和手术医生操作经验对患者预后的影响。这项由美国国立卫生院(NIH)组织的大型多中心随机对照研究，对所用的血管内介入器材都进行了严格规定，包括保护装置和支架均要求具有临床代表性。CREST 研究除了对患者的适应证和禁忌证进行详细界定外，对参与的医疗机构和介入医生资质也进行了严格规定。只有完成 20 例以上 CAS 的介入医生，而且并发症的发生率达到了设定目标后才能参加正式的入组研究。CREST 研究表明，在预防脑梗死、心肌梗死和死亡方面，CAS 和 CEA 的功效基本相当。通过亚组分析发现，CAS 更适合于年龄在 70 岁以下的患者，而 CEA 更适合于年龄在 70 岁以上的患者。

5. 选择性血管栓塞术和动脉瘤填塞术　血管栓塞术在颅内的应用始于动脉瘤的栓塞治疗。经过发展，目前其适用范围日渐扩大。如可用于颅内动静脉畸形、硬脑膜动静脉瘘、颈动脉海绵窦瘘、Galen 静脉瘤样畸形、头颈部富血肿瘤、顽固性鼻出血等疾病的栓塞治疗。2002 年完成的一项多中心随机对照研究表明，血管内栓塞治疗在治疗颅内破裂囊状动脉瘤的近期和远期效果均优于传统外科手术。

自 1974 年，Mullan 将金属丝纳入动脉瘤囊内导致血栓形成，进而使动脉瘤闭塞达到治疗的目的。20 世纪 80 年代 Serbinenko 发明的可解脱球囊栓塞技术曾在临床应用。20 世纪 90 年代由 Guglielmi 等发明的电解可脱弹簧圈(GDC)进一步提高了颅内动脉瘤的治疗效果。近年来，更多的新材料和新技术正逐渐应用于临床，如水溶胶弹簧圈释放后体积能膨胀数倍，可致密填塞动脉瘤囊腔；生物可吸收物质 PGLA 覆盖的基质电解可解脱弹簧圈能促进成熟结缔组织形成，加速血栓机化，防止动脉瘤再通；缓凝生物胶可配成不同的浓度分别用于动静脉畸形、动静脉瘘和动脉瘤的栓塞；带膜支架可直接隔绝动脉瘤，并可封闭主动脉夹层瘘口等。

6. 其他介入技术　最近几年来，血管内介入技术在脑血管病防治方面的研究和应用发展迅速。出现了很多新技术和新方法，如血管内机械取栓术、激光辅助的血管内溶栓术、超声辅助的动脉内溶栓术、慢性闭塞病变血管再通术等新技术。但这些新技术目前多处于临床探索阶段，其安全性和有效性尚有待大样本的临床研究所证实。

(赵文新　徐格林)

参 考 文 献

1. 刘新峰. 缺血性脑卒中研究所关注的热点. 中国临床康复, 2005, 9: 184-185.

2. Wholey MH. History and current status of endovascular management for the extracranial carotid and supra-aortic vessels. J Endovasc Ther, 2004, 11 Suppl 2: II43-61.

3. Conti AA, Margheri M, Gensini GF. A brief history of coronary interventional cardiology. Ital Heart J, 2003, 4: 721-724.

4. Bakal CW. Advances in imaging technology and the growth of vascular and interventional radiology: a brief history. J Vasc Interv Radiol, 2003, 14: 855-860.

5. Grech ED. ABC of interventional cardiology: percutaneous coronary intervention. I: history and development. BMJ, 2003, 17: 1080-1082.

6. Alper MG. Three pioneers in the early history of neuroradiology: the Snyder lecture. Doc Ophthalmol, 1999, 98: 29-49.

7. Brott TG, Hobson RW 2nd, Howard G, et al. Stenting versus endarterectomy for treatment of carotid-artery stenosis. N Engl J Med, 2010, 363: 11-23.

8. Yadav JS, Wholey MH, Kuntz RE, et al. Protected carotid-artery stenting versus endarterectomy in high-risk patients. N Engl J Med, 2004, 351: 1493-1501.

9. Bonati LH, Dobson J, Algra A, et al. Short-term outcome after stenting versus endarterectomy for symptomatic carotid stenosis: a preplanned meta-analysis of individual patient data. Lancet, 2010, 376: 1062-1073.

10. Ringleb PA, Allenberg J, Brückmann H, et al. 30 day results from the SPACE trial of stent-protected angioplasty versus carotid endarterectomy in symptomatic patients: a randomised non-inferiority trial. Lancet, 2006, 368: 1239-1247.

11. Ederle J, Dobson J, Featherstone RL, et al. Carotid artery stenting compared with endarterectomy in patients with symptomatic carotid stenosis (International Carotid Stenting Study): an interim analysis of a randomised controlled trial. Lancet, 2010, 375: 985-997.

第九章

脑血管介入诊疗的设备和技术要求

脑血管内介入技术是在 X 线电视监视下,经血管途径借助导引器械释放造影剂或递送各种特殊器械进入脑血管的病变部位,以达到诊断和治疗目的。数字减影血管造影(digital subtraction angiography,DSA)是进行脑血管内介入操作的基础设备。本章主要介绍 DSA 的系统组成、基本原理、开展脑血管介入所需的技术条件及人员配置。

第一节　介入手术室

理论上所有的诊断和治疗的血管内操作应在医院内专门设置的血管介入手术室内进行。

理想的介入手术室应为影像设备、监护设备、急救设备,以及病人的护理提供足够的空间(图 9-1)。理想的介入室面积应为 65m²,需要足够宽大的铅门,允许进入带有附属设备的担架床。天花板的高度应为 3.5~4m,其上方的额外空间应允许机械进入。同时应具备以下

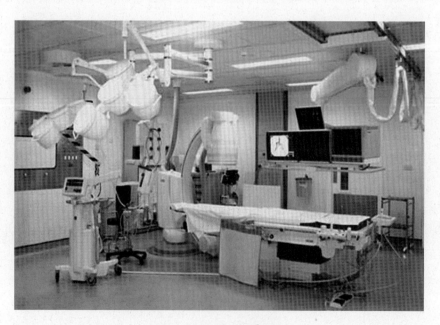

图 9-1　DSA 室效果图

功能:①各种设备所必需的电源;②设置于介入室外的洗手装置;③毗邻手术室的污物处理间;④氧气传输管道,吸引器和监护仪;⑤储藏间,铅衣架和所有设备的支架等;⑥心电监护仪监视器及透视监视器等。

控制室与介入手术室隔开,通过铅玻璃窗观察。配备内部通话系统与术者及患者必要的交谈。控制室内还应配有可调阅患者所有入院情况及实验室数据的计算机终端,及复习既往影像学资料的各种设备。同时应配备各种并发症及紧急事件的应急处理预案。

第二节　设备条件

一、概述

数字减影血管造影是 20 世纪 80 年代兴起的一种新技术,是计算机与常规 X 线血管造影相结合的一种检查方法。由于它能实时地向术者提供导管导向的位置、局部循环结构、血管内血流和管腔结构等有关信息,因而具有极大的优越性,目前已基本取代了常规的血管造影设备。

由于电子计算机技术、非离子型造影剂、导管及其插管技术的不断发展,加之对脑血管解剖、血管性病变的病理生理的进一步认识,各种脑血管内介入影像技术日趋成熟,其治疗范围正在拓宽,治疗规模不断扩大。特别是计算机的应用,使 DSA 设备更加智能化,光纤网络综合数据处理能力更强、X 线剂量更低,操作界面更方便,图像更清晰,使脑血管内介入诊断和治疗技术日臻完好。

二、DSA 工作方式及原理

DSA 可以看成是这种 DSA 系统和数字减影技术在血管造影领域的应用。减影技术是指把人体同一部位的两帧影像相减,从而得出它们的差值部分;不含造影剂的影像称为掩模像或蒙片,注入造影剂后得到的影像称为造影像或充盈像。广义地说,掩模像是要去减造影像的影像,而造影像则是被减去的影像,相减后得到的影像是减影像。减影像中骨骼和软组织等背景影像被消除,只留下含有造影剂的血管影像。数字减影处理流程如图 9-2 所示。在实施减影处理前,常需对 X 线图像作对数变换处理。对数变换可利用对数放大器或置于 A/D 转换器后的数字查找表来实现,使数字图像的灰度与人体组织对 X 线的衰减系数成比例。由于血管像的对比度较低,必须对减影像进行对比度增强处理,但影像信号和噪声同时增大,所以要求原始影像有高的信噪比,才能使减影像清晰。

在 DSA 系统中,根据不同的使用目的,数字减影有各种不同的方法,如时间减影、能量减影等,区

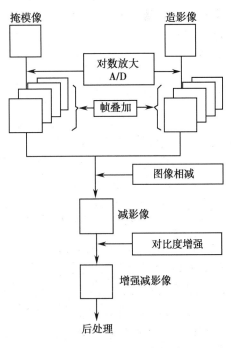

图 9-2　DSA 处理流程图

别主要在于相减的两影像即掩模像和造影剂充盈像的获取方法不同。

1. 时间减影　时间减影是 DSA 常用的方式,在注入的造影剂进入感兴趣区之前将一帧或多帧影像作为掩模像存储,并与按时间顺序出现的造影像一一相减。这样,两帧中相同的影像部分被消除,而造影剂通过血管时形成的高密度部分被突出地显示。这种工作方式因掩模像和造影像获得的时间先后不同,故称为时间减影。它的不足之处是,在摄影过程中由于患者自主或不自主的运动,使掩模像和造影像不能精确匹配,导致影像出现配准不良的伪影或模糊。

2. 能量减影　能量减影也称双能减影。在进行感兴趣区血管造影时,几乎同时用两种不同的管电压(如 70kV 和 130kV)取得两帧影像,对它进行减影处理;由于两帧影像利用不同能量的 X 线摄制,所以称为能量减影。这种减影方法利用了碘与周围软组织对 X 线的衰减系数在不同能量下有明显差异的特性(碘在 33keV 能级时衰减曲线发生跃变,衰减系数突然增大,而软组织衰减曲线是连续的,并且能量越大,衰减系数越小)。能量减影法还可把不同衰减系数的组织分开,例如把骨组织或软组织从 X 线影像中除去,从而得到只有软组织或只有骨组织的影像。具体方法是用两种能量的 X 线束获得两幅影像,一幅在低能 X 线下获得,另一幅在高能 X 线下获得,影像都经对数变换进行加权相减,就消除了骨组织或软组织。从原理上看,能量减影是一种较好的减影方法,但在实施中要求管电压能在两种能量之间进行高速切换,增加了 X 线机的复杂性,一般 X 线机不能采用这种方法。这种方法还不易消除骨骼的残影。

三、DSA 系统的组成

DSA 系统的基本组成按功能分类,主要由五部分组成:① X 线发生和显像系统。包括 X 线机、影像增强器、光学系统、电视摄像机和监视器;②机械系统,指 C 型臂和血管造影床。这一部分必须运动自如、投照方便,而不影响患者的麻醉和抢救;③高压注射器;④影像数据采集和存储系统;⑤计算机部分,主要用于图像的后期处理、储存。DSA 与普通的数字 X 线摄影系统不同,不仅要把 X 线影像数字化,还要取得质量较高的血管减影图像。因此 DSA 系统除了传统造影用 X 线设备外,还有一系列特殊设备和系统。

1. X 线管　脑血管造影是将高浓度的 X 线造影剂,通过导管用高压注射器注入大血管,然后及时快速连续拍照的一种检查方法。因此,对于脑血管造影用 X 线设备,要具有高性能及特殊的附属装置。要求 X 线管能承受连续脉冲曝光的负荷量,对于中、大型 DSA 设备,一般 X 线管热容量应在 200kHU 以上,球管电压范围 40~150kV,球管电流通常为 800~125mA。要求高压发生器能产生稳定的直流高压,采用中、高频技术,由微机控制,产生几乎是纯直流的电压。X 线机能以多脉冲方式快速曝光,成像速度最高达 150 帧 / 秒的连续摄像。

2. 影像增强器(image intensifier, Ⅱ)　影像增强器的工作原理是,当 X 线通过人体与增强管的玻璃壁,到达输入荧光屏上,即可产生一个密度不同的影像。输入荧光屏涂有以银作激活剂的硫化锌银粉,最新技术是采用以铯作激活剂的碘化银。这些物质遇 X 线照射后,产生荧光,再由光电管阳极产生光电子。产生的电子数量多少,对应于荧光的强度,这样就把 X 线像转换为电子影像。这些电子受到阳极和辅助阳极静电场的作用,在输出屏上聚集成倒像,这时输出屏出现一个缩小的倒像,只有原荧光屏上影像的 1/9,再经过透镜变成正像,这时影像则增强 1000~6000 倍。在增强管内还有一个聚焦阳极,它是一个辅助电极,起影像聚集作用。

　　增强后的影像通过分光器送到电视摄像机,电影摄像机以及直接观察镜等分路,进行电视观察或电影摄像。影像增强是一种先进的技术,能起到减少 X 线照射剂量,降低 X 线机消耗,提高工作效率等作用。因此,目前影像增强器已被广泛采用。

　　通常采用可变视野影像增强器,如 31cm 的影像增强器可有 10cm、16cm、22cm、31cm 四种视野,造影时根据需要可灵活选用。空间分辨率与屏幕尺寸和视野成反比,一般为 1.1~2.5LP/mm。为了提高灵敏度和分辨率,输入屏采用碘化铯等材料制成。新研制的平板型增强器,在输入屏发光体和光电层之间有几十万条光纤,把每个像素的光耦合到光电层,从而使影像有较高亮度,提高了影像增强器的转换效率。

　　3. 光学系统　为了适应所用 X 线剂量范围大的特点,要求使用大孔径、光圈可自动调节的镜头,有的镜头还内含电动的中性滤光片,以防止摄入强光。

　　4. 电影摄像机　主要元件为摄像管,具有高灵敏度、高分辨率和低残像的特点。可直接拍摄电视屏幕上的摄像。也可直接拍摄影像增强器输出观察屏上的影像,目前主要采用后一种方式。

　　视频通道要有各种补偿电路,保证输出高信噪比(S/N)、高保真的视频信号。X 线曝光和影像采集必须同步进行。但由于真空摄像管的迟滞性,在脉冲影像方式和隔行扫描制式下,每一场的影像信号幅值不等,采样需等到信号幅值稳定后才能进行,因此使曝光脉冲宽度增加,浪费了剂量。采用电荷耦合器(charge coupled device,CCD)摄像和逐行扫描制式,可以改善这种情况。随着 CCD 产品质量的提高,将进一步取代真空摄像管。高性能 CCD 摄像机,采用高清晰度制式,分辨率为 1249/1023 线(50~60Hz),S/N 大于 2500,频带大于 10.5MHz。

　　近年来 X 线摄像技术发展较快,过去都是采用 X 线管,在拍摄过程中,X 线连续发生,而电影机则是断续拍照,这样很大一部分 X 线被浪费掉。目前采用了三极脉冲 X 线管。这种技术在初期是由电影机产生一个方形波脉冲,用以控制 X 线的发生。现今则是采用三极 X 线管与电影机同步,也就是说当电影机光圈开启时,X 线管在栅极可得到正电压,X 线即发生;而当电影机光圈关闭时,X 线管栅极为负电压,此时 X 线管不发生 X 线。这样可按照电影机的转速,产生不同速率的脉冲 X 线,可避免 X 线的过多照射,提高摄影效果,减少患者和工作人员的照射剂量。

　　5. 监视器　要求配备高清晰度、大屏幕的监视器,如逐行扫描 1024 像素以上、51cm 以上类型的监视器。现在造影室内的监视器常采用多屏、多分割或画中画的形式,便于随时对比。高性能的监视器使用环境亮度传感器,自动调节亮度。无闪烁的平面显像管在场频高于 100Hz 时实现无闪烁影像显示。

　　6. X 线影像控制系统　在 DSA 中由于被摄对象的组织密度变化大,应保证在各种不同摄影对象和摄影条件下都能得到足够诊断信息,消除模糊及晕光。DSA 是由影像增强和电视 成像系统形成模拟影像信号的,影像增强器的动态范围大,约为 10^4,在不同曝光剂量下都能输出对比度良好的影像。但电视摄像管的靶面照度范围为 10^{-1}~10^2 时,输出电流在暗电流值与饱和电流值之间变化,动态范围在几百之内。有的检查部位(如胸、腹部)X 线曝光剂量变化范围达 10^3~10^4,超过了摄像机能精确复制信号的范围,因此需要有一系列自动控制措施,确保摄像管的输入光量在其动态范围内变化。

　　措施之一是控制影像增强器的输出光量。控制 X 线的曝光剂量就是控制影像增强器的输入光量,以利用摄像机输出的视频信号自动控制曝光时间,或自动调整 X 线管的电压和电流值,就能自动控制 X 线影像的亮度。

措施之二是控制光学输出光量,即通过调节视频镜头光圈的大小,实现光量控制。F 1.4孔径的镜头光量的调整范围可达到6.6×10^4,从而保证摄像管的输入光量总处于正常范围内。

另外,采用补偿滤过器也能控制X线强度,使它和设备部件的动态范围相吻合。补偿性滤过器是在X线管与患者之间放入附加的衰减材料,在视野内选择特定的衰减区域。提供更均匀的剂量分布。

7. X线剂量控制系统　在保证影像质量的条件下尽量减少患者接受的X线照射剂量,是剂量管理系统的任务,它由一系列现代高级技术组成。

(1) 栅控技术:在每次脉冲曝光的间隔向栅极加一负电位,抵消曝光脉冲的启辉和余辉,从而消除软射线,提高有效射线质量,缩短脉冲宽度。

(2) 光谱滤过技术:在影像增强器或X线管的窗口放置铝滤板,以消除软射线,减少二次辐射,优化了X线的频谱。准直器的隔板有方形、圆形、平行四边形等;位于X线管窗口的滤板及DSA补偿性滤板也有各种形状,如头部用多边形滤板,颈部、四肢用矩形,心脏、肺部用双弧形等。理想的滤板可使显示屏范围内影像密度基本一致,以免产生饱和性伪影。若肺部DSA检查没有滤板时,肺与心脏的密度相差太大,X线剂量适合心脏时,肺部的小血管被穿透,剂量适合肺部时心内结构又无法辨认。各种滤板和隔板可以自动或手动控制,调整很方便。但要注意,不宜采用太厚的滤板。否则将明显增加X线管负荷,还会使X线束硬化和降低信噪比等。影像增强器前面放置滤栅也用来消除X线穿过人体时的散射线,有平行、会聚、锥形和交叉等排列方式。采用该技术后可降低X线辐射剂量约20%。

(3) 脉冲透视技术:是在透视影像数字化的基础上实现的,因此能对脉冲透视影像进行增强、平滑、除噪等滤波处理,改善影像的清晰度。设备的脉冲透视频率有25帧/秒、12.5帧/秒、6帧/秒等种类可供选择,频率越低、脉宽越窄,辐射剂量就越小。但脉冲频率太低时,活动影像透视将出现动画状跳动和拖曳;脉宽太窄时透视影像质量下降。一般来说,对于不移动的部位,取2~3帧/秒采集即可,对呼吸运动或心脏搏动较明显的部位如腹部和肺部取6帧/秒,甚至更高;而脑血管介入一般取6帧/秒。该技术可使常规透视辐射剂量减少40%。

(4) 影像冻结技术:每次透视的最后一帧影像被暂存,并且保留在监视器上显示,称为影像冻结(last image hold,LIH)。充分利用LIH技术,可以减少不必要的透视,明显缩短总透视时间,达到减少辐射剂量的目的。在LIH状态下还能调整DSA滤板和隔板。

此外,还有放射剂量的自动显示技术,检查床旁的透视剂量调节功能,铅防护屏吊架等。

8. 机械系统　主要包括导管床和血管造影专用X线管头支架,要求它们的运动范围大、速度快、全方位。脑血管造影前要对患者施行导管插入术。操作时,需在透视引导下插入导管并定位。这就要求导管床具有手术床和诊视床两种功能。手术时要求高度适宜,工作方便,能从各个方位接触患者;透视时要求能方便地变换方位和部位,并且要求准备时间短。在专用导管床问世以前,导管插入术是在诊视床上进行的。有的在诊视床上配有导管插入术用的附加床面,这样可以有较大的移动距离,床面做得较窄,并且有分段移动的功能,但这些未解决倾斜透视的问题。后来设计的摇篮床面可以部分地解决这个问题,它是在普通诊视床或床底座内设置X线管的早期导管床上,再配置可绕其纵轴旋转的凹形床面,这样可以在X线管不能移动的情况下做一定角度范围内的斜位透视和摄影。血管专用球管臂的诞生,把X线管与检查台分离开来,从此透视和摄影可以在任意方向进行。随之导管床也有了发展。

（1）导管床：早期的专用导管床，床内设 X 线管，与悬吊增强器配合使用，具有浮动床面和升降功能，适应手术和透视两种需要。配合 C 形臂使用的导管床，床内无需设 X 线管。①高度：高度需适应不同身高的手术者和 C 形臂的要求，在有微焦点 X 线管的情况下可以完成不同放大倍数的放大摄影和放大血管造影。②床面移动：为了迅速改变透视部位，床面在水平面内可做二维移动，特别是沿床长轴方向有较大的活动范围；配合 C 形臂使用时，床面能把患者送入 X 线照射野，床座不会影响 C 形臂在反汤氏位方向倾斜时的活动。床面在纵横两个方向上都设有电磁刹车。③床面宽度：床面宽一般为 40~60cm。为了适应上肢插管的需要，床边一般都设有活动式臂托。④床面边框：为增加床面机械强度而设，同时也是床面纵向移动的轨道。在配合 C 形臂使用时，X 线透视的方向是不固定的，在一定方向上，床面的边框可能进入照射野，为此也有无边框床面。⑤床面材料：过去多用多层胶合木板或酚醛板，其机械强度较好，但吸收 X 线量较大。目前多采用碳素纤维增强塑料，它不但有较小的 X 线吸收系数，而且有较高的机械强度。⑥吊床：由纵横天轨和可移动的伸缩吊架组成，除具有落地式导管床的全部功能外，还使其活动范围更大，地面更整洁。

（2）心脑血管造影专用球管臂：为了满足倾斜角度透视和摄影的需要，并使 X 线管和影像增强器能同步移动，先后有各种设计，如 U 形臂、C 形臂等支架。其中以 C 形臂结构较为紧凑，使用方便。其结构如图 9-3、图 9-4 所示。在 C 形臂或 U 形臂的两端分别相对安装球管和影像增强器，并使两者中心线始终重合在一起，即无论在任何方向进行透视，X 线中心线都始终对准增强器的输入屏中心。C 形臂可在支架支持下沿 C 弧做 –45°~+90°转动，能很快从正位透视转换为侧位或斜位透视。沿患者长轴方向倾斜是随球管臂的转动实现的，可在 ±45 度范围内调整。有的机型 C 形臂可做升降运动。C 形臂可由底座、附着式立柱和悬吊架等支持。支架还可由底座携带移动或摆动，以便在需要时使其远离导管床。

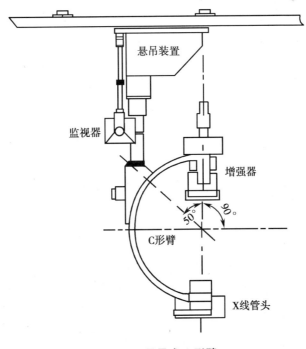

图 9-3 悬吊式 C 形臂

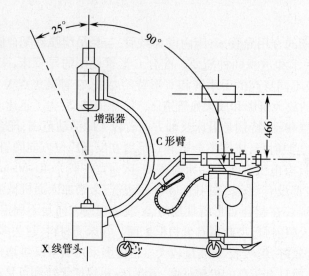

图 9-4 落地式 C 形臂

上述形式支架的共同特点是：能在患者不动的情况下，完成对患者各部位进行各方位的透视和摄影检查，以减少死角，尽量不妨碍操作。当肢体位于 C 形臂转动中心时，C 形臂活动中受检部位一直处于照射野中心，焦点至增强器的距离可调，一般是增强器移动。为此，在增强器输入屏前设有安全罩，在球管臂或增强器活动时，一旦触及患者，可立即停止动作，保护患者和设备安全。

现代血管造影机还配有自动安全保护装置，计算机能根据机架、床的位置自动预警和控制 C 形臂、增强器的运动速度，利用传感器感受周围物体的距离，自动实现减速或停止（例如离物体 10cm 时减速，离物体 1cm 时停止）。

同时为了更方便，机器还设有体位记忆装置和自动跟踪回放装置。前者专为手术医生设计了投照体位记忆装置，能储存多达 100 个体位，各种体位可事先预设，也可在造影中随时存储，使造影程序化，加快造影速度。后者则是当 C 形臂转到需要的角度进行透视观察时，系统能自动搜索并重放该角度已有的造影像，供医生诊断或介入治疗时参考；也可根据影像自动将 C 形臂转到该位置重新进行透视造影。这种技术特别有利于脑血管造影，尤其是脑血管内介入治疗手术。

9. 高压注射器 高压注射器即造影剂注射器，是血管造影必不可少的设备之一，是 DSA 系统一个独立的部件，有其特定的功能。它的作用是保证在特定时间内将造影剂集中注入血管内，高浓度地充盈受检部位的血管，从而获取对比度较高的影像。同时使造影剂注射、X 线机曝光及换片机准确换片三者协调进行，从而提高血管造影的成功率和准确性。目前使用的高压注射器一般都为程控电动式（图 9-5）。

（1）基本原理：电动式高压注射器以电动机为动力。电机转动时带动螺杆前进，推动针栓迅速注射，如图所示，因此控制电机的转速和动作时间，就可控制注射率和注射量。检测螺杆的转数即可检测注射量。

（2）工作特点：①一次性吸药，分次注射。在做选择性脑血管造影时，为确认导管头端的位置是否正确，有时需做多次注射，另外，有时还需进行重复注射。②心电同步，冠状动脉造影时，注射可受心电信号的控制（ECG 控制）并与其同步，如注射在心脏的舒张期进行，从而避免了收缩期注射可能出现的心肌颤动，同时也大大减少了注射量，且便于观察脑血流图

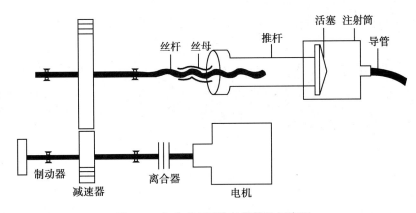

图 9-5　电动式高压注射器转动示意图

像。③程序控制,有的高压注射器提供了很宽的注射速度选择范围,从每小时数毫升到每秒数十毫升,注射药量的速度在注射过程中是恒定的,也可以事先人为地预置注射率曲线。④独立结构,注射器头是一个独立部分,可以自由转动改变方位和角度,便于吸药、排气,并可最大限度地接近患者,以便于注射。注射器头可以取下来,安装在导管床的边框上,在床面移动时,患者和注射器头同步移动,即患者和注射器头处于相对静止状态,这样可防止床面带动患者移动时,将已插好的心导管拽出或移位。

(3) 基本结构和功能:电动式高压注射器主要由注射针筒、注射头、控制器、移动架和附属件组成。控制器面板上操作均为按键式,数字显示注射参数和指示显示工作状态。在控制台上能控制注射速度、注射压力和注射剂量,并能准确显示各个数据。整个系统由计算机控制。由于实现了计算机的控制,从而具有控制精确度高,性能稳定,结构小型化,运行智能化等优点;同时可以遥控,从而使全部工作人员在摄影时离开放射现场,改善了工作条件。

(4) 注射参数:①注射流速:注射流速指单位时间内经导管注入对比剂的量,一般以 ml/s 表示。选择流速的原则,应与导管尖端所在部位的血流速度相适应,还要考虑血管病变性质,如动脉夹层、脑出血等应采用较低的流速为宜;②注射剂量:在实际应用中,对比剂的每次用量应根据造影方式、造影部位和病情状况等全面考虑。造影导管顶端所处位置与对比剂的浓度和剂量密切相关。在其他条件不变时,导管顶端至兴趣区的距离越近,对比剂浓度越高,成像质量越好,反之亦然。导管顶端位置的判断常用方法有:解剖部位;心血管内压力值变化;试验性注药,俗称"冒烟"。由于对比剂有不良反应,所以应控制注射总量,成人 3~4ml/kg,儿童 4~5ml/kg。③注射斜率:注射斜率是指注射的对比剂达到预选流速所需的时间,即注药的线性上升流速。相当于对比剂的注射速度达到稳态时的冲量,冲量越大,对比剂血管内越快,线性上升流速就越高,反之亦然。线性上升流速的选择应根据不同疾病,导管尖端所处的位置等决定。④注射压力:对比剂进入血管内作稳态流动需要一定的压力,也就是客服导管内的阻力,一般来说,压力选择是根据动脉血压、造影部位和病变要求决定,亦应与导管的型号匹配。

10. 影像数据采集和存储系统　该系统的一般结构如图 9-6 所示。由于以 DSA 要求 25 帧／秒以上的实时减影,这样高的处理速度必须通过专用硬件来实现。有的厂家在通用微机上增加一块影像板来实现视频信号的(模／数)A/D 转换和实时减影等处理功能,该板由 A/D 转换器、输入查找表、高速运算器,帧存储器、输出查找表、D/A 转换器等组成。

根据采集矩阵的大小决定采样时钟的速率,对 512×512 矩阵,采样频率为 10MHz;对

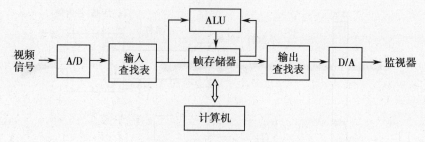

图 9-6　数字图像硬件框图

768×572 矩阵和 1024×1024 矩阵,需要的采样频率分别为 15MHz 和 20MHz。按照对数字影像灰度级的要求选择 A/D 转换器的量化等级,即比特(bit)数,一般为 8bit 或 10bit。帧存储器的容量一般要能保存 16 帧数字影像,当每像素为 8bit(即 1 字节,byte)数据时,帧存储器容量是 4MB 或 16MB。对心脏和冠状动脉等动态器官部位的造影,需以 25 帧 / 秒的速率实时连续采集 5s 或 10s 影像,要求采用更大容量的影像存储器,有的设备已采用 64MB 的高速海量帧存,可以保存 512×512×8bit 的影像 250 帧。如果实时帧存容量小,对心脏和冠脉就只能采用电影方式造影。一次采像一般不超过 10s,而在两次采像的间隔时间内可把帧存的影像转存到光盘或硬盘上,所以帧存容量超过 64MB,就可以代替电影胶片。大容量实时影像存储器一般采用动态存储器,由于最高实时存取速度要达到每秒 50 帧 512bit×512bit×8bit 的影像,所以必须通过视频总线传输,同时也要有计算机总线接口,以便进行读写控制和实现帧存与硬盘之间数据转存。

　　11. 计算机系统　主要用于系统控制和图像后处理,包括流程控制系统和图像后处理、储存、传输系统等。

　　(1) 流程控制系统:以计算机为主体控制整个设备。根据控制流程需要连接的信号包括:①启动开关信号,启动开关 1 闭合使 X 线机接受计算机控制,由计算机对 X 线机发出曝光准备信号;发出光阑控制信号,使光圈孔径缩小。启动开关 2 闭合使造影过程开始,计算机启动高压注射器,并对 X 线机发出曝光信号。②联络信号,X 线机准备完毕后,向计算机发出准备就绪信号,表示可以进行脉冲曝光。曝光开始后,向 A/D 转换电路发出采样开始信号;转换结束后,通知计算机读取数字信号,再次进行脉冲曝光,采集下一帧影像。

　　(2) 图像后处理、储存、传输系统:利用计算机系统的处理功能,对图像的各种后处理,以获得满意的影像。图像后处理主要包括①减影后的图像对比度很低,难于辨认,必须通过计算机的图像处理系统提高其对比度,要选择合适的窗宽和窗位来显示,即窗口显示技术简称窗技术。②空间滤过,常用来降低 DSA 图像的噪声;③界标和兴趣区处理例如兴趣区注释:包括左右方位标签、自定义文本、勾画图形等;图像的放大、反转、旋转、缩放、移动;不同百分比蒙片背景调节;感兴趣区血管的背景在减影系列中一般是看不见的,通过对原始图像覆盖,周围组织或多或少地有所显示;图像边缘增强处理:根据检查部位要求,合理调整以更好地显示血管影像边缘;定量分析:包括血管长度和直径测量、血管定量分析(QVA/QCA)等。④减影像可以实时在电视监视屏上显示,也可以保存在计算机硬盘上,以便回放。对数变换处理、移动性伪影的校正处理、改善影像 S/N 的时间滤过处理和自动参数分析功能。图像储存、传输　随着大容量存储、数据通信和数字图像技术的发展日趋完善。图像存储、传输系统(picture archiving and communication system,PACS)于 20 世纪 70 年代末期应运而生。它将图像信息以数字的形式来表现,在计算机管理下,完成存储、处理、归档、检索等一系列功能,同时利用计算机网络实现图像信息的传输,达到远程操作的目的。同时也可以整个造影过程的动态影像刻录在光盘上,减少归档空间,或交给被检者,方便其携带和会诊。

第三节　DSA 设备的改良

前一节介绍了 DSA 设备的主要组成,本节针对 DSA 不断改进的性能和不断增加的功能,简单介绍 DSA 设备的进展。

一、传统类型 DSA 设备的进展

1. 电荷偶合器替代了摄像管　目前所有研制大型 DSA 设备的厂家均采用电荷偶合器(CCD)替代了沿用多年的摄像管技术。大多数血管造影机已采用了 CCD。目前采用的 CCD 至少有 100 万像素,显示矩阵通常为 1024×1024,可具有 12bit 的分辨率,最高可达 4096 灰阶分辨率。CCD 特别是最近推出的医用 CCD,其面积为标准 CCD 的四倍,它的光电灵敏度和动态范围可与摄像管媲美。调制转换函数值(modulation transfer function,MTF)优于摄像管,且影像几何失真小、均匀性和一致性好。

2. 实现了三维信息采集　目前所有大型 DSA 设备均采用旋转曝光方式的三维信息采集。C 形臂任意轴均可旋转,旋转速度从最初的 15°~20°/s。目前可达 40°~60°/s。可变高速旋转采集一次最大旋转速度可达 305°。快速大角度旋转采集的信息量大,进行三轴全方位投照,可任意摆位进行三维图像显示。除可作精细的血管结构三维重建外,还可扩展到某些非血管结构的三维显示,如颌骨等。

3. 监视器改进　高亮度无闪烁,无变形失真的监视器,使所有细节一览无余。此外,一些公司实施了三枪电子束扫描技术,使监视器亮度提高。从而背景亮度较大时,仍可获得高分辨率的图像。监视器的单屏多窗面技术可同时显示同一患者多次造影图像或同一造影的多幅图像。

4. 软件功能的改进　①除了较成熟的旋转采集、3D 显示功能外,DSA 目前已实施血管内镜显示、心脏功能分析、冠状动脉分析、血管分析等功能(自动检测血管的长轴和边缘,采用合适的算法,定量分析狭窄的百分比,一次标准自动测量分析多个狭窄)。角度的选择,只需标注二个摄影位置,系统自动给出显示病变的最佳角度摄影。这些测量均可在介入手术中在线进行。②动态数字补偿是通过造影检查中的动态调节,使图像始终保持最佳质量的方式。不同厂家的方式各有不同。即以兴趣区(ROI)内的影像信息反馈作调节各项扫描参数依据的处理方式。GE 公司推出了一种扩增透视系统把 3D 重建的影像与 2D 影像融合的透视显示方式,可给观察者实时的立体感。

5. 降低 X 线剂量的改进　①要求 X 线管及高压发生器性能好,热容量及散热率高。旋转阳极焦点采用三焦点 1.2mm、0.6mm、0.3mm。曝光方式为脉冲曝光大于 50 次,数字脉冲透视模式(0.5-5-30 脉冲/秒)据介绍最多可节省 90% 的曝光剂量。②频谱滤过器:改进 X 线的滤过,如使用钼滤过。以得到更适宜的射线能谱。③千伏优先设定:推出一种新的曝光条件,自控法(SEC)自动 Y 曲线调节(可在 0.3 秒内完成)。④设计改变 X 线球管的位置:从而在检查中可遮蔽部分对操作人员的辐射。无辐射患者定位,即使用冻结的图像作为参照的定位系统。⑤智能透视:结合透视降低噪声,图像融合和像素位移监测,提高信噪比,降低 X 线剂量,而不牺牲图像的时间分辨率。⑥消除伪影技术:岛津公司采用了一种 RSM 2DSA

成像的方式,即对易因活动产生减影伪影的部位,,在曝光中,有意使蒙片模糊。再与造影片作减影,实际上是采用了一种不完全的减影方式。克服减影中移动伪影的方法,该方法获得影像还可作 3D 显示。

6. 其他改进 ①根据需要实施 2D 或 3D 导向径路图。②同步实时减影,导管床连续和变速运动,准确跟踪血流变化,下肢血管无缝拼接显示。③以血管本身(而不是导管)作标准参照的测定定量方式。④动态范围扩展技术平滑地控制肺野的烧亮,清晰显示心血管。⑤提供了实时频率图像快速存取的大容量磁盘存储器改进了 DSA 资料的存储,使用数字光盘存储。

二、平板探测器

数字化血管机的另一趋向是影像增强器(影像增强器)终究被平板探测器(Flat Panel Detector, FPD)取代。各家公司均已研制 FPD 型 DSA。

1. FPD 技术 FPD 可分为直接和间接二类:①直接 FPD 的结构主要由非晶硒层(Amorphous selenium, a-Se)加薄膜半导体阵列(Thin film trasistorarrag, TFT)构成的平板探测器。由于非晶硒是一种光电导材料,因此经 X 线曝光后,由于导电率的改变,就形成图像。电信号通过 TFT 检测阵列,再经 A/D 转换,处理获得数字化图像,在显示器上显示。②间接 FPD 的结构主要由闪烁体或荧光体层加具有光电二极管作用的非晶硅层再加 TFT 阵列构成的平板探测器,此类平板的闪烁体或荧光体层经 X 射线曝光后,可以将 X 射线光子转换为可见光,而后由具有光电二极管作用的非晶硅层变为图像电信号。经过 TFT 阵列,其后的过程,则与直接 FPD 相似,最后获得数字图像。

2. FPD 平板探测器的优缺点 直接方式的 FPD 量子检测率略逊于间接方式者。应用中需使用较高的电压,从而引起较大的噪声。但其空间分辨率优于间接方式者。间接方式 FPD 稳定性能好,但空间分辨率比直接方式略差。间接方式 FPD 由于是可见光的转换过程,因此含有光的散射问题,而影响图像的分辨率。直接或间接型 FPD 的时间分辨率通常可满足血管造影的要求,采集速率可达 7.5~30.0 帧 / 秒。FPD 作透视时,量子检测率尚不如影像增强器,照片则优于影像增强器。FPD 的照射剂量目前比影像增强器系统要求高。FPD 处理系统的价格较昂贵。目前除了 GE 公司 Innova 3100 和 Innova 4100 大平板全数字化血管机已采用了 FPD 取代影像增强器外,其余公司均在进展中,FPD 正处于自身性能的完善中。FPD 平板探测器将取代沿用 40 余年的影像增强器技术。特别是 Innova 4100 血管机,采集矩阵 2048×2048 像素,可同时提供 4 个视野,造影范围更加宽广。是从头到脚,从胖到瘦,从儿童到老人全面兼容的全数字化血管造影机。

专家预测,未来应用微电子、分子生物学和基因工程的新成果,集多功能如内镜、超声、血流压力测量等于一体的新一代治疗导管及传输装置将进一步发展;生物适应性良好的材料、内支架、留置用导管的研制和临床应用将有助于进一步提高介入治疗的水平。DSA 设备会有进一步的发展,如开放式 MRI 设备与其相应配套器具的开发以及超声的配合使用,将使脑血管内介入治疗技术操作向低或无放射线方向发展。影像设备的不断开发与进步,如实时和立体成像引导下的介入性操作,以及新的栓塞剂和基因疗法的应用,将进一步提高介入治疗的精度与疗效。

三、DSA 设备的保养和维护

正确使用和维护 DSA 设备,对预防故障发生,延长机器寿命,保证机器与人身安全有重要意义。工作人员在使用 DSA 设备时,要严格遵守机器的操作规程,定期维护保养。在此仅介绍 DSA 设备的维护常规。

1. 谨慎操作,防止剧烈震动:控制台应避免强烈震动,防止机件受损。工作中移动荧光屏要轻缓,避免碰撞。

2. 保持机房干燥,避免机件受潮。

3. 做好清洁处理,防止灰尘沉积。

4. 定期安全检查,减少故障发生。

第四节　X 射线的防护

目前 X 线检查已广泛应用于临床,对其防护的意义应有足够的认识,防护的方法及措施也应加以了解。

由于 X 线对机体的生物学作用,人体照射后,会产生各种不同的反应和损伤,并可产生累积效应,甚至会产生慢性放射病。但是在容许范围内的曝光剂量是安全的。因此,对放射线检查产生疑虑或恐惧是不必要的,同时也应做好积极的防护。

目前,随着计算机技术的发展,X 线设备的不断改进,X 线的曝光剂量已明显减少,放射线的损害的可能性也越来越少。但同时也要明白 X 线对染色体、性腺的危害性与吸收的 X 线剂量是成比例增加的。

一、对 X 线原发射线及其散射线的防护

球管窗口的铝质滤板可以阻挡波长较长的射线,其穿透力不强,无实用价值,但对机体有一定的损害。继发射线是在原发射线穿透其他物质过程中产生的,其能量较小,但对机体影响较大。检查室的大小可影响散射线的强度。按国家规定要求,不得小于 $25m^2$,高度应在 2.5m 以上。检查室通向走廊的门窗亦应有适当的防护,墙壁的材料及厚度、地板、天花板的防护均应达到国家规定防护要求。同时应定期接收防护检查,以放射剂量对防护设备标准作出评定,并取得放射防护部门的检查认可。

二、对患者的防护

首先要求明确 X 线检查的适应证,安排合理的检查。尽量减少射线的曝光次数,检查时间,以减少射线剂量。病人不能太靠近 X 线窗口,X 线照射剂量与距离的平方成反比,越接近 X 线窗口,照射剂量越高,增加 X 线源与人体间距离以减少照射量。合理使用隔光器,尽量缩小光栅,以减少散射线的产生,并可提高透视影像清晰度。还注意保护敏感的性腺及胎儿,必要时给予铅橡皮遮盖。

三、对医护工作者的防护

长期从事放射线的医护工作人员,应遵照国家有关放射防护卫生标准的规定,执行各项 X 线检查的操作,加强自我防护。在任何情况下,均不可使窗口的原发射线超出增强器的范围,更不可将无防护的肢体暴露在原发射线的照射下。同时手术人员应穿戴好防护衣帽,主要包括头部:戴铅防护帽,铅眼镜或一体化防护头盔。主要对脑细胞、神经系统、眼部晶状体的防护;脖子:铅防护围脖。主要对甲状腺的防护;身体:双面铅防护衣(铅当量

>0.50mmpb)。主要对心、胸部和脏腔及性腺的防护;以及设置好铅防护屏:根据机器球管是床上还是床下来决定采取安装何种防护装置。如果是床上球管,重点安装吊臂式含铅有机树脂玻璃悬挂装置,悬挂在手术床上方作为防护屏,可实现多方向的转动和水平位移,来有效地防护我们上身的相关部位。如果是床下球管,可安装悬挂在手术床边,采用含铅橡胶作为防护屏,它能随床一起自动升降平移并且可以三折转动,可对我们下身的相关部位起到相应的保护。使用者可根据需要方便选择和调整床上床下防护屏位置。同时应认真执行保健条例,定期监测照射剂量,定期进行放射专业体检至少每年一次。

四、防护方法

在减少照射量方面,操作者的能力与其知识直接决定了照射时间的长短,加强操作熟练程度的训练,提高检查技术水平,尽量缩短检查时的透视和曝光时间。操作者的能力还表现在透视时如何缩小光栅来减少照射量。可以先把光栅关闭,对准照射部位后逐渐打开光栅,以减少照射量。透视时开启低剂量自动跟踪系统,可降低 1/2 左右的透视 MA 量。透视、点片和减影时脚踏开关可人为控制曝光次数和透视及减影时间,尽量采用间歇式脉冲透视模式,减少辐射剂量。

实际应用中,要结合每个病人的具体情况选择合适的技术参数,来合理地获得 X 线剂量。譬如,病人的年龄,身体的胖瘦,病变的部位,病变的性质,选择的曝光量是不一样的。X线的参数选择需要在 KV、MA、S、球管负载、病人情况、曝光模式和碘造影浓度的要求等多方面平衡利弊,统筹兼顾。

以上诸多因素,都是不确定的变化量,在实际上很难规定一个最佳的技术条件,主要依靠个人的技术水平和工作经验来决定。所以,摆在我们面前的当务之急是学习和提高处理实际问题的研究能力,在工作过程中不断改进。

第五节 脑血管介入的技术要求

为了广泛地、规范地开展神经介入影像学工作,熟练地施行神经介入治疗技术,尽可能完善地完成介入治疗过程以达到最佳效果,普及脑血管内介入影像学知识以及建立一支由多学科参与的、训练有素的有关专业人员队伍显得特别重要。

一、脑血管内介入的技术要求

1. 理论技能 全面掌握脑和脑血管解剖、正常变异及其危险吻合支、血流动力学和病理生理。熟悉脑动脉粥样硬化的好发部位(颈内动脉起始部及虹吸部、大脑中动脉主干、基底动脉起始部、椎动脉起始部及入颅处)。正确分析狭窄所致的血流动力学变化特别是Willis 环情况、侧支代偿和脑血流储备。熟悉不同部位狭窄所致的缺血性神经事件的病理生理机制,包括各部位狭窄的临床表现,自然病程、预后。

2. 影像学和相关知识 具有丰富的临床和神经影像学经验,对患者的症状、体格检查(动脉的听诊、神经系统体征)、实验室检查(血脂、血糖和同型半胱氨酸等)和影像学检查(颈部血管超声、经颅多普勒超声、MRI/MRA)结果进行分析。在术前充分了解患者的血管危险因素和脑血管病变的部位、性质,能够客观评价手术和药物治疗的疗效。对于颈内动脉(ICA)狭窄所致的脑梗死,能够依据临床和影像学资料评估是栓塞性或动力性。对于前者,支架的目的是防止再次栓塞，为了预测效益需要评价梗死范围、斑块的稳定性和远端血管以及血流情况等；对于后者，支架的目的是改善脑灌注，要评价 Willis 环、脑血流储备和有无低灌注区。对于基底动脉狭窄所致的 TIA，需要评估临床表现、神经影像、Willis 环情况和狭窄程度，以确定支架成形术的效益。

3. 掌握疾病的自然预后和相关治疗　能够进行效益风险评估（风险评估需要综合全身和局部情况，识别血管内治疗的高危患者，要求有精通脑血管病临床、神经影像和脑血管成形术的高质量的团队）。有能力识别"罪犯"病变，辨别它所致的是直接或间接（盗血）供血不足，从而预测手术干预的效益，如：对非"罪犯"病变进行支架成形术是不大可能达到终止患者 TIA 事件之目的。从而正确评估患者，如手术干预后的发生脑卒中事件的几率高于自然病程时，应当及时终止这类手术。

4. 具备预防各种并发症的知识　如在有不稳定斑块的 ICA 严重狭窄是栓塞并发症的高危情况，应当设计最为合理的操作避免栓塞事件；孤立性前循环的 ICA 狭窄和无良好软脑膜侧支代偿的大脑中动脉狭窄是术后发生高灌注综合征的高危人群，应当在开通血管后立即调控血压加以预防；路径差的颅内动脉狭窄是发生内膜夹层、动脉痉挛、穿孔和栓塞的高危人群，应当采用微导管和微导丝交换技术；分叉部、基底动脉和大脑中动脉主干狭窄是发生分支或深穿支闭塞的高危情况，需选择低命名压支架或进行亚满意成形；多处狭窄病变的一次处理可能会增加操作并发症，但分次处理又增加了血压调控难度，引起成形术相关区域的高灌注或未成形术相关区域的低灌注。

5. 掌握各种脑保护技能　脑缺血保护首先需要进行脑缺血耐受性评估，选择合理的麻醉方法，设计球囊成形术时间和进行药物脑保护；高灌注的预防和保护技术；栓子保护技术（血流反转保护技术和机械保护技术）等。

6. 有处理围手术期并发症的能力　必须能够进行临床神经病学检查和处理围手术期的有关情况，及时识别有关并发症并进行初步的临床处理，能够对血管并发症及时地进行合理的血管内治疗。

7. 相关药物的使用　熟知可能使用的各种药物及其监测，包括血脂、血糖、血压和心律失常的调控药物，抗血小板、抗凝和溶栓药物及其拮抗治疗，扩血管药物以及各种可能使用的抢救药物等。

8. 相关培训　要接受放射物理和安全培训，加强对患者、自己和他人的放射线防护。

二、技术培训

1. 脑血管造影培训　目前脑血管病介入治疗还没有统一的培训标准。一般认为，要进行脑血管的介入治疗，首先要进行脑血管造影的培训。无导管经验者，应在合格医师的监督下（至少半数以上作为主要术者）完成 100 例以上的脑血管造影；有外周血管造影和介入经验者，至少进行 50 例脑血管造影。

2. 动脉支架经验

（1）CAS　有 25 例非颈动脉支架经验者，需要参加 CAS 手工课程，在合格医师的监督下作为主要术者，成功地完成至少 5 例 CAS，并且无并发症。或在合格医师的监督下作为主要术者连续进行 10 例 CAS，获得可以接受的成功率和并发症率。

（2）颅内动脉狭窄支架成形术　CAS 资格胜任者在掌握了神经微导管和微导丝技术（20例）后，或从事栓塞术的神经介入医师，在合格医师的监督下，作为主要术者进行 10 例颅内支架成形术,获得可以接受的成功率和并发症率。

3. 资格认证　培训单位出具证明,有关机构进行认证,申请者必须掌握 ① CAS 的指征与反指征;②术前评价和术中生理、脑血管和神经功能监护;③恰当使用和操作透视、放射设备和 DSA 系统;④放射防护原则、放射危害和放射监护;⑤脑血管解剖、生理和病理生理;⑥识别和治疗在 CAS 中发生的心律失常;⑦造影剂和抗心律失常药的药理学,识别和治疗这些药物的不良反应;⑧ CAS 的操作技术;⑨识别与 CAS 有关的任何脑血管异常和并发症;⑩术后处理,特别是识别手术并发症并进行初步处理。

4. 技能保持　有 CAS 和颅内动脉狭窄支架成形术资格者,必须继续保持能力。需要有一定的 CAS 手术量以保持高成功率和低并发症,需要参加质量提高课程和参加有关 CAS 进展的继续教育课程。

5. 规范化操作　各部位狭窄的规范化操作有共性,亦有不同的特点,必须合理运用各种技术以提高疗效和降低并发症。比如:颈段 ICA 狭窄的 CAS 应当使用脑保护装置;颅内动脉分叉处狭窄必须注意避免分支闭塞。操作既要简便,更要合理,要避免简便但不合理和似乎合理但又是不必要的烦琐操作。手术并发症与手术时间和不必要的烦琐操作相关,即与无经验和缺乏培训有关,因此在合理和简便的原则下进行手术,能够缩短手术时间和减少并发症。

三、国内脑血管介入培训的途径

目前国内的脑血管内介入技术的培训分为以下几个方面。

1. 参加学术交流活动,转变观念,接受介入治疗观念,引发兴趣。
2. 到全国神经培训中心培训 3~12 个月,掌握脑血管造影。
3. 开始独立造影,第一年完成约 50 例。
4. 再回到培训中心进修 3 个月,掌握颈动脉支架术。在专家的辅助下做好 10 例病例,第二年在保证安全的前提下至少独立完成 10 例简单病例。
5. 在简单病例的基础上,在保证安全的前提下第三年至少独立完成 20 例病例,其中包括 10 例较复杂病例。
6. 进一步积累病例数和经验,参加学术交流,不断完善,成为新的培训师(图 9-7)。

为了规范神经系统疾病血管内介入诊疗技术的临床应用,保证医疗质量和医疗安全,我国目前正在制定神经系统疾病血管内介入诊疗技术管理规范。

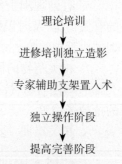

图 9-7　神经血管介入医生的培训路线图

四、脑血管介入小组的人员配置

临床脑血管内介入操作包括介入诊断和介入治疗两方面,内容涉及脑血管形态学、影像学和生理学等。当进行不同内容的操作时,需要具有不同操作专长和特色的精通脑血管内介入诊疗技术的手术小组,其中以神经科医生为主,还应包括神经影像科医生、神经麻醉师、放射科技师、护士等。这些人员参与介入治疗前后的整个治疗过程,包括术前诊治计划的制订、术中治疗过程的实施及其监护、术后并发症的预防和处理。

为安全地进行脑血管血管介入治疗,由几位受过专门训练、具有丰富实践经验和献身精神的人员组成检查(手术)小组是最重要的条件之一。这个小组至少应包括两名医师(一位术者、一位助手),1~2名护士和2名放射科技师。在少数情况下(例如对不能良好配合的患者进行),还应通知专业的神经麻醉师做好准备,以便随时提供帮助。小组中最重要的成员是负责组织、协调工作和主导介入操作的医师,他应具有丰富的临床和神经影像学经验,全面掌握脑和脑血管解剖、正常变异及其危险吻合支、血流动力学、生理和病理生理;熟悉脑动脉粥样硬化的好发部位;熟悉不同部位狭窄所致的缺血性神经事件的病理生理机制;对狭窄所致的血流动力学变化特别是Willis环情况、侧支代偿和脑血流储备有正确分析。在整个脑血管介入的过程中负全部责任。这一职务的具体职责要求是:①具有敏锐的观察力和快速判断、应变能力,能在检查过程中对各种显示和记录结果及时作出准确解释,使每次检查都能达到预定的目的;②能在检查过程中及时发现新情况、新线索,及时修改检查方案;③具备防范各种并发症发生的能力。④能及时发现和正确处理各种并发症,确定介入检查和治疗操作的终点。

护士应当和蔼可亲地对待每位患者,取得他(她)们的信任,了解其心理状态,给予相应的开导、解释和安慰。对一些情绪紧张、表情烦躁的患者,可经静脉注射或滴入镇静药物,或进行浅麻醉。同时密切观察患者生命体征的监测状态,并及时告知手术医师。

综上所述,由医师、护士和技术人员所组成的脑血管内介入治疗小组应当是配合默契的整体。在每次介入诊疗操作前,对检查和治疗的目的、步骤和可能产生的并发症要有共识,并充分做好应付各种可能的意外事件的思想和物质准备。

(李 敏 刘新峰)

参 考 文 献

1. 张里仁. 医学影像设备学. 北京:人民卫生出版社,2000,95-107.
2. 黄荣泉. 医学影像设备学. 北京:人民卫生出版社,2001,276-279.
3. 胡益斌. DSA设备的最新进展. 医疗装备,2002,15(9),12-14.
4. 凌峰. 介入神经放射学. 北京:人民卫生出版社,1991,44-49,74-77.
5. 李麟荪,贺能树,邹英华. 介入放射学. 北京:人民卫生出版社,2005.
6. A.L.Baert,M.Knauth,K.Sartor. Vascular Interventional Radiology. Springer,2005,13-17.
7. Heckmann H,Kamm KF,Vetter S,et al. Studies of image quality and dose in digital subtraction angiography. Aktuelle Radiol,1997,7(4):205-211.
8. Fahrig R,Nikolov H,Fox AJ,et al. A three-dimensional cerebrovascular flow phantom. Med Phys,1999,26(8):1589-1599.
9. Bosanac Z,Miller RJ,Jain M. Rotational digital subtraction carotid angiography:technique and comparison with static digital subtraction angiography. Clin Radiol,1998,53(9):682-687.
10. Ramirez A,Farias E,Silva AM,et al. Secondary ionizing radiation generated by digital and analog coronary cineangiographic equipment:influence of external systems of radiologic protection. Rev Med Chil,2000,128(8):853-862.

第十章

造 影 剂

造影剂(contrast medium)是开展血管内介入技术的一个重要材料。造影剂的发展经历了上百年的历史,对造影剂进行改良的目的是提高显影效果,并降低造影剂相关的并发症。目前在 DSA 中经常使用的造影剂有十几种。不同的造影剂具有不同性能和特点,介入医生只有熟练掌握造影剂的特点,才能在实施介入操作时做到选择性地应用,以提高造影效果并降低相关并发症。

第一节 造影剂的发展简史

自从伦琴发现 X 射线之后,科学家和临床医生都在不断探索各种影像增强技术。因为人体不同组织对射线透过性差别不大。这使得在直接透视下无法区别动脉、静脉和其他组织。1896 年,Haschek 和 Lindenthal 分别用铋、汞和硫酸钡等作为造影剂在截肢手上进行了血管造影。由于这些重金属具有毒副作用,不能作为造影剂在人体内应用。

1923 年 Osborne 偶然发现,服用含碘化合物治疗梅毒的患者,其尿液对 X 射线具有遮光性。该研究者根据这一发现进行了首例肾盂造影。同年,Berberich 和 Hirsch 用溴化锶在人体上进行了股动脉造影。1924 年,Brooks 用碘化钠进行了血管造影。由于碘化钠具有良好的水溶性,而且毒副作用相对较小,因此这一发现触发了通过改变含碘物质的分子结构,寻找安全造影剂的历程。

尽管碘的特点使之能够作为一个理想的造影剂,但要获得满意的血管影像必须注射大量碘离子(一般浓度要达到正常血液碘浓度的 20 倍以上)。早期使用的碘化钠即使在小剂量使用时也会有毒性反应,因此其应用受到很大限制。随后的研究尝试将碘离子结合到有机分子上以降低其毒性。第一个有机含碘造影剂是 selectan,它首先作为抗生素被发现,后来用在尿路造影中。通过改变 selectan 中羧基链的组成设计的碘吡酸钠(uroselectan),比selectan 具有更好的水溶性和安全性。

除了具备较高水溶性外,良好的造影剂还必须具备低射线透过性和低渗透性。要达到这一标准,造影剂分子中碘原子数量越多越好,而产生渗透压的分子个数越少越好。因此提出了"碘比率"(Iodine rate)这一概念。碘比率是指一个造影剂分子中碘原子的个数除以该分子在水溶液中产生渗透压离子的个数。通过给碘吡酸钠分子中增加一个碘原子所制成的甲碘吡酮酸和碘司特的碘比率均达到了 1.0。这两种造影剂在 20 世纪 40、50 年代被广泛应用于临床。

1952 年，Wallingford 解决了有机合成中的一个难题，将第三个碘原子加入到含卤苯环中。按这种方法制成的醋碘苯酸钠的碘比率达到 1.5。后来又通过在分子中加入酰胺集团制成泛影酸，成为 80 年代应用最为广泛的造影剂。

尽管取得了这些进展，这些早期的造影剂还是有一些明显缺点。如渗透压高和含有钠离子等。为了增加水溶性，造影剂在水溶液中必须呈阴性离子状态。要使造影剂分子在水溶液中保持电离中性，还必须加入阳离子。但加入的钠离子会影响细胞的电生理效应，引起一些不良反应。因此在甲基葡胺分子中加入不产生电生理效应的阳离子集团，制成了泛影葡胺。

1969 年 Almen 提出造影剂的毒性反应大多不是由于分子本身的结构，而是由于化合物的渗透性引起的。他建议用极性非电离集团代替造影剂分子上的电离集团，在不降低水溶性的情况下降低其渗透性。根据这一理论设计的第一个化合物甲泛葡胺（阿米派克）的碘比率达到了 3.0，但这一造影剂由于制作成本昂贵而且热稳定性差，限制了其在临床上的应用。针对这一问题，研究者又设计了工艺简单而且渗透性低的造影剂，如碘海醇（欧乃派克）、碘帕醇（碘必乐）和碘佛醇（安射力）等，其碘比率均为 3.0。这些造影剂在 80 年代初开始在临床应用。

将两个碘比率为 1.5 的有机分子联结为二聚体，并用酰胺集团代替羧基，这样就产生了一种新型造影剂：一元酸二聚体。这种造影剂有 1984 年应用于临床的碘克沙酸（海赛显），其碘比率为 3.0 的。近年来，通过将两个非离子型化合物联结起来所制成的第一个碘比率为 6.0 的造影剂碘克沙醇（威视派克）已在临床应用。威视派克的渗透压与血液非常接近。常用的造影剂性能见表 10-1。

表 10-1 常用造影剂的性能特点比较

商品名	通用名	碘比率 Iodine ratiio	渗透压 mOsm/kg	钠含量 mEq/L
Hypaque（泛影酸）	Diatrizoic acid（泛影酸）	1.5	2016	160
Ultravist（优维显）	Iopromide（碘普胺）	3.0	800	200
Isovue（碘比乐）	Iopamidol（碘帕醇）	3.0	796	200
Omnipaque（欧乃派克）	Iohexol（碘海醇）	3.0	844	微量
Optiray（安射力）	Loversol（碘佛醇）	3.0	702	微量
Hexabrix（海赛显）	Loxaglate（碘克沙酸）	3.0	600	150
Visipaque（威视派克）	Iodixanol（碘克沙醇）	6.0	290	微量

第二节 造影剂的种类

一、离子型高渗造影剂

其中应用最广泛的离子型高渗造影剂是泛影酸。这种造影剂是甲基葡胺的钠盐溶液，含有或不含有枸橼酸，两个渗透活性粒子含有大约 3 个碘原子（碘比率为 1.5）。其渗透压约为 1600~2000mOsm/kg，这大约是血浆渗透压的 6 倍。其钠离子浓度在 160~190mEq/L 之间。

这种造影剂已经在临床应用了 40 年,价格便宜。

二、离子型低渗造影剂

这一类型造影剂的典型代表是碘克沙酸(海赛显)。碘克沙酸是泛影酸的离子型二聚体。因此每一个碘克沙酸分子中含碘原子个数是泛影酸分子的两倍。其聚合度不是很大,因此黏滞度不高。这种二聚体的渗透压是血浆的两倍,钠离子浓度为 150mEq/L。根据质量计算,它含有 39.3% 的泛影葡胺和 19.6% 的钠盐。它同时还含有钙结合的乙二胺四乙酸,不含枸橼酸。与高渗离子型造影剂相比较,这种造影剂价格稍高。

三、非离子型低渗造影剂

这类造影剂包括碘比率为 3.0 的欧乃派克和安射力。这些分子的主要区别是他们的聚合度和极性侧链不同。这些造影剂的渗透压大约是血浆渗透压的两倍,仅含少量钠。这种造影剂的价格介于离子型高渗造影剂和离子型二聚体造影剂之间。

四、非离子型等渗造影剂

这种造影剂的代表是碘克沙醇(威视派克)(Visipaque)。碘克沙醇是一种非离子型二聚体,碘比率为 6.0。碘克沙醇开始临床应用时,曾有人对它的高粘滞性表示担心,但临床研究表明碘克沙醇安全性和耐受性很好,1996 年美国 FDA 批准威视派克作为造影剂在临床试用。与其他造影剂相比,威视派克要贵很多。

第三节 造影剂相关的并发症及处理

早期的造影剂因为设计上的缺陷,在进行介入诊断和治疗时,出现造影剂相关的并发症发生率很高。随着造影剂的不断改良,与造影剂相关的并发症在逐渐减少。在前面介入技术相关的并发症里,已经讨论了造影剂相关的并发症,本节再根据造影剂相关并发症的类型,对其进行讨论。

一、心血管反应

脑血管造影和心血管造影一样,均需要将较大剂量造影剂迅速注射到血管内。注射造影剂时注射局部的血管腔内的流体性质发生变化,这一变化依所使用造影剂的渗透压和注射剂量而不同。在冠状动脉造影时,由于冠状动脉内的血液突然被造影剂所替代,这样会影响到心肌的供氧使心肌收缩力下降。尽管这种现象在使用碘比率为 3.0 的离子型造影剂中很少见,而在使用碘比率为 3.0 的非离子型造影剂中几乎没有。而且这些变化病人常常可以耐受。但是对于本身心肌收缩力差或心室充盈压高的患者可能会出现肺水肿。因此术前应对患者心脏功能作系统评估,根据患者的具体情况选择合适的造影剂,术前还应做一些相应的抢救准备。脑血管造影时,由于进入冠状动脉的造影剂量很少,发生心肌收缩力改变的可能性较小。但脑血管造影时,当较大剂量造影剂注入较细血管如椎动脉时,患者可能会出现该动脉灌流区缺血的表现,尤其当这些血管的侧支循环不发达时。因此在做选择性造影前,应先做主动脉弓造影,对脑血管的大体情况进行评估后,再制订选择性脑血管造影的方案。

当注射剂量较大、造影剂渗透压较高时,会出现血管扩张现象。血管扩张可以导致一过性收缩压下降,尽管下降的程度可能很小。随着血管内造影剂随循环进入细胞外液并最终由肾脏排出体外,其影响将逐渐消失。造影剂在体内的半衰期约为 25 分钟。

二、电生理反应

造影剂可以对心肌的电活动产生明显影响。碘比率为 3.0 的离子型或非离子型造影剂对心电活动的影响比碘比率为 1.5 的高渗离子型造影剂要小得多。最严重的心电反应是造影剂引起室颤阈值降低。但在冠状动脉造影时发生室颤很少见,而在脑血管造影时几乎没有。有研究表明,心室颤动的发生可能与离子型造影剂中钠含量有关。使用含有钙结合 EDTA 的造影剂可降低心室颤动的发生。其他常见的良性心电反应还包括对心肌再极化的影响,在心电图上表现为 QT 间期延长。在颈动脉壶腹部注射较大剂量造影剂时,有引起血压下降和心率减慢的可能。这主要是由于迷走神经张力反射引起。因此操作前应准备好阿托品等急救药品。

三、过敏样反应

使用造影剂后发生速发性过敏样反应已经有文献报道。这种反应是由于系统性大剂量释放血管活性物质和组织胺引起的。临床症状根据反应的程度不同差异很大。轻度的过敏反应症状包括对环境温度升高的敏感、颜面潮红、多汗、阵发性皮肤瘙痒和鼻粘膜分泌物增多等;中度过敏反应包括恶心、头痛、头面部水肿、腹痛、轻度支气管痉挛、呼吸困难和心悸等;重度过敏反应包括心律失常、低血压、严重的支气管痉挛、喉头水肿、肺水肿、癫痫发作、甚至死亡。在过敏反应严重的患者可出现过敏性休克的各种表现。虽然这种反应被称为过敏样反应,一般认为并不是由免疫反应所介导。也没有关于对动物蛋白过敏与这种反应有任何相关性的报道。

过敏样反应的治疗应根据其严重程度而定。轻度过敏反应除了严密观察患者症状外,一般无需特殊处理。中度过敏样反应一般要经皮下或静脉注射肾上腺素,经静脉注射苯海拉明。如果有支气管痉挛症状,应经鼻吸入支气管扩张剂(如沙丁胺醇气雾剂),并给予吸氧。重度过敏样反应除了上述抢救措施外,往往需要快速补充液体,必要时行气管切开以保持气道通畅。

发生造影剂过敏样反应的危险因素包括:既往有造影剂过敏史、哮喘史、接触性过敏史、最近使用过 β 受体阻滞剂、充血性心力衰竭、曾使用过白介素 2 等。一般认为使用低渗性和非离子型造影剂发生严重过敏样反应的比例较低。Katayama 等所作的大样本研究表明,使用离子型造影剂的严重药物不良反应发生率为 0.2%,而非离子型造影剂的发生率为 0.04%。一项评估 80 年代造影剂反应的荟萃分析表明,高渗造影剂的严重不良反应发生率为 0.157%,而低渗造影剂的严重不良反应发生率仅为 0.031%。

发生造影剂过敏反应后,再次使用造影剂发生反应的几率为 15%。Lasser 的研究表明,对于有造影剂过敏史的患者,在使用碘比率为 1.5 的离子型造影剂之前 12 小时及 2 小时,各给予 32mg 甲泼尼龙治疗,可明显减少其全身反应的发生率。对这种有造影剂过敏史的患者,目前普遍接受的方法是,预先联合使用苯海拉明、口服皮质激素和 H_2 受体阻滞剂,并且最好使用非离子型造影剂。

四、肾功能异常

造影剂由体内排除的唯一途径是通过肾脏。在西方发达国家,造影剂引起的肾损害是住院患者发生急性肾衰竭的第三位原因。这些患者占急性肾衰竭患者的 10% 左右。如果细心测量就会发现,所有使用造影的患者血肌酐水平均会有所升高。幸运的是,在没有糖尿病和基础肾脏疾病的患者中使用小剂量造影剂(<125ml),一般极少发生肾衰竭。

有关造影剂相关的肾功能损害的文献报道很多。但由于这些研究采用了不同的诊断标准和分类方法,造影剂使用的方法和剂量也不相同,以及跟踪采样的时间各异,因此其研究结果缺乏可比性。目前普遍接受的造影剂相关的肾功能损害的诊断标准是:对于基础血肌酐水平低于 1.5mg/dl 的患者,使用造影剂 72 小时内血肌酐水平增加超过 25%;对于基础血肌酐水平在 1.5mg/dl 及以上的患者,血肌酐浓度增加超过 1.0mg/dl。发生造影剂相关的肾功能损害的原因目前还不完全清楚,但有研究者认为可能是由于造影剂诱导的肾血管收缩使肾髓质发生缺血,以及造影剂对肾小管上皮细胞的直接损害引起。由造影剂引起的肾功能损害往往是非少尿性的,因此一般无需透析治疗。大多数基础肾功能正常的患者升高的血肌酐水平可在 2~7 天内恢复到基础水平,而不出现明显的临床症状。

使用造影剂后出现肾功能损害的危险因素主要包括本身存在肾功能损害和大量使用造影剂。对于基础血肌酐水平在 2.0mg/dl 的患者,使用不超过 125ml 造影剂后发生肾功能损害的几率为 2%,但如果使用的造影剂超过 125ml,则发生肾功能损害的几率可增加到 19%。如果在使用 72 小时内再次使用造影剂,发生肾功能损害的几率也会明显增加。其他发生造影剂相关的肾功能损害的危险因素还有低血容量、糖尿病和低心排出量、年龄在 70 岁以上、肾血流减少,正在使用影响肾血流的药物(如血管紧张素转换酶抑制剂)等。存在这些危险因素的患者发生肾功能损害的几率可达 40%。与造影剂相关的其他并发症不同,临床研究表明 1.5 碘比率的造影剂和 3.0 碘比率的造影剂对肾功能的影响似乎没有明显差异。

针对造影剂引起的肾功能损害,可选的治疗方法包括静脉输液,使用呋塞米(速尿)、甘露醇、钙通道阻滞剂、腺苷拮抗剂和多巴胺等药物。Solomon 等做的对照研究表明,使用造影剂前后各 12 小时联合应用呋塞米、甘露醇并输液的方法并不比单纯输液效果好。一般的观点认为对于高危患者术前一天晚上就应该给予一定处理并在术前 8 小时给予输液。如果可能,术前应停用肾毒性药物和非甾体类抗炎药物。

一项研究证明非诺多泮(Fenoldapam),一种多巴胺 1 型受体拮抗剂在高危患者中应用可以增加肾皮质和实质的血流量,减轻造影剂引起的肾血管收缩。同时它对于有心功能不全的患者可以在不增加心脏负荷的情况下发挥作用。另外据报道,口服抗氧化药物乙酰半胱氨酸(600mg 每日两次,连服 2 天)可显著减低造影剂诱导的肾毒性反应。

介入操作后发生肾功能损害的另外一个机制是肾动脉血栓形成。在心脏介入治疗后其发生率约为 0.15%。血栓发生后的全身性表现有皮肤网状青斑、腹部和足部疼痛、系统性嗜酸性细胞增多伴足趾发紫(蓝趾综合征)等。与由造影剂引起的肾毒性损害不同,血栓形成性肾功能损害往往进展缓慢(数周或数月),而且约有一半的患者发展为肾衰竭。血栓形成性肾功能不全可经过肾组织活检得以确诊。一旦确诊应积极治疗。

五、胃肠道反应

碘比率为 1.5 的离子型造影剂最常见的胃肠道反应是恶心和呕吐。这些反应常出现在首次注射造影剂时。而当再次注射造影剂时,往往不再出现类似反应。使用碘比率为 3.0 的离子型造影剂这种恶心反应的发生率明显下降,而使用非离子型造影剂一般没有这种反应。

六、血液系统反应

有关造影剂对凝血功能的影响报道很多。但针对与造影剂是促进凝血还是降低凝血功能目前存在很大争议。而造影剂引起的凝血功能的改变有时会导致严重并发症,甚至危及患者生命。因此造影医师必须高度重视这一问题。

1987 年,Robertson 观察到当血液进入造影剂连接管时,与非离子型造影剂混合后形成凝血块,这一现象使研究者考虑这种造影剂可能具有促凝血作用。为了进一步探讨这一问题,此后设计了几项体外试验,但这些试验得出了不同结果。目前广泛认为,所有造影剂均具有内在抗凝血功能。将体内应用浓度的造影剂与血液混合可明显延长凝血时间。碘比率为 1.5 和 3.0 的离子型造影剂可将凝血时间由 15 分钟延长到 330 分钟以上。尽管碘比率为 3.0 的非离子型造影剂也能延长凝血时间,但其作用要小得多(从 15 分钟延长到 160 分钟)。

尽管体外试验对于支持和验证理论基础帮助很大,但体外试验的结果往往与在体反应和临床结果不同。体外试验曾报道离子型和非离子型造影剂对凝血功能的影响差异很大,但临床研究并没有发现这两种造影剂对介入后血栓形成的影响存在差异。在进行 PTCA 患者中比较不同造影剂(威视派克和海赛显)的试验 COURT(Contrast media utilization in high risk PTCA)表明,非离子型造影剂威视派克与离子型造影剂海赛显相比较,可以使严重并发症降低约 45%。而这种差异主要来自正在接受阿昔单抗的患者。因此研究者认为海赛显能中和阿昔单抗促血小板活化和去颗粒化的作用。

介入治疗选择造影剂时,不仅要考虑到造影剂的显影效果和副作用大小,还要考虑到造影剂的价格。已经有多项研究探讨了不同造影剂的效价比并提出了减少费用的策略。一般来说,便宜的造影剂如泛影葡胺等毒副作用较大。尽管绝大多数副作用如恶心、呕吐、心动过缓和充血性心衰等都是非致命性的。但在实施复杂介入治疗时会使本来就难以预料的结果变得更为复杂,因此在实施复杂介入治疗时一般应选用副作用较小的造影剂。

目前,开发显影效果更好、副作用更少的造影剂的努力还在继续。而造影剂的发展也极大地推动了介入技术的发展,拓宽了造影技术应用的领域。但在造影剂应用方面,也还存在着许多尚未解决的问题,有待今后进一步的研究。

(徐格林　刘新峰)

参 考 文 献

1. Brooks B. Intra-arterial injection of sodium iodide. JAMA,1924,82:1016-1019.
2. Davidson CJ,Laskey WK,Harrison JK,et al. A randomized trial of contrast media utilization in high risk PTCA: the COURT trial. Circulation,2000,101:2172-2177.
3. Finger MA,Ramsay A. Contrast nephropathy. Am Fam Physician,1987,35:171-175.
4. Frink RJ,Merrick B,Lowe HM. Mechanism of the bradycardia during coronary angiography. Am J Cardiol,1975, 35:17-22.
5. Gertz EW,Wisneski JA,Chiu D,et al. Clinical superiority of a new nonionic contrast agent(iopamidol)for cardiac angiography. J Am Coll Cardiol,1985,5:250-258.
6. Higgins CB,Sovak M,Schmidt WS,et al. Direct myocardial effects of intracoronary administration of new contrast

materials with lost osmolality. Invest Radiol, 1980, 15:39-46.

7. Hirshfeld JW. Radiographic contrast agents. In Cardiac Imaging: A Companion to Braunwald's Cardiology, edn 3. Edited by Marcus ML et al. Philadelphia, PA: W.B. Saunders Company, 1991:162-181.

8. Hirshfeld JW Jr, Wieland J, Davis CA, et al. Hemodynamic and electrocardiographic effects of ioversol during cardiac angiography. Comparison with iopamidol and diatrizoate. Invest Radiol, 1989, 24:138-144.

9. Katayama H, Yamaguchi K, Kozuka T, et al. Adverse reactions to ionic and nonionic contrast media. A report from the Japanese Committee on the Safety of Contrast Media. Radiology, 1990, 175:621-628.

10. Lasser EC, Berry CC, Talner LB, et al. Pretreatment with corticosteroids to alleviate reactions to intravenous contrast material. N Engl J Med, 1987, 317:845-849.

11. Missri J, Jeresaty RM. Ventricular fibrillation during coronary angiography: reduced incidence with nonionic contrast media. Cathet Cardiovasc Diagn, 1990, 19:4-7.

12. Schwab SJ, Hlatky MA, Pieper KS, et al. Contrast nephrotoxicity: a randomized controlled trial of a nonionic and an ionic radiographic contrast agent. N Engl J Med, 1989, 320:149-153.

13. Solomon R, Werner C, Mann D, et al. Effects of saline, mannitol, and furosemide to prevent acute decreases in renal function induced by radiocontrast agents. N Engl J Med, 1994, 331:1416-1420.

14. Taliercio CP, Vlietstra RE, Fisher LD, et al. Risks for renal dysfunction with cardiac angiography. Ann Intern Med, 1986, 104:501-504.

15. Wolf GL, Mishkin MM, Roux SG, et al. Comparison of the rates of adverse drug reactions. Ionic contrast agents, ionic agents combined with steroids, and nonionic agents. Invest Radiol, 1991, 26:404-410.

第十一章

血管穿刺和置鞘技术

血管穿刺和置鞘的目的是为血管内介入操作建立路径,是所有血管内操作技术的基础。早期的血管内介入均采用血管切开的方法,局部并发症的发生率较高。Seldinger穿刺技术的应用极大降低了穿刺的创伤性和穿刺相关的并发症。本章将着重讨论血管穿刺和置鞘技术以及与之相关的并发症。

第一节　Seldinger穿刺技术

瑞典Sven Ivar Seldinger博士(1921—1998)于1953年首创经皮动脉穿刺置鞘技术,称为Seldinger穿刺技术。由于该方法操作简单,损伤小,无需缝合血管等优点,完全替代了以往外科暴露切开血管的方法,成为现代介入放射学的基本操作技术。这一简单但革命性的技术经受住了时间的考验,成为目前经典的动、静脉穿刺置鞘方法。并且该技术的原理还应用到其他管腔的穿刺中,如气管造瘘术等。1984年《介入放射学杂志》撰文纪念Seldinger技术发明30周年时曾写道:"所有从事放射介入学的人士都应该感谢Seldinger的非凡想象力,他的成就使放射学朝着新的令人振奋的方向发展,给医学影像诊断和介入治疗留下了永久的印记"。

一、无菌技术

1. 术者准备　穿戴帽子和口罩及X-线防护设施(包括铅衣、颈围、铅帽等),常规刷手消毒,穿手术衣,戴无菌手套。

2. 穿刺点准备　用消毒液(如聚乙烯吡咯烷酮碘液、氯己定等)消毒穿刺部位及其邻近区域约1分钟,从穿刺点开始,以同心圆形式逐渐向外扩大约25cm。

3. 手术野准备　铺无菌手术巾和手术被,手术被应完全覆盖DSA检查台,暴露穿刺点即可,一般采用中间带有圆孔的无菌手术被。

二、麻醉

目前脑血管造影或介入治疗多采用局部麻醉。局麻药在注射后数秒内,阻断相应神经末梢的感觉冲动,其作用时间取决于所用药物种类。血管穿刺时的局麻一般采用1%利多卡因。利多卡因作为局麻药的急性过敏反应发生率相当低,但如果快速吸收大量药物或患者为高敏体质,也会出现全身中毒反应。这一现象在老年患者中更易发生。局麻药的副作用在给药后数秒钟即可出现,应及时识别和处理。最早的表现为恐惧和嗜睡,随后可出现循环和呼吸减弱,表现为低血压,面色苍白,皮肤湿冷,呼吸不规则,呼吸暂停,如不及时处理可出现抽搐和惊厥,甚至危及生命。对局麻药反应的处理包括维持气道通畅,吸氧,密切监测心率、血压和呼吸。必要时可使用升压药物。如患者发性抽搐或惊厥,可用安定和苯巴比妥类药物。在实施局麻前应准备好心肺复苏的设备。

利多卡因作用快,是最常使用的局麻药物,一般剂量为 1% 利多卡因 5~10ml。实施局部麻醉时,首先使用 25G(5 号)注射针穿刺皮肤,斜面向上,注射适量利多卡因(约 0.5ml)形成小皮丘。沿预定穿刺方向刺透皮下组织,缓慢注射利多卡因。作深部注射前,先抽吸针管,确认针头不在血管里。多方向注射利多卡因,每次需要改变方向注射时,针头应先退至皮下然后再进针。

三、穿刺的操作步骤

1. 用 11 号手术刀片作皮肤切口(2~3mm),以利动脉鞘通过。

2. 以 18 号带针芯的薄壁针头穿刺血管,进针角度约 30°~45° (根据患者的胖瘦和血管深浅调整)。

3. 拔出针芯,缓慢回撤针头,直到血液自针尾无阻力流出(静脉穿刺时);动脉穿刺时,则血液呈搏动性喷出。

4. 针尾流出血液后,稍微减小穿刺角度,再稍向血管里进针,让血液继续流出,以证实针头在血管里。

5. 插入引导导丝,插入的导丝应超越针尖进入血管约 15~20cm。

6. 左手在穿刺点上方按压穿刺血管,右手拔出穿刺针。静脉穿刺时左手轻轻加压,动脉穿刺时左手稍用力加压。

7. 沿导丝插入动脉鞘。注意当动脉鞘头端进穿刺点时,导丝尾端应露出动脉鞘约 10cm;动脉鞘插入时会遇到一定阻力,可在小幅度旋转下使鞘尖穿过皮肤进入血管。

8. 撤出导丝和鞘芯,抽吸导管并弃去抽吸物,肝素生理盐水冲洗导管后将其连到灌洗设备上。抽吸时血液通畅,证实导管在血管腔中,清除操作系统中的凝血块或气泡。

四、穿刺和置鞘技术注意事项

1. 导丝插入过程中遇到阻力 经穿刺针向血管内插入导丝时,一旦遇到较大阻力时,决不能强力再往前送,应首先拔出导丝,观察导丝是否有损伤,再抽吸穿刺针验证针头是否在血管腔内。对弯曲血管应用小弯或大弯 J 形导丝。如果仍有阻力,可通过穿刺针注射少量造影剂(2~3ml),在透视下观察局部血管的状况。这有助于正确判断血管走向以及血管弯曲的部位和范围,根据血管形态调整穿刺方向。

2. 置入血管鞘

(1) 在置入动脉鞘时,应防止弄弯,扭结或损伤动脉鞘。如前送动脉鞘遇到阻力时,不要强行推送。应拔出动脉鞘,保留导丝;仔细检查鞘管,如果动脉鞘有扭结、粗糙、口缘缺损或弯曲,应予以更换。如果无以上情况,而导丝又在血管腔内,可尝试用扩张器扩张皮肤和皮下组织,使之足以通过鞘管;然后拔出扩张管,再置入动脉鞘。

（2）拔出导丝和鞘芯时，应固定鞘管，保持其位于血管中，此时，失去支持的鞘管很易发生弯曲或扭结，使得再次送入导丝或导管时发生困难。如果送入导丝时遇到阻力，可边送导丝边稍微回撤鞘管，这样常能解除阻力。如强行将导丝或导管送过已弯曲的鞘管将可能造成鞘管穿孔。

（3）经动脉鞘插入导管时，应有一小段柔软导引导丝伸出导管内，以减少血管壁损伤。这对于将猪尾导管尖端伸直送过鞘管的操作尤其重要。

（4）应持续滴注或间断冲洗鞘管侧臂，以防止血栓形成和栓塞。

3. 冲洗导管　为防止血栓形成，应常规对位于血管内的导管进行冲洗。对静脉内导管，可在抽吸后即行冲洗；但对动脉内导管，抽吸导管（或鞘管）后，应先弃去抽吸物，然后再用肝素生理盐水冲洗。冲洗动脉导管时动作应轻柔（尤其是桡动脉内导管），冲洗时如遇到较大阻力应明确原因，不可强行推注灌洗液。

4. 压迫穿刺点　撤出导管后，手压穿刺部位一段时间（静脉穿刺轻压 3~5 分钟，动脉穿刺重压 10~30 分钟）。

第二节　动脉穿刺置鞘技术

第一次有记录的动脉插管是 1733 年。当时 Hales 将一根铜管插入经手术显露的马的动脉，并用普通血压计进行了压力测定。之后，动脉穿刺技术不断发展，目前神经介入多采用 Seldinger 穿刺技术。

一、动脉穿刺置鞘基本器械

1. J 形导引导丝，扩张管，动脉鞘，11 号刀片，注射器等。
2. 适合于肱动脉，桡动脉，腋动脉和股动脉的导管。
3. 其他特殊材料：细导引导丝，用于桡动脉经皮穿刺置鞘等。

二、禁忌证

严重动脉粥样硬化伴穿刺部位或其远端血流减少者；出血性疾病和正接受抗凝治疗者，可能发生出血；均属动脉导管穿刺术的相对禁忌证。

三、穿刺部位的选择

1. 股动脉逆行（血流方向）穿刺　适用于主动脉弓及其分支血管的造影或介入治疗。如果两侧股动脉均可穿刺，大多数右利手术者会站在患者右侧，选择穿刺右侧股总动脉。

2. 股动脉顺行穿刺　适用于同侧腹股沟下的血管。应注意血管分叉高或患者过度肥胖难以应用这种方法。

3. 臂动脉或腋动脉逆行穿刺　适用于同侧主动脉弓及其分支的造影或治疗。多选择左侧，如果动脉鞘直径大于 6F 或 7F，应采取血管暴露穿刺法。其并发症的发生率大于股动脉穿刺。

4. 左侧锁骨下动脉逆行穿刺　适用于主动脉弓及其分支。并发症的发生率大于股动脉穿刺。可代替臂动脉或腋动脉。

四、股动脉穿刺置鞘技术

股动脉穿刺法是脑血管介入诊疗过程中最常用的途径,是介入穿刺最理想的位置之一。这是因为股动脉穿刺点在股总动脉靠近骨性平台便于压迫止血;股总动脉管径较粗,可使用直径较大的动脉鞘,并可使用血管闭合器。股动脉径路具有穿刺成功率高、可重复穿刺、导管操作方便、并发症发生率较低等优点。在实施股动脉穿刺时,穿刺部位的选择对穿刺的成功和减少术后并发症至关重要。如穿刺点过高,则可能损伤髂外动脉,因缺乏骨性平台,拔鞘后不易压迫止血,有发生腹膜后大出血的危险;如穿刺点过低,则易穿刺到股动脉分叉,可能损伤股深动脉或股浅动脉,易发生假性动脉瘤、动静脉瘘或血栓形成等并发症。因此掌握好股动脉的解剖结构及选择好股动脉穿刺点是非常重要的。

1. 股动脉解剖　股动脉源于髂外动脉,自大腿根部紧靠腹股沟韧带下方起始。如果自耻骨联合到髂前上棘作一连线,则股动脉恰好在这一连线中点的腹股沟韧带处通过。股三角(femoral triangle)位于股前部上 1/3,为底在上、尖朝下的三角形凹陷。底边为腹股沟韧带,外侧边为缝匠肌内侧缘,内侧边为长收肌的内侧缘。股三角的尖位于缝匠肌与长收肌相交处,此尖端向下与收肌管的上口相连续。股三角的前壁是阔筋膜,其后壁凹陷,自外向内依次为髂腰肌、耻骨肌和长收肌及其表面的筋膜。股三角中,股神经位于股动脉外侧,股静脉位于股动脉内侧(从外到内为股神经,股动脉,股静脉,淋巴管)。可在股三角腹股沟韧带下 2~3cm 触到动脉搏动(图 11-1)。

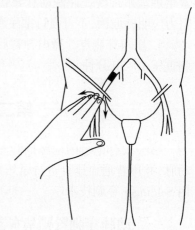

图 11-1　触摸股动脉搏动点的方法

掌握好以下几个两点、三线、一面的关系,对成功穿刺股动脉非常重要。两点:腹股沟韧带下股动脉搏动点,以腹股沟韧带下股动脉搏动点下方约 2cm 处作切口点;三线:找到腹股沟韧带、股动脉在体表的投射线、切口到股动脉虚拟的穿刺线;一面:股动脉体表的投射线,切口点均在一个面上。这样只要穿刺针深度够了,必然下面会穿刺到股动脉。

2. 单壁和双壁穿刺术　单壁穿刺指采用斜面针头穿透血管前壁,进入血管。双壁穿指刺采用带有针芯的穿刺针,针芯带有斜面针尖,穿刺时先后穿透血管前后壁;拔去针芯;缓慢回撤穿刺针至针头进入血管腔,可见搏动性血液喷出(图 11-2、图 11-3)。

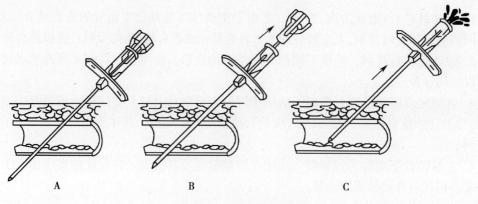

A　　　　　　　B　　　　　　　C

图 11-2　双壁穿刺技术

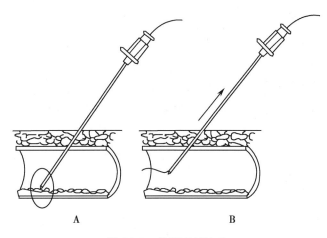

图 11-3　单壁穿刺技术

3. 操作步骤

(1) 沿腹股沟韧带进行股动脉触诊,判断股动脉走向,确定穿刺点。

(2) 穿刺点作 2~3mm 的皮肤切口(切开真皮层)。

(3) 右手拇指和示指持血管穿刺针,中指堵住针尾,经穿刺点皮肤切口、以皮面成 30°~45° 角、与正中线成 10°~20° 角向股动脉进针,左手持续触诊股动脉搏动(图 11-4)。

(4) 将带针芯的血管穿刺针穿透股动脉,当针头进入动脉可感到明显搏动。

(5) 如刺穿股动脉,穿刺针将随股动脉搏动而摆动。拔出针芯,缓慢回撤穿刺针,直至针尖进入动脉腔内(血液搏动性喷出)。

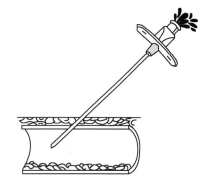

图 11-4　穿刺角度和针尖位置

(6) 用示指压住针尾止血。

(7) 再略微回撤穿刺针,使针尖完全位于血管腔内。将导丝软端通过穿刺针插入血管内约 15~20cm。

(8) 一手握紧导丝保持不动,另一手从血管内撤出穿刺针,再以左手加压穿刺部位以防出血。

(9) 用肝素盐水纱布擦净导丝。

(10) 通过导丝插入鞘芯 - 动脉鞘管组件,在插入皮肤前应保证导丝露出动脉鞘管尾端 10~15cm。

(11) 用左手给穿刺部位加压,同时右手拇指和示指握住血管鞘头端,在顺时针方向旋转下送过皮肤,进入动脉。

(12) 动脉鞘顺利插入后,从动脉鞘中拔出鞘芯和导丝,保留动脉鞘于原位。

(13) 抽吸动脉鞘,弃去抽吸物,肝素生理盐水冲洗动脉鞘,侧臂连接加压输液装置,持续肝素生理盐水灌洗。穿刺置管成功后,即刻静脉给予肝素(剂量见术中用药等章节)(图 11-5、图 11-6)。

4. 不正确的穿刺　穿刺位置不能太低,如穿刺太低,可能穿刺到股浅动脉,而不是股动

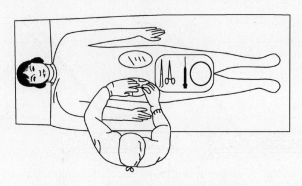

图 11-5 右侧股动脉穿刺操作俯视图

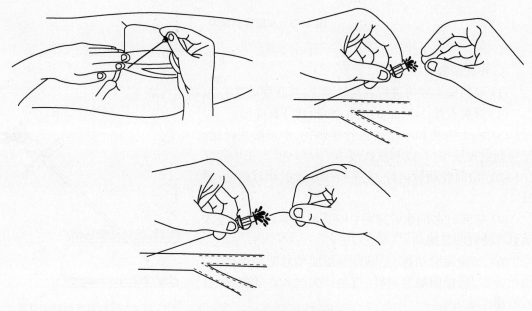

图 11-6 右侧股动脉穿刺手法

脉,如果股浅动脉很细,则可能发生血管阻塞。穿入分叉后的股深动脉则不易压迫,可致出血。穿刺部位过高,进入髂外动脉易致腹膜后血肿(图 11-7)。

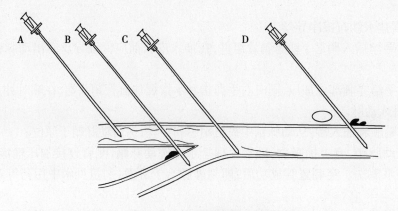

图 11-7 不正确的穿刺位置

5. 导丝不能通畅插入的处理

(1) 穿刺针头可能抵在血管后壁上,应缓慢回撤穿刺针 1~2mm 后再前送导丝。

(2) 如果导丝碰到血管后壁的斑块,可能导致栓塞,不可用力推送。

(3) 在透视下插入导丝,确定导丝受阻的部位,有时可能进入血管侧支。

(4) 更换细导丝,如 0.025 英寸的导丝。

(5) 在同侧重新选择穿刺点。

(6) 如果血液回流正常,可注入造影剂作路径图。如穿刺局部有狭窄或病变,应选择对侧或上肢进行穿刺。

五、肱动脉穿刺置鞘技术

1. 解剖　肱动脉在上臂起源于腋动脉,位于肱二头肌内侧缘下方,在肘窝处位于正中神经外侧。在肘窝以下,肱动脉分成桡动脉和尺动脉。肱动脉在上臂走行浅表,可触及搏动,其走行可用锁骨中点和肘窝中点之间的连线表示。

2. 患者准备

(1) 肘窝近端约 5cm 处触诊定位肱动脉。

(2) 检查双上肢血压,如果两侧收缩压相差 20mmHg 以上,则选用血压较高一侧,因为血压较低一侧锁骨下动脉有可能存在狭窄。

(3) 将血压计袖带留在所选择手臂下面。

(4) 将准备穿刺的手臂与躯体摆放成 30°~45° 夹角,并固定在检查床上。

3. 操作步骤

(1) 局麻后,用 11 号刀片在穿刺点皮肤上作一 2~3mm 的小切口。

(2) 将一手示指和中指压在肘窝上方 5cm 处取穿刺点的上下方,手指应正好按在肱动脉上。

(3) 将带针芯的 18 号穿刺针以 20°~30° 的角度穿皮肤刺入动脉,注意不要刺穿动脉后壁。

(4) 拔除针芯,若穿刺针尾有搏动性血流喷出,通过穿刺针将 J 形导引导丝插入动脉约 10~15cm。

(5) 一手按住穿刺点上下方固定导引导丝,另一手撤出穿刺针。用消毒湿纱布擦净导引导丝。

(6) 通过导丝送入 4F 或 5F 鞘管-鞘芯组件,进皮肤前应保证导丝露出鞘管尾端 5~10cm。以拇指和示指握住鞘管,旋转下插入动脉。

(7) 鞘管全部送入动脉后,一起拔出鞘芯和导引导丝,保留鞘管。

(8) 抽吸鞘管并弃去抽吸物,冲洗鞘管。

4. 注意事项　交换导管时,可将血压计袖带充气,使压力高于患者收缩压用以止血。

六、桡动脉穿刺置鞘技术

1. 解剖　桡动脉是肱动脉的末级分支,管径较小,位置较表浅,起源于肘窝,从前臂桡侧下行至腕部,其搏动在腕部桡骨侧前缘屈腕肌腱前很易触到。在掌部与尺动脉汇合,形成掌深弓,背弓和掌浅弓。

2. 患者准备　改良 Allen 试验:在桡动脉穿刺前,必须证实有足够的侧支循环供应手部。检查方法有超声多普勒,手指脉搏监测或 Allen 试验。改良的 Allen 试验按下述步骤操作。

(1) 将患者手臂抬至高于心脏水平。

(2) 抬高侧主动或被动握拳。

(3) 检查者将一个拇指按在患者尺动脉上,另一拇指按在患者桡动脉上,同时加压约 5 秒钟。

(4) 在持续加压下放低手臂并松开拳头,此时手臂可能变苍白。

(5) 放松尺动脉压迫。

(6) 观察并记录掌部,拇指和其余手指变红的时间。整个手部应在 15 秒内恢复红色,为 Allen 试验阳性。如不能在 7~15 秒内恢复红色则为尺动脉充盈延迟,说明手部主要靠桡动脉灌注,此为 Allen 试验阴性,这是桡动穿刺的绝对禁忌证。Allen 试验应在桡动脉上重复一次,即仅解除桡动脉压迫,评价桡动脉血供。如果其中任意一条血管表现颜色恢复延迟,都不能用桡动脉进行穿刺。

(7) 如可能在手掌处将患者非优势手臂固定在检查床侧臂上,使腕部约外伸 60°。

3. 操作步骤

(1) 触诊桡动脉搏动,确定其位置及走向。

(2) 以 11 号刀片在桡动脉上方作 1~2mm 长的浅皮切口。

(3) 使用带针芯的 20 号穿刺针,以 30° 的角度在腕部上方约 3~4cm 处向桡动脉进针。

(4) 一手触诊桡动脉搏动,另一手持穿刺针并穿透桡动脉。

(5) 拔出针芯,缓慢回撤穿刺针,直到针尖进入桡动脉,此时有鲜血自针尾喷出,说明位置适当。

(6) 将 0.018 英寸(0.46mm)导引导丝的柔软端送入血管内 10~15cm,紧握导引导丝拔出穿刺针,用湿纱布将导引导丝擦干净,通过导引导丝送入短的(15cm)5F 血管鞘,拔出导引导丝。

(7) 抽吸血管鞘,弃去抽吸物,轻柔冲洗血管鞘,将肝素化输液三通接到血管鞘上。

4. 特殊注意事项

(1) 桡动脉搏动消失:有时利多卡因浸润麻醉后,桡动脉搏动减弱或消失,但一般是短暂性的,轻轻按摩血管周围组织可促进脉搏恢复。

(2) 搏动性血流停止:如果在前送血管鞘的过程中发生桡动脉血流停止现象,应缓慢回撤血管鞘直到血流恢复,继续回撤 1~2cm 后,再前送鞘管,如果第二次回撤鞘管仍不见血流喷出,应拔出鞘管,穿刺点按压 5 分钟后再行穿刺。如果一直没有血流出现,那么不能再穿刺这根动脉,而且在选择其他动脉进行穿刺,不必再压迫此动脉。

(3) 穿刺方法:穿刺时,即可直接刺入血管,也可先穿透血管,再回撤穿刺针。对小动脉常采用穿透血管的方法。这两种方法的并发症无显著区别。

(4) 桡动脉血栓形成的影响因素:影响桡动脉血栓形成最重要的因素是鞘管的大小,形状,制作材料以及在动脉内留置的时间。因此,主张采用 5F 以下,头端不变细的鞘管。

(5) 手部血循环的评价:应每 4 小时检查一次手部血循环,如发现循环不良应立即拔出鞘管。

(6) 预防出血:拔管后,在穿刺点压迫 5~10 分钟可防止出血。然后再观察数分钟,确认止血良好后,轻压加盖敷料,经常检查桡动脉搏动和手部血流情况。在鞘管置入时,如动脉穿刺次数增加,动脉阻塞的危险性亦增加。尽管桡动脉穿刺的血栓并发症较高,永久性血管损伤并不多见,且通常在拔管后 48h 到 7 天后症状即可缓解。

七、腋动脉穿刺置鞘技术

1. 解剖　腋动脉与进入腋窝的锁骨下动脉相延续,在腋窝胸大肌下缘水平成为肱动脉进入臂部。腋动脉被在其前面穿过的胸小肌分成三部分,第一部分穿过脂肪间隙,从第一肋外侧缘延续到胸小肌上缘;第二部分紧贴胸小肌后面走行,距喙突尖一指宽;第三部分最长,在三块腋后肌起始处穿过,延续到胸大肌下缘。腋动脉,腋静脉和臂丛形成神经血管束,位于腋鞘内。

2. 患者准备　将预定穿刺侧的手枕于头部,手臂充分外展外旋。腋下区域备皮。在腋窝内胸大肌后外缘定位腋动脉。

3. 操作步骤

(1) 触诊定位腋动脉走向,选定胸大肌或三角肌 - 胸大肌沟近端 3~4cm 处为穿刺点。局麻后,以一手中指和示指按在穿刺点上下方加以固定。

(2) 另一手将 18 号穿刺针刺入腋动脉。

(3) 当穿刺针尾端出现搏动性血流时,通过穿刺针将 J 形导引导丝送入血管内约 10~15cm。

(4) 嘱咐患者 24 小时内不要使用穿刺侧手臂,以免穿刺点出血。

4. 注意事项　作腋窝局部麻醉时应特别小心,因此处神经分布丰富。

八、动脉穿刺置鞘技术的并发症

常见并发症包括出血(血肿)、栓塞、穿刺血管远端出血或坏死、血栓形成、动脉夹层等,详细情况请参考本书第二十三章。

九、动脉穿刺置鞘径路的选择

1. 股动脉　股动脉穿刺置鞘的优点是血管腔大,易于穿刺,阻塞较小;在血管收缩和低血压时也易穿刺;不易损伤导管;拔管后易压迫止血。缺点是患者活动受限;肥胖患者穿刺困难;肥胖患者不易止血,易致血肿。

2. 桡动脉　桡动脉穿刺置鞘的优点是容易触摸到搏动;侧支循环丰富;部位浅表;穿刺进行前能评价侧支循环状态。缺点是,由于管径小,阻塞危险性高;易于损坏导管;当休克,低血压或外周血管收缩时,不能反映主动脉压。

3. 肱动脉　优点是有外周血管疾病者常选此径路。缺点是并发症多,部位深,止血困难。

4. 腋动脉　优点:利于双平面造影和斜位观察;对患者限制少;左腋动脉穿刺利于放置导管;管径大,较少阻塞。缺点:易损伤神经;易致血肿和假性动脉瘤。

第三节　静脉穿刺置鞘技术

一、臂静脉穿刺置鞘技术

1. 解剖　手臂的静脉主要源于二条交通静脉:贵要静脉和头静脉。贵要静脉走行较深,沿前臂尺侧面上升,在肘前与肘正中静脉汇合,再沿肱动脉内侧继续上行,形成腋静脉。头静脉在前臂桡侧上升,在肘前与肘正中静脉和贵要静脉交通,再沿外侧上升,直到通过胸锁筋膜时形成一个大弯,然后横过腋动脉,在锁骨下汇入腋静脉,或偶尔汇合到颈外静脉。对于这种解剖特点,使得在进行头静脉穿刺置鞘时较困难,故临床上多采用贵要静脉穿刺。

2. 患者准备　定位静脉,可在肘窝上方暂时扎一止血带并嘱患者握拳以扩张静脉,便于定位。外展穿刺侧手臂,使之与身体长轴成30°~45°夹角,平放在带棉垫的前臂支架上。在没有透视帮助下放置中央静脉血管鞘时,可先伸直圈好的鞘管,比试一下从穿刺点到上腔静脉相应位置所需的鞘管长度。

3. 操作步骤

(1) 在上臂扎一止血带。

(2) 绷紧穿刺点远端皮肤,使针尖斜面向上,成15°~20°角穿刺静脉。

(3) 穿刺针回血后,向静脉内插入导引导丝,使之在血管内伸出针尖约2~4cm。松解止血带,再缓慢前送导丝数厘米。

(4) 拔出穿刺针,同时握紧导引导丝使之保留在血管内。

(5) 用消毒湿纱布清洁导丝。

(6) 通过导丝将所选择的鞘芯-鞘管插入静脉。

(7) 将鞘芯和导丝一起拔出,冲洗鞘管侧臂。

(8) 用臂板固定操作侧手臂。

二、股静脉穿刺置鞘技术

1. 解剖　股静脉是下肢的主要静脉干,其上段位于股三角内。股静脉在大腿根部紧邻股动脉,在腹股沟韧带下方,股三角走行的结构自外向内依次为股神经,股动脉,股静脉和淋巴管。寻找股静脉时应以搏动的股动脉为标志,触诊定位动脉可帮助定位股静脉,后者在股动脉内侧约1cm处与之平行走行。股静脉有几个静脉瓣,前送导管时可能遇到。

2. 操作步骤

(1) 触诊股动脉搏动,股静脉位于股动脉内侧1cm,腹股沟韧带下方2~3cm处。

(2) 在预定穿刺点用11号刀片作一小斜行皮肤切口(约3mm),用蚊式钳轻轻钝性分离皮下组织形成一个小窦道。

(3) 刺入穿刺针,针芯斜面向上,针尖指向正中线的肚脐,成30°~45°角刺入切口。

(4) 轻柔前送穿刺针至股三角,直到针尖触及骨膜。

(5) 拔出针芯,在穿刺针尾接上含1%的利多卡因5~10ml的注射器(用利多卡因冲洗针头可保证其通畅并提供适当麻醉)。

(6) 在注射器保持一定负压下缓慢回撤穿刺针,直至针头退至股静脉内,此时注射器内有静脉血回流。

(7) 一手固定穿刺针,另一手撤走注射器,立即用拇指按住针尾,以免出血和空气进入静脉。

(8) 将导引导丝柔软端插入穿刺针,用消毒湿纱布清洁导引导丝。

(9) 通过导丝插入鞘芯-鞘管组件,保证导丝露出鞘管尾端约5~10cm。

(10) 用拇指和示指靠近皮肤握住鞘管,在旋转下将鞘芯-鞘管送入血管。

(11) 鞘管全部进入血管后,从鞘管中一起拔出鞘管和导引导丝。

(12) 抽吸并冲洗鞘管侧臂后,暂时关闭或将其接上静脉输液管。

（13）通过鞘管插入所选导管，在透视指导下前送。

3. 注意事项

（1）误穿股动脉：如果误穿股动脉而又不打算插入动脉鞘管，则应拔出穿刺针，在穿刺针点压迫 5 分钟，如果准备同时作股动脉穿刺置鞘，最好就在此时进行。

（2）定位股静脉：如果定位股静脉有困难，可嘱患者作 Valsalva 动作（用力屏气），这将膨胀静脉，有利于成功穿刺。

（3）长时间放置的股静脉导管应注意防止感染。隔离拔管后遗留的皮下隧道和会阴部可以减少感染。

第四节 拔除动脉鞘

术后动脉鞘一般在肝素作用消退后拔除，一般采用徒手拔鞘后进行压迫止血，然后加压包扎，沙袋压迫 6~12 小时。患者需要制动 12~24 小时。也可以采用血管缝合器缝合动脉穿刺点，术后 4 小时即可下床活动，减少卧床时间，减轻患者痛苦。

一、拔鞘后徒手压迫止血

1. 左手的中指和示指放在穿刺点上方，拇指放在穿刺点下方，右手握紧鞘管。

2. 迅速从股动脉拔出动脉鞘管，同时在穿刺点上方加压阻断动脉，防止血栓流向肢体远端。

3. 让穿刺点出血几秒钟后，在穿刺点上方压迫止血约 15 分钟。

4. 加压期间经常查股动脉和足背动脉脉搏，确认手工压迫并没有完全阻断血流。如果脉搏很弱或消失，应减轻压迫力量，但不减少压迫时间。

5. 如压迫 15 分钟后，穿刺部位出血仍很明显，应不间断地再加压 10 分钟。只有在适当止血后，才能改用沙袋或其他形式压迫。

6. 完全止血后，再观察几分钟，然后涂抹碘伏，加盖无菌敷料，用弹性绷带包扎。

7. 可在穿刺点上压上 2~5kg 的沙袋，患者绝对卧床 6~8 小时。

8. 拔鞘后经常检查肢体远端的循环状况（肤色，运动和感觉），必要时可用 B 超评价远端血流情况。

9. 拔鞘过程中应注意患者的血压、心率及有无出汗肤色等情况，以防拔鞘时引起的迷走神经反射的发生。

二、血管封堵器

血管封堵器种类较多，根据其止血原理，可以分为三类：通过血管平滑肌自然弹性回缩用止血伞封堵，胶原海绵辅助血管封堵器，缝线缝合。股动脉止血器主要是通过止血伞封堵股动脉穿刺口，通过血管平滑肌的自然弹性回缩，使动脉穿刺口回缩到穿刺针口大小。体内不留异物，可在分叉部位使用。股动脉止血器由于止血伞是由聚氨脂覆膜，镍钛记忆合金构成，即使操作原因封堵失败，对血管几乎没有损伤，无需外科手术。只要改为常规压迫止血即可。各种封堵器的具体使用方法不同，详细参考各自产品的详细说明书。

根据目前的临床观察，使用封堵器后出现的穿刺点并发症主要包括：血肿（需要输血或外科手术）、动脉受损（动脉狭窄、栓塞、血栓形成、需要外科取出封堵器）、假性动脉瘤、动静脉瘘(有明显的临床表现需要处理)、感染等。

　　目前尚没有充分的证据来确定封堵器获益人群,所以2010年AHA发表声明,不建议常规使用血管封堵器。对考虑使用封堵器的患者,要确定穿刺部位是否存在动脉硬化和钙化等情况,确保解剖结构适合应用血管封堵器。对于只是5F导管血管造影术患者,应使用标准和人工压迫止血。

(周志明　刘新峰)

参 考 文 献

1. Gabriel M, Pawlaczyk K, Waliszewski K, et al. Location of femoral artery puncture site and the risk of postcatheterization pseudoaneurysm formation. Int J Cardiol, 2007, 120:167-171.

2. Huber TS, Hirneise CM, Lee WA, et al. Outcome after autogenous brachial-axillary translocated superficial femoropopliteal vein hemodialysis access. J Vasc Surg, 2004, 40(2):311-318.

3. Spies JB, Bakal CW, Burke DR, et al. Society of Interventional Radiology Standards of Practice Committee. Angioplasty standard of practice. J Vasc Interv Radiol, 2003, 14(9 Pt 2):S219-221.

4. Bakal CW, Sacks D, Burke DR, et al. Society of Interventional Radiology Standards of Practice Committee. Quality improvement guidelines for adult percutaneous abscess and fluid drainage. J Vasc Interv Radiol, 2003, 14(9 Pt 2):S223-225.

5. Malik J. Closure devices for femoral punctures. Heart, 2008, 94:547-548.

第十二章

导管和导丝技术

导丝和导管是进行血管内介入操作的主要器材,对这些器材的性能、结构和作用的认识程度是介入操作水平的重要体现。随着技术的不断发展,导管和导丝的种类在不断增加,性能也在不断改进。介入医生必须熟练掌握常用导管和导丝的性能,在实践中不断体会导管和导丝的使用技巧,从而提高介入操作的成功率及安全性。

第一节　导丝的构造和种类

导丝和导管是血管内介入操作的重要工具,而导管、导丝技术则是血管内介入治疗的基础和关键。导管、导丝可通过动脉穿刺部位进入血管腔内,从而达到诊断及治疗目的。因此,导管、导丝的准确到位是成功实施介入操作的前提。操作者只有在熟悉各种导管、导丝性能特点的基础上熟练掌握其操作技巧,才能从容应对错综复杂的手术过程。本章主要介绍导管、导丝的种类、基本结构、性能特点、选择方法及操作技术。

一、导丝的结构设计

导引导丝(简称导丝)作为将介入器材输送至目标血管的载体,在介入操作过程中发挥着重要作用。动脉穿刺成功后,导丝作为引导工具,建立了一个从穿刺部位到病变部位的轨道,并可增加导管的支撑力,引导导管通过迂曲的血管,并进而选择性或超选择性进入分支血管。导丝的成功到位有利于后续的导管操作,其柔软的头端设计还可减少导管对血管壁的损伤。

导丝由一根坚硬的轴心钢丝外面紧密缠绕弹簧圈组成。轴心钢丝和外层弹簧圈之间内衬安全钢丝,其与导丝顶端的外层弹簧圈相连,可防止操作中出现导丝的断端分离,并使得弹簧圈处于缠绕状态。大多数导丝表面覆有一层光滑的涂层物质(如特氟隆、PTEE、FEP、硅酮等亲水物质),以减少导丝与导管间的摩擦力,增加导丝通过病变的能力,且不易造成血管损伤,并在一定程度上提高了导丝的调节能力。如 Terumo Crosswire 导丝,其导丝全长均具有亲水涂层。Boston PT Graphix 及 Cordis Shinobi 系列导丝,其远端具有亲水涂层,而在亲水涂层近端采用了比涂层材料摩擦力更大的物质,使远端导丝表面光滑,近端摩擦力则较大。这种设计既使导丝具有很好的通过病变能力,又有效地提高了导丝的支持力。但当覆有亲水涂层的导丝通过金属穿刺针或导管金属接头时,不能突然从中回撤导丝,以免导致亲水涂层脱落。

　　导丝大体可分三个部分:头端、中间段、近端推送段(图 12-1)。各部分的独特设计和用料决定了导丝的调节力、通过力、头端的柔软性和支撑力,从而导致不同导丝之间存在着操控性方面的差异。

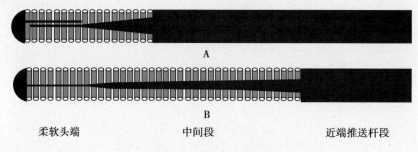

柔软头端　　　　　　　　　　中间段　　　　　　　　　　近端推送杆段

图 12-1　导丝的基本结构

　　轴心钢丝头端呈阶梯式或锥形变细,因而具有一定柔韧性和可塑性。根据头端的硬度可分为软头端、中等硬度头端及标准硬度头端三种。软头端具有较好的灵活性及跟踪性,适用于扭曲病变,对血管损伤性小,但调节力及通过力差,不适于通过闭塞病变。如 ACS 系列的 Floppy H、BMW、BIIW 等。中等硬度头端在介入操作中较常使用,具有较好的调节性,适用于通过扭曲、成角的血管及经支架网孔穿入边支的操作。如 Cordis 公司的 Stablizer、Wizdom、ATW 系列及 Boston 公司的 Trooper 系列和 Choice 系列。标准硬度头端具有较好的操控性,常用于难以通过的血管或闭塞血管。如 Boston 公司的 PT 系列,Cordis 公司的 Shinobi 系列及 Terumo 公司的 Cross NT 系列。

　　轴心钢丝直径与质地决定了导丝的支撑力、推送性和操控性。轴心钢丝大多由不锈钢或镍钛合金制成。不锈钢导丝硬度较大,价格便宜,但易于缠结。而镍钛合金导丝具有形状记忆性,不易缠结,具有抗缠绕性。轴心钢丝越粗,导丝的支撑力、推送力越好。轴心钢丝渐变形式一般有锥形渐变及阶梯式渐变两种形式,不同的渐变形式导致导丝具有不同的通过病变的能力和操控性。锥形渐变的推送力传导较为均匀,较阶梯式渐变更易通过扭曲和成角血管。

二、导丝的性能

　　1. 支撑性　指导丝的硬度,与轴心钢丝的材料、直径及外涂层的厚度有关。较粗的轴心钢丝和较薄的外涂层可使导丝具有较高硬度。而具有较高柔韧性的导丝,其轴心钢丝直径较小,其外涂层相对较厚。导丝必须有一定硬度,以保证导丝前送时不在血管内打折。

　　2. 柔韧性　主要取决于导丝的直径、尖端结构及连接段变细程度。导丝必须有足够的柔韧性,以便作较大的弯曲而不至于折断,其头端的柔软性、可塑性也可避免血管损伤。

　　3. 扭控性　即操作者旋转导丝近端(体外段),导丝远端随之扭动的能力。主要取决于导丝头端和轴心钢丝的结构。

　　4. 推送性　即导丝通过病变部位的能力。取决于轴心钢丝的硬度和中间段变细的方式。轴心钢丝越粗,变细段越平缓,其推送力越强。推送力强的导丝其头端较硬,操作时易引起血管夹层及穿孔,而推送力差的导丝相对柔软,操作较安全。

5. 跟踪性　指当导丝头端进入侧支后,整根导丝也随之进入侧支,如此才能进入呈锐角的分支血管。这需要导丝具有一定的硬度,特别在血管转折较急的部位,可提供稳定的支持使导管通过狭窄病变。

6. 可视性　即导丝头端在 X 线下的不透光性。在 X 线下不透光性能越好,在操作过程中越容易辨认导丝头端的位置,以便做到准确定位。

三、导丝的结构分类

根据导丝头端的形态,将导丝分为两种类型,即直导丝和 J 型导丝(图 12-2)。

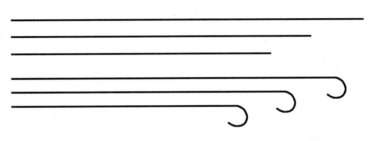

图 12-2　直导丝与 J 型导丝

1. 直导丝　其头端柔软,一般长约 3~5cm。也有因特殊目的而设计的导丝,其头端柔软段长度可达 15~20cm。直导丝适合通过较直的血管。由于直导丝近端(硬端)和远端(软端)外形相同,因此使用前应检查导丝两端,确认插入的是软端。有些导丝两端都为软端,可以避免将硬端插入血管造成损伤。

2. J 型导丝　通常其头端有一个 1.5mm、3.0mm 或 6.0mm 半径的 J 形弯曲。J 型导丝适合通过扭曲血管,导丝前端不会顶在血管壁上,从而可防止损伤血管。使用时将导丝引导器沿着"J"型导丝头端滑动,使导丝头端拉直,以便送入穿刺针或导管。

四、导丝的功能分类

根据导丝在血管内介入操作中的作用,通常将导丝分为以下三种类型:启动导丝,选择性导丝和交换导丝。另外也有一些特殊类型的导丝。

1. 启动导丝　这种导丝的头端较为柔软,主要用于导管的输送及一些介入的基本操作中。如 Bentson 导丝(Cook 公司)、Staterwire 导丝(Meditech 公司)和 Newton 导丝(Cook 公司)。Bentson 导丝头端柔软,导丝中间段为不锈钢结构,直径 0.035in,长度 145cm,价格相对便宜,是脑血管造影及血管成形术的常用导丝。

2. 选择性导丝　一般用于与选择性导管一起通过分支血管或严重病变部位。选择性导丝可具有直而硬度大的头端,作为通过闭塞血管时备用;或具有可控性较好且成角的头端,用于通过分支血管或严重病变部位。这种导丝有着较好的操控性,有些导丝表面具有亲水涂层。具有亲水涂层、良好可控性且头端成角的导丝应用较为广泛,为大多数介入操作者用于通过严重狭窄血管的首选和次选的导丝;但价格较贵并且操作难度较大。另外,亲水涂层导丝湿润时非常光滑,以至于有时操作时尽管已经向前推进导丝,但导丝还在原位,甚至有时导丝会在不知觉的情况下自行回撤。当需要用多导管交换处理病变部位而导管内已置入亲水性导丝时,最好将亲水性导丝换为性能相似,但质地较硬,不易于滑动的导丝。另外,由于亲水导丝易于滑动,因此易导致血管内膜夹层形成且不易察觉。

另一种可以通过多个弯曲血管及进行选择性导管操作的选择性导丝是具有良好可控性头端的钢制导丝。可以用血管钳根据血管的弯曲度将其导丝头端塑形而调整头端的弯曲度以利于其通过目标血管。具有转矩装置的选择性导丝可以锁定在导管的尾端,旋转时可产生 1:1 的扭矩。这种导丝可用于表浅股动脉成角穿刺后留置动脉鞘、严重的闭塞性病变及主动脉弓上血管开口处狭窄时。

3. 交换导丝　交换导丝与其他两种导丝相比具有一个致密的内部轴心,因而导丝硬度较高、易引起血管损伤,不作为介入操作时的首选导丝。当导丝已经准确进入分支血管或通过病变部位后,再将最初使用的导丝更换为交换导丝可提高操作的安全性。交换导丝的长度允许导丝远端继续保持在迂曲血管及远端病变部位,并可同时进行介入器材的更换和输送。在一些复杂的血管内介入治疗中,诸如多个支架的放置时,交换导丝起着重要的作用。

五、导丝的选择策略

操作者需要对各种类型的导丝性能有全面的了解方可选择好合适的导丝进行介入操作。导丝的长度、直径、硬度、外涂层及头端形状的不同决定了导丝各自的特性。操作者不仅要选好最适于首次操作时的导丝,还要制订好当首选导丝不能顺利到达目标部位时的备选方案。

1. 导丝长度的选择　导丝的长度通常为 50~300cm,标准导丝的长度为 145~300cm。操作者必须确定所选择导丝的长度应足够长。145cm 长的导丝已足够符合常规血管造影的需要。主动脉或颈动脉造影时,特别是患者个子较高时,有可能需要 260cm 长的导丝。当脉管系统很长或介入装置需要输送的距离很远时,260cm 长的导丝显得尤为重要。

导丝长度的选择应参照导管的长度。导丝在体内的长度包括穿刺点到病变部位以上的距离,这样能保证导丝有足够的长度通过病变部位。导丝在体外的长度包括体外导管的最长长度(一般在 65~130cm 之间)以及暴露于导管末端以外的导丝长度以便于手控操作。导丝应比导管长 20cm,以便导丝送入导管并到达目标血管后其尾端仍有一部分露在导管外用于操作(表 12-1)。

表 12-1　不同长度导丝的适用血管

长度(cm)	适用范围
145~150	常规脑血管造影
180~210	主动脉弓和颈动脉造影,肾动脉、锁骨下动脉介入治疗
200~300	颈动脉及颅内动脉介入治疗

2. 导丝直径的选择　导丝的外径应与导管内径相匹配,最理想的情况是导管内径恰好适合于所选用导丝的外径,两者之间无空隙,这样可使导管较平滑地送入血管。常用导丝的外径为 0.014~0.035in(0.46~0.97mm)。诊断性脑血管造影时通常用外径为 0.035in(0.89mm)的导丝,可通过 6、7 和 8F 导管。一些大的介入装置,比如说主动脉带膜支架输送系统(stent graft carrier),需要使用 0.038in 导丝。而一些直径较小的导丝(0.025in、0.018in 及 0.014in)多用于通过即将闭塞,且一般标准直径导丝不能通过的血管。支架置入及血管成形术一般需要 0.018in 或 0.014in 导丝。在支架治疗时,导丝的选择与所选支架的类型有关,对于快速交换的支架,目前可选择 0.014in 的导丝,对于非快速交换的单轨导引的支架,可以选择 0.018in 的导丝。就导丝的长度而言,快速交换系统选择 180~190cm,非快速交换的支架系统,选择 260cm 长的交换导丝(表 12-2)。

表 12-2　常用导丝的性能对照

导丝类型	导丝名称	生产厂家	规格	特点	适用范围
启动导丝	Bentson	Cook	0.035in 145/180cm	具有 20cm 柔软头端,其前端 6cm 最为松软,标准直导丝,TFE 涂层	通用导丝,介入初始时使用。可通过迂曲的血管。创伤性小,导丝易于在血管内操作。对导管无支持力,不易使导管滑脱至血管外。适用于最初的导管放置及 Simmons 导管的塑形
	Newton	Cook	0.035in 145/180cm	10~15cm 柔软头端,呈 0~15mmJ 型弯曲,标准钢丝,TFE 涂层	通用导丝,介入初始时使用
选择性导丝	Glidewire	Boston	0.018in 0.025in 0.035in 150/180、260cm	头端成角,亲水涂层,可控性好,导丝中间段硬度较大	通过严重狭窄或闭塞的病变,选择性导管置入。当通过病变部位及分支血管时支持力稍差
	Angled Glide	Meditech	0.035in 260/300cm	头端成角,亲水涂层,可控性及支持力均较好	适用于将导管置于颈外动脉,特别是诊断导管的置入。强行在弯曲的血管内操作时易导致夹层的形成
	BMW	ACS	0.014in 190cm	远端亲水涂层,头端柔软,调节能力好,支持力强	通用导丝。适用于扭曲病变,对血管损伤性小,但调节力及通过力差,不适于通过闭塞病变
	Wholey	Mallinckrodt	0.035in 150cm	标准不锈钢导丝,柔软头端设计,可塑性好的弯曲,可控性好	主动脉诊断造影及一般血管腔内导入
交换导丝	Amplatz Super stiff	Boston	0.035in 0.038in 180/260cm	由扁钢丝制成的直导丝,具有 1cm 柔软头端及内径较粗的内芯,导丝的刚性大,稳定性好	适用于诊断导管、导引导管及鞘的置入,其头端无转矩,特别适用于在严重扭曲的血管内操作,可用于拉直血管
	Thruway	Boston	0.014in 130/190/300cm	导丝远端可塑形,并配有预成形的"J"形端,具有高度扭控性、行进能力及显影性	可以通过扭曲的血管。适用于诊断及外周血管介入治疗
	HI-Torque Super-core	Guidant	0.035in 190/300cm	直导丝,1:1 的扭矩提供极好的可控性,MICROGLIDE® 涂层减少了导丝摩擦力	是 Amplatz Super stiff 导丝最好的备选导丝。其远端的两个标志有利于交换导管,不需要始终保持导丝头端在视野范围内

续表

导丝类型	导丝名称	生产厂家	规格	特点	适用范围
交换导丝	HI-Torque spartacore	Guidant	0.014in 300cm	轴心至尖端的设计,支持力较好的不锈钢轴心,头端柔软,MICROGLIDE® 涂层减少了导丝摩擦力,PTFE 涂层至远端7cm	在颈动脉支架置入中广泛使用。其柔软头端具有很好的扭控性,中间段对支架的输送提供足够的支持力。常与扭曲血管远端保护装置配套使用
	HI-Torque Steel-core	Guidant	0.018in 300cm	轴心至尖端的设计,不锈钢轴心,支持力好	适用于处理颈总动脉远端病变时最初的操作或当颈外动脉闭塞时为导管置入颈动脉提供引导及支持作用

第二节　导丝操作技术

作为一名介入医生,不仅要了解各种类型导丝、导管的性能特点,更重要的是要掌握导丝、导管的操作技术。操作者运用导管、导丝的能力是介入手术能否成功的关键所在。当动脉穿刺成功后,随后的操作就是将导管、导丝送达目标部位。

一、导丝的操作方法

大多数导丝具有亲水涂层,在介入操作中可增加导管与导丝的同轴性。所有的导丝在湿润的情况下易于操作。特别是带有亲水涂层的导丝、导管,使用前必须先将涂层的外表面彻底湿润。在多数情况下,涂层物质与它首先接触到的物质相结合,若未经湿润的导丝或导管进入体内,则亲水物质则首先与接触到的血液相结合。而预先湿润导丝和导管后,涂层物质则首先与肝素化的生理盐水相结合,减少血栓形成的可能。操作前导丝应首先浸泡于肝素化生理盐水中。先用肝素化生理盐水冲洗装有导丝的塑料套环,使生理盐水从开口端流出,若导丝难以卸下,则需重复冲洗。然后用一块浸有肝素化生理盐水的纱布轻轻抓住头端,从套管上取出导丝。此时不得使用干纱布,因为干纱布会损坏表面涂层,使导丝发黏。不要丢弃塑料套环,每次使用过导丝后都应将其装回套环。每次换用导丝时均需用肝素化生理盐水湿润的纱布轻轻擦拭导丝。然后将导丝坚硬端送入套环的开口端,并用肝素化生理盐水冲洗套管,导丝一直保存在注有肝素盐水的套环中直至下次使用。一个病人用过后,导丝不应重复使用。

操作时将导丝头端穿入导管中,导丝头端与导管头端平齐。导丝的软头端对血管内膜的损伤较小,但软头端较为柔韧且难以掌握。进导丝时,可以用大拇指和示指握住距导丝软头端2~3cm处,中指、无名指及小拇指并行将导丝握于掌心中,使得导丝的头端变直易于进入动脉鞘孔(图12-3)。一旦导丝头端进入动脉鞘内,就应该在透视下进导丝,始终保持导丝头端在视野范围中。盲目地及不在透视下进导丝有可能造成不应有的血管损伤。导丝(特别是亲水涂层导丝)在体内输送时需用大拇指和示指夹紧导丝,避免导丝向前向后的自发移动。操作过程中应保持手对导丝体外段的控制,不要随意将手松开,以免造成导丝的移位及血管内膜损伤。每次进导丝时应缓慢匀速送入。操作者手握导丝的部位与导丝进入动脉鞘之间的距离不应过长，以免造成导丝的缠结及扭曲。当进导丝遇到阻力时，不要用力进导丝，而应将导丝撤回并在透视下查明原因。当导丝遇到偏心性斑块时，导丝的头端往往难以通过并形成扭曲。这时可以调整导丝头端的指向再继续进入病变部位。必要时对导丝头端塑型后再尝试。

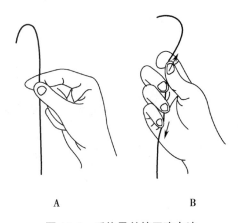

图 12-3　手执导丝的正确方法

A. 导丝的柔软头端常不易握执；B. 用大拇指和食指握住距导丝软头端 2~3cm 处，中指、无名指及小拇指并行将导丝握于掌心中

　　导丝头端塑型是操作成功的关键环节之一。常用大拇指和示指、导丝导引针对导丝头端进行塑型（图 12-4）。可根据目标血管的形态将头端塑成轻度成角至 90°，成为 J 形、S 形、C 形。如果目标血管轻度成角，则微导丝的头端略微成角，或稍微塑成 J 形即可。若血管成角较大，将头端塑成 S 形或许有所帮助。一些微导丝需在肝素生理盐水浸泡 15~30 秒后再进行头端塑形。

　　导丝的输送和旋转过程中可在转矩装置的辅助下进行，将转矩装置与导丝远端相连，一般固定在距导管座 2~3cm 处，利用其产生 1:1 的扭矩来操控导丝（图 12-5）。当导丝置于导管或动脉鞘内时，导丝的支撑力将增加，从而导致推送力的增加。进导管时，应用手固定导丝，避免导丝随着导管的移动而自发移位。在导丝操作过程中，需在透视下了解导丝头端与病变部位间的相互关系（图 12-6）。如导丝头端遇到病灶难以通过时，应间断透视确保导丝

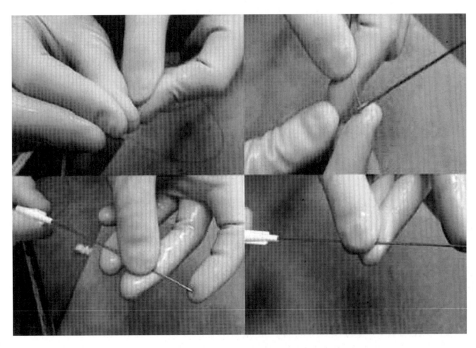

图 12-4　导丝头端塑型

采用大拇指、食指和导丝导引针对导丝头端进行塑型

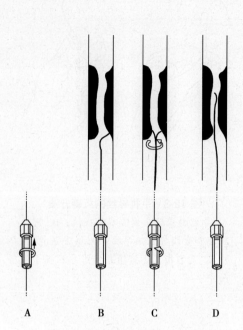

图12-5 使用转矩装置操作可控性导丝

A. 转矩装置；B. 转矩装置可使可控性导丝体部及头端产生1：1扭矩；C. 转矩装置使导丝头端转向管腔；D. 导丝头端通过病变部位

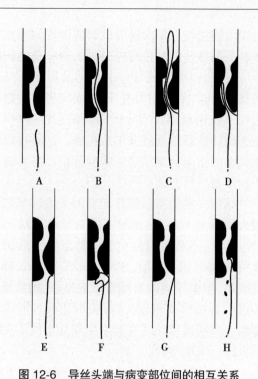

图12-6 导丝头端与病变部位间的相互关系

A. 导丝头端接近病变；B. 导丝通过病变；C. 导丝头端触及狭窄部位近端，其柔软段在通过病变时形成肘状弯曲；D. 导丝柔软段形成缠绕并触及斑块边缘，使导丝通过病变部位受阻；E. 导丝头端触及斑块，不能探及偏心性管腔；F. 导丝在病变近端缠绕；G. 导丝进入内膜下；H. 导丝使斑块脱落，可导致远端血管栓塞

头端没有移位。无论诊断造影或是介入治疗时，需始终保持导丝在正确的位置，直到所有操作完成后方可撤出导丝。退导丝时将导丝逆时针方向在手中缠绕。如导丝受到污染、扭曲、折断时，则须及时更换导丝。

二、与导丝操作有关的并发症及注意事项

导丝属于易损器械，尽管装有安全导丝，但导丝仍有可能因弯曲和打折而断裂，造成导丝断端栓塞远端血管，这种危险性随着操作次数的增加而增高。其他并发症还有导丝头端打结、内芯脱落、J型弯钢丝头端缠绕、钢丝移位等。

操作时应注意：①库存导丝最好伸直存放或放在套管中，置于干燥通风处，避免接触酸、碱、盐类物质或溶液。②使用前认真检查导丝，特别是头端柔软的导丝。③操作中遇到阻力时要撤出导丝并仔细检查，检查时将导丝擦拭干净。④尽量减少导丝操作次数，减少导丝在血管内的运动范围，缩短导丝在血管内停留时间。⑤避免重复使用导丝。使用过后的导丝的弹簧缝隙内很容易嵌入细小的血凝块，即使认真清洗也很难完全去除。且亲水涂层导丝用过之后，其表面的亲水涂层必然会有缺损，如再次插入血管会引起过敏反应及血栓形成。故目前各公司设计的导丝一般为一次性使用，应避免多次（在不同患者间）重复使用。

第三节　导管的结构和种类

导管是血管内介入诊断与治疗的基本工具之一。导管可在导丝的引导下到达目标部位，进而选择性进入分支血管，导管内可进行输送介入治疗装置、注射造影剂明确血管状况等操作。

一、导管的基本结构及设计原理

导管由导管头、导管干、导管尾组成(图12-7)。导管头既不能太钝，又不能太锐利，应柔韧可塑。通常导管尖呈锥形或鸟嘴状，可以减少对血管的损伤。导管壁薄而腔细，恰好可以通过导丝。导管壁可分为三层结构(图12-8)。外层由均质塑料构成，决定了导管的形状、硬度和摩擦力；中层由不锈钢丝作为支架制成，可以增加导管的强度及扭控性，并使之耐受更高的注射压力；内层为亲水涂层设计，可减少导丝、球囊、支架与导管内腔的摩擦力，并预防血栓形成。导管头可根据操作目的制备成不同形状。导管尾部由金属或塑料制成，其直径不能小于导管腔内径，以免影响造影剂的流速。导管尾部通常呈喇叭形或漏斗状，与接头紧密结合，保证在高压注射时，不会导致造影剂的外溢。

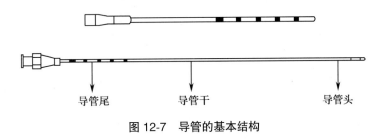

图 12-7　导管的基本结构

二、导管材料

大多数导管由以下四种材料或这些物质的复合体构成。①聚氨酯，用聚氨酯材料制成的导管有很强的形状记忆能力，能在体温下恢复它们的初始形状。当选择性介入操作时，由于要随时改变导管头端的形状，因此需要导管具有较强的形状记忆能力。这种材料的导管比较柔软，可以减少对血管的损伤，适合在弯曲血管内操作。但这种材料的导管摩擦系数较大，且容易引起血栓形成，使用时更应注意抗凝。②聚乙烯，其硬度在聚氨酯和特氟隆之间。柔软，易弯曲，有较好的柔韧性，摩擦系数小，可以与转矩装置合并使用。在体温下有着较好的形状记忆能力，很容易再成型，塑形温度低，有利于选择性血管介入。但也容易引起血栓形成，所以操作时也需要注意肝素化。绝大多数导管均用此材料制成。③特氟隆，其硬度最高，强度大，摩擦系数小，造影

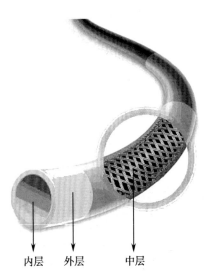

图 12-8　导管的三层结构

内层　外层　中层

剂流量大,低摩擦系数有利于造影剂通过导管和导管通过动脉鞘,操作简单,对血管的损伤性小。但这种导管的形状记忆能力差,不适于选择性介入操作,多用作扩张器和动脉鞘的材料。④尼龙,尼龙导管硬度较大,可以耐受高流量注射,大多数尼龙编织导管表面都覆盖有一层聚氨酯材料,可增加表面光滑度,减少对血管的损伤,常用于主动脉和一般动脉造影。

三、导管性能

1. 支撑性 即导管的硬度。导管应当具有适宜的硬度,才能保证在弯曲的血管内不易扭曲。导管的支撑力由导管的结构决定,特氟隆和尼龙导管硬度较大。

2. 柔韧性 导管的结构决定了其柔韧性。头端柔韧而管身较硬的导管,既具有良好的旋转传递能力,又能安全地插入血管,减少血管损伤,有利于在弯曲血管内操作。

3. 形状记忆性 指导管能恢复或保持其初始制作时形状的能力,是导管材料的重要特性之一。具有良好记忆性的导管,虽然在操作时由于导丝的作用被拉直,但在拔出导丝后,导管又能恢复初始形状。聚氨酯和聚乙烯导管都具有很好的形状记忆性。

4. 通过性 即导管与导丝一起通过狭窄病变部位的能力。

5. 跟踪性 导管壁表面摩擦系数要小,这样在血管内当导管头端进入侧支血管后,整根导管也能随之进入。

6. 可视性 导管应具有良好的不透射线性能,在操作过程中才容易辨认导管头端的位置,以便做到准确定位。

四、导管种类

根据导管在介入操作中的目的不同,可将导管分为诊断导管、指引导管和微导管(表 12-3)。

表 12-3 常用的导管种类

导管类型	导管名称	长度(cm)	管径(F)	功 能
灌洗导管	Pigtail	65,90,100	4,5	主动脉弓造影
	Tennis Racket	65	5	主动脉弓造影
交换导管	Straight	70,90,100	4,5	交换导丝,一般的动脉造影
选择性单弯导管				
短弯曲头端	Teg-T	70,100	5	引导导丝通过病变或30°成角的分支血管
	Kumpe	40,65	5	引导导丝通过病变或成角为45°的分支血管
长弯曲头端	Multipurpose A (MPA)	65,100	5	头端成角45°,用于引导导丝
	Multipurpose B (MPB)	100	5	用于引导导丝,头端成角70°
选择性复合弯曲导管				
脑血管	Simmons	100	5	经塑形后可以进入操作难度较大的分支血管。其中 Simmons 1 用于脊髓血管造影,Simmons 2,3 适用于左颈总动脉,牛型主动脉弓,主动脉弓扭曲及年龄超过50岁的患者

续表

导管类型	导管名称	长度(cm)	管径(F)	功　　能
脑血管	Headhunter	100	5	右锁骨下及右椎动脉
	Vitek	100,125	5	经塑形后可以进入操作难度较大的分支血管
肾动脉	C2 Cobra	65,80	4,5	引导导丝进入成角为90°的分支血管

1. 诊断导管　宜在5F或5F以下。最常用的诊断导管是单弯型(即椎动脉型,vertebral)、猎人头型(head-hunter),当动脉扭曲明显时,也可采用 Simmons 导管或 JB 系列。当采用单弯进行弓上扭曲血管操作时,可通过在推送导管的同时嘱患者咳嗽、向目标血管对侧转头、深吸气后屏气的方法使扭曲血管变直。在路图下和经桡动脉穿刺也可以有利于导管的操作。

2. 指引导管　相对于诊断导管而言有较高的硬度,具有更强的支撑力。指引导管可以安全、低摩擦力地将装置送入远端目标部位,多用于输送介入装置(如支架、球囊等)和一些直径小的导管。其管壁薄,内腔大,大多数具有较好的可视性。一般长度为55~90cm,外径为7~9F。通过扭曲血管时可通过交换导丝送入至目标血管远端,将4F或5F(125cm)的诊断导管可置入在腔径较大的指引导管内,以便于导管的推送或交换。此外,还可以通过置入长动脉鞘起到便于导管操作和稳定指引导管位置的作用。Envoy 导管(Cordis Corp)是一种具有较好的支撑力、推送性的指引导管。

3. 微导管　可进入细小血管内,在复杂的脑血管介入操作中起到导航的作用,并可作为传送治疗药物的载体。用于注射造影剂、输送栓塞试剂、输送溶栓药物等。其直径小(3F以下),柔软性好,易于通过小口径、远端扭曲、血流量低的血管,多用于选择性或超选择性颅内血管的介入治疗。其结构和设计相对复杂,多与指引导管配合使用。可分为 OTW 微导管(微导管是通过导丝到达远端部位)和漂浮微导管(微导管是随着血流到达远端)两类。

漂浮微导管:漂浮导管柔软、灵活的头端漂流至病变部位,可以轻易进入小血管,有利于输送栓塞胶和 PVA。通常管径为接近于 0.010in,长度为 100~120cm,导管近端直径为3F,以利于支撑和推送。微导管头端柔软可塑形,长 10~30cm,腔径为 1.2F、1.5F 及 1.8F,可选择性地进入目标血管。飘浮微导管主要用于采用液体丙烯酸粘合剂进行动静脉畸形和动静脉瘘的栓塞。

OTW 微导管:其头端坚固,有两个标记,有利于弹簧圈放置,内腔加有润滑的 PTFE 内衬,导管推送杆具有抗缠绕的特性,药物灌注时流量高。通常管径为 0.010~0.016in,种类多样,其选择取决于导管远端的示踪性、支撑力和术者对器材的偏好。可根据目标血管的弯曲形态选择特定的微导管。预先塑形过的微导管头端呈 45°或 90°角,或 J 形、S 形、C 形,其远端直径为 1.7~2.3F,通常具有 2 个不透光的远端标记。而直形头端的微导管可以根据需要在蒸汽下进行头端塑形和再塑形。

根据导管在介入操作中的作用不同,又可将其分为以下几种类型:①交换导管为直而长的导管(长度至少 65cm),一般用于交换导丝,也可用来间断造影判定血管内介入的结果。②灌洗导管:一般长度为 65~100cm,用于常规造影,有一个末端孔和多个侧孔,有利于造影剂的注射显影。其头端的外形多为环状或直形,可使造影剂向多个方向喷射并产生一定冲击力。多用于在大血管和血流速度快的血管造影。③选择性导管:这类导管的头端有多种形状,一般具有单个或多个弯曲,其末端仅有一个端孔,常用于指引导丝进入特定部位,多用于主动脉弓上分支血管的操作。根据目标血管的不同,选择性导管也有相应的特殊设计。选择性导管的造影剂流量相对较低。根据导管的头端弯曲情况,又可将其分成单弯导管及复合弯曲导管两种类型。导管远端的弯曲称为初级弯曲,近端的弯曲称为二级弯曲。单弯导管只有初级弯曲,不需要再塑形,但不能通过扭曲严重的血管。复合弯曲导管有初级和二级弯曲,需要再塑形,形成导管远端的形状,有利于通过扭曲严重的血管,但二级弯曲可阻碍导丝的通过,不能用作选择性或超选择性血管造影。在常规脑血管造影时,一般选择多孔猪尾导管行主动脉弓造影,然后在根据弓上血管的走行选择单弯导管或复合弯曲导管(图12-9)。复合弯曲导管有助于弓上扭曲血管和"牛"型主动脉弓的操作。当复合弯曲血管进入扭曲血管的近端时,其次级弯曲可阻碍远端的导管操作。此时,可采用0.035in或0.038in(260cm)的长交换导丝进行交换,送入单弯导管以利于后续的操作。

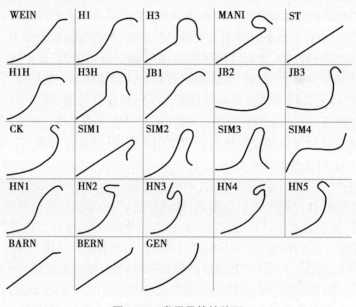

图 12-9　常用导管的外形

五、导管的选择

1. 导管类型的选择　各种导管有着其不同的材料、直径、长度、头端形状和特殊设计特点。通常三种类型的导管可以完成几乎所有的血管造影,它们是 MPA1、Bentson JB2 及 Simmons2。

2. 导管直径的选择　导管的直径一般以外径作为标准,采用法制单位标准 F(French),多数介入采用的导管外径在 5F 至 9F 之间。但有的导管外径用英寸(in)或毫米(mm)表示。F、in 及 mm 根据下述关系换算:1F=0.333mm=0.0133in,由此可以推知:3F=1mm,4F=1.35mm,5F=1.67mm,6F=2.0mm,7F=2.3mm,8F=2.7mm,9F=3.0mm,以此类推。介入操作时应尽可能选用能达到操作目的的最小直径的导管。一般诊断用导管多采用 4F 或 5F 导管,内置 0.035in 导丝。指引导管直径的选择与所选支架的型号与种类有关,目前多采用 6~8F 指引导管。指引导管的选择还与血管的迂曲程度有关,如果血管迂曲严重,可选用支撑力强的指引导管和 0.035in 的泥鳅导丝辅助指引导管到位。

3. 导管长度的选择　导管长度的选择视插管部位及希望管口最终抵达的位置而定。导管必须具有足够的长度以便于其到达目标部位,并留有足够的长度便于体外操作。但导管过长会使操作者不易控制导管口的方向,并需要较高的压力才能使造影剂快速注入血管。增加导管的长度和直径均会增加血栓形成的可能性。一般导管长度范围在65~100cm之间。通常选用能完成介入操作的最小长度的导管。扩张导管长度选择在15~20cm之间,主动脉造影导管选择长度在90cm左右,选择性脑动脉造影导管长度选用100cm。

　　4. 导管头端形状的选择　目前各个厂家生产出不同头端形状的导管。但多数血管内操作均采用设计较为一致和应用较为广泛的一些类型。每个介入医生都有自己熟悉及运用自如的导管种类。

　　灌洗导管和选择性导管根据其不同的操作目的有着不同的外观特征。导管的头端形状决定了其功能。灌洗导管(例如猪尾巴管)外形像网球拍,这种导管具有一个末端开口和多个侧孔,有利于高压力、高流量的造影剂注射。即使注射极小剂量的造影剂也能产生相当高的压力(最大可达1200psi),可以造成动脉粥样硬化斑块的不稳定甚至脱落。因此这些导管常用于主动脉弓及外周血管造影。

　　直导管多作为交换导管,以利于不同类型的导丝通过。这种导管多用于选择性造影及测量病变部位近端和远端的压力。可以将导丝置入导管内增加导丝的支撑力,使得导丝更容易通过病变部位。在遇到一些难于通过的病变部位时,导丝常扭曲在其近端,这时直导管可以将导丝头端展开并帮助其通过病变部位。

　　选择性导管具有一个末端开口和特殊的头端设计。其头端可以为单个弯曲或为复合弯曲。选择性单弯导管用于普通的介入操作及导丝通过。弯头Bernstein导管(Boston Scientific)虽然是选择性单弯导管,但可用于大多数一般性的介入操作。导管弯曲的头端为导丝指引方向,对于通过严重狭窄部位及分支血管十分有用。镰状头端导管可以在很窄的管腔内做大角度的旋转。选择性复合弯曲导管(例如Simmons和H3 Headhunter脑血管导管)有两个相反方向弯曲的头端,其头端较大,可以在主动脉弓内塑形后进入目标血管。这些具有特殊外形设计的导管常用于进入主动脉的分支血管,例如颈动脉和肾动脉。当部分导丝置入导管头端时,环形的头端可以转变为钩形,随着导丝头端置于导管内位置的不同,导管头端的形状可以发生相应的变换(图12-10)。这样的头端形状变换可以发生在直导管以外

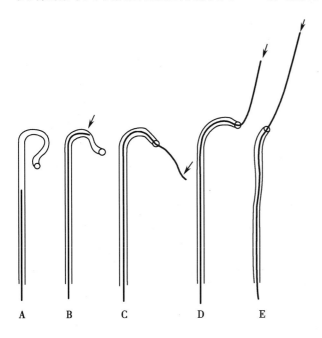

图12-10　导丝的位置决定导管的头端形状
A. 导丝头端位于导管体部;B. 导丝头端进入导管的头端,使导管头端展开;C. 导丝头端露在导管头端以外,使导管头端进一步展开;D. 导丝中间段占据了导管头端的一部分弯曲部位,使导管头端趋于变直;E. 导丝中间段占据导管头端弯曲部位,使导管头端完全变直

A　　B　　C　　D　　E

的其他导管,特别是在复合弯曲导管中(表 12-4)。

表 12-4 常用诊断导管的比较

	Head Hunter	Simmons	Vitek	Judkins Right
管径	5~7F	5~7	5F	5~7F
操作难度	容易	难度大,需要技巧	相对容易	容易
操作成功率	50%~70%	90%	70%~90%	50%
栓塞发生率	少	中等	少	少
左颈总动脉异常时使用的有效性	无效	相当有效	有可能有效	无效
导管进入颈总动脉后向前推进的难度	非常容易	有些难度	介于 Simmons 和 Head Hunter 之间	容易
导管在血管内向前推进时脱回主动脉弓的可能性	很小	中等	很小	很小
操作所需要的经验	少	由于需塑形,故需要丰富经验	中等	少

第四节 扩张和灌洗

一、扩张器

扩张器是一种短的(通常长度为 12~15cm),有一定硬度的导管,其末端有一个开口。血管扩张器常用于确保介入径路通畅及扩张经皮动脉置管术的开口。当穿刺血管位置较深、附近有瘢痕,血管有钙化斑块时,由于导管有一定的柔韧性,有时难以和导丝一起通过穿刺部位。这时首先要在透视下确定导丝没有在穿刺部位的血管内弯曲,然后使用扩张器保证穿刺部位的开放并轻度扩张穿刺部位通路。如果操作者考虑到这些因素,首先用扩张器建立导管通路是一个合适的选择。一般先用扩张器扩开动脉穿刺部位然后再置入动脉鞘。大多数动脉造影多采用 4~5F 导管。如果进导管前需用扩张器预扩时,则扩张器的尺寸选择应与导管的尺寸一致。当需要做介入治疗时,则穿刺点开口要从 4~5F 增加为 6~8F 或更大。这时使用口径逐渐增大的扩张器(如 6F、8F、10F 扩张器)直到穿刺点开口足够通过血管内治疗的装置。扩张器的直径参照其外径而动脉鞘直径以内径而定,因此 7F 的扩张器用于置入 7F 的动脉鞘。

二、导管的灌洗

使用自动注射器时,将注射器充满造影剂,连接管与自动注射器相连。自动注射器头端向上直立,使气体上升到注射器顶端。推进高压注射器的针栓,将连接管内的气体排出,并将造影剂充满连接管。必要时轻击高压注射器侧部,以保证整个连接系统中无气泡。管道的其余部分用造影剂冲洗干净,形成一个密闭的无气系统。在导管连接高压注射器以前,需试验性注射造影剂,保证导管头端在体内恰当的位置。并用注射针管轻轻回吸,直到看到造影剂与血液的界面,保证导管内无残余气体。在注射器与连接管或连接管与导管连接时,可使用半月 - 半月技术:即让血液及肝素化生理盐水少许回流,在接口处形成半月形突起,二者置于一起。这一技术减少了注射器与导管接口处气泡留置的可能。一旦连接管与导管相连,应轻击并观察有无气泡封闭在其中,保证连接过程中无气泡进入。此时向前轻推注射器,以清除连接管及导管的气泡。

　　由于导管、导丝在体内接触血液后会引起血栓形成,因此每次更换导丝、导管前后都要立即冲洗,当导管进入体内后平均每 90~120 秒需要冲洗一次,最好保持灌洗状态。可使用双重冲洗技术。一个 5~10ml 装满肝素化生理盐水的注射器与活栓连接,后者连接于导管尾部。灌洗时用注射器轻轻抽取 2~3ml 血液,核查有无血凝块。取下第一个注射器,将第 2 个干净的肝素化生理盐水注射器与导管末端相连。第二个注射器也作少许回抽。注射器尖端应向下,以使气泡升至针栓侧,远离导管的开口。轻击注射器边缘有利于气泡移至针栓处。注射器随后注射,用肝素化生理盐水持续灌洗导管。在注射中期转动活栓至关闭位,可保证肝素化生理盐水充满整个导管。若在活栓关闭以前停止注射,血液可能会回流到导管的尖端,凝成血块,造成血栓栓塞。

第五节　导管的操作

　　同导丝的操作一样,导管操作前也必须用肝素化生理盐水冲洗、湿润导管。在动脉穿刺前,针对操作目的选择导管的尺寸、长度、头端形状。导管的直径必须与导丝的直径相匹配。穿刺点要留有足够大的皮肤开口以利于导管通过。如导管在穿刺点附近动脉入口处弯曲时,操作者应考虑到导丝是否有足够的硬度。同时确保导丝、导管同轴并行、缓慢匀速地送入血管腔内。应用导丝中间段较硬的部分而不是软头端支撑导管进入皮肤及皮下组织。如果导管无法通过导丝的软头端,导丝必须再向血管内送入以保证导丝较硬的中间段位于动脉入口内(图 12-11)。如果在此情况下仍不能送入导管,则应考虑使用动脉扩张器将穿刺点开口扩大,或换用硬度更大的导丝赋予导管额外的支撑力。进入管腔后将失去导管的推送力,这

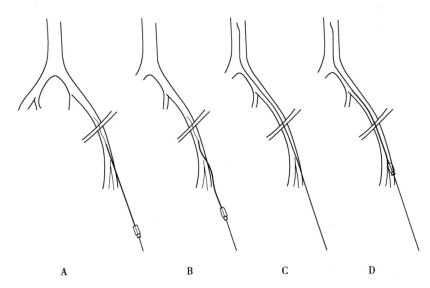

图 12-11　导丝和导管通过穿刺部位

A. 导管通过导丝软头端进入穿刺部位;B. 由于导丝软头端的支撑力不够,使导管头端扭曲,前进受限;C. 将导丝进一步向前送入血管腔内,使导丝较硬的中间段支撑导管;D. 导管顺利通过穿刺部位

时可考虑换用硬度更大的导丝。进导管时在穿刺点附近手控导管，并少量、多次送入导管，旋转导管时应手握导管柄。操作时保持对导丝的控制，导丝到位后应固定导丝避免自发移位。

当导管进入体内较长距离后，常因摩擦力的增加遇到阻力不能继续前进，这时可选择换用长鞘，或使用硬度较大的导丝或变更入口。若由于血管扭曲造成导管不能到达目标部位，可以缓慢、平稳地回撤导管，以减少导管前进的阻力。操作时避免导管头端超过导丝头端及导管头端在前进过程中塑形，以免引起血管内膜损伤。如果导管、导丝复合体易于弯曲，可选择换用硬度更大的导丝或试图将导管和导丝一起向前送入。也可以将导丝置于原位，撤回导管，插入长鞘而减少摩擦力，然后将导管经长鞘插入。

导管应在导丝的引导下在血管腔内向前推送。导丝头端应超出导管头端10cm以上。若仅有较短的导丝头端暴露在导管头端以外，在导管的推送过程中可产生类似"利剑"样的效应，导致血管内膜的损伤。在导丝支撑下进导管时，接近导管头端的导丝呈现出特征性地轻度弯曲及使用头端不能透过射线的导管均有助于透视下判断导管的位置，如导丝撤出后不能确定导管的位置，可手推少量造影剂明确导管头端位置。手推造影剂常用于血管直径相对较小、血流速度相对较慢的动脉显影。主动脉弓造影时，通过5F造影导管手推造影剂无法明确导管的位置，这时需要采用高压注射造影。此外也可以借助骨性标志明确导管的位置。

当导管不能通过病变部位，或狭窄程度很重，导丝头端堵住残余管腔，导丝进入血管内膜下时，操作时可以感觉到阻力的存在。如果导管的末端缠绕成结，可送入硬导丝解开死结。若导管不能越过病变部位，可以考虑采用其他方法，不能野蛮操作。介入治疗时，首先确定导丝越过病变部位到达合适的部位，然后使用van Andel导管或小口径球囊预先扩张病变部位以利导丝通过。

当导管到位后，不要立即注射造影剂进行造影，而应用肝素化生理盐水回抽、冲洗导管直到看到有回血。在使用高压注射器造影前，先手推少量造影剂确认导管头端在安全正确的位置。如对导管的位置有疑问，首先要确定它在血管腔内。可以通过检查是否有回血、透视下快速转动导管观察其能否自由转动、手推少量造影剂观察造影剂是迅速向前流动还是只停留在血管壁抑或是停滞不动。当移动或交换导管时，应保持导丝的位置不变，可间断透视下观察导丝的位置是否移位。

第六节　导管与导丝联合应用的技术

当经皮穿刺成功后，下一步就是联合应用导管与导丝到达目标部位。导丝、导管的选择及应用取决于介入操作的目的。穿刺前就应明确操作目的，是脑血管造影还是血管内介入治疗，从而决定穿刺的方法和导丝、导管的选择。如果造影结果有异常，需要采取血管内介入治疗，则操作的策略将相应改变。

一、血管腔内操作

当导丝位于血管内后，须沿着穿刺点向前送入导丝。导丝的头端从穿刺针的针孔内穿入并向前送入动脉腔内，直到其松软的头端完全进入血管腔。这时需在透视下将导丝送入合适的部位。用手指按压住穿刺点，退出穿刺针，并用肝素化生理盐水湿润导丝。置入血管鞘,退出短导丝。将选择好的导丝穿入导管中缓慢送入血管鞘。

二、通过扭曲的血管

扭曲的血管可以造成导丝、导管的相对缩短,但在二维透视下不能即刻显示出来。穿刺点置入动脉鞘有利于减少摩擦力,有利于导丝的通过。髂动脉、主动脉的分支血管易于扭曲、缠绕,尽管血管腔内径较大,但导管、导丝的复合体仍难于通过存在多个弯曲的血管。有时由于髂动脉扭曲较为严重不利于导丝通过时,可换用长鞘减少弯曲度及摩擦力,以便导管顺利通过髂动脉到达远处血管。多角度斜位透视有利于明确血管真实的走行方向及角度。可控性好的导丝有利于通过具有多个弯曲的血管。直导管及头端成角的导管有利于使导丝弯曲的头端变直,并给予导丝一定的支撑力使其易于通过血管下一个弯曲段。当导管、导丝到位后,可换用硬度较大的导丝开始介入治疗。

三、通过狭窄的血管

动脉造影可以清楚地显示出狭窄血管的分布及程度,多体位造影有利于对狭窄血管作全面的评估。可根据病变的特点选择合适的导丝。软头端、体部为钢丝的导丝适用于绝大多数的操作。如果病变较为复杂,可使用亲水涂层的导丝。当进导丝,特别是亲水涂层导丝时切勿过度用力。避免不用导丝,仅用导管操作。将导丝头端形成一定的弯曲,利用弯曲的前沿通过病变时,避免过度用力。以免形成内膜下夹层。当向前送入导丝时,要注意将导管跟上送入。只有当导丝通过病变部位后才能将导管通过病灶。如果病灶包含一个严重的病变或病变位于血管分叉部位时,需要使用头端可控性好的导丝,而不能使用硬导丝或导管头端直接接触病灶,防止栓子脱落形成远端血管栓塞。

当导丝不能通过病变部位时,可根据透视下显示的导丝与病变部位的关系决定操作策略。操作时采用从穿刺点到病变部位最短的及最直接的路线可降低导丝和导管操作难度。进导丝时可逐步将导丝的软头端送入,遇到阻力时不能强行送入导丝。当导丝在病变部位近端缠绕时,可以适当回撤导丝,然后试图再次通过病灶。如果仍不能成功,可采取以下的策略。

1. 直导管法　在导丝外置入直导管,给予导丝一定的支撑力(图 12-12)。直导管可以协助导丝减少行径过程中弯曲血管的曲率,有利于导丝通过病灶。导丝的头端略微露出导管头端以便可以探测管腔。也可用选择性导管对导丝在血管内行径的方向作一定的引导。

2. 可控性导丝法　如标准的钢导丝不能通过病灶,可使用亲水涂层导丝或可控性导丝,这样有利于导丝通过病变部位,即使是即将闭塞的血管。亲水涂层导丝有直头和头端成角的导管两种。头端成角的导管可通过转矩使其具有更好的可控性,可以探及偏心性斑块的入口。如果目标血管高度扭曲,那么当导丝通过几个弯曲后再通过病灶将变得十分困难。可控性好的导丝在通过高度不规则狭窄病变时需要采取多种操作技巧。5F 的头端弯曲导管,比如 Bernstein 或

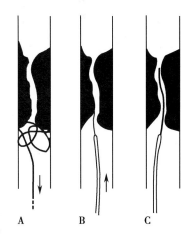

图 12-12　直导管可以给导丝提供一定的支撑力

A. 导丝不能通过病变部位,在其近端缠绕; B. 将直导管置入,导丝头端露出于导管外并探及病灶; C. 导丝通过病变部位

Teg-T 导管,可协同这种导丝的操作到达目标部位。

3. 定位 可以通过手推造影剂确认导管和导丝的位置。如果操作时遇到很大的阻力,此时导丝有可能不在管腔内而在内膜下。这种情况下,绝大多数患者无疼痛感,但如患者有不适感时,要警惕内膜下夹层的形成。因此当导丝通过病变部位时,可手推造影剂明确导丝没有进入内膜下形成夹层及进入其他分支血管。如果病灶为偏心性斑块、后壁斑块或位于血管分叉处,可采用多体位造影获得病灶的更多信息。多体位造影不仅有利于评估病灶,而且可以使病灶近端入口处及通过病灶的路径充分暴露。也可利用路图提供实时的操作指导。

4. 固定导丝位置 如果病变部位的血管具有较多分支血管(例如股浅动脉),操作难度也将增大。导丝往往易于进入与狭窄血管并行的其他分支血管。介入治疗前必须确认导丝的位置是否合适。使用可控性好的导丝可以尽量避免导丝进入分支血管,并在血流中保持合适的位置。导丝通过病变部位后,也不应放弃对导丝的控制直到完成介入治疗。如果不小心引起导丝的移位,想再次通过病变部位会变得更加困难。

5. 特殊部位使用特殊导管 病灶位于主要分支血管开口处(如锁骨下动脉、肾动脉)时,对于操作者来说也是一个挑战。选择性导管和可控性好的导丝是通过这些病变部位的常规选择。即使病灶位于目标血管与主动脉垂直交界处,选择性导管的头端也能给予导丝很好的支撑力。

如果需要介入治疗,可换用交换导管及硬导丝继续下一步操作。

四、通过严重病变部位

介入医生常遇到的病变有以下三种病变类型(图 12-13):①病变部位虽然看上去不易通过,但导丝能通过。②通过应用多种导丝 - 导管技术可以通过的病变部位。③有些病变部位即使采用多种导丝 - 导管技术也无法通过。尽管这种分类方法较为简单,但是可以使我们减少周折,将注意力放在需要重视、狭窄严重且不易通过的病变部位上。随着操作者技术的提高,第一、二种类型的病变将逐渐占较大比例,而第三种类型病变会越来越少。

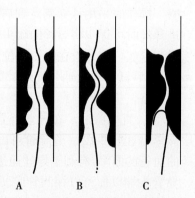

图 12-13 三种类型病变
A. 有一定难度,但导丝能通过;B. 应用多种导丝 - 导管技术可以通过的病变部位;C. 即使采用多种导丝 - 导管技术也无法通过

当以介入治疗为目的或只有通过病变部位才能评价狭窄血管及其附近分支血管状态时,需要小心谨慎地将导丝通过病变部位。有时,由于病变部位较为弥散,造影导管无法置于相对正常的部位。导丝应仔细平稳地通过病变部位血管。如果导丝头端形成肘状弯曲时,可以继续进导丝但不能过于用力。可以手推造影剂明确导丝在腔内的位置及病变部位的分布情况。当使用选择性导管时,常需要选择亲水性及可控性好的导丝。亲水涂层的导丝较易通过病变部位。可控性好的导丝相对容易通过多个串联病变,操作时可以通过导丝头端感知血管腔内病变的情况(图 12-14)。当导丝到位后可在透视下插入导管。当导丝不能顺利通过病变部位时,调整导管的位置及头端的指向可以增加导丝的支撑力及操控性。

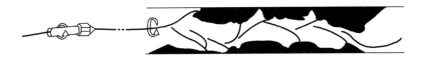

图 12-14　运用导丝技术通过多个严重串联病变

五、通过闭塞的病变

通过闭塞的病变比通过狭窄的病变要更具有挑战性,需要通过闭塞性病灶的唯一原因是试图使闭塞的血管再通。通过及使闭塞的血管再通这一介入操作的最严重的并发症就是栓子脱落造成远端血管的栓塞,使得慢性缺血状态转变为急性缺血发作。当闭塞的血管严重扭曲或粥样硬化斑块较为弥散时,操作时发生血管穿孔及夹层形成的几率就会增加。处理闭塞病变时,多联合应用顺行及逆行的操作方法到达目标部位。如考虑采用介入操作使闭塞的血管再通,首先需要在延迟摄影下明确闭塞病变的长度及手术操作的路径。通过血管造影测量血管闭塞的长度及确定斑块负荷轻重,评价血管是否有再通的可能性。DSA 是最好的选择。路图可以清楚地显示闭塞血管的残端。血管再通后的稳定性与其闭塞的长度呈反比。如何通过及采用何种方法处理闭塞病变取决于闭塞血管的长度。

如果是由于软斑块形成血管闭塞,那么操控性好且有一定硬度的导丝(如 Wholey)可以达到操作要求。也可以用直径 1.5mm 的 J 型导丝。直导管或 Berenstein 导管与上述导丝的联合应用是常用的选择。可使用转矩装置旋转及送入导丝,随着导丝的向前送入,也同时将导管向前送入。在路图下明确导丝送入的距离及导丝的位置。

因为亲水涂层导丝易进入内膜下,故不作为处理闭塞血管病变的首选方法。当闭塞病变的长度较短,而正常血管腔内径较大时,可以通过血管成形术处理内膜夹层。如果血管夹层已经形成,将导丝退回到管腔内将会变得十分困难,因此血管成形术需要更多的技术要求。

通常闭塞长度较短及钙化较轻的病变较易通过。一旦导丝通过最为狭窄及斑块程度最重的病变部位时,其通常已避开致密的血栓。如果导丝继续向前时遇到阻力,且操作者能确定导丝在管腔内,此时可将长的直导管置于导丝之外并使导丝头端略微露出。可边旋转边向前送入导丝,使导丝的头端进入闭塞病变,然后逐步送入导管。需间断手推造影剂指引导丝、导管的前进方向,避免进入内膜下。手推 1~3ml 造影剂明确导管的位置:是否在内膜下及与病变部位的距离。

如果闭塞病变的长度小于 2cm,且钙化非常严重,或闭塞病灶较短但难于通过时,可将直导管与 J 型导丝组合完成操作。如果导丝不能完全通过病变部位,可以将导丝置于原位作为标志,并试图从对侧完成操作。

只有当导丝完全通过闭塞病变时才可以进行下一步介入治疗操作。

六、导管不能通过导丝的处理方法

1. 操作手法轻柔,首先明确导管遇到阻力时的确切部位。

2. 遇到阻力的原因是否为导丝的缠绕。导丝的轻度缠绕即可阻碍导管的通过。此时可在放大像透视下明确导丝状态。此时可略微回撤导丝再将导管通过。

(1) 明确导丝是否在内膜下? 导丝是否可以在血管腔内自由地移动? 如果导丝在夹层

中,其在内膜下行进到一定距离会受到限制。

(2) 是否狭窄程度非常严重以致于导丝将血流阻断,没有足够残余的空间通过导管。这时应在肝素化下可以首先处理病变部位或将导管、导丝回撤。

(3) 可考虑换用带有侧孔的小口径直导管(4F),当导管头端刚通过病变部位后即可回撤导丝,手推造影剂明确病变情况。

七、避免及应对血管夹层的形成

1. 导丝引起的夹层形成大多数发生在病灶的起始端。血管夹层多发生在有斑块处、血管分叉处及分支血管开口处,在这些部位操作时须多加小心。当导丝最初与病灶接触时必须十分小心。有些狭窄程度不十分严重的病变也可以形成夹层。

2. 置入小口径的造影导管,经常手推造影剂明确导管、导丝的位置。如导丝在内膜下,造影剂会局限于动脉管腔壁。也可在持续透视下指导导丝的操作。

3. 使用头端操控性较好的导丝越过病灶。进导丝、导管时需少量、小心匀速送入。亲水涂层导丝易于进入内膜下,即使行进在内膜下也不会感到阻力。如怀疑导丝进入内膜下,可适当送入并旋转导丝,观察导丝旋转是否受限。如进导丝时遇到阻力增大,也有可能是因为导丝头端触及血管壁。

4. 如内膜下夹层形成,须立即撤出导丝。较大的夹层需采取血管成形术处理。

八、导丝导管交换技术

当导管、导丝进入目标血管的近端,虽然导丝可继续插入到位,但导管不能沿着导丝向前推进时,或血管内介入治疗过程中,需换用较大直径的和/或不同形状的导管时,需要使用导丝导管交换技术。可供选择的导管长度为 180~300cm,有直导管和弯曲导管两种类型。在选择交换导丝的长度时,应将要用的最长导管的长度与存留在病人体内导丝的长度相加,最好至少再多出几厘米,这样才能保证有足够的长度控制导管。脑血管造影用的导管平均长度在 90~120cm 左右。置于病人体内的导丝平均长度也在 90~120cm 范围内。因此一般来说,导丝长度 260cm 即足够使用。更换导管时,应固定导丝,在透视下将导管缓慢匀速回撤。当导管尖端移出插管部位时,必须用左手拇指与示指固定导丝露出部分的近端。用肝素化生理盐水纱布将导丝擦拭干净,将需要更换的导管沿导丝置入。导管前端到达穿刺点入口处时,导丝已在导管尾端接头处延伸出来,用拇指及示指固定导丝,插入导管。将导管送至合适的部位后,即撤出导丝,冲洗导管。交换过程中,当将原来的导管回撤至大血管起点以下、自血管鞘或穿刺部位撤出导管尖端以及试图将更换的导管插入大血管时,导丝最易移位。

九、适时采用透视指导操作

由于绝大多数数字减影机的透视均由脚控完成,通过间断性地足跖曲与背曲可以避免过多无效的透视下操作。因此介入操作时眼、手、脚的配合尤为重要。

穿刺点选择通常为搏动正常的血管,但穿刺点血管上游的病变往往难以预料。这些均提示一旦导丝置入血管腔内,就应开始在透视下指导操作。大多数动脉穿刺时,不需要透视下完成操作。当穿刺部位动脉搏动消失或顺行股动脉穿刺时,可通过透视确定穿刺部位。当穿刺针回血很好但导丝不能置入时,可通过透视明确导丝的位置。当穿刺成功,导管及导丝置入动脉腔内后,即应根据情况开始间断性或持续性透视下指导操作。如向前送入导管及导丝的过程中遇到阻力时,导管、导丝有可能进入小的分支血管、内膜下或触及狭窄病变部位,此时应暂时停止进导管、导丝,并通过透视检查导管、导丝的位置。当导管、导丝到位后,可停止透视。导丝撤回后,可在透视下检查灌洗导管头端形状是否合适。也可转动导管观察其头端能否在血流中自由转动。

十、路图的使用

路图对于评价闭塞血管有很大帮助。当病变较为复杂,采用多种操作方法均无法通过病变部位时,可考虑使用路图。在路图下可以清楚地显示出病变部位的两端,并可以实时地指导导丝通过病变部位。对于位于分支血管处的病变,路图可以显示出分支血管及病变的位置,从而使操作变得简单。但路图有可能过高估计狭窄程度。大多数介入医生对于做路图时用多少时间及力度都有个人的操作技巧。

(马敏敏 刘新峰)

参 考 文 献

1. Braun MA. Basic catheterization skills. In:Braun MA,Nemcek AA,Vogelzang RL,eds. Interventional Radiology Procedure Manual. Churchill Livingstone,New York,1997:23-30.

2. Criado FJ. Guidewires and catheters:basic designs and choices. In:Criado FJ,eds. Endovascular Intervention:Basic Concepts and Techniques. Futura,Armonk,NY,1999:17-20.

3. Silva MB,Haser PB,Coogan SM. Guidewires,catheters and sheaths. In:Moore WS,Ahn SS,eds. Endovascular Surgery. WB Saunders,Philadelphia,2001:48-53.

4. Kim D,Orron DE. Techniques and complications of angiography. In:Kim D,Orron DE,eds. Peripheral Vascular Imaging and Intervention. Mosby,St. louis,1992:83-89.

5. Hodgson K,Mattos,MA,Sumner,DS. Angiography in the operating room:equipment,catheter skills and safety issue. In:Yao J,Pearce,WH,eds. Techniques in Vascular Surgery. Appleton & Lange,Samford,CT,1997:25-45.

6. Peter A. Schneider,Guidewire-catheter skills. In:Peter A. Schneider. Endovascular Skills,Guidewire and Catheter Skills for Endovascular Surgery. Marcel Dekker,Inc. New York,2003:31-56.

7. Jeffrey M. Katz,Y. Pierre Gobin,Howard A. Riina. Techniques and Devices in Interventional Neuroradiology. In:Robert W. Hurst,Robert H. Rosenwasser,International neuroradiology. Informa Healthcare USA,Inc. 2012:161-182.

第十三章

脑血管造影术

在 CT 出现之前,脑血管造影常常用来检查颅内肿块及由不同占位性病变引起的占位效应。近二十年来,随着 CT、MRI 等精细的非创伤性影像学检查手段的出现,脑血管造影现已较少作为中枢神经系统的首选检查方法,主要用于评价颈动脉系统和椎 - 基底动脉系统病变程度和颅内外血管侧支代偿状况。近年来,随着 CT、MRI、TCD、CTA 及 MRA 等技术的不断进步,很多情况下,CTA 及 MRA 已基本能够获得完整的颈动脉和脑血管的图像。经皮插管脑血管造影由于有一定的创伤性,其检查的应用范围已经明显缩小。但在某些情况下,非常需要精确了解脑血管病变的部位和程度,以更好地指导对脑血管病患者的临床诊治,是否需要采取外科治疗或血管内介入治疗如血管成形术、动脉瘤或动静脉畸形的血管内栓塞治疗等,这时经皮插管脑血管造影术仍然是其他检查手段所无法替代的重要方法。

第一节 经皮穿刺脑血管造影的适应证和禁忌证

由于经皮插管脑血管病造影是一种有创的检查方法,而且存在一定的并发症。因此对于这项检查的应用必须掌握合理的适应证和禁忌证。原则上,脑血管病患者应首先进行 B 超、TCD、MRA、CTA 等无创或创伤微小的检查。如果这些检查仍然不能明确疾病的原因和性质时,应再考虑经皮插管脑血管造影。另外,在一些紧急情况下,如怀疑有急性脑梗死或蛛网膜下腔出血发生,也可考虑急诊行经皮插管脑血管造影,以便及时明确病因并开展救治。为了防止或减少并发症的发生,有些患者不适合行经皮插管脑血管造影,对这些患者应尽量采用其他方法进行检查。根据国内外研究结果和临床应用经验,现将经皮插管脑血管造影的适应证和禁忌证总结如下。需要明确的是,这些适应证和禁忌证都是一般性的原则,对于每一个具体的患者,介入医生必须根据其全身状况和所患疾病进行综合考虑,慎重考虑每项检查的利弊得失,然后制订合理的个体化检查和治疗方案。

一、经皮插管脑血管造影适应证

1. 寻找脑血管病的病因,如出血性或闭塞性脑血管病变。

2. 怀疑血管本身病变,如动脉瘤、动脉夹层形成、动静脉瘘、Takayasu 病、Moyamoya 病、外伤性脑血管损伤等。

3. 怀疑有静脉性脑血管病者。

4. 脑内或蛛网膜下腔出血病因检查。

5. 头面部富血管性肿瘤术前了解血供状况。

6. 观察颅内占位病变的血供与邻近血管的关系及某些肿瘤的定性。

7. 实施血管介入或手术治疗前明确血管病变和周围解剖关系。

8. 头面部及颅内血管性疾病治疗后复查。

9. 其他相关检查未能明确,怀疑与脑血管相关。

二、经皮插管脑血管造影禁忌证

1. 造影剂、金属和造影器材过敏。

2. 有严重出血倾向或出血性疾病。

3. 呼吸、心率、体温和血压等生命体征难以维持。

4. 有严重心、肝、肾功能不全。

5. 全身感染未控制或穿刺部位局部感染。

6. 未能控制的高血压。

7. 并发脑疝或其他危及生命的情况。

第二节　脑血管造影前的准备

造影前准备包括:了解病情、完善相关实验室检查、签署手术同意书、术前术中药物准备、造影剂准备、建立静脉通路、术中监测以及其他改善操作效率的措施。

一、了解病情及完善相关实验室检查

在造影前一天对患者进行查体并了解相关情况以便于在术中、术后的神经系统变化的对比,对于高龄、肥胖、怀疑有下肢动脉血管病变者,了解股动脉、足背动脉搏动情况,必要时行相应部位超声检查。判断患者是否有脑血管造影的禁忌,评定这种昂贵的有创检查是否能为患者解决重要问题。了解患者临床情况和既往史,特别是有无药物及造影剂过敏史,这一点非常重要,虽然目前我们造影过程中所使用的非离子型造影剂比较安全,并不强调一定要行过敏试验,但在临床的使用中仍有一定比率的过敏反应发生。目前脑血管造影中发生的一些特殊并发症是否和造影剂过敏有关仍不甚清楚。了解患者的肾功能(血尿素氮及肌酐水平)、血小板计数、凝血指标。一般认为血肌酐≤250μmol/L 的患者脑血管造影是安全的,但应注意控制造影剂用量;血小板计数≤80×10^{12}/L 的患者,即使凝血指标正常,一般不建议行脑血管造影检查。长期服用华法林抗凝治疗的患者(包括房颤或瓣膜置换术后患者),脑血管造影术前数天应停用华法林,改用肝素抗凝。因华法林治疗的患者术中一旦出现出血需要用新鲜血浆来中和华法林,而肝素抗凝的患者可及时使用鱼精蛋白中和。此外还需要了解患者的泌尿系统情况,必要时术前需行导尿处理。心功能Ⅱ～Ⅲ级的患者需注意术中造影剂用量、灌洗速度以及灌洗量,并尽量缩短造影时间。

二、签署知情同意书

首先介入医生需让患者及家属了解行脑血管造影的必要性及可能带来的并发症或危

害。能否和患者及家属进行客观的交流必须建立在对患者病情全面了解的基础上,很难相信一个医生在不完全了解患者情况下还能对患者是否需要接受此类操作作出一个客观的评价。笔者在积累了数千例血管介入的经验后认为脑血管造影是非常安全的有创检查,但仍然可能给患者及其家庭带来灾难性的危害,所以单独过分强调脑血管造影的安全性或危害性都是不合适的。在取得了患者和家属的同意后签署书面文件非常必要。

三、术前及术中药物准备

虽然接受造影的患者术前已对脑血管造影有了一定程度的了解,但仍然不可避免地存在着对造影的恐惧感,故常规在手术前或手术中给予患者适当的镇静处理,在术前半小时可予 0.1~0.2g 苯巴比妥钠肌注,或术中给予地西泮或咪达唑仑静推,其他术中用到或可能用到的药物包括:①肝素钠:用于全身肝素化,预防各种导管进入血管后的血栓形成,和配制术中冲洗导管及灌注所用的肝素生理盐水。②血管解痉药物:包括术中持续静滴的尼莫地平以及备用的罂粟碱或硝酸甘油,罂粟碱或硝酸甘油主要为造影术中可能发生的血管痉挛而准备。③尿激酶 20 万 ~50 万单位:对于术中因血栓形成而造成的栓塞可能有用。

四、造影剂准备

DSA 常用的造影剂可分为两大类,包括离子型水溶性和非离子型水溶性。因为非离子型造影剂敏反应发生率已非常低,渗透压与血浆渗透压更为接近,目前脑血管造影多选择这类造影剂。造影质量和造影剂浓度有关系,但并非选用造影剂浓度越高越好,笔者在大量的造影过程中发现,碘浓度 200mg/ml 即可获得比较满意的造影效果。有关造影剂是否需要稀释,目前没有统一的观点。国际上多数观点认为造影剂以不稀释为好。笔者认为,具体应用时可根据患者的情况和所使用的造影剂类型由造影医生决定。有关造影剂的详细介绍可参考本书相关章节。

五、建立有效的静脉通道

为了及时处理患者术中可能出现的各种不良反应和并发症,必须在操作开始前建立静脉输液通道。当出现紧急情况如造影剂过敏、血管痉挛、低血压、心动过缓等情况时,应及时处理。

六、术中生命体征监测

虽然操作者会在术中关注患者的生命体征包括血压或心率的变化,但在操作过程中,术者会将其注意力更多放在导管的操作及 X 线显示屏上,有时可能忽略监护仪的观察,所以建议术中安排专门的医生或技术人员对患者的生命体征进行监测。对于出现生命体征变化或者患者出现不适时,停止操作,可以通过与患者语言交流、指令动作的完成程度与术前病情变化对比。

七、其他准备

包括消毒导管包及各种导管和导丝等器材的准备,特别是需要准备好平时不常用的导管和导丝。消毒导管包内应包括:①手术铺单和洞巾;② 2~3 个容量为 100ml 左右的量杯;

③大方盘 1 个,用来浸泡导管及导丝;④容量为 1000ml 左右小盘 2 个,盛放体外和体内导管冲洗用的肝素生理盐水;⑤小弯盘 2 个,盛放消毒纱布及穿刺物品;⑥尖头刀片及刀柄;⑦蚊式止血钳一把。

第三节 脑血管造影的影响因素

传统外科手术在许多方面取得了骄人的成就。然而就精确性而言,传统手术存在一定程度的盲目性。凭借对解剖结构了解,在缺乏影像支持的情况下也能完成穿刺引流等操作。但随着成像技术的发展,将现代血管成像技术与各种手术相结合,可以增加操作的精确性,提高手术的成功率,改善治疗效果。由此确立了血管影像技术在手术中的重要性和指导作用,促进了血管内相关技术的产生和发展。评价血管成像质量的好坏是非常困难的,必须经过大量的实践和体会。熟悉掌握常见影响血管内造影图像质量的因素,才有可能设置最适合目的血管的模式,得到客观、满意的图像。

一、一般影响因素

造影设备最好是多功能的通用机器,以免不必要地延长操作时间。操作者应最大限度地发挥影像设备所具备的功能。造影时应尽可能确保获得足够的影像资料,以便指导治疗方案的制订。监视器显示的图像和存储的图像可能会有所不同。许多介入医生习惯于根据存储图像上动脉的走行图制订治疗方案。实际上,数字减影术为我们提供了高质量的监视器图像,也可以根据监视图像做出决断(图 13-1A、B)。

表 13-1 列出了实际工作中决定图像质量的常见因素。显像方式取决于所使用的影像设备,包括数字减影动脉造影或快速换片动脉造影。虽然快速换片动脉造影可以获得清晰的动脉造影图像,但它无法满足血管内介入治疗所要求的即时显像,目前基本已被淘汰。

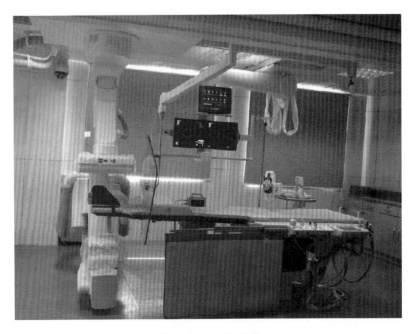

图 13-1A DSA 设备

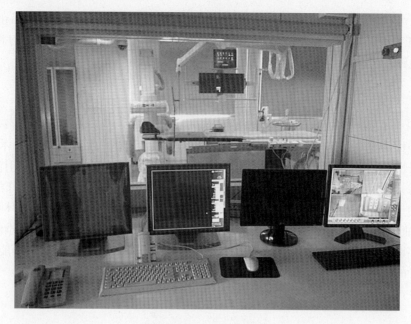

图 13-1B　DSA 操控室

DSA 的出现满足了血管内介入治疗对即时显像的要求。DSA 成像的像素越高,分辨率就越高;热容量越高,造影时图像衰退越慢,也不容易模糊。噪声使图像不清晰,对比度增加时更明显。噪声包括 X 线噪声、视频系统噪声、量化噪声、射线引起的噪声、存储噪声等,噪声增加或者信噪比降低,将使数字减影影像的空间分辨率、血管分辨力、对比分辨力等参数受到影响。上述影响成像效果的因素在用户购买机器时即已确定。此外,图像质量与监视器图像和硬拷贝图像两种不同的显像方式也有关。

表 13-1　影响图像质量常见因素

图像显示方式	监视器图像	成像技术	见表 13-3
	胶片	造影剂注射	注射时间
图像采集模式	数字减影		注射速率
	快速换片		注射压力
造影设备的技术参数	像素		注射造影剂的浓度
	信噪比		注射造影剂的剂量
	后处理	导管头端位置	导管头端距目的血管距离
	其他参数		导管头端方向
理想的 X 线设置	电压	患者因素	体型
	电流强度		成像血管的解剖特点
	聚焦		造影时是否移动
	滤线光栅		

二、成像方式

X 线球管发出特定能量的 X 线,X 线透过患者的身体(图 13-2)。电压值(通常为 60~80kV)决定 X 线的穿透力。理论上焦点(0.15~1.2mm)越小越好,因为焦点越小分辨率越高。但必

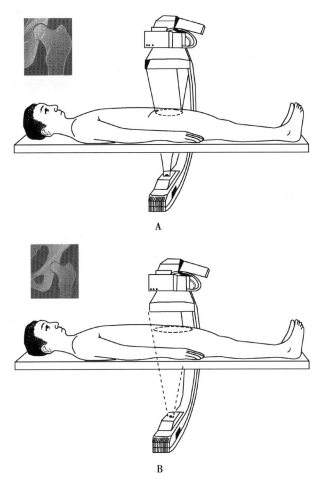

图 13-2　X 线成像

A. X 线球管发射 X 线束穿透人体,部分 X 线被吸收,剩余部分被影像增强器接收并转换
成 X 线影像；B. 影像增强器离检查部位越近,X 线散射越少,视野也越大,影像越清晰

须保证一定的帧速使球管发出的射线穿透患者身体。球管发出的 X 线一部分被组织吸收,
一部分被散射,剩余的 X 射线轰击影像增强器。不同的组织对 X 线的吸收度不同,密度高
的物质(如骨骼、造影剂、外科夹等)吸收度高。通过比较组织对 X 线吸收度的不同形成图像。
图像传输至电视系统形成动态影像。造影检查时,应避免造影检查区的活动,因为检查区的
运动可导致 X 射线吸收和分布改变,导致图像模糊。

三、数字减影血管造影与快速换片血管造影

表 13-2 简要比较了数字减影动脉造影与快速换片动脉造影的优缺点。就分辨率而言,
DSA 与快速换片动脉造影相当,但 DSA 费用低廉、快速且便于操作。数字系统的持续发展,
以及分辨率的进一步改善,必将使 DSA 的图像分辨率超越快速换片造影。目前,多数血管
造影中心 DSA 和快速换片造影两种图像采集的模式互补并存。但由于 DSA 技术的迅速发展,
越来越多的血管造影中心向单一的数字系统转型。

表 13-2 数字减影血管造影与快速换片动脉造影的比较

	数字减影（DSA）	快速换片（Cut film）
优点	快速 费用低 图像可进行后处理 持续的技术改进 图像易于存储	分辨率较高 无阻挡的 准确判断血管成形术所需球囊规格
缺点	分辨率相对较低,但在不断提高 需多次注射造影剂 管腔内及运动伪影较多	术前需对造影剂注射时间进行推测 需等待造影片 胶片阅读及存储较复杂 造影剂用量较大

先将血管造影前后在影像增强器上的图像用高分辨率摄像管进行序列扫描,把所得连续视频信号转变成一定数量独立像素;再经模‐数转换器转成数字,分别储存在计算机的两个储存器中,造影前的影像称蒙片图像(mask image),造影后的影像称显影图像。然后指令计算机,将显影图像数据减去蒙片图像数据,剩下的只有注射造影剂后血管影像数据。此数据经模‐数转换器处理后,再以 512×512 或 1024×1024 的矩阵显示于监视器上,此影像即为减影图像。每个像素越小,则每幅图像的所含像素数越多,图像分辨率越高。DSA 图像是以 X 线电影照相格式记录的动态影像,图像采集速度可根据检查血管的解剖部位通过操纵台进行调整。动态影像可通过监视屏显示;或经过选择用多幅激光照相机拷贝成照片;亦可通过磁盘,磁带或高分辨率光盘储存。这种减影方法是通过不同时间获得的两个影像相减而成,故称时间减影。时间减影的缺点是易因器官运动而使摄像不能完全重合,致血管影像模糊。DSA 的最大优势是不必等待洗片即时获得图像,并可立即决定治疗措施。

DSA 的造影剂注射时间较快速换片造影简单而易于控制,影像增强器置于目标血管上方,连续图像采集贯穿造影剂通过目标血管的全过程。DSA 采用稀释的碘化造影剂(50%)、二氧化碳及钆造影剂,可根据需要进行选择性的血管造影,从而减少造影剂的用量。DSA 可进行图像后处理,造影检查结束后可根据需要,对图像进行后处理。通常 2~4帧/秒的帧速即满足绝大部分血管检查的需要,DSA 的最高帧速可达 30 帧/秒。DSA 视野的大小由设备决定,但通常小于快速换片造影 14in 的标准视野,但在精度上足以满足临床需求。

与快速换片造影比较,如果想观察目标血管造影剂的全程径流,除非 DSA 设备具有造影剂跟踪这一功能,否则需对目标血管全程进行分段多次造影。就绝大部分数字减影系统而言,对动脉树的不同水平成像需要相应独立的一次定位、蒙片采集和造影剂注射。新的具备造影剂跟踪技术的数字减影系统则仅需单个序列即可完成对目标血管的全程观察。过去,数字减影系统的视野(通常为 9~11in)较快速换片造影的视野(14in)小;现在,数字减影系统的影像增强器的视野可达 16in,便携式的数字减影血管造影系统的影像增强器的视野也可达 12in。

快速换片造影的胶片需要冲洗显影,一经曝光即无法更改。快速换片造影依赖于交换台和快速换片器,造影剂流经目标血管的时间必须预先估算。当造影剂流经待测血管时,进行曝光并获得图像。因此获得理想血管影像的前提是准确估计造影剂流经目标血管的时间。

快速换片动脉造影具有极高的分辨率，但是操作比较麻烦，费用较为昂贵。胶片曝光至冲洗显影需要等待较长时间，大多数获得的造影片对比度不足，需要进行分选。而这些并不理想的造影片虽然缺乏研究价值，但仍需保存。胶片既大又沉重，生产和储存需要高昂成本。综上所述，将来的动脉造影必将依赖于分辨率不断改进、功能不断完善的数字减影系统。

四、造影技术

操作者的显像技术是影响造影图像质量的重要可控因素。表13-3列出了提高图像分辨率的特殊操作技巧。影像增强器离患者越近，X线散射越少，图像越清晰；但同时图像的放大率下降。最大限度减少造影局部的运动可防止图像模糊。绝大部分数字减影系统提供多种不同尺寸的视野选择（如：4、9、11in），较小的视野可突出感兴趣的区域，并提高分辨率。操作者必须在视野大小与相应的分辨率高低之间做出利弊权衡。选择理想的造影剂、合适的浓度、剂量及适当的注射方式可提高图像质量。患者对选择的造影剂耐受性好，可减少造影过程中患者因不适而导致的运动，避免由此引起的图像模糊。外界物品必须从造影视野中清除，操作者手的X线显像同样也是影响图像质量不可忽视的因素。检查时应始终将感兴趣的区域置于曝光中心，必要时需采用斜位或调整患者体位。降低电压可提高分辨率，但增加辐射。缩小焦点可提高图像分辨率，但同时降低帧速及减少成像能量。提高帧速可以提高分辨率，但增加辐射，某些高流速病变，如动静脉瘘，只有使用高帧速（高达30帧/秒）成像才能很好地观察到。改善动态图像的连续性，提供造影剂径流的实时动态观察，有利于对病变部位的分析和判断。操作者的造影技术也与图像质量密切相关。造影剂的剂量、浓度及注射方式（自动或手动注射）必须根据具体情况决定。患者的体型会显著影响影像增强器与目标血管间的距离，从而影响图像质量。

表 13-3 提高血管造影图像质量的方法

- 同一检查视野内应包括尽可能多的目标区域。例如，如果考虑颈总动脉与颈内动脉同时存在病变，检查视野应同时覆盖颈总动脉与颈内动脉
- 用较小检查视野对特殊部位进行放大观察
- 曝光前调整好患者与影像增强器之间的位置
- 降低电压以增高对比度
- 缩小影像增强器与检查部位的距离，降低散射
- 采用最小焦点
- 采用较高帧速以提高动态分辨率
- 避免检查部位的运动。训练患者屏气、限制肢体运动（必要时制动）
- 通过X线束滤过以减少散射
- 调节造影剂浓度（血流速度较慢时，稀释的造影剂仍可形成造影剂柱，获得良好图像）
- 对于意识清楚的患者必须使用耐受性较好的造影剂，尤其是缺血部位的血管造影（低渗）
- 在保证安全的前提下，造影剂注射应尽可能接近病变部位。根据检查部位血流速度和方向，调整导管头，以保证造影剂以柱形通过病变区
- 用DSA预测快速换片造影时造影剂流经病变血管的时间
- 尽可能避开骨骼分界线
- 使用头端带有不透X线标志的造影导管和动脉鞘
- 选择目标血管最佳的投影角度摄片
- 根据所需获得的图像资料选择最佳摄片

五、路图

路图(road map)是数字减影系统的重要特色,为造影导管及导丝提供实时向导。路图工作原理是从透视视野中减去最初没有注射造影剂的蒙片信息,从而消除骨骼等组织的影像。注射造影剂使透视视野中的目标血管变得不透X线。经过减去蒙片中的其他组织图像,得到清晰的血管图像,并显示在监视屏上。操作方法:调整理想检查体位,选中 road map 模式,在透视下,手推造影剂后即完成路图的操作。注意以后的操作皆不能移动检查部位,不然失去路图作用。通过监视屏任何运动物体通过该部位时,如导丝或造影导管,在原先的路图框架中均可以观察到(图 13-3)。

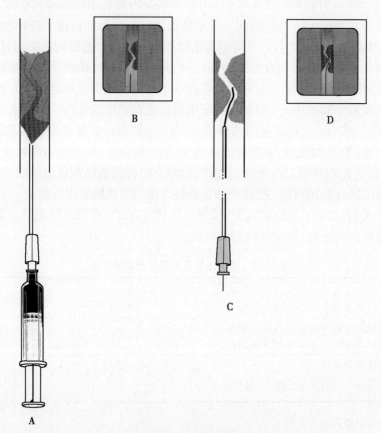

图 13-3　路图应用

路图的主要作用包括:指引导丝导管通过狭窄血管和指引选择性插管

A. 动脉造影导管置于病变部位的近端,推注造影剂,通过计算机减影获得病变部位血管的静态影像; B. 路图叠加在实时动态的荧光透视图像上; C. 在路图的指引下导丝通过狭窄部位; D. 叠加路图的监视器上可以实时动态观察导丝通过狭窄部位的情况

许多关于 DSA 的文献对路图均有详细描述。但实际工作中并不是每次血管造影均要使用路图。操作者的技术越熟练,路图的使用就愈少。路图主要适用于下述几种情况。

1. 选择性导管插入时,发现并标记血管的起源。
2. 指导造影导管或导丝通过严重狭窄部位。
3. 指导通过闭塞部位(动脉溶栓)。

4. 引导无脉动脉的穿刺。

5. 指导血栓摘除术和栓子切除术。

6. 介入器材在血管内的定位参考。

7. 复杂血管重建时,若无需行动脉造影,路图可指导连续的血管重建操作。

就本质而言,路图是额外的步骤,需要额外的操作时间,只有特殊需要时使用。似乎无论何种型号的数字减影设备,路图失败是常事。路图的图像分辨率非常差,常常呈颗粒状,因此通常无法显示小血管。随检查部位的运动及时间的延长,路图的蒙片逐渐模糊,因此在路图使用过程中图像质量逐渐下降。操作过程中,一旦需要调整透视体位或动脉造影,路图即丢失。

六、自动高压注射器

采用 65~100cm 长、4F 或 5F 造影导管进行主动脉造影时,注射造影剂的压力需可高达 1050psi(1050 磅 / 平方英寸)以产生理想的造影剂团注。造影剂必须克服动脉压力在短时间内注射完毕,而且要求瞬间达到规定的注射压。电动注射器可提供高达 2000psi 的注射压力。每一种造影导管均标有制造商推荐的可以使用的最高注射压。自动高压注射器与摄片有效集成可以控制最佳的造影剂注射时机,而且自动高压注射器可以提供恒定的造影剂注射速度和压力。如果没有自动高压注射器,细的造影导管行经皮动脉血管造影将无法完成(图 13-4)。最常使用的造影剂注射程序是 4~10ml/s × 2~10ml/s,根据所需造影检查的血管决定具体参数。造影剂的注射、成像摄片以及血管造影的具体程序将在以后的章节中进一步阐述。自动高压注射器是与动脉造影系统连接的附件——高压下可能泄漏的连接越多,所需的准备时间就越长,成像摄片失败的可能性越大。当造影剂喷射可能导致血管损伤时,如

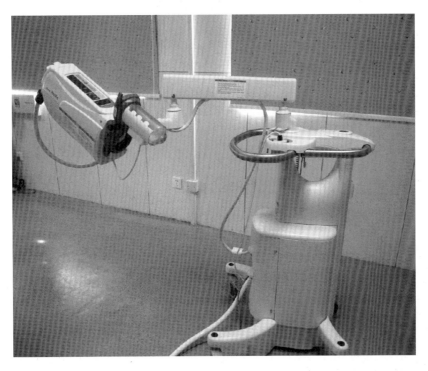

图 13-4　电动高压注射器

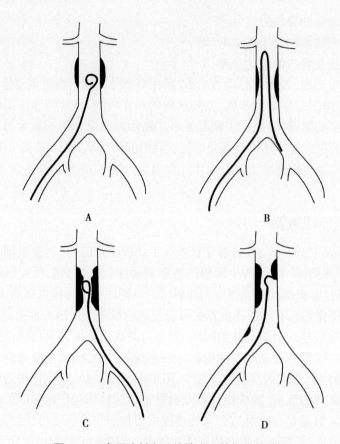

图 13-5　高压注射有可能造成血管损伤的情况

A. 高压注射的造影剂可能导致动脉瘤内致密的血栓破裂、脱落,造成远端血管栓塞；B. 高压注射的后坐力可能造成造影导管搅打病变部位造成斑块脱落；C. 造影导管头端位于狭窄部位,造影剂注射时的高压可使导管头端变形,导致病变部位的斑块脱落；D. 造影导管头端可能紧贴动脉壁,而非游离状态,造影剂注射时的高压可损伤血管壁

造影导管头端在动脉瘤内、紧贴动脉管壁或在血管病变部位,应避免使用自动高压注射器进行造影剂自动注射(图 13-5)。

七、自动注射与手动注射的比较

造影剂可采用自动注射或手动注射(表 13-4)。这两种造影剂注射方法互补,在动脉造影过程中常常联合使用。当使用的造影剂粘度较高或造影管较小时,造影剂的注射常常有一定困难。

手动注射具有简单、省时的优势。当造影剂的注射量不超过20ml、造影导管管径较粗(不小于 7F)以及检查部位血流速度较慢时,这时应首先考虑采用造影剂手动注射。所使用的注射器越小,手动注射所获得的压力越高。手动造影注射的精确度取决于操作者的经验。

主动脉血管造影所需的造影剂量及注射速度通常是手动注射无法完成的,因此采用 4F 或 5F 造影导管进行主动脉血管造影,必须使用自动注射。只有在特殊情况下,可采用管径较粗的造影导管,并将导管头端置于病变附近,通过手动注射 10~20ml 造影剂,进行有限范围的主动脉或髂动脉造影。

表 13-4 造影剂注射方法:自动注射与手动注射比较

造影导管端口位置	自动注射	手动注射	两者皆可
主动脉弓	√		
无名动脉	√		
锁骨下动脉	√		
腋动脉			√
颈动脉			√
胸主动脉	√		
腹主动脉	√		
内脏动脉			√
肾动脉			√
肾下主动脉	√		
髂动脉	√		
股动脉			√
腘动脉			√
胫动脉		√	
移植血管		√	

选择性分支动脉造影以及下肢动脉造影时,手动或自动注射两种方法均可使用。与主动脉和髂动脉造影相比,这种情况下所需的造影剂量和注射速度要小得多。在某些情况下,如腘动脉以下的造影,应优先使用手动注射。

无论采用手动还是自动造影剂注射,注射前必须彻底排除管道中的气泡。首先造影导管排气;继而自动高压注射器及连接管排气;然后将高压灌洗管与造影导管连接并锁紧;最后回吸直至看到回血,并再次检查管道系统及注射器内有无气泡。在脑动脉及内脏动脉血管造影时,排气过程更应严格执行;任何一个很小的气泡,都可能引发致命的气体栓塞。造影剂注射程序将在以后的章节中详细论述。

八、造影剂

合适的造影剂的选择需考虑多种因素,包括渗透压、离子电荷、费用及并发症(表 13-5)。标准的含碘造影剂具有很高的 X 线吸收度,是目前常规 X 线血管造影和数字减影(DSA)最常用的造影剂。CT 增强扫描和绝大多数介入治疗操作也都需要使用含碘造影剂。通常造影剂渗透压(320~1700mOsm)比血液渗透压(约 300mOsm)高。在肾功能正常的情况下,造影剂的最大剂量为 5~7mg/kg。目前认为许多造影剂的并发症,如造影剂注射时的疼痛、心脏超负荷以及肾毒性,均与其高渗透压有关。造影剂渗透压越低,机体的耐受性越好,价格也越昂贵。新型非离子造影剂常见的全身并发症发生率很低,但价格不菲。危及生命的并发症,如过敏反应,离子型造影剂和非离子型造影剂的发生率相当。非离子型造影剂的并发症较少主要因为其渗透压大约是廉价的传统离子型造影剂渗透压的一半。

造影剂所使用的浓度与采取哪种血管造影方法有关。快速换片造影所使用的造影剂碘浓度需 300μg/ml;而 DSA 使用的造影剂碘浓度仅需 150μg/ml(50%)。所需的造影剂总量与是否进行血管内治疗,抑或单纯造影检查有关。如果患者心功能和肾功能均正常,通常可耐受数百毫升的造影剂而不致出现并发症。因此一般认为,含碘造影剂的安全系数较高,特别

表 13-5 使用造影剂的注意事项

- 造影检查过程中保持所用造影剂量的进行性累计。每瓶 50 或 100ml。
- 对所需进行的动脉造影做出详尽的计划,检查前首先明确需要获得的图像信息及所需显示血管结构。
- 通过临床表现及多普勒检查的结果,初步明确哪些部位的血管需重点检查。
- 部位明确的血管病变处理时,如股动脉或髂动脉分叉,可直接采用斜位。
- DSA 检查时使用稀释的造影剂。
- 采用一次推注 1~3ml 造影剂的方法初步了解血管病变的部位、导管头端与目标血管的位置,造影仅用于获得病变部位的更详细的影像资料。
- 造影时对造影导管头端进行精确定位。譬如肾段主动脉造影时,应将导管头端置于肾动脉水平,造影剂的高压注射可使造影剂逆流显示近心端的主动脉;如果导管头端的位置过高,大量的造影剂则随血流消失于内脏动脉。

是在新型非离子型造影剂在临床应用以后,有关碘剂毒副反应的报道已经大大减少。尽管如此,使用含碘造影剂仍然存在一定风险,特别是当患者存在肾功能不全的情况下,使用含碘造影剂做心血管造影后诱发急性肾衰竭的发生率则大大增高。因此,新型非碘剂型造影剂的开发是当前放射学领域的一个新课题。

含钆造影剂曾广泛用于普通 MRI 增强检查和磁共振血管造影(MRA),由于其原子序数较碘高、钆螯合物的毒副反应较碘剂低、具有与碘剂相似的药代动力学及吸收 X 线的特点,而且与碘剂无交叉过敏,因而一些学者将其作为含碘造影剂的替代品用于 X 线血管造影,特别是用于肾功能不全患者的血管造影。

离子型钆容易蓄积在肝、脾及骨髓等部位,且有一定毒性,因此临床应用的含钆造影剂是钆与其他物质(如二乙烯五胺乙酸)的螯合物。钆 - 二乙烯五胺乙酸(Gadolinium diethylenetriamine pentacetic acid,GD-DTPA)是第一个应用于临床的含钆造影剂,其分子量约 500 道尔顿。钆的螯合物是亲水性,注入血管内后迅速向血管外间隙弥散,分布于组织间隙,不进入细胞内、不与血清蛋白结合,不透过正常血脑屏障,无特殊靶器官作用,在体液内结构稳定,在组织内的分布量取决于组织的血液供应、微血管的通透性以及细胞外间隙的容量。含钆造影剂几乎完全经过肾小球滤过排除,极少部分可经消化道、乳汁、皮肤等排除。在肾功能正常者,钆螯合物在机体内的半衰期约 70 分钟;肾功能不全患者[血清肌酸酐≥1.5mg/dl(133umol/L)],钆仍然主要从肾脏清除,只不过半衰期明显延长(最长达 5.8 小时)。含钆造影剂的缺点是水溶性不如含碘造影剂,影像质量较含碘造影剂低,且价格十分昂贵。

二氧化碳作为含碘造影剂替代品曾被用于除中枢神经系统、心脏、冠状动脉以外的外周血管造影,特别适合于对碘剂过敏、存在肾功能障碍和使用碘剂高危的患者。其优点包括价格低廉,制作容易,对肾功能无影响;但缺点也很明显。相对于含碘造影剂,其缺点包括:

1. 缺乏商品化的二氧化碳高压注射器,需要手推注射,注射速度不易掌握。

2. 二氧化碳在血管内成像不是与血液混合、而是漂浮在上,因此存在低估血管狭窄的可能。

3. 轻微运动、肠道内的气体可严重影响二氧化碳血管造影的质量。

4. 仰卧位时、静脉内注入大量二氧化碳后,可因气体积聚于肺动脉的流出道、阻挡流出道血流,造成心脏低排现象。

5. 二氧化碳过量可积聚在肠系膜血管内、造成腹痛,导致肠梗阻、横纹肌溶解、蜂窝状胃炎等。

6. 心内分流和肺动静脉瘘是使用二氧化碳的禁忌证。

7. 上肢动脉造影时，少量二氧化碳反流至颈 - 椎动脉系统后可导致气体栓塞。

8. 二氧化碳遇到闭塞血管时，易打碎形成气泡，无法获得理想图像。

第四节　主动脉弓造影技术

在经导管脑血管造影的开展初期，包括目前在很多的科室，主动脉弓造影一度被认为不是很必要。但在目前的脑血管造影患者中，缺血性脑血管病患者所占比重逐渐增加，这些患者往往存在不同程度的主动脉弓粥样硬化和弓上大血管开口或近端动脉粥样硬化或狭窄，一旦忽略主动脉弓造影则有可能在随后的操作中造成硬化斑块的脱落而导致灾难性的后果。此外这些患者或多或少存在主动脉弓和弓上血管的迂曲，主动脉弓和弓上血管的迂曲给选择性脑血管造影带来困难，主动脉弓造影后可以根据主动脉弓的参考图，我们可以初步了解弓上血管的走行、开口位置、与气管、锁骨头端体表标志的相对位置。有助于帮助寻找动脉血管开口和选择合适的导管；另外可通过主动脉弓造影初步评价颅内血供情况。主动脉弓造影通常采取后前位（AP）和（或）左前斜位（LAO，30°~45°），如后前位造影能清楚显示弓上各血管（包括双侧椎动脉）开口情况及相互之间的关系，则不再行 LAO 造影。如果必须限制造影剂的总量，建议 LAO 造影，省却 AP 和右前斜位（RAO）造影。确立主动脉弓分支和选择性造影的影像标志时选用 LAO 造影，评价颅内血供时应采取后前位造影。主动脉弓造影时所用造影剂总量为 30~40ml，注射速率为 15~20ml/s，高压注射器的最高压力设定为 600 磅（磅 / 平方英寸）。而如果要观察颅内血供造影剂总量及注射速率可适当增加。行主动脉弓造影一般选用带侧孔的猪尾巴导管。主动脉弓造影如图示（图 13-6）。

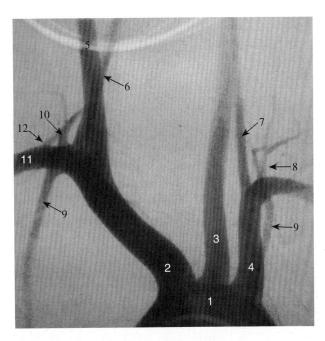

图 13-6　主动脉弓造影

1. 主动脉弓；2. 头臂干；3. 左颈总动脉；4. 左锁骨下动脉；5. 右颈总动脉；6、7. 左右椎动脉；8、10. 两侧甲状颈干；9. 内乳动脉；11. 右锁骨下动脉；12. 右颈肋干

第五节　导管和导丝的选择及准备

目前造影导管种类繁多,几乎所有导管头端都有不同形状的弯曲,只有一种Son导管(又称多功能导管)例外,头端为直的,在使用时借助主动脉瓣成形来做冠状动脉的造影,但并不适合于做脑血管造影。按头端弯曲可分为单一弯曲导管、复合弯曲导管,我们常规选用的Vertebral导管(椎动脉造影导管)、MPA导管(多功能造影导管)属于单一弯曲导管,Hunterhead导管(猎人头导管)属于复合弯曲导管。造影中使用频率次于上述几种导管的Simmons导管(俗称西蒙管)及Cobra导管(又称眼镜蛇导管)属于复合弯曲导管。而导丝的种类相对来说要简单得多,我们常用的造影导丝一般都为直径0.035in的亲水导丝(俗称泥鳅导丝或超滑导丝)。按导丝的硬度分为普通造影导丝(Angio)和硬导丝(Stiff)。按导丝长度分150cm和260cm(或300cm)两种规格,后者主要用于交换导管时用,故又称交换导丝。一个优秀的脑血管造影医生应对常用和不常用的导管及导丝非常熟悉,而不是简单的去比较各种导管或导丝的优缺点,只有做到这一点,才可能在第一时间挑选适合某些特殊血管的造影器材。不断地在患者血管中尝试各种不同的导管或导丝只会增加血管损伤的几率,包括增加斑块脱落及血管夹层形成的可能性,浪费时间的同时也增加经济成本。结合作者的经验,下面的一些简单方法可帮助初学者选择合适的造影导管,选用主动脉弓完全展开时的造影图片(大部分患者采用左前斜位时主动脉弓可完全展开),取主动脉弓下缘的最高点(Z点)做参照,以这一点为中心画一虚拟的水平线和一垂直线,这样将造影图分为四区,如图示分别为A区、B区、C区和D区,然后如图又以Z点为起点引一条线,将B区均匀分为两部分,分别为B1区和B2区(图13-7)。如弓上某血管开口位于A区+D区+B1区,做这一血管造影时则首先选用Vertebral导管,其次选Hunterhead导管,三选MPA管;如弓上某血管开口位于B2区,做这一血管造影时则首先选用Hunterhead导管,其次选Simmons导管;如弓上某血管开口位于C区,做这一血管造影时则首先选用Simmons导管,其次选Cobra导管(选用导管原则见表13-6)。

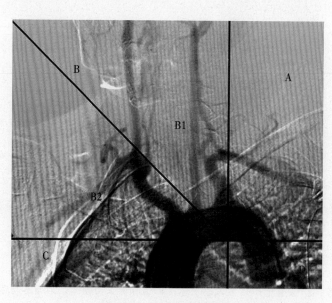

图13-7　主动脉造影划区

表 13-6　导管选择的原则（供参考）

血管开口所在区域	首选导管	第二选择导管	第三选用导管
A 区 +B1 区 +D 区	Vertebral	Hunterhead	MPA
B2 区	Hunterhead	Simmons	
C 区	Simmons	Cobra	

Myla 根据头臂干（无名动脉）开口与主动脉弓的关系，将主动脉弓分为三型：Ⅰ型弓（图 13-8A）为弓上血管开口在主动脉弓上缘切线的水平线上；Ⅱ型弓（图 13-8B）为头臂干开口在主动脉弓上下缘之间；Ⅲ型弓（图 13-8C）为头臂干开口于主动脉弓上缘。该分型指导造影和治疗选取适合的导管：Ⅰ型弓，首先考虑应用 Vertebral 导管；Ⅱ型弓，更适合 Hunterhead 或 Simmons 导管；Ⅲ型弓，首选 Simmons 导管。

一般情况下普通造影导丝已能满足我们的造影要求，偶然弓上血管迂曲而导致导管已进入血管开口但无法进行选择性造影时需要用硬导丝加强支撑作用。亲水导丝的湿润方法包括肝素生理盐水纱布擦拭和肝素生理盐水浸泡，作者更推荐后者，后者能使导丝的亲水层更好的和水分子结合。

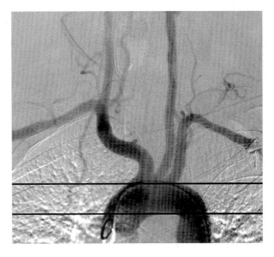

图 13-8A　Myla 主动脉弓分型　Ⅰ型弓

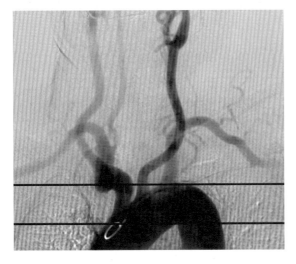

图 13-8B　Myla 主动脉弓分型　Ⅱ型弓

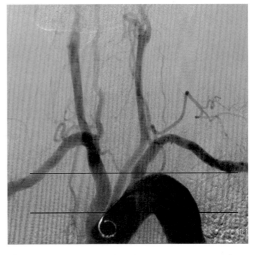

图 13-8C　Myla 主动脉弓分型　Ⅲ型弓

我们选用的大部分导管在进行选择性脑血管造影时并不需要对导管进行特殊处理，送导管进入主动脉弓后可直接进行操作来寻找弓上大血管的开口，而一些特殊形态的脑血管造影需选用 Simmons 导管时，则需在 Simmons 导管进入血管后首先对其进行塑型处理，塑型方法见后。

第六节 选择性脑血管造影

每一个初学者在学习脑血管造影前都需注意:①为什么几乎我们用的所有导管头端都有弯曲及有不同的形状存在?所有的弓上血管都和主动脉弓存在着一定的角度,直头导管往往无法进入这些血管,我们必须借助导管头端的弯曲来"寻找"血管开口,所以在造影过程中要善于应用各种不同形状的弯曲;②有效地利用人体的一些标志及主动脉弓的非减影造影图,我们在透视下操作导管,所能看到的是主动脉弓、人体的一些骨性结构以及气管,而主动脉弓的非减影造影图能清晰的显示主动脉弓以及弓上血管开口的位置和方向、走行方向以及与骨性结构和气管的相互关系。尤其是弓上血管开口异常时初学者会在主动脉弓附近"漫无目的"地"寻找"各血管的开口,如能利用人体的一些标志及主动脉弓的非减影造影图,可以明显缩短操作时间,同时也会减少血管损伤发生的几率。

进行脑血管造影时,需尽量做到以下几点:①了解弓上各大血管及其主要分支的大体情况,包括头臂干、双侧锁骨下动脉、双侧颈总动脉、双侧颈内动脉(颅外和颅内)、双侧椎动脉(颅外和颅内)、基底动脉以及它们的分支。②在条件许可的情况下,所需观察的血管应尽可能进行选择性造影。③选择性脑血管造影时,应以血管能显影清晰为前提,切忌盲目增加造影剂用量,否则只会增加并发症。我们将各脑血管选择性造影的造影剂常用剂量、注射速率及最高注射压力列于表 13-7。

表 13-7 建议的造影剂常用剂量、注射速率及最高注射压力

血管	注射速率(ml/s)	总量(ml)	最高注射压力(磅)
颈总动脉	5~6	8~10	200
颈内动脉	4~5	6~8	200
锁骨下动脉	5~6	8~10	200
椎动脉	3~4	5~6	150
主动脉弓	15~20	30~40	600

注:注射压力指的是注射器的每平方英寸的压力

一个优秀的脑血管造影医生应熟练掌握单一弯曲导管(简称单弯导管)造影技术和 Simmons 导管造影技术。下面分开介绍运用上述两种导管的技巧。

一、单弯导管

实际操作过程中,除 Simmons 导管外其他的复合弯曲导管(如 Hunterhead 导管)所用技巧亦同单弯导管,Simmons 导管在操作中因有其特殊性而分开介绍。

利用单弯导管行选择性脑血管造影时,首先,导管在造影导丝的指引下经过主动脉弓进入升主动脉,然后退出造影导丝,确认管腔内无气泡存在后用肝素生理盐水冲洗导管内腔。导管此时的形态通常是头端朝下指向主动脉瓣,然后边旋转导管边缓慢后撤,直到导管的弯曲指向弓上大血管的开口附近,在旋转导管的过程中需注意导管头端的运动情况,由于我们赋予导管尾端的旋转是逐渐传导到导管头端的,故导管头端的旋转运动往往滞后于导管尾端的旋转,所以一旦发现导管头端弯曲将指向大血管开口时应及时停止旋转。

当导管头端固定不动时,可稍后撤导管,这时我们往往会观察到导管头端出现一小幅度

的"弹跳"动作,这提示导管头端已进入大血管开口。有两种方法可帮助我们确定这一血管是否就是我们需要造影的血管,一是在透视下注射少量造影剂(俗称"冒烟"),观察血管的走行情况;二是在已知大血管近端无病变的情况下送入造影导丝,观察导丝的走行和前面主动脉弓造影时该血管的走行方向是否一致。

确定该血管就是我们所要造影的血管时,送入导丝,使导丝的支撑力达到一定程度并使导丝头端保持在安全范围内,同时固定导丝,沿导丝缓慢前送导管,然后退出造影导丝行选择性脑血管造影(图13-9)。

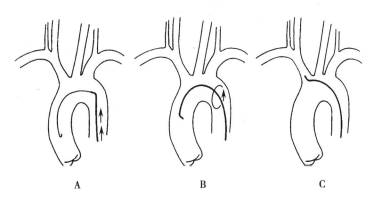

图 13-9 单弯导管行脑血管造影

还有另一种操作方法,即在主动脉弓内一边旋转导管,一边前送导管,导管头也可以进入弓上血管开口,这种方法技术上是完全可行的,但不应该作为一种常规来用,因为这种方法对血管的损伤会大的多,同时对于主动脉弓迂曲者会增加操作难度。

对于主动脉弓、弓上血管迂曲患者,行相应血管造影,尤其做头臂干上分支血管时,当导丝已达到血管远端,将导管沿导丝送入时,常出现导管在头臂干开口部位张力不能上传,即导管的输送具有明显的滞后现象,这种张力常将刚要到位的导管和导丝反弹回主动脉弓内。对于反复出现上述情况时,我们可以考虑尝试以下操作方法:①在安全前提下,导丝尽量送远,在导丝指引、支撑的前提下,推送一段距离导管,保持此张力并旋转导管。②在保持上述导管张力的前提下,让患者深呼吸或深吸气后屏住呼吸。③保持导管适当张力前提下,让患者咳嗽。④让患者的颈部最大限度地转向所选择血管的对侧。以上操作目的都是为了尽量让迂曲血管变直,这种短暂的血管伸直,可以使血管、导丝、导管同轴,在此前提下导管可以顺势输送到目标血管。

如患者主动脉弓上血管迂曲,在行右侧颈内动脉选择造影时,术者常有体会,当导丝头端已经送至颈总动脉中上段后,送导管时常有明显滞后性,当继续送导管时,张力突然释放,导致导丝、导管进入血管过深,导丝头端越过颈总动脉分叉处进入颈内动脉,如颈内动脉起始部有明显血管狭窄或存在不稳定斑块,可能会导致血管夹层或斑块脱落。最好在行此类型血管造影时,可以将导丝送到颈外动脉,导丝头端送到颈外动脉一段距离有足够的支撑力后,再送导管相对比较安全。而不主张将导丝送到颈内动脉做支撑。

二、Simmons 导管

Simmons 导管因前端弯曲长度的不同而分为1、2、3三型,1型最短,3型最长,可以根据主动脉根部血管的直径去选择我们需要的导管,一般情况下,Simmons2 可以适合大部分亚洲人的造影需要,Simmons 进入血管后,首先要对其进行塑型,以便行特殊形态脑血管造影。

Simmons 导管的塑型方法有四种:①利用弓上大血管特别是左侧锁骨下动脉来进行塑型;②利用主动脉瓣来进行塑型;③利用肾动脉及腹主动脉的大分支血管来进行塑型;④利用对侧髂总动脉进行塑型。后两种塑型方法不作为常规来用,只在无法用前两种方法进行塑型时才采用。作者在此重点阐述前两种塑型方法。

最常用的方法是利用左侧锁骨下动脉塑型:①在导丝的指引下插入 Simmons 导管至主动脉弓附近,后撤导丝,由于血管的限制,Simmons 导管不能恢复它原有的形态,但它的初级弯曲仍存在,利用它的初级弯曲送 Simmons 导管进入左侧锁骨下动脉开口,然后在导丝的支持下 Simmons 导管插入左侧锁骨下动脉,插入的深度为导管的初级弯曲进入,二级弯曲保留在主动脉弓内;② Simmons 导管到达上述部位后,缓慢撤出造影导丝,继续前送并旋转 Simmons 导管,这时导管的二级弯曲逐渐形成并弹出左侧锁骨下动脉,在主动脉弓内形成 Simmons 导管在体外的原始形状,Simmons 导管的塑型即完成。同样的方法也可利用左侧颈总动脉来完成(图 13-10)。

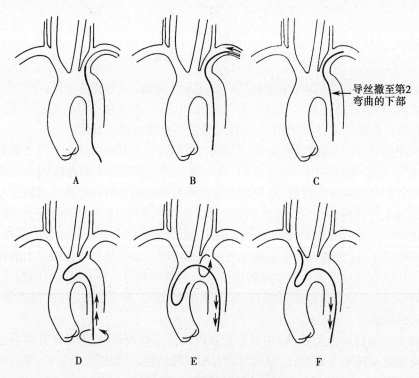

图 13-10　左锁骨下动脉塑型

其次可利用主动脉瓣来完成 Simmons 导管的塑型。在弓上大血管开口或近端有斑块或狭窄存在,或利用弓上大血管为 Simmons 导管塑型失败时可采用主动脉瓣来完成塑型:①导丝引导下插入 Simmons 导管至升主动脉,固定导管,继续前送导丝,利用主动脉瓣的阻力,导丝头端在主动脉根部形成 U 形;②固定导丝,前送导管,当 Simmons 导管的二个弯曲都越过导丝的 U 形弯曲后撤回造影导丝,同时稍后撤导管,Simmons 导管的塑型完成。利用主动脉瓣进行 Simmons 导管的塑型必须注意以下几点:①主动脉瓣有赘生物者属于禁忌,此操作可能导致赘生物脱落;②在利用主动脉瓣的阻力时,导管或导丝可能会进入左心室造成严重心律失常;③大血管严重迂曲患者导管长度可能不够;④导管或导丝有进入冠状动脉的可能(图 13-11)。

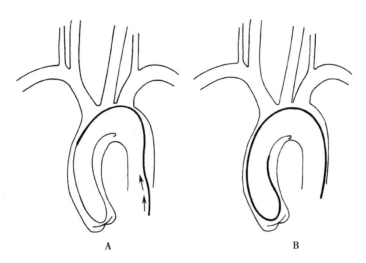

A   B

图 13-11 利用主动脉瓣塑型

塑型后的 Simmons 导管前端呈钩形,操作步骤如下:①首先将塑型后的 Simmons 导管送过主动脉弓进入升主动脉,然后旋转导管,使导管头端向外向上;②轻轻回撤导管,导管头端会逐渐靠近大血管开口,经"冒烟"证实无误后,继续轻轻回撤导管,导管进入预期的大血管;③可以进行选择性的脑血管造影。

Simmons 导管进入弓上大血管开口后,如果我们还想超选择进入颈内动脉等血管会有一定的困难,原因在于前送导管的力量无法通过塑型后的 Simmons 导管的次级弯曲来传导。所以如需进一步行超选择性脑血管造影,往往需要通过交换导丝更换单弯导管。

用 Simmons 导管做完右侧头臂干造影后,如还需要左侧颈总动脉血管造影检查,操作方法为:前送导管,并旋转,使导管头端指向下方,远离大血管起点。然后将导管回拉,扭转,使导管头端再转向上,从而跨过无名动脉的开口,然后重复以上操作步骤。

第七节 超选择性血管造影

血管造影时导管进入主动脉一级分支血管时习惯称为选择性血管造影,而导管进入二级甚至三级分支血管时称为超选择血管造影。当需要重点观察某一血管并希望减少其他血管影像的干扰时,考虑行超选择性脑血管造影。导管插入颈内动脉或椎动脉开口后进行的脑血管造影称为超选择性脑血管造影。但当这些血管的开口有斑块或狭窄,或经过的大血管有病变时,禁忌行超选择性脑血管造影。

大部分患者进行超选择性脑血管造影不存在太大困难,但对于一些高龄患者,当导管进入弓上大血管开口后需做超选择性脑血管造影时,很多情况诸如主动脉弓及胸腹主动脉、髂动脉的迂曲、目标血管近端和主动脉弓成角较大或弓上大血管近端成角大于 90°,尽管导丝已进入超选的血管,而导管同轴跟进时产生的明显张力,可使造影导管及导丝弹入主动脉弓内。可通过下述 4 种方法完成超选择性脑血管造影:①换用复合弯曲导管如 Simmons 导管,导管进入大血管部位较深时,通过交换导丝更换单弯导管再进行超选择性脑血管造影;②嘱咐患者深呼吸,心脏及主动脉弓下降,同时尽量将颈部转向目标血管的对侧,此操作可使目标血管的近端扭曲拉直;③若由胸腹部及髂动脉迂曲导致超选困难时可使用长鞘,一方面可使部分迂曲血管拉直,增加造影导管对前送力量的传导,另一方面通过血管鞘的支持可以使导管的后坐力得到支撑,而使得导管进入超选的目标血管;④造影导丝头端的塑型,目前我们所用的导丝基本上都为 0.035 英寸亲水导丝,对导丝进行塑型时会损伤导丝的亲水层,同时有潜在的增加导丝断裂在血管中的可能性,但某些特殊情况下我们不得不对导丝头端塑型而进行一些变异或扭曲血管的选择性造影。导丝塑型工具可选用穿刺针、血管钳的光滑面或 2ml 的注射器,用右手示指及拇指持塑型工具,将导丝头端置于塑型工具及术者示指中间,并给予一定的压力,向后匀速拉动导丝,导丝头端即可形成一定弧度的弯曲(图 13-12)。给予的压力越大,导丝头端的弯曲角度越大,切忌在某一点试图折弯导丝而达到塑型目的,这样可能折断导丝的内芯而在随后的操作中使导丝头端断裂在血管内。这种造影导丝的塑型技巧在脑血管支架中导引导丝的塑型中仍然适用,只是给予的力量要小得多。

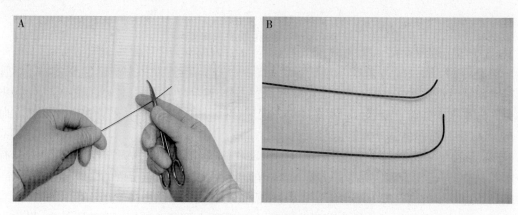

图 13-12　导丝塑型
A. 导丝的塑型技巧;B. 导丝塑型前后对比

经交换导丝进行导管更换的技巧无论对于初学造影者或进行脑血管介入治疗都很实用,特别对于一些复杂的脑血管造影需用复合弯曲导管(大部分指 Simmons 导管)者,我们虽然"寻找"到弓上大血管开口,但无法进行一些分支血管的超选择性造影,此时我们会用到交换导管技术,即在复合弯曲导管进入弓上大血管开口后,送入交换导丝(长 260cm 或 300cm)进入该血管较深位置,固定导丝,然后撤出复合弯曲导管,肝素生理盐水擦拭导丝后以同轴方式送入单弯导管,单弯导管进入该血管较深位置可退导丝,然后继续寻找分支血管的开口(要点:在单弯导管未到合适位置前始终保持导丝位置不动)。

第八节　特殊变异血管的造影

典型的弓上大血管发出次序为:头臂干为第一分支,其次为左颈总动脉,然后是左锁骨下动脉。但往往存在着变异,最常见的变异有:①左颈总动脉开口于头臂干,或左颈总动脉和头臂干共干,这两种变异占到所有弓上血管变异的 27%;②左侧椎动脉直接开口于主动脉弓;③右侧颈总动脉或右侧锁骨下动脉开口于主动脉弓,这种变异相对较少;第二和第三种变异只要我们在主动脉弓造影时发现,在行选择性造影时一般难度不大,但发生第一种变异时右锁骨下动脉和右颈动脉造影并不困难,而左颈总动脉的选择性造影对于初学者甚至有一定经验的造影医生来说非常困难,故作者重点讨论第一种变异时的解决方案。在出现左颈总动脉开口于头臂干,或和头臂干共干时,首选 Simmons 导管,其次可选用 Cobra 导管,后者在左颈总动脉和头臂干共干时可能合适。

选用 Simmons 导管造影时首先对其进行塑型(已在前面相关章节已经述及),将已塑型的 Simmons 导管送入主动脉根部,使其头端越过头臂干开口,旋转导管,使导管头端朝向头部,同时指向患者身体右侧,然后轻轻回撤导管,导管头端会逐渐靠近头臂干开口,经"冒烟"证实无误后,继续轻轻回撤导管,导管头进入头臂干。但此时的导管形态仍是导管头端朝向头部,同时指向患者身体的右侧,而左侧颈总动脉往往开口于头臂干的左侧,所以我们应尽量使导管头端指向患者的身体左侧。操作技巧如下:回撤 Simmons 导管,使其次级弯曲接近头臂干开口(塑型后的 Simmons 导管次级弯曲一般无法进入头臂干开口),然后旋转导管,由于头臂干内径较小,导管头端无法在血管内完全展开,在旋转导管时,导管的两个弯曲逐渐会形成一"8"字形,导管头端逐渐指向身体左侧,"8"字形一旦形成,缓慢前送导管,并不时"冒烟"确定导管头端的位置,导管一旦到达左颈总动脉开口,回拉导管并同时以其形成"8"字形的反方向旋转导管,解开"8"字形弯曲,故可进入左颈总动脉近端。如果考虑需行颈内动脉超选择性造影需要应用交换导管技术。

第九节 脑血管造影中应注意的问题和常见并发症

一、脑血管造影时应注意的问题

1. 及时观察血管状况 一旦发现弓上血管有狭窄或斑块,导丝或导管禁止越过这些病变,否则有可能导致栓塞的发生。

2. 始终保持导管和导丝头端在视野范围之内 在操作导丝或导管时需保持导丝或导管的头端在 X 光的视野中,否则导管或导丝的头端已进入一些"危险区域"(诸如已越过斑块或狭窄、进入颅内血管等),可造成一些本可避免的并发症。

3. 输送导丝、导管要轻柔匀速 送入导丝要轻柔匀速,尤其是在导丝头端刚要露出导管头端时。快速地送导丝并不能缩短造影时间,反而会增加各种血管并发症,用快速或粗暴的动作送入导丝时可产生一种"冲击力",一旦发现导丝进入有阻力时往往提示导丝已进入过深,可能已进入血管夹层内或进入小血管。一般不主张在没有导丝的指引下送入导管,尤其在高龄、动脉粥样硬化明显、入路血管迂曲、未有主动脉弓参照图的患者中进行。

4. 导管和血管、导丝和血管的同轴性 即导管头端的纵轴是否和导管头端所在血管的纵轴在一条直线上或呈平行关系,脑血管造影时尽量做到这一点,以避免导管头端嵌顿在血管内,保证血管走行形态和导管形态同轴,这样既可以避免在注射造影剂时刺激血管壁而造成血管痉挛或造成血管内膜的损伤,又可以避免前送导丝时造成血管夹层或严重的血管痉挛。

5. 动态灌洗、排除气泡 在造影过程中保持所有的管道中无空气或血栓存在,在导管停止操作时保持高压肝素盐水的持续冲洗可以有效地预防导管内血栓形成,注意高压灌洗的速度和剂量,尤其是高龄、心功能不全患者,避免诱发急性心衰。每一次在导管中注射生理盐水或造影剂都需回抽直到确定导管内无气泡。

6. 密切观察导管和导丝头端的运动　在旋转导管的过程中严密观察导管的头端运动和我们的操作是否一致。一般情况下造影导管对外力的传导有一滞后现象,导管越柔软,滞后现象越明显,所以我们常常会观察到体外已停止旋转导管了,导管头端仍自行缓慢地在血管中作顺时针或逆时针的旋转,但正常情况下导管头端和尾端的运动幅度应该是一致的,即导管尾端旋转 360°,导管头端也应该旋转 360°。如导管头端的运动幅度明显减少或完全消失,特别是导管头端发生固定时,我们需考虑到有如下可能:①导管头端已嵌顿在血管中,此种情况见于导管头端已进入迂曲血管,或血管发生痉挛造成导管头端固定;②导管已在血管中打结,此种情况多见于髂动脉或腹主动脉严重迂曲者,如操作者未发现导管已打结而继续旋转导管则可能造成导管断裂在血管中。

7. 导丝的特殊应用　髂动脉迂曲严重时更换导管时需先送入导丝,保留导丝头端在髂动脉内,然后再退出导管,为再次送入导管建立良好的通道。如果退出前一根导管而未保留导丝在血管内,再次送入导管及导丝将会有困难。

二、脑血管造影时的常见并发症和处理

在早期开展脑血管造影时,各种并发症发生率较高,报道高达 17%~25%,但随着导管及其他介入器材的生产工艺不断改进,同时造影技术的提高及介入经验的不断积累,目前脑血管造影的并发症已明显的下降。一个熟练的造影医生其操作的并发症仅仅在 0.5% 左右,而我们完成的近 4000 例的脑血管造影,并发症发生率约 0.1%~0.2%。初学者并发症的发生率远远超过此比例,常见的主要包括以下主要方面:

1. 腹股沟血肿、假性动脉瘤　原因多见于:①反复股动脉穿刺,穿刺时穿透股动脉后壁或同时累及股动脉分支,股动脉穿刺后的压迫不当;②少数患者术前查凝血指标正常,但术后压迫血管时出现凝血困难;③术后压迫时间过短或穿刺侧下肢过早负重。对于腹股沟血肿处理:小血肿一般不需特殊处理,多可逐渐自行吸收,并无严重后果;较大血肿,可在血肿内注入透明质酸酶 1500~3000U,促进血肿吸收,加压包扎 24 小时可给予局部热敷;伴活动性出血血肿时,可向其内注入适量鱼精蛋白并加压包扎;对引起压迫症状的大血肿,应及时施行外科手术清除血肿并彻底止血;对于假性动脉瘤:可以局部加压包扎、带膜支架置入。

2. 后腹膜血肿　后腹膜血肿的发生原因包括:①穿刺点过高或导管、导丝损伤髂动脉所致,穿刺点过高可造成穿刺时因股动脉后壁穿透而血液进入腹腔,同时因血管后壁缺少坚韧组织支持而无法进行有效的压迫;②导管或导丝损伤髂动脉,特别是髂动脉本身已有严重病变如严重的动脉粥样硬化或有动脉瘤存在。出现后腹膜血肿病情则极凶险,同时缺少有效的处理方法,有时后腹膜出血量可达数千毫升,维持血压及生命体征可能为最有效的方法。外科医生不主张在生命体征尚平稳的情况下进行外科干预,因髂窝部位血管、神经及其他组织分布极复杂,手术本身风险很大。曾有报道因导管操作而破裂出血的髂动脉动脉瘤造成后腹膜出血,后经带膜支架处理而出血停止。

3. 血管夹层形成　股动脉或髂动脉血管夹层多由于穿刺或介入经验不足造成,穿刺针或导管、导丝进入内膜下而未及时发现,这种情况因内膜破口位于血管夹层的远心段,而血管夹层位于近心段,如没有导管的持续刺激,血管夹层不易继续扩大,一般数小时或数天后

可自行愈合,但如血管夹层延伸太深可能会累及对侧大血管供血。颈动脉、椎基底动脉夹层多由于操作不规范,动作过于粗暴引起,如推送导丝过快、未在导丝指引下直接推送导管或者在导管头端直接贴壁的情况下直接高压注射造影剂,弓上血管形成夹层内膜开口一般位于近心端,而血管夹层位于远心端。对于血管夹层,可以考虑抗血小板聚集治疗,国外推荐给予阿司匹林 325mg/d,必要时给予给予双抗血小板治疗;给予肝素抗凝治疗;如果夹层继续扩大、相继的手术操作要通过夹层部位,可以置入支架治疗夹层,经过上述治疗,一般随访3~6 个月能够痊愈。所以规范化操作是减少夹层形成最有效的办法。

4. 脑血管痉挛　多见于导管或导丝的刺激,有时造影剂也可以导致脑血管痉挛,其可发生于有病变的血管,但也可以发生于正常血管,前者更多见。导管或导丝的粗暴操作更易诱发脑血管痉挛的发生。仅仅由于造影造成脑血管痉挛相对少见,而更多的见于脑血管介入治疗手术中。脑血管痉挛在造影影像中多呈现规律而对称类似于"波浪形"、"串珠样"的局部血管壁的不规则状,严重者可出现血管完全闭塞,所以有时会被初学者误以为动脉硬化、肌纤维发育不良造成的血管狭窄。脑血管痉挛如能及时发现一般不会造成严重后果,但血管痉挛时间较长可能会造成脑缺血或脑卒中发生,一旦出现血管痉挛,可经导管给予抗痉挛药物如罂粟碱或硝酸甘油等,我们建议用生理盐水将罂粟碱稀释成 1mg/ml 的浓度,经导管以每分钟 1mg 的速度给药,血管痉挛可逐渐缓解,但最有效的方法仍然是及时终止各种刺激性操作。

5. 缺血性脑卒中　无论何种目的的造影,因造影而造成的缺血性脑卒中是操作者应关注的一个重点,因一旦发生脑卒中可能造成灾难性的后果,重者可危及患者生命,轻者也可能造成永久性神经功能缺损。缺血性脑卒中多由于术中血管壁斑块脱落或导管壁上血栓形成而出现脑栓塞,少部分由于气体栓塞造成。预防包括:①穿刺成功后全身肝素化,可有效预防导管壁上血栓的形成;②依次进行主动脉弓、弓上大血管、二级或三级分支的超选择性造影,一旦发现血管壁有斑块形成的可能,导管、导丝禁忌超越这些部位,可有效防止斑块脱落。③严防管道中空气的存在,可有效预防气体栓塞的发生。血栓形成溶栓有效,斑块脱落则无有效的处理方法,但有时两者很难鉴别。气体栓塞形成高压氧治疗效果极佳,而且恢复较快。

6. 迷走反射　多见拔除血管鞘时,在血管鞘未拔出血管前压力过大,对血管牵拉刺激较大,及拔鞘后加压包扎压力过大时。主要表现为血压下降,心率下降,患者可有出冷汗、苍白、四肢湿冷等休克表现。特别在高龄、心脏功能不健全者严重时可危及生命。静推阿托品为首选处理方法,同时可适当补充血容量。有学者建议在拔鞘前动脉穿刺点周围利多卡因局部浸润处理以减少血管的牵张反射不失是一个有效方法。

7. 皮质盲　有多个病例报道在脑血管造影结束后出现皮质盲,数小时或数天后完全恢复,机制目前不完全清楚,推测可能和造影剂的浓度及剂量,以及导管刺激后血管痉挛有关。有报道 20 余例脑血管造影出现 3 例皮质盲,所有患者用的造影剂浓度为 370mg/ml。脑血管造影后的皮质盲无特效处理,可适当补液,促进造影剂排泄,同时可给予血管解痉药物。我们建议脑血管造影剂浓度为 200mg/ml,如市场上无此浓度造影剂提供,可通过稀释造影剂完成。

第十节　脑血管病变的判断和测量

一旦脑血管造影结束,我们需对一些病变血管做一个尽可能完整的判断,其内容包括病变形态学的分析及血管狭窄度的判断。血管病变的形态学又包括病变是否伴有钙化、血栓、溃疡,这些形态学的变化决定了:①这一血管是否病变相关血管,血栓或溃疡的形成往往提示发生动脉-动脉的栓塞可能性较大;②评价以后行脑血管介入治疗的适应证及风险,同样的狭窄程度,溃疡斑块和内膜完整的斑块相比较,溃疡斑块处理的意义更大;而血管壁的广泛钙化会给介入治疗带来麻烦。血管病变形态学的分析并不困难,一个完整血管造影已能提供给我们这方面比较详尽的信息,特别是 DSA 中 3D 软件的应用,动脉粥样斑块是否伴有钙化、血栓、溃疡很容易判断。

　　血管狭窄程度的判断在部分患者中我们可以借助 DSA 机携带的血管狭窄定量分析软件(即 QC 分析软件)来进行(图 13-13)。而对于脑血管狭窄中最易发生颈动脉,血管迂曲或变异较大部位大部分则不合适用 QC 分析软件来判断,原因在于此段血管内径变化较大,计算机往往不能正确判断正常血管直径。颅内外动脉在解剖结构上存在不同,与颅外动脉相比,颅内动脉血管相对迂曲,血管腔较细,并有较多分支等,由于这些不同,在血管狭窄计算上,我们常采用不同测量方法。

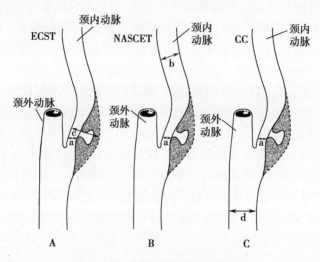

图 13-13　颈动脉狭窄的评估方法

　　判断颈动脉颅外段狭窄国际上倾向于以下两种方法:

NASCET(North American Symptomatic Carotid Endarterectomy Trail)=$(1-a/b) \times 100\%$

式中:a 为狭窄处最小血管直径;b 为狭窄以远的正常颈内动脉直径

ECST(European Carotid Surgery Trail)=$(1-a/c) \times 100\%$

式中:a 为狭窄处最小血管直径;c 为狭窄处正常血管直径

　　很显然,如病变位于颈总动脉或颈动脉窦部,第一种方法会明显低估狭窄程度。而第二种方法可能更合理,但正常颈动脉窦的形态很不规则,如病变位于颈动脉窦则难以判断狭窄处正常血管直径(c),在这种情况下,如能用腔内血管超声(IVUS)来判断狭窄程度会更合适,因 IVUS 很容易就能判断血管狭窄处最小血管直径及狭窄处正常血管直径,但IVUS 在脑血管介入中应用很少且价格昂贵,前景难以预料。所以我们建议在颈动脉狭窄的分析中,如病变位于颈动脉窦部以远,可以用 NASCET 法来判断狭窄程度,如病变在颈动脉窦部或颈总动脉,而大部分人的颈动脉窦部血管直径更接近于颈总动脉,可以用以下公式:

$$狭窄率 = (1-a/d) \times 100\%$$

式中:a 为狭窄处最小血管直径;d 为颈总动脉正常血管直径

颈内动脉颅内段血管狭窄的判断,目前国内通常采用:WASID(Warfarin-Aspirin Symptomatic Intracranial Disease Study)。

$$狭窄率 = (1-D_S/D_N) \times 100\%$$

式中:D_S 为狭窄处最小血管直径;D_N 为狭窄处近端正常血管直径

由于解剖的原因,狭窄处近端正常血管直径在颈内动脉颅内段与大脑中动脉、椎动脉颅内段、基底动脉之间的定义是不同的:

1. 在大脑中动脉、椎动脉颅内段和基底动脉中,D_N 的测量:①如果狭窄部位没有累及到动脉起始部,D_N 为狭窄部位近端最宽、平直无迂曲的正常动脉直径(即起始部动脉,如 MCA 中 M1 段);②如果狭窄部位在动脉起始部,供血动脉正常,D_N 为狭窄部位近端最宽、无迂曲的正常供血动脉直径;③如果狭窄部位累及到动脉起始部、供血动脉,D_N 为狭窄部位远端平直、无迂曲、正常动脉动脉直径(图 13-14A)。

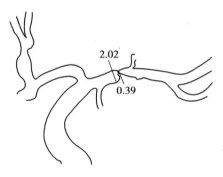

治疗前
狭窄率=（1-D1/D2）×100%
狭窄率=（1-0.39/2.02）×100%=81%

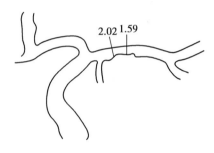

治疗后
狭窄率=（1-D1/D2）×100%
狭窄率=（1-1.59/2.02）×100%=21%

图 13-14A 颅内动脉狭窄的计算方法

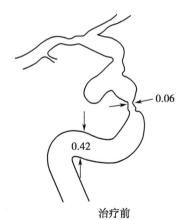

治疗前
狭窄率=（1-D1/D2）×100%
狭窄率=（1-0.06/0.42）×100%=85.7%

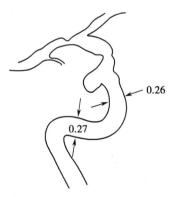

治疗后
狭窄率=（1-D1/D2）×100%
狭窄率=（1-0.26/0.27）×100%=3.7%

图 13-14B 颅内动脉狭窄的计算方法

2. 在颈内动脉颅内段中，D_N 的测量：①对于颈内动脉床突前段、床突段、床突后段各部位的狭窄（即 C3~C7 段），颈内动脉岩骨段正常，D_N 为狭窄部位近端最宽、无迂曲颈内动脉岩骨段直径；②如果整个颈内动脉岩骨段狭窄病变，D_N 为正常、平直的颈内动脉颅外段远端直径（图 13-14B）。

（刘朝来 张尧 殷勤）

参 考 文 献

1. Mihara F, Yoshiura T, Noguchi T, et al. A method to reduce saline and heparin in intraoperative cerebral angiography: a preliminary report. Radiat Med, 2005, 23(8): 588-589.

2. Shannon P, Billbao JM, Marotta T, et al. Inadvertent foreign body embolization in diagnostic and therapeutic cerebral angiography. AJNR Am J Neuroradiol, 2006, 27(2): 278-282.

3. Bendszus M, Koltzenburg M, Bartsch AJ, et al. Heparin and air filters reduce embolic events caused by intra-arterial cerebral angiography: a prospective, randomized trial. Circulation, 2004, 110(15): 2210-2215.

4. Willinsky RA, Taylor SM, TerBrugge K, et al. Neurologic complications of cerebral angiography: prospective analysis of 2899 procedures and review of the literature. Radiology, 2003, 227(2): 522-528.

5. Barr JD. Cerebral angiography in the assessment of acute cerebral ischemia: guidelines and recommendations. J Vasc Interv Radiol, 2004, 15(1 Pt 2): S57-866.

6. Beneficial effect of carotid endarterectomy in symptomatic patients with high-grade carotid stenosis. North American Symptomatic Carotid Endarterectomy Trial Collaborators. N Engl J Med, 1991, 325(7): 445-453.

7. Schumacher HC, Meyers PM, Higashida RT. Reporting standards for angioplasty and stent-assisted angioplasty for intracranial atherosclerosis. Stroke, 1999, 40(5): 348-365.

第十四章

缺血性脑血管病急性期的介入治疗

缺血性脑血管病一旦发生,必须在最短时间内(有效时间窗)展开治疗,才能最大限度地降低患者的死亡率和致残率。缺血性脑血管病急性期介入治疗主要包括动脉内接触溶栓、血栓抽吸术、超声动脉溶栓术、机械辅助的动脉溶栓术等。其中动脉内接触溶栓的治疗效果已经为大样本多中心随机对照研究所证实,在一些发达国家已经广泛开展。另外,血管内取栓术等技术最近几年来也发展迅速,将来有可能成为治疗急性缺血性脑血管病的主流方法。本章将主要介绍接触性动脉内溶栓技术及其相关问题。

第一节 理论基础和常用方法

目前,脑血管病已成为我国城乡居民第一位的致死原因和致残原因。随着人口老龄化速度的加快,脑血管病的发病率还有逐年上升的趋势。目前我国每年有新发脑血管病患者250万例;其中脑梗死是最常见的脑血管病。临床研究表明,急性脑梗死传统治疗的效果并不理想,许多患者遗留严重的后遗症。急性脑梗死后30天及5年的死亡率分别为17%和40%;大脑中动脉急性闭塞患者早期死亡或严重残疾的发生率高达78%的。因此,对急性缺血性脑血管病必须采取更积极的治疗方法,以改善患者的预后,提高患者的生活质量。

一、溶栓治疗的理论依据

缺血半暗带理论是急性缺血性脑血管病救治的理论依据。研究表明,脑组织仅能耐受5~10分钟完全缺血。由于侧支循环的存在,局灶性脑梗死周围存在着部分受损的神经细胞。当缺血区组织及时恢复供血后,这部分神经细胞可恢复正常。因此,尽快恢复缺血组织的血供,抢救半暗带内濒死神经细胞是缺血性脑血管病救治的关键。

溶栓治疗可迅速恢复缺血脑组织的血供,缩小梗死体积,拯救缺血半暗带内濒死神经细胞。动脉内接触溶栓是将多侧孔微导管直接插入血栓内注射溶栓药物,可显著提高局部溶栓药物浓度,增加药物与栓子接触面积,减少药物使用总量。同时,使用微导丝实施机械碎栓,从而加速血栓溶解的速度。与单纯药物溶栓相比,动脉内接触溶栓可显著提高溶栓效果,减少全身副作用,缩短溶栓时间,增加闭塞血管再通率,而不增加出血危险性。一般认为6小时恢复灌注是缺血神经细胞恢复功能的时间窗。超过这一时间不仅溶栓效果明显下降,还会加重脑组织缺血后的再灌注损伤。目前,前循环静脉溶栓治疗的时间窗通常为使用 rt-PA 溶栓为 4.5 小时以内,使用尿激酶溶栓为 6 小时以内。

尽管动脉内溶栓在急性脑梗死救治的有效性已被多项随机对照研究所验证,但这一方法仍存在局限性。如部分患者溶栓成功后,管腔仍残留明显狭窄;当栓子很大或很硬,或被阻塞的血管有动脉粥样硬化性改变时,单纯用动脉接触溶栓很难使血管再通。即使溶栓成功,再次血栓形成的发生率也很高。临床研究表明,由于这些因素的存在,单纯药物溶栓的血管完全再通成功率甚至低于 35%。如此低的血管再通率显然不能达到脑血管病急性期救治的目的。因此,应用血管内介入技术,提高动脉内溶栓的再通率,是目前缺血性脑血管病急性期治疗研究的一个重点问题。

二、溶栓治疗的种类和特点

溶栓治疗包括药物溶栓及机械辅助溶栓。机械辅助溶栓包括栓子部位的直接机械球囊扩张、机械取栓、抽吸取栓、捕获装置、经动脉抽吸装置、激光辅助溶栓和能量辅助多普勒溶栓。其中已经有两种装置获得 FDA 的批准应用于临床。药物溶栓目前已经在临床广泛应用。药物溶栓可根据给药途径分为静脉溶栓、动脉溶栓以及动静脉联合溶栓。美国国家神经病及脑血管病研究所(NINDS)的研究结果表明,发病 3 小时以内的急性脑梗死患者,静脉给予 rt-PA(0.9mg/kg,总量≤90mg)治疗,有 30% 接受 rt-PA 静脉溶栓治疗的患者仅遗留轻度或没有神经功能障碍,显著优于对照组。此后,其他的对照研究将治疗时间窗延长至 6 小时,由于 rt-PA 静脉溶栓治疗显著增高脑出血转化而未能取得肯定的结果。根据这些研究结果,美国 FDA 批准 t-PA 仅用于发病 3 小时内的急性脑梗死静脉溶栓治疗。但是 ECASS-Ⅱ 试验提示在 4.5 小时内使用 rt-PA 仍可获益。这一结论已经在 2008 年欧洲脑卒中指南和 2010 年美国 AHA 脑卒中二级预防指南中进行推荐使用了。

由于静脉溶栓受治疗时间窗的限制,而脑梗死多于夜间发作,且缺乏心肌梗死剧烈疼痛等明显症状,加之转运及诊断过程的延误,真正能够获得静脉溶栓治疗的患者仅占极小部分,即使像美国这样的发达国家 3 小时内 t-PA 静脉溶栓治疗的患者仅占缺血性脑血管病的 3%~5%。北京脑血管病协作组联合全国 35 家医院,曾观察急性缺血性脑血管病患者 2914 例,其中得到静脉溶栓治疗者占 5%,这一数据还是来自我国最发达的少数几个大城市。基于 1999~2001 年 NHDS 的注册数据,共有 1 796 513 名缺血性脑卒中患者在 1999~2001 年间入院治疗。在这些患者中 1314 例(0.07%)患者接受了经动脉溶栓治疗,11 283 例(0.6%)患者接受了经静脉溶栓治疗。因此如何获得较长的治疗时间窗、减少颅内出血是将溶栓技术应用于临床的关键。要达到这一目的,一方面需要提高全民对脑血管病的认识,发病后及时送治;另一方面通过辅助方法延长溶栓治疗的时间窗。如通过局部低温、脑保护剂等增加脑组织对缺血的耐受程度。动脉内溶栓治疗由于选择性高、溶栓药物用量小及血管再通率高而得到广泛的关注,多中心病例 - 对照研究表明,对发病 6 小时内的脑血栓形成患者采用动脉内动脉溶栓,可以显著改善患者预后。但其远期效果仍在研究之中。

第二节　急性脑梗死动脉内接触溶栓

目前对于脑梗死患者,发病 4.5 小时以内进行 rt-PA 静脉溶栓是 FDA 批准的唯一药物治疗方法。但静脉溶栓能有效溶解较小动脉闭塞(如大脑中动脉 M2 段及以远的分支的闭塞),对大血管的闭塞如颈内动脉末段、大脑中动脉、基底动脉等的再通率还比较低。1983年Zeumer等首先报道动脉内直接溶栓,1999年PROACTⅡ试验完成,动脉内动脉溶栓取得迅速发展。动脉内动脉溶栓较静脉溶栓或其他治疗方法具有明显优势。首先可以直接发现血管闭塞的部位,评价侧支循环的状况;其次在血栓部位直接给药,降低系统溶栓药物的用量,减少因溶栓药物引起的继发性出血;还可以同时实施机械溶栓,使血栓破裂;最主要的是闭塞血管再通率高,并可同期实施血管成形术,减除血管狭窄,减少再闭塞或复发。但动脉溶栓同样存在不可忽视的缺陷,它需要昂贵的设备、复杂的技术和高昂的费用。血管内操作本身存在一定的并发症(例如脑栓塞、出血、血管损伤等)。另外,动脉插管造影和溶栓需要较长时间,在一定程度上会延误治疗时机,因此临床应用必须掌握时机和严格控制适应证。

一、院前转运和处理

因为治疗急性缺血性脑血管病的时间窗所限,因此当患者来院后及时评估和诊断是至关重要的。目前我国的脑血管病患者大多是由急救车辆或家庭首先送到医院的急诊科,因此院前急救人员能够快速地识别和转运脑血管病患者非常重要。院前救护人员应了解急性脑血管病的简单评估和处理方法,在及时转运的同时,尽快与医疗机构进行联系,使其做好必要的接收和救治准备。

目前在适合时间窗内采取药物溶栓或其他手段开通血管的患者大约有一半来自急救中心,因此当来院前车辆上应当与医院急诊科通话,报告将运送一个疑诊为急性脑血管病的患者,这样有可能提高急性脑血管病的识别和诊断效率,同时医院急诊科也应当加强与救护车辆的联系,取得拟诊信息,这同样也有助于加快急性脑血管病的识别和诊断。对于另一半由家庭运送来院的患者,急诊也应当提高识别和诊断的效率。加强这方面的演练并培训出专门处理急性脑血管病的人员和方案是很有必要的。

二、急诊评估

对急性脑血管病患者的评估与其他疾病的初步评估基本一样,包括生命体征(呼吸、血压、心律、血氧饱和度和体温)是否平稳。这是最基础的评估,应当放在神经功能评估之前。这个评估能够帮助选择适合进一步介入治疗的患者。对于生命体征不平稳的患者首先要进行急救,而不是优先进行血管内治疗。对于生命体征平稳的患者,应进行病史、症状和体征的评估。

1. 病史 病史最重要的要素就是发病时间,这是决定进一步治疗方案的重要指标。有些患者并不是在发病当时就知道自己发病,例如可能是在醒来后发现出现了偏瘫,因此对于发病时间需要一个限定。目前对发病时间的定义是,能回忆的未出现此症状的最后时间。对于患者是醒来发病或因为发病后意识障碍不能提供上述时间的,就以睡前时间或最后意识清醒的时间为发病时间。如果患者先前有多次TIA发作,那些发作的状态均不计算在发病时间内,而以末次发病的时间来计算。发病时间越长,磁共振弥散加权成像(DWI)越容易检出病变,但是溶栓的成功率越低,并发症的发生率越高。

病史询问中还应注意结合发病时的情况及有关病史,可能会排除一些其他原因引起临床症状的可能,比如高血压脑病、低血糖昏迷等。对于急性脑血管病的诊断,危险因素的询问同样重要,比如既往是否有高血压、糖尿病等。为了鉴别诊断,还应了解患者是否有药物滥用史、偏头痛史、癫痫史、感染史、外伤史及妊娠史等。通过这些病史的询问有助于对急性脑血管病的诊断和鉴别诊断,对于进一步合理选择检查和治疗手段同样重要。病史搜集中应当注意向家人及目击者了解既往史及发病时的状况。运送患者来院的人员亦应注意询问,这样可以了解患者发病后病情有怎样的演变过程,这对于完善急性脑血管病的资料是相当重要的。

2. 体检 在评估生命体征及必要的病史询问后应当进行简要的全身体检,以筛选出可能引起脑血管病的疾病及可能对进一步治疗方案产生决定性影响的疾病(如肿瘤、血小板减少等)。首先是头颈部的检查,可以发现外伤及癫痫发作的一些表现(比如瘀斑和舌咬伤等),也可能发现颈动脉疾病的一些证据(比如颈动脉杂音)、充血性心衰的证据(颈静脉怒张)等。心脏的体检主要侧重于有无心肌缺血、是否有瓣膜疾病、心律失常等。胸腹体检应了解有无并相关疾病,这对于选择治疗手段是非常必要的。皮肤和肢端的检查可能发现一些系统性疾病(比如紫癜、黄疸等)。

3. 神经系统检查及量表评估 针对已获得的既往史及现病史,对于急性脑血管病患者应当已经有初步的判断,因此进行神经系统检查时应当有针对性,尽量简短。同时对患者应当进行量表评分,这对于决定进一步的治疗方案是必要的。目前常用的是 NIHSS 量表。该量表包括了 11 项内容,主要从患者的意识水平、意识内容、语言、运动系统、感觉系统、共济运动及空间位置等方面对患者进行评估,这些内容基本上涵盖了脑血管病患者的各个方面,依据此表进行检查不易遗漏,能够对病变部分进行初步的定位,且能对患者的病情严重程度进行量化评价,有利于依据指南的要求选择合理的治疗手段并对患者的预后及治疗中可能出现的并发症进行预估。量表评分最好能够在脑卒中单元进行,因为脑卒中单元的医生经过专业的训练,可以更准确地使用 NIHSS 量表,同时对脑卒中患者的管理更专业。

4. 辅助检查 在进行完神经系统体检后要进行必要的辅助检查,这对于进一步明确诊断,防止误诊及选择合理的治疗方案至关重要。这些辅助检查包括了血糖、电解质、血常规检查(主要了解血小板数)、凝血常规检查(APTT、INR、PT)、血生化检查(了解肝肾功能)。低血糖能导致局灶性体征,引起貌似急性脑血管病的表现;高血糖容易引起症状的恶化,导致不佳的预后。对于口服华法林及肝功能不良的患者,PT 和 INR 值的检测是非常重要的。这些检查都是需要一定的时间才能得出结果的,因此除非发现了不能溶栓的一些体征(比如发现血小板减少性紫癜)或者怀疑是出血性病变,不能坐等检验检查结果回报,应当利用检验的时间进行进一步的工作,为尽早溶栓作准备。

5. 心血管检查 对所有的脑卒中患者常规的心脏的物理检查、心肌酶谱测定及 12 导联心电图检查是必要的。急性脑血管病患者中心脏疾病是普遍存在的,有些患者甚至存在需要急诊处理的心脏疾病。比如急性心肌梗死可能引起脑卒中,同样急性脑血管病也能引起心肌缺血。在急性缺血性脑血管病中可能合并心律异常。引起缺血性脑血管病的一个重要的原因的房颤通过心脏检查可以较容易发现。对于有严重心律不齐的患者应当常规进行心电监护。

6. 其他检查 以前推荐急性脑血管病患者进行胸片检查,后来一项研究发现胸片检查与常规临床检查之间的差别仅有 3.8%,这意味着常规进行胸片检查意义有限,当然也不是全无意义。对于疑诊蛛网膜下腔出血而常规 CT 检查无阳性发现的患者可进行腰椎穿刺脑脊液检查。当然,CT 检查阴性的蛛网膜下腔出血与缺血性脑血管病的鉴别诊断还是比较容易的。对于怀疑癫痫的患者可进行脑电图检查。缺乏相应影像学证据的癫痫是使用 r-TPA 的相对禁忌证。至少其他的一些相关检查(比如血液酒精含量、毒素水平、血气分析以及妊娠试验等)主要根据病史的询问以及体检中的对诊断的初步判断来实施(见表 14-1)。

表 14-1　脑血管病鉴别诊断常用检查手段

检查项目	目　的
血清肝功能检查	除外肝脏疾病引起类脑卒中表现的患者
血清毒理学检查	除外某些毒物引起类脑卒中表现的患者
血酒精水平测定	除外因酒精摄入引起意识改变的患者
血 HCG 检查	对部分女性患者除外妊娠
血气分析	了解是否无低氧血症引起意识变化
胸片	除外胸部疾病引起类脑卒中表现
腰穿	除外 CT 阴性的蛛网膜下腔出血
脑电图	与癫痫部分性发作相鉴别

三、急性脑血管病的影像学检查

为了选择合理的治疗方案,急性脑血管病患者进行影像学检查的重要性越来越大。通过脑的影像学检查发现的病变的部位、大小、血管分布区域以及是否存在出血,这些对于选择治疗方案非常重要。通过这些检查可以了解病情是否可逆,了解颅内血管的状态及脑血流动力学状态,还能筛选出适合进行溶栓或血流重建治疗的患者。针对脑血管病常用的影像检查见。头颅 CT 平扫是最常用的手段,可以发现患者是否有颅内出血或者发现有无新发低密度病灶。一些临床中心可以很便利地获得头颅 MRI 影像学检查,特别是弥散加权 MRI(DWI)能够准确地提示缺血性脑血管病的部位、大小。但是选择进行 MRI 检查必须是在不影响溶栓治疗开始时间的情况下进行。

1. 头颅 CT 扫描　绝大部分的颅内出血及引起神经功能缺失的颅内占位可以通过头颅 CT 平扫发现。指南里推荐 CT 平扫是诊断脑血管病的常规检查。该检查对于幕下病变尤其是小脑干的病变的诊断是有限的。因此这些部位的病变的影像检查需要其他手段。为了筛选出适合进行溶栓治疗的患者,进行 CT 检查时应注意是否在病变区域已经出现低密度病灶或者有没有出现大脑中动脉高密度征等变化。有时前循环的脑梗死,虽然没有出现低密度灶,但是仔细阅片还是可能会发现一些征象的,比如灰白质界限不清、脑沟变平或消失等等,这些 CT 征象提示前循环大血管闭塞病变的发病时间多在 6 小时内,其检出率高达 82%。因此应当认真阅片,尤其是对这些细节多加关注,才能为选择合理的治疗方案提供依据。因为出现这些征象如果采取溶栓治疗,出血率会大大增加。研究表明发病 3 小时内的缺血性脑血管病患者如果 CT 检查发现脑水肿或团块效应,溶栓治疗的出血率增加 8 倍。但是也有研究表明,如果大脑中动脉闭塞引起的急性脑梗死,早期 CT 检查发现已有超过其供血区域1/3 脑区的部位出现早期脑梗死征象,并不表明这些患者进行 rt-PA 溶栓治疗预后不佳,反而这部分患者对溶栓治疗还能获益。ECASS 试验的结果与此不同,如果急性大脑中动脉闭塞脑梗死患者发病 6 小时以内即在头颅 CT 检查中发现超过 1/3 其供血区域早期脑梗死征象,溶栓治疗后出血风险大增加,而小于 1/3 其供血区域发现早期脑梗死征象的患者溶栓治疗是可以获益的。因此对于这些发病 6 小时以内的急性缺血性脑血管病患者,如果头颅 CT 平扫发现了一些比如灰白质界限消失或者脑沟变浅或消失的征象,其对于治疗方案的选择的影响到底如何尚需进一步研究,溶栓治疗需慎重。幸运的是在目前国内不少的临床中心,不仅只有溶栓治疗一种方案,条件许可时可以尝试采用机械的方式再通血管,这或许可以减少因为药物使用引起的出血性并发症。应当争取在患者进入医院急诊科后的 25 分钟内完成头颅 CT 检查,同时从事脑血管病的专业人员应当学会判读 CT 片,在 CT 检查完成后能够立即作出正确的和全面的研读,这样才能为尽早进行溶栓治疗节省时间。

2. 多模式 CT 通过造影剂增强 CT 扫描,可以进行脑灌注检查及血流动力学检查。这些检查目前在国内的部分临床中心均可进行,但是这不仅增加了患者的放射照射剂量,而且这些检查均有各自的缺点,且对于超早期溶栓治疗的指导性不强,因此各指南中均未推荐此检查作为常规检查,仅认为此项检查能够提供一些更丰富的信息。

3. 头颅 MRI 扫描 目前常用的检查手段有 T_1 加权、T_2 加权、梯度回波、弥散加权(DWI)、灌注加权(PWI)。对于急性缺血性脑血管病患者,尤其是常规 CT 扫描不敏感的区域(比如小脑、脑干),MRI 检查有着不可替代的作用。在上述各种检查手段里 DWI 是最有用的手段,在不需要注射对比剂时可以检出病变的部位、大小,其所显示的病变多为已经发生不可逆性脑梗死的所谓病灶的核心部位。此检查的准确性约为 88%~100%,特异性约为 95%~100%。而 PWI 则在通过注射对比剂的条件下显示整片病变的大小,其中包括了可以通过治疗挽救的半暗带区域。半暗带的大小定义为 PWI 所显示的病变的区域(主要表现为灌注减少)减去 DWI 所显示的病变的核心区域。因此在进行 MRI 检查时如果同时进行 DWI 和 PWI 检查,不仅可以了解病变的核心的位置和大小,而且可以了解通过治疗可能挽救的脑组织的大小,对于预判治疗的效果有一定的帮助。通过这种检查手段使一些超过时间窗的患者也获得了接受溶栓治疗的机会,但是目前没有任何指南推荐使用此方法来选择适合溶栓治疗的患者。而且这种方法需要花费不少的时间,对于尽早进行血管再通治疗是一种时间上的耗费。随着 MRI 对于超早期脑出血诊断水平的提高,直接进行头颅 MRI 检查而不是头颅 CT 检查可能成为将来进行急性脑血管病影像学检查的首选方案。当然如果临床怀疑是蛛网膜下腔出血的患者,还是应当首选头颅 CT 检查(表 14-2)。

表 14-2 脑血管病患者常规检查

检查项目	目　　　的
头颅 CT 平扫	明确是缺血性脑卒中还是出血性脑卒中;对缺血性脑卒中还要观察是否出现新发低密度病灶
头颅 MRI 平扫 + 弥散检查	作为头颅 CT 平扫的补充,对于 CT 检查受限的部位(如后颅窝、脑干等)及 CT 检查发现的低密度病灶不能明确是否为本次发病的新发病灶时使用,不作为常规检查手段
心电图检查	了解心律及其他
血生化检查	了解患者血糖水平、水电解质情况及肾功能
心肌酶谱检查	了解有无心肌缺血
凝血常规检查	了解 PT、APTT、INR、Fib 等值
血常规检查	主要了解血小板计数

四、动脉溶栓的时机及病例选择

溶栓治疗的时间窗但并非一成不变的。在事实是应从分考虑病理的动态变化和患者的个体化因素等,溶栓的效果往往与脑梗死后侧支循环情况、血压、年龄、梗死类型、有无合并症、并发症等因素有关。总体而言,目前比较认同的动脉溶栓治疗的时间窗,前循环梗死为6小时;后循环梗死由于其预后差、死亡率高,脑干对缺血再灌注损伤的耐受性强,可放宽至12小时,甚至24小时。中国脑血管病指南(2010)中推荐如下:发病6小时内由大脑中动脉闭塞导致的严重脑卒中且不适合静脉溶栓的患者,经过严格选择后可在有条件的医院进行动脉溶栓(Ⅱ级推荐,B级证据);发病24小时内由后循环动脉闭塞导致的严重脑卒中且不适合静脉溶栓的患者,经过严格选择后可在有条件的单位进行动脉溶栓(Ⅲ级推荐,C级证据)。

颈内动脉系统急性脑梗死,当患者出现严重的神经功能障碍,CT出现大脑中动脉高密度征(M1段血管闭塞的标志)或早期皮质(岛叶外侧缘或豆状核)灰白质界限消失和脑沟变浅,进行经静脉药物溶栓治疗预后往往较差。一项非随机研究对比了伴或不伴CT显示大脑中动脉高密度征的83例患者的预后,分为经动脉溶栓组和经静脉溶栓组,溶栓药物为rt-PA。不管有无大脑中动脉高密度征,在经动脉溶栓组更有可能获得良好预后,表现为出院时的NIHSS评分显著降低。亚组分析表明,经静脉溶栓组有大脑中动脉高密度征的患者获得良好预后(表现为出院时的mRS评分降低)的可能较无高密度征的患者小。这提示有无大脑中动脉高密度征经静脉溶栓与经动脉溶栓的效果不同。MRA或DSA显示颈内动脉及其主要分支或大脑中动脉M1段闭塞,予rt-PA静脉溶栓治疗的再通效果差。因此应积极采取动脉内溶栓治疗,越早越好,可以更多地挽救一些半暗带的神经元,减少梗死范围。溶栓时机应尽可能掌握在6小时以内,能在3小时以内则更为理想,如果发病超过6小时,溶栓后缺血区血流再灌注导致出血转化和脑水肿加重的危险性增加,特别是豆纹动脉等终末支闭塞6小时以上,更增加其危险性。而单纯颈内动脉近段闭塞,Willis环代偿良好时,是否需要采取溶栓治疗目前尚无定论,总体认为溶栓治疗可能导致栓子脱落导致远端血管闭塞,存在加重神经功能缺损的风险。

虽然缺乏针对椎-基底动脉系统脑梗死动脉溶栓治疗的临床大规模随机试验,1986年以来报道的椎-基底动脉系统脑梗死UK或t-PA动脉溶栓治疗的病例数达300余例,70%的患者血管再通,总体存活率达55%~70%,其中2/3患者预后良好。椎-基底动脉供血区的脑梗死动脉溶栓治疗的时间窗文献报道的差异非常大,但普遍认为较颈内动脉系统而言相对较长。一方面由于后循环闭塞的预后非常差,总体死亡率高达70%~80%;另一方面脑干对缺血的耐受性强。但是否采取积极的动脉溶栓治疗的关键取决于患者当时的临床状况。

进行性椎-基底动脉供血区梗死伴不完全性脑干功能损害和进行性梗死,DSA示双侧椎-基底动脉闭塞,是局部动脉溶栓治疗的适应证,应尽早溶栓治疗。当患者因椎-基底动脉闭塞昏迷超过6小时,或脑干反射消失也可考虑溶栓治疗,但当昏迷6小时呈去脑强直状态,提示预后极差,则不适合动脉溶栓治疗。Becker等报道13例椎-基底动脉血栓形成行动脉溶栓治疗的患者,其突出的特点是患者从发病到接受溶栓治疗的时间较长,4例24小时内接受溶栓;9例24~48小时内由于症状逐渐加重而接受溶栓治疗。动脉溶栓治疗前患者头颅CT或MRI检查均提示有明显的梗死灶,接受治疗的平均时间24h。10例存活的患者溶栓后血管再通,溶栓时间与血管再通没有明确关系,未再通的3例全部死亡,2例出血。Cross等报道20例经DSA证实的基底动脉血栓形成的患者,分析治疗时间、术前影像学改变、术前症状、血栓的部位、患者的年龄与溶栓后出血转化及预后的关系,7例发病10小时之内接受治疗,术前头颅 CT 阴性,术后 3 例出血;13 例发病 10 小时之后接受治疗(最长 79 小时),术前 CT 提示有明显梗死灶,动脉溶栓术后无出血病例。认为动脉溶栓治疗出血转化与血栓部位有关,与其他因素无关;基底动脉远段再通率高于中段和近段,再通后 3 个月预后良好的比例分别为 29% 和 15%;脑干比大脑半球更加能够耐受缺血,50% 的患者再通,其中 60% 的患者生存,30% 预后良好;未再通者全部死亡。

动脉内溶栓治疗应尽可能在脑梗死发病 6 小时以内进行,推荐应用于颈内或颅内的主要动脉闭塞,临床产生明显神经功能障碍的患者。脑动脉闭塞通常采用 Qureshi 分级(ACA:大脑前动脉;BA:基底动脉;ICA:颈内动脉;MCA:大脑中动脉;VA:椎动脉),由研究者推荐 Qureshi 分级 2 级以上时,可以考虑动脉动脉溶栓(表 14-3)。Qureshi 分级包含血管闭塞部位以及缺血程度两方面的情况。

表 14-3　动脉闭塞之 Qureshi 分级

0 级	未发现闭塞血管		
1 级	大脑中动脉闭塞	ACA 闭塞	BA/VA 分支闭塞
	M3 段	A2 或 A2 段远端	
2 级	大脑中动脉闭塞	ACA 闭塞	BA/VA 分支闭塞
	M2 段	A1 和 A2 段	
3 级	大脑中动脉 M1 闭塞		
3A	M1 闭塞,豆纹动脉通畅或存在软脑膜侧支循环		
3B	M1 闭塞,豆纹动脉闭塞,无软脑膜侧支循环		
4 级	ICA 闭塞	BA 闭塞	
	存在侧支循环	部分灌注(不完全闭塞或通过侧支循环)	
4A	大脑中动脉侧支供应	顺行充盈(主要血流模式)	
4B	ACA 侧支供应	逆行充盈(主要血流模式)	
5 级	ICA 闭塞,无侧支循环	BA 完全闭塞,无侧支循环	

对于单一血管闭塞的患者,也可借用心肌梗死溶栓治疗时血管闭塞的评分法:TIMI 0:完全闭塞;TIMI 1:可见少量造影剂通过血栓部位;TIMI 2:部分闭塞或再通;TIMI 3:无血管闭塞或已经完全再通。一般溶栓时间最迟不超过发病后 48 小时。临床实践证明:发现有临床症状 6 小时以内溶栓疗效最佳,12 小时效果亦显著,若超过 48 小时,近期效果不明显,但有利于后期恢复。故介入治疗时间应尽早,一旦病情确诊,应及时行溶栓治疗。

五、动脉溶栓的病例选择

动脉溶栓治疗尚未广泛应用于临床,仅限于一些硬件和软件比较完备的医院或专科中心,因此目前缺乏统一的病例选择标准,不过笔者认为除治疗时间窗适度放宽外,病例选择应基本遵循 NINDS 急性脑梗死 rt-PA 静脉溶栓治疗试验的入选和排除标准。动脉溶栓病例选择应遵循的原则见表 14-4。(说明:目前美国 ASO/AHA 指南及中国脑血管病指南 2010 年版均明确指出,动脉溶栓目前推荐的适应证为一定的时间窗内不适合进行静脉溶栓或预期静脉溶栓不能取得良好预后的患者中进行。)

表 14-4　动脉内溶栓治疗的病例选择原则

临床入选标准

　　表现为脑血管病综合征,临床考虑大血管闭塞可能

　　发病 6~8 小时以内,后循环梗死可延长至 12~24 小时

　　年龄 18~85 岁

　　NIHSS 评分 11~24 分

　　患者或家属理解治疗的可能危险性和益处,并签订知情同意书

临床排除标准

　　最近 3 个月头部外伤和脑血管病病史

　　最近 3 个月发生过心肌梗死

　　最近 30 天消化道及泌尿道出血病史

　　最近 30 天曾进行外科手术、实质性脏器活检、内部脏器外伤或腰穿

　　最近 7 天曾行不可压迫部位的动脉穿刺

　　颅内出血、蛛网膜下腔出血或颅内肿瘤病史(小的脑膜瘤除外)

　　临床考虑脓毒性栓塞或腔隙性脑梗死者

　　出血素质,基础 INR≥1.7、APTT 大于正常值 1.5 倍或血小板计数 <100×10⁹/L

　　无法控制的高血压,收缩压≥180mmHg,舒张压≥100mmHg

　　体检发现活动性出血或急性创伤(骨折)证据

　　口服抗凝药物且 INR≥1.5

　　最近 48 小时内曾使用肝素治疗,APTT 大于正常值 1.5 倍

　　合并妊娠或严重肝肾功能不全

　　血糖浓度 <50mg/dL(2.7mmol/L)

　　不能排除癫痫发作后遗留的神经功能缺损,或者发病时曾有癫痫发作

CT 排除标准

　　颅内肿瘤(小的脑膜瘤除外)

　　颅内出血

　　明显的占位效应伴中线结构移位,或超过大脑中动脉供血区 1/3 的低密度病灶或脑沟消失

六、动脉溶栓的技术与方法

　　动脉溶栓需要 DSA 设备和训练有素的神经介入专家,即使是训练有素的医生从股动脉穿刺至开始进行动脉溶栓过程约需 0.6 小时,而如果包括术前的准备等方面,则需耗时约 1 小时余,这是临床无法推广和普及的主要原因,但随着介入技术的发展以及介入材料更新,血管内治疗必将给缺血性脑血管疾病超急性期治疗带来重大的突破。

　　1. 人员配备　经动脉溶栓治疗必须由能够熟练掌握全脑血管造影及有血管内治疗经验的医生完成,每台手术至少有术者两名,台下医生一名,手术护士两名。

　　2. 器械准备

　　(1) 数字减影血管造影机及常规血管造影用品。

　　(2) 5F 猪尾巴导管、造影导管和 8F 或 6F 导管鞘、Y 型阀、连接管、三通开关。

　　(3) 动脉加压输液装置及袋装生理盐水。

　　(4) 6F 或 8F 指引导管、交换导丝、微导管、微导丝。

　　(5) 其他介入操作常用器材。

　　(6) 药物及特殊材料。

(7) rt-PA。

(8) 肝素。

(9) 脱水药物。

(10) 急救药品及急救器材。

3. 介入的一般操作过程 患者仰卧于血管造影床上。凡能合作患者均采用右侧腹股沟区穿刺部位浸润麻醉,以便于术中观察患者意识状态、语言功能及肢体运动等。对不能合作的患者予以镇静,必要时可气管插管全身麻醉。一般术中需监护患者生命体征并记录。两侧腹股沟区常规消毒,铺巾。在穿刺部位行局部浸润麻醉。用 16G 或 18G 穿刺针穿刺一侧股动脉,采用 Seldinger 法插入 6F 或 8F 导管鞘,导管鞘与 Y 形阀相连接,Y 形阀侧臂通过两个三通连接管与加压输液管道相连及高压注射器相连接。注意排清管道内的气泡,调节加压输液持续滴入生理盐水(生理盐水中加入肝素钠注射液,配比为 2000U 加入 500ml 生理盐水)。不进行经静脉途径的全身肝素化。

进行全脑血管造影,首先进行主动脉弓造影,了解弓上血管分布及病变情况(此步骤虽然可能耗费一定的时间,但是能够为进一步的造影和治疗提供明确的路径和可能有用的诊断信息,因此建议在动脉溶栓过程中还是有必要进行主动弓造影这一步骤的)。然后对经过临床检查或影像学初步检查预判的责任血管进行造影,了解闭塞血管的部位。同时还应当进行其余血管的造影,这主要是为了评估患者脑区的血管代偿状态,部分代偿较好的患者造影时可以通过侧支循环的逆向显影判断责任血管的闭塞段长度,为进一步治疗提供决策依据。如果是颅外段闭塞,如颈内动脉颅外段或椎动脉颅外段,可以将指引导管贴近病变处,将微导丝穿过病变,引导微导管越过闭塞段,进行远端血管造影,而判断闭塞段的长度及累及的远端分支。

动脉溶栓治疗时,先在闭塞处的远心端注射一定剂量的 rt-PA,然后在闭塞段的近心端注射一定剂量的 rt-PA,再将微导管置入闭塞段,余量 rt-PA 通过微导管注射入闭塞段内。有文献报道注射剂量分别为近心端和远心端各 1mg,闭塞段内 20mg,总量为 22mg。注射完毕后进行血管造影,了解血管再通情况。一般说来整个手术时间不超过 2 小时。早期在国内通常采用尿激酶(原)实施动脉内接触溶栓(图 14-1),与 rt-PA 治疗相比除药物本身特点有差别外,它们在使用的步骤上是相同的。

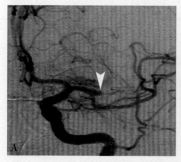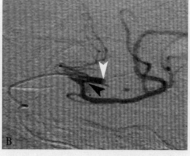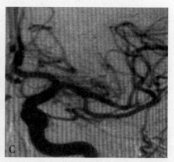

图 14-1 大脑中动脉闭塞动脉溶栓术

患者,女性,78 岁;因"突发右侧偏瘫及不能言语 5 小时"入院,入院时 NIHSS 评分 20 分,出院时患者恢复良好。

A. 左侧颈内动脉后前位造影示大脑中动脉上干完全闭塞(箭头);B. 溶栓微导管头端(黑箭头)插入至血栓的近端(白箭头);C. 2 小时内给予尿激酶原 9mg,造影示大脑中动脉上干完全再通一旦闭塞血管再通,溶栓药物的灌注即刻停止,撤出溶栓微导管。若血管粥样硬化狭窄严重,再闭塞可能性较大,而病变血管不适合采取支架成形或球囊成形术,可留置微导管(肝素化生理盐水持续灌洗),密切观察病人的临床症状和体征,必要时可复查血管造影甚至再次灌注溶栓药物。术后予甘露醇脱水、扩容、自由基清除剂以及预防血栓形成的药物治疗。

七、动脉溶栓的药物选择及溶栓药物的研究进展

临床上理想的溶栓药物应具备较好的安全性,毒性/疗效比值低的优点,应具备以下特点:①对血栓选择性高;②血浆半衰期段,作用迅速;③快速清除,不产生持续性的毒性代谢产物;④无免疫性反应;⑤引起颅内出血并发症的作用轻微。

第一代溶栓药物链激酶、尿激酶临床已应用多年,其优点是价廉,缺点是特异性差。ASK、MAST-E、MAST-I 等诸多的急性脑梗死链激酶溶栓治疗均因极高的出血转化和早期死亡率而终止,此外链激酶具有抗原性,易造成过敏反应,因此链激酶目前已不用于急性脑梗死的溶栓治疗。尿激酶是双链蛋白酶,不同于链激酶,尿激酶是直接的纤溶酶原激活剂,其优点是无抗原性,对新鲜血栓溶解迅速有效,缺点是对陈旧性血栓的溶解效果差,是目前常用的溶栓制剂。我国"九五"攻关课题——急性脑梗死发病6小时内尿激酶静脉溶栓治疗的临床多中心双盲试验的结果表明,急性脑梗死的尿激酶溶栓治疗安全有效。诸多的动脉溶栓试验也同样证实其有效性,而且准确地说尿激酶是目前动脉溶栓治疗使用最多的溶栓制剂。动脉溶栓时2小时内给予尿激酶50万~70万U,一般不超过75万U,但也有总量至100万~150万U的个案报道。PROACT的结果表明大脑中动脉主干闭塞6小时内尿激酶原(proUK)动脉溶栓治疗有效。PROACT选择的病例比其他急性脑梗死溶栓治疗试验选择的病例病情严重,proUK动脉溶栓治疗的绝对和相对效益分别为15%和60%。尽管PROACT表明proUK疗效确切、安全性高,但由于必须有两个以上严格的临床试验证实该药物有效方能获得FDA批准,而制造商(Abbott Laboratories)预计进一步的临床试验所耗费的资金将超出获得FDA批准后该药销售所获得利润,因此proUK或许永远只能作为罕用药。PROACT proUK的推荐用量为6~9mg/2h。

第二代即组织型纤溶酶原激活剂(tissue-type plasminogen activator,t-PA)。t-PA属天然的血栓选择性纤溶酶原激活剂,具有选择性与血栓表面的纤维蛋白结合能力,结合后的复合物对纤溶酶原具有极高的亲和力,t-PA的这种"血凝块特异性"的溶栓作用,对循环血液中的纤溶系统几乎没有影响,不致产生全身纤溶和抗凝状态,这是t-PA与尿激酶的根本区别。此外,t-PA体内半衰期短,溶栓迅速,再通率高,无抗原性,并可通过基因重组技术大量生产(rt-PA),是目前最为理想、应用广泛的治疗血栓性疾病的药物,缺点是价格过于昂贵。

第三代溶栓药物是应用现代分子生物学对第一代和第二代溶栓药物进行改造,在特异性、半衰期、溶栓效率等方面进行改进和提高。它们都是对t-PA进行蛋白质工程技术的改造获得。如瑞替普酶、兰替普酶、孟替普酶等。瑞替普酶(reteplase,rt-PA)是一种单链无糖基化的t-PA缺失突变体,能自由地扩散到凝块中,以降解血栓中的纤维蛋白,发挥溶栓作用。其半衰期较长,为12~16分钟。在体外rt-PA与纤维蛋白的结合力很低,但在体内对纤维蛋白具有选择性。兰替普酶(lanoteplase,NPA)是采用重组DNA技术生产的t-PA中间缺失突变体衍生物。具有纤维蛋白特异性而没有抗原性。

八、动脉溶栓的并发症

动脉溶栓除了介入操作本身的风险外,症状性脑出血和再灌注损伤是其最主要的并发症。

1. 出血 所有溶栓药物均有产生出血的可能,包括脑内出血和脑外出血。影响药物疗效的主要为脑内出血。出血转化的机制尚有争论。大多数学者认为:

(1) 急性脑梗死发生后,闭塞血管因缺血缺氧而受损,血管的强度降低,当血栓溶解后,受损的血管暴露于升高的灌注压下,导致出血。

(2) 脑梗死时,血小板聚集形成血小板栓子,以后由于凝血酶及纤维蛋白的作用形成稳固的血栓,限制梗死区出血,溶栓药物干预血栓形成,因而溶栓药物本身是引起或加剧颅内出血的重要因素。动脉溶栓的出血转化率不同的文献报道的差异比较大,Perry 等对急性脑梗死的动脉内溶栓治疗试验进行荟萃分析,结果表明动脉溶栓治疗患者 24 小时内出血转化发生率 35%~42%,对照组患者 7%~13%;发病后 10 天动脉溶栓治疗的出血转化发生率可高达 68%,对照组为 57%,两者并无显著性差异。从上述结果可以看出,出血转化与血管再通后再灌注密切相关。尽管出血转化的发生率非常高,但动脉溶栓治疗后症状性脑出血的发生率为 10%~17%,比静脉 t-PA 溶栓的症状性脑出血发生率 6.4%(NINDS)、8.8%(ECASS Ⅱ)稍高,可能与动脉溶栓所入选的患者病情重有关。目前认为症状性脑出血的发生可能与伴随使用的抗凝药物如肝素的剂量、溶栓治疗的时间、溶栓药物及剂量、梗死的范围及侧支循环水平、血糖及血压等因素相关,但均缺乏定论。这给溶栓后是否适合支架置入的判断带来一定的难度。

2. 再灌注损伤 缺血脑组织在血流供应重新恢复后的短时间内,其神经损害体征和形态学改变往往会有所加重,形成脑缺血再灌注损伤,目前认为自由基级联反应是造成这种损害的重要原因。再灌注损伤引起的脑水肿可使颅压升高,严重可危及生命。因此动脉溶栓血管再通后应立即给予甘露醇脱水及自由基清除剂治疗。

九、动脉溶栓并发症的预防和处理

有关动脉溶栓的导管导丝的操作技术目前还没有统一的标准。但熟练的导管导丝操作技术对于降低并发症、提高再通率是非常重要的。在作动脉溶栓时,将微导丝穿过闭塞段到达远端往往是溶栓成功的关键。由于闭塞血管远端没有血流,因此导丝在前行过程中往往无法在路图的指引下实施。对于 Willis 环以内的闭塞血管可以借助交通支血管建立路图。例如,左侧颈内动脉闭塞时,如果前交通动脉开放良好,可以通过右侧颈内动脉建立路图,这样在路图下指导导丝安全通过闭塞段并位于血管腔内。

对于需要用球囊扩张来促进溶栓的病例,颅内段血管闭塞宜选取较小球囊进行扩张(图14-2、图 14-3),颈内动脉颅外段血管闭塞的患者可从小球囊起逐渐换用较大球囊进行扩张。对于闭塞病变较长的患者,可选用短球囊由远端向近端逐步实施扩张,同时注意同步的血管造影,了解有无发生夹层及出血等并发症。

术中注意观察患者,观察的内容包括意识状况、生命体征及神经系统体征。如果发现躁动、血压升高及呕吐等表现时,应立即暂停治疗,行血管造影及神经系统体检。如果造影发现血管破裂出血或出现新的神经系统体征应立即停止治疗。必要时进行头颅 CT 检查。

出血是溶栓治疗较常见的并发症。出血总体上分为中枢神经系统和其他器官出血两大

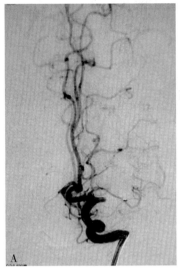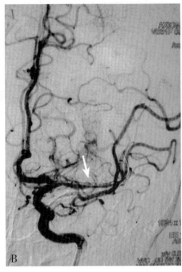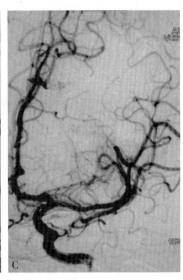

图 14-2　球囊扩张机械碎栓

女性,39 岁;因"突发右侧肢体无力伴言语不能 1.5 小时"入院。入院时 NIHSS 评分 18 分,出院时 NHISS 评分为 4 分。

A. 血管造影提示左侧大脑中动脉闭塞;B. 2.0mm 球囊扩张(箭头);C. 血管再通

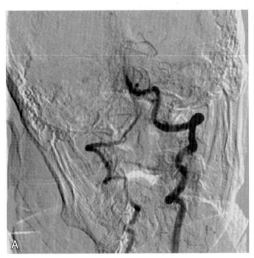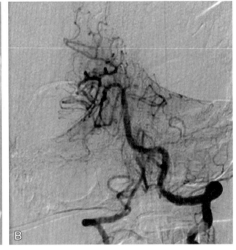

图 14-3　动脉内溶栓联合球囊碎栓重建闭塞的基底动脉

患者,男性,76 岁;因"突发意识不清 4 小时"入院,入院时 NIHSS 评分 18 分,出院时患者恢复良好。

A. 治疗前基底动脉尖端闭塞;B. 予 rt-PA 20mg 动脉溶栓后血管未通,遂行球囊血管成形术后基底动脉尖端完全再通

类。治疗出血的依据如下:①血肿的大小和位置;②出血产生机械压迫效应的可能性;③神经系统症状恶化或死亡的风险;④给予溶栓药物和出血发生之间的时间间隔;⑤所使用的溶栓药物。如果怀疑出血,应当立即进行血常规检查,了解血细胞比容和血红蛋白值及血小板计数;行凝血功能检查了解活化部分凝血活酶时间(APTT)、凝血酶原时间(PT)、国际标准值(INR)和纤维蛋白原值(Fib)。某些部位的活动性出血可以采取机械的方法进行压迫止血。

例如动脉或静脉穿刺点的出血可以机械压迫止血。对所有潜在的威胁生命的出血,包括可疑的颅内出血,应当立即停止给予溶栓药物。尽管颅内出血易出现血压升高,但是胃肠道出血或腹膜后出血更易引起低血压或低血容量性休克。有时即使大量补液也不能纠正。怀疑颅内出血应当立即进行急诊头颅 CT 平扫检查。如果证实存在颅内出血,应当请神经外科会诊,决定是否进行手术治疗。如果是非神经系统的严重出血,在进行外科手术或进一步处理前应当进行相关急诊影像学检查。

无论是否实现血管再通,在治疗完成后患者应进入脑卒中单元进行监护,观察患者的生命体征及神经系统体征的变化。动脉溶栓后最初 3 小时内每 15 分钟测量一次生命体征,每半小时进行一次神经系统体检。一旦发现生命体征变化(比如血压明显升高或者血压明显降低等)及神经系统新发阳性体征或原有症状加重,应当认真检查患者,了解有无颅内出血,对于怀疑颅内出血的患者应当立即复查头颅 CT。一般术后 24 小时内不使用抗血小板聚集药物。当然如果是单纯使用机械辅助的方法实现再通的患者,在复查凝血常规无禁忌时可以及早应用抗凝或抗血小板聚集药物。

十、急性脑梗死动脉溶栓的预后

诸多临床试验结果使由保守的抗凝和抗血小板治疗转向积极的溶栓治疗。就目前的研究结果而言,静脉溶栓适合于小血管闭塞导致的缺血性脑血管病,动脉内溶栓则更适于颅内大血管闭塞的再通。大脑中动脉近端闭塞动脉内溶栓和静脉溶栓治疗的再通率分别为 70% 和 31%,再通率高可能是动脉内溶栓时间窗长的原因。动脉内溶栓的另一优势是所需溶栓制剂的总量低,对全身出凝血功能的影响较小,这对一些存在出血倾向的患者可能较为安全。但动脉内溶栓症状性脑出血的发生率显著高于静脉溶栓,尽管目前认为动脉内溶栓症状性脑出血高的原因可能与入选的病人重、治疗时间窗长有关。

动脉溶栓的预后除了与溶栓后症状性脑出血直接相关外,还取决于闭塞血管供血区的侧支循环。例如:颈内动脉末端闭塞(CTO),也称为血管分叉口闭塞,即 T 形闭塞,此时既影响同侧的 ACA A1 段又影响同侧大脑中动脉 M1 段。这类患者预后极差。原因是缺少软脑膜提供的侧支循环。甚至有些学者认为,若 CT、MRI 或血管超声等检查考虑 CTO,应视为非溶栓治疗适应证。

总体而言,血管再通预示良好的开端,但应该强调的是,动脉溶栓后血管再通并不总意味着良好的临床预后,血流的恢复不代表功能的恢复;反之溶栓后尽管血管未能完全再通,但可能因溶栓后侧支循环形成而取得良好的临床疗效。此外,高龄是动脉内溶栓预后不佳的独立危险因素。

第三节　急性脑梗死动脉内溶栓联合支架置入术

早期针对缺血性脑血管病的溶栓治疗,无论是经动脉还是经静脉途径,主要是使用单一溶栓药物。但随后的研究发现,使用一种药物无论经动脉或静脉途径均不能快速有效地开通大动脉的闭塞。即使奏效,也要花费至少 15~20 分钟。没有证据表明某种溶栓药优于其他溶栓药物。颈内动脉或基底动脉闭塞通常对单一药物溶栓反应更差。TCD 超声研究证实,经静脉途径 rt-PA 溶栓治疗大脑中动脉闭塞仅有 30% 的再通率,48% 的部分再通率,而开通动脉的再闭塞率高达 27%。经动脉 rp-UK 溶栓大脑中动脉完全再通率 2 小时后仅为 20%，63% 的部分再通率。而完全开通动脉 1 小时后的再闭塞率为 50%。一般在 rt-PA 溶栓后 24 小时内不能使用阿司匹林，这可能与较低的再通率和较高的再闭塞率有关。

对闭塞血管实施快速而完全的再通是患者良好预后的前提。为达到这一目标，在处理急性冠脉综合征(ACS)时，目前的共识是使用多种药物，而且更多地联合应用经皮冠脉介入方法。其目标就是要尽快并完全地恢复闭塞或狭窄冠脉的血流。目前，针对大多数 ACS 患者标准的治疗方法是包括抗栓(阿司匹林、氯吡格雷、Ⅱb/Ⅲa 拮抗剂)、抗凝(肝素或低分子肝素)和直接经皮冠脉介入。TIMI 研究组报道在处理 ACS 患者时，使用较小剂量的 rt-PA 联合 Ⅱb/Ⅲa 拮抗剂(阿昔单抗)闭塞血管能达更高的完全再通率。然而在 GUSTO 试验中，采用降低剂量的 rt-PA 联合阿昔单抗治疗发现 >75 岁的患者脑出血的风险显著增加。

为了提高急性缺血性脑卒中患者溶栓治疗的成功率，一个方法就是参考急性冠脉综合征(ACS)的治疗方法，应当探索多模式的治疗方法。颅内支架置入术治疗急性颅内血管闭塞即是其中可选方案之一。

颅内支架置入术治疗急性颅内动脉闭塞相对于其他机械性再通的方案其优势在于能够立即重建血流。有些时候因为血栓的固有结构特点对溶栓药物不敏感，有些时候因为栓子与血管内膜牢固粘连，使得机械碎栓等手段亦不易奏效。通过支架置入将栓子推移到血管壁上从而重建血流成为一种有效的治疗方法。

颅内支架置入重建脑血流的概念是从心血管治疗中演化过来的。最初关于颅内支架置入治疗急性颅内动脉闭塞的病例即是置入的冠脉用的球扩式支架。Levy 等报道了 19 例病人在发病 6.5 小时内采用颅内支架置入进行补救性治疗，79% 的病人实现了血管再通(TIMI 2~3 级)；共 6 例病人死亡(5 例死于进展性脑卒中，一例死于并发症)，仅有 1 例病人出现症状性颅内出血。使用球囊扩张式冠脉支架行颅内支架置入术产生并发症更多是因为冠脉和颅内血管的解剖结构不同所致。与冠脉血管不同，颅内血管缺乏外弹力膜，并且因为发出众多的穿支动脉而相对位置固定。另外，血管闭塞的原因也不同。冠脉闭塞的原因就是因为局部的血管病变，而颅内血管闭塞的原因更多是因为来源于其他血管的栓子引起的栓塞。因为球扩式支架本身所具有的缺乏弹性，因而相对而言在前循环病变使用球扩式支架更难释放。同时因为栓子的推移效应，导致在使用球扩式支架时栓子可能被推移到穿支血管的开口部从而栓塞了穿支血管，形成大血管再通，但病变部位脑组织无复流的现象。因此为了避免这种现象，在进行球扩式支架释放前最好先用一个球囊进行一次预扩张。预扩张球囊的直径要小于血管直径，且不要打开得充分，最好约为命名直径的 80%。然后再置入球扩式支架或有助于减少上述情况的发生。

相对而言，颅内自膨式支架治疗急性颅内血管闭塞更有优势。具体表现在以下几个方面。第一，自膨式支架输送系统较球扩式支架更柔顺，在送到靶血管区域时对沿途血管的损伤较球扩式支架要小，产生诸如夹层等并发症的可能性降低。第二，自膨式支架本身亦较球扩式支架更柔顺，在释放后与血管壁的贴壁性更佳。第三，改良后的自膨式输送系统对迂曲血管的通过性较自膨式支架更强。目前临床使用的自膨式颅内支架系统有以下 5 类：Neuroform(Boston Scientific)、Wingspan(Boston Scientific)、Enterprise(Codman Neurovascular)、Solitaire(ev3)、Leo(Balt，Montmorency)。这 5 类中只有 Wingspan 支架是经过 FDA 批准的用于治疗症状性颅内动脉狭窄的支架，其他 4 类都是用来治疗颅内宽颈动脉瘤的支架。

目前关于自膨式支架治疗急性颅内动脉闭塞的研究仅有少量的病例报告。前文所述的 Levy 等的研究中共纳入了 19 例病人，其中 16 例病人使用了 Neuroform 支架，在另 3 例中使用了 Wingspan 支架。另外的使用了一些其他辅助再通装置，如 MERCI 装置等。该研究总再通率为 79%，NIHSS 提高 4 分以上的病人为 39%，所有的单支血管病变全部再通，多支血管病变的再通率为 64%。Zaidat 等报道 9 例病人，再通率为 89%（TIMI 2~3 级）。主要并发症是颅内出血。其中一例出现支架内急性血管栓形成，经使用阿昔单抗及球囊扩张成形后缓解。有 3 例病人死于脑卒中相关并发症，存活的 6 例术后 90 天随访，mRS 评分均小于 2 分。Brekenfeld 报道了 12 例病人，治疗时间为发病 510 分钟内（平均 310 分钟），再通率为 92%（TIMI 2~3 级）。其中 6 例病人术后 90 天随访 mRS 评分小于 3 分，另有 4 例病人死于进展性脑卒中。未发生颅内出血病例。

SARIS 试验是 FDA 批准的首个使用支架治疗颅内血管急性闭塞的前瞻性研究。共纳入 20 例病人，NIHSS 评分为 14 ± 3.8，平均治疗时间为发病 5 小时。12 例病人采用了联合治疗，其中包括血管成形 8 例、经静脉 rt-PA 溶栓 2 例、经动脉溶栓 10 例。研究中共使用了 19 例自膨式支架，其中 Wingspan 支架 17 例，Enterprise 支架 2 例。其中一例病人在支架到位时发现闭塞血管再通，遂放弃使用支架治疗。全部闭塞血管实现了部分或完全再通，其中 TIMI2 级为 40%，TIMI3 级为 60%。24 小时内共出现 3 例颅内出血的并发症，其中 1 例是症状性颅内出血。65% 的病人术后 NIHSS 评分提高大于 4 分。5 例病人死于脑卒中相关的并发症。12 例病人（60%）术后 30 天随访，mRS 评分小于 3 分。

新一代的自膨式支架还可以实现临床血管再通的功能。这种临床再通的好处不仅可以实现血管再通，且避免了支架置入后的再狭窄以及患者需要长期服用抗血小板聚集药物的负担。Kelly 等于 2008 年报道了 1 例临时使用支架辅助再通的病例。患者为一例 55 岁男性，NIHSS 评分为 20 分，经过动脉使用阿昔单抗、rt-PA 以及机械再通等治疗均未实现右侧大脑中动脉 M1 段闭塞再通。遂采用 Enterprise 支架在病变部位部分释放，实现血管再通。将支架在原位维持 20 分钟后加收支架。病人的 NIHSS 评分术后戏剧性地下降到 7 分。Hauck 等报道了一个相似的病例。一例 41 岁男性患者椎基底动脉闭塞 9 小时，NIHSS 评分为 19 分，采用上述相似的治疗方法，术后 NIHSS 评分立即下降到 8 分，术后 30 天为 2 分。前述的 5 种自膨式支架中 Wallstent 支架和 Neuroform 支架因为是开球式设计，不能回收，故不适合这种疗法。Enterprise 支架、Leo 支架和 Solitaire 支架可以实现部分释放后再回收功能。其中 Enterprise 支架释放 <70% 可实现回收，Leo 支架释放 <90% 可实现回收，而 Solitaire 支架完全释放后亦可实现回收。

该治疗方法对病人的选择上与动脉溶栓不尽相同，主要注意排除的病例包括术前存在颅内出血、严重脑水肿以及没有缺血半暗带的病人。目前所进行的一些临床试验，例如 SARIS 试验以及 Enterprise 回收试验均对入组病人设定了颅内出血不能入组的排除标准。术前脑水肿是一个相对禁忌证，主要是因为术前存在脑水肿的病人进行支架置入血管再通治疗后可能会继发再灌注损伤。没有缺血半暗带血管再通后不能改善临床症状。

第四节　器械溶栓和超声辅助溶栓

正如前文所述，既往进行的一些关于经静脉溶栓、经动脉溶栓及两者的联合治疗在实现血管再通及良好临床预后上均未取得令人满意的效果。由此催生了进行其他方法实现血管再通及再灌流的研究热潮。第三节所述动脉溶栓联合支架置入治疗急性颅内血管闭塞即为其中方案之一,本节介绍几种近年得到重点研究并应用的治疗方法。这其中包括血栓清除、机械碎栓、血栓吸取等。

　　血栓清除指的是使用机械的方法将栓子从指引导管或动脉鞘中取出的方法。Chopko等在 2000 年报道了采用血管内捕获装置对大脑中动脉进行血管内取栓治疗的报道。一例大脑中动脉 M1/M2 交界处闭塞的病人经过经静脉使用尿激酶、阿昔单抗以及经动脉微导丝碎栓等处理后仍不能实现血管再通,最后选用鹅颈式血管内捕获器成功取出栓子,立即实现了完全的血管再通。Nesbit 等报道使用 Microsnare（Microvena,Minneapolis,MN）和 Neuronet（Guidant,Temecula,CA）分别治疗了 6 例和 5 例病人,实现了约 50% 的再通,并且没有发生与器械相关的并发症(图 14-4)。

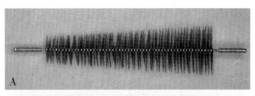
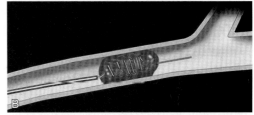
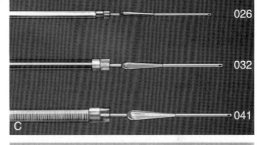
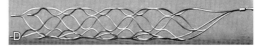

　　在 MERCI 装置于 2004 年获得 FDA 的批准用于临床之前,所有有关机械血管再通的研究均为临床试验研究。MERCI 装置是由三部分组成:镍钛合金的记忆导丝,其末端卷曲成环状、一个微导管以及一个球囊支持的指引导管。使用 MERCI 装置进行的第一阶段试验入组了 30 例不适合进行静脉溶栓或者经静脉溶栓失败的病例,43% 的病人成功实现了血管再通,64% 的病人追加了经动脉 rt-PA。在血管再通的 18 例病人中 9 例在术后 1 月随访时 mRS 评分≤3 分,术后一个月总的死亡为 36%,没有一例是因为手术相关的并发症而死亡的。由此设计了 MERCI 试验来验证 MERCI 装置治疗脑卒中发病 8 小时以内的病人的有效性和安全性。这是一个前瞻性多中心的研究,入组了 151 例不适合进行经静脉溶栓的病人。结果提示血管再通率为 46%,其中成

图 14-4　几种血管内取栓装置的示意图
A. Phonex 装置；B. MERCI 装置；C. Penumbra 装置；D. Solitaire AB 支架装置

功使用了 MERCI 的病人再通率为 48%。临床预后显著优于 PROCAT Ⅱ试验（$P<0.0001$）。3 个月随访良好预后(mRS 评分≤2 分)率为 27.7%,死亡率为 43.5%。血管再通组在术后 90 天随访时神经功能评分优于未再通组,而死亡率低于未再通组。后来又设计一个多中心的 MERCI 试验评价新一代 MERCI 装置的安全性和有效性。其中 166 例病人使用了 MERCI 装置,血管再通率为 55%,联合使用了经动脉溶栓后血管再通率提高至 68%。术后 3 个月随访良好预后率为 36%,死亡率为 34%,以上两项指标均优于 MERCI 试验的结果。Devlin 等采用与 MERCI 试验相似的设计对 25 例病人进行血管内 MERCI 再通治疗,其结果提示再通率为 56%,90 天时死亡率为 36%,但是所有死亡病人均为未实现血管再通的病人。

　　Phonex 血栓取出装置（Phenox,Bochum,Germany）是一种类似毛刷样的装置,其核心是

一根微导丝,周边是长度不等的呈栅栏样排列的微丝样结构(图 14-4-A)。这种装置自 2006 年起在欧洲被用于治疗急性脑血管闭塞。这种装置共有三种尺寸,最小的一种能够对直径为 2mm 的血管(比如大脑中动脉的远端分枝)进行治疗。

Liebig 等运用第二代这种装置对 55 例病人进行了血管内治疗,包括颈内动脉、大脑中动脉、大脑后动脉、椎 - 基底动脉系统。结果提示血管再通(定义为 TIMI2~3 级)率 56.3%,没有发生装置导致的致残和致死。

血管内激光装置被认为是一种设计合理很有应用前途的装置。其设计原理是通过激光的能量将血栓粉碎成能够通过毛细血管进入微循环的微碎片,从而实现血管再通的目的。LaTIS 激光装置(LaTIS,Minneapolis,MN)是第一个在美国用来进行前瞻性和开放性研究的装置。这项研究是因为在 12 个动物上进行预实验取得成功后得到 FDA 批准的。入组标准为前循环脑卒中发病 8 小时以内,后循环脑卒中发病 24 小时以内。初步研究结果显示在 5 例病人中有 2 例装置不能到达病变部位,实验总共进行了 12 例病人即停止了。后来尽管对装置进行了改进,但是未开展进一步的试验。

EPAR 激光装置(Endovasix,Belmont,CA)的原理是通过光纤将激光的能量转化为声能,在微导管的末端产生微气泡达到血栓消融的目的。一项使用此装置的先导研究纳入了 34 例病人,血管再通率为 41.1%。EPAR 试验中成功使用了该装置的病人数为 18 例,再通率为 61.1%,死亡率为 38.2%。目前正在进行对于该装置的 2 期临床试验。

通过微导管或指引导管进行血管内抽吸新鲜栓子的方法已经开展了多项研究。比如对颅外血管进行抽吸的装置,如 AngioJet System(Possis Medical,Minneapolis,MN)、Oasis System(Boston Scientific,Natick,MA)、Hydrolyzer(Cordis Endovascular,Warren,NJ)、Amplatz Device(Microvena,White Bear Lake,MN)等。这些装置通过在血栓局部形成涡流进而碎裂并吸出栓子。曾有一个试验用来评价使用 AngioJet System 用来抽吸颅内血管的栓子,包括颈内动脉颅内段、大脑中动脉及椎 - 基底动脉系统等,因为产生的动脉夹层及装置不能到位等导致试验提前终止了。尽管厂商更改了装置的设置及试验的设计,但目前有关该装置的安全性和有效的试验仍未得到批准。

Penumbra 装置是 FDA 于 2008 年批准用于临床的一种新型的血栓抽吸装置。研究该装置的先导试验是在欧洲完成的,共纳入了 23 例病人,均为脑卒中发病 8 小时以内的病人。尽管有 3 例病人因为血管迂曲未能使用该装置治疗,其余病人经过该装置治疗后再通率为 87%。接着这个试验又设计了一个更大规则的前瞻性多中以的研究(PPST,the Penumbra Pivotal Stroke Trial),共纳入了 125 例病人,81.6% 的患者实现了完全或部分再通,3 个月后随访死亡率为 32.8%。在该装置被批准用于临床后,一项荟萃分析提示 6 个国际中心共使用该装置治疗了 105 例病人,术前 NHISS 平均分为 17 分,56 例病人治疗后 NIHSS 评分提高至少 4 分以上。术前靶血管大部分(96%)TIMI 分级为 1~2 级,治疗后 52% 的病人血管再通的 TIMI 分级为 2 级,31.3% 的病人为 TIMI3 级。24 小时内颅内出血率为 5.7%,死亡率为 21%。

另外,Solitaire AB 支架装置已用于脑血管急性闭塞再通的治疗(图 14-5)。最新的研究表明,63.6% 的急性大脑中动脉闭塞的患者经 Solitaire AB 支架装置再通后,NIHSS 评分下降了 10 分;血管再通率高达 90.9%。

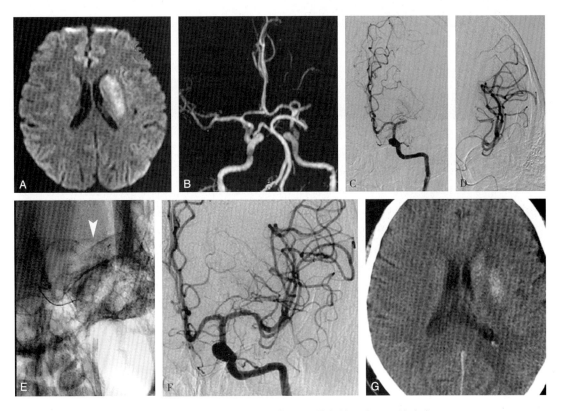

图 14-5　Solitaire AB 支架用于脑血管急性闭塞再通的治疗

患者,男性,58 岁;因"突发右侧肢体无力伴言语不清 6 小时"入院。入院时 NHISS 评分为 15 分,既往有高血压病和糖尿病史。行 Solitaire AB 支架取栓术,出院时 NHISS 评分为 4 分。
A. MRI-DWI 提示左侧基底节区、左侧颞及顶叶急性脑梗死(处超急性期);B. MRA 提示左侧大脑中动脉(L-MCA)M1 段闭塞;C. DSA 证实 L-MCA M1 段闭塞,且大脑前动脉的软脑膜支向 L-MCA 供血区代偿供血;D. 通过微导管证实 L-MCA 远端显影;E. Solitaire 支架置入病变血管(箭头);F. 支架回收后 L-MCA M1 再通(取出的栓子图片未提供);G. 术后 CT 提示左侧基底节区小片梗死伴少量造影剂外渗

第五节　急性脑梗死介入治疗的展望

急性脑梗死的血管内治疗是目前研究的热点,尤其是机械辅助再通治疗因为其具有再通率高、并发症低、预后较好的优点正在成为临床研究的重点。目前,FDA 批准用于临床的 MERCI 装置和 Penumbra 装置均未获得中国 FDA 的批准在国内使用。因此可以尝试采用球囊成形、支架置入治疗急性脑血管闭塞的临床研究,提出自己的临床研究证据。

(练学淦　徐格林)

参 考 文 献

1. Ansari S,Rahman M,McConnell DJ,et al. Recanalization therapy for acute ischemic stroke,part 2:mechanical intra-arterial technologies. Neurosurgical Review,Neurosurg Rev,2011,34(1):11-20.

2. Adams HP Jr,del Zoppo G,Alberts MJ,et al. Guidelines for the early management of adults with ischemic stroke:a guideline from the American Heart Association/American Stroke Association Stroke Council,Clinical Cardiology Council,Cardiovascular Radiology and Intervention Council,and the Atherosclerotic Peripheral

Vascular Disease and Quality of Care Outcomes in Research Interdisciplinary Working Groups:The American Academy of Neurology affirms the value of this guideline as an educational tool for neurologists. Circulation, 2007,115(20):e478-534.

3. Velat GJ,Hoh BL,Levy EI,et al. Primary Intracranial Stenting in Acute Ischemic Stroke. Current Cardiology Reports,2010,12(1):14-19.

4. Marsh,J.D,S.G. Keyrouz. Stroke Prevention and Treatment. Journal of the American College of Cardiology,2010, 56(9):683-691.

5. Hachinski,V. Intra-Arterial Thrombolysis for Basilar Artery Thrombosis and Stenting for Asymptomatic Carotid Disease:Implications and Future Directions. Stroke,2007,38(2):721-722.

6. Dai C,Wang S,Zhang X,et al. Stent Placement in Acute Cerebral Artery Occlusion. Stroke,2009,40(7):e503-e503.

7. Ansari S,Rahman M,Waters MF,et al. Recanalization therapy for acute ischemic stroke,part 1:surgical embolectomy and chemical thrombolysis. Neurosurgical Review,2010,34(1):1-9.

8. Qureshi AI. New grading system for angiographic evaluation of arterial occlusions and recanalization reponse to intra-arterial thrombolysis in acute ischemic stroke. Neurosurgery,2002,50(6):1405-1415.

9. Roth C,Papanagiotou P,Behnke S,et al. Stent-assisted mechanical recanalization for treatment of acute intracerebral artery occlusions. Stroke,2010,41(11):2559-2567.

第十五章

颈动脉颅外段狭窄的介入治疗

目前，已有多项随机试验证实颈动脉内膜切除术（carotid endarterectomy，CEA）能降低中重度（>50%）症状性和无症状性（>70%）颈动脉狭窄患者的脑卒中风险。在西方发达国家，CEA 是最常用的治疗颈动脉狭窄的方法。但因解剖或伴随相关疾病等因素的存在，使这些患者无法实施 CEA 治疗。另外，在中国能够开展 CEA 的医疗机构和从业医生也非常有限。最近的大样本随机对照研究表明，颈动脉成形和支架置入术（carotid artery stenting，CAS）与 CEA 具有类似的治疗效果。而且，随着介入器材的不断改良和介入操作经验的不断积累，CAS 的优势在未来可能进一步凸显。

第一节　CEA 和 CAS

一、颈动脉内膜剥脱术

CEA 经历了 50 多年的发展历程，有多个随机对照研究证明其疗效优于单纯的药物治疗。这一技术也曾在欧美国家广泛开展，为降低脑卒中的发病率和复发率作出了贡献。

1. 颈动脉内膜剥脱术的循证依据　1953 年，Deback 实施了首例 CEA。随后于 20 世纪 80 年代，6 个随机试验证实 CEA 联用阿司匹林治疗动脉粥样硬化性颈动脉分叉处狭窄，以预防脑卒中的发生较单用阿司匹林更加有效。

北美症状性颈动脉狭窄内膜切除研究（North American Symptomatic Carotid Endarterectomy Trial，NASCET）、欧洲颈动脉外科试验（European Carotid Surgery Trial，ECST）和美国退伍军人事务部联合研究项目（Veterans Affairs Cooperative Study Program，VACSP）三个随机试验比较了 CEA 联用阿司匹林与单用阿司匹林治疗症状性颈动脉狭窄预防脑卒中发作的疗效。这些随机试验纳入标准限于症状性颈动脉狭窄患者（责任血管同侧伴有 TIA、非致残性脑卒中或视网膜缺血病变）。这些试验结果一致表明，伴发 TIA、小卒中和颈动脉严重狭窄的症状性患者获益较大。一项荟萃分析纳入 6092 例患者，且对其中 3500 例进行了随访，其结果表明，致死率为 1.1%，CEA 后 30 天脑卒中或死亡率为 7.1%。经 5 年随访发现，颈动脉重度狭窄（70%~99%）和中度狭窄（50%~69%）患者的责任血管同侧脑卒中相对风险和绝对风险分别下降 48% 和 28%，轻度狭窄（<50%）的患者并未获益。且亚组分析表明，中度狭窄的女性、

次全闭塞和视网膜缺血症状的患者亦未获益。

VACSP、无症状性颈动脉粥样硬化研究(Asymptomatic Carotid Atherosclerosis Study，ACAS)和无症状性颈动脉狭窄外科治疗研究(Asymptomatic Carotid Surgery Trial，ACST)三个随机试验比较了 CEA 联用阿司匹林与单用阿司匹林治疗无症状性颈动脉狭窄的疗效。汇合这些试验数据(包括 17 037 例患者，其中 5223 例患者平均经历了 3.3 年随访)，结果表明，30 天围手术期内脑卒中或死亡的发生率为 2.9%。与单用阿司匹林相比，CEA 能使脑卒中和死亡的相对风险下降 31%，但每年的绝对风险仅下降 1%。然而，通过性别亚组分析发现，男性患者获益程度较大，其脑卒中风险减少 51%，女性患者获益程度较小，其脑卒中风险仅减少 4%；另外，通过年龄亚组分析表明，年轻患者比年老患者获益程度大。ACST 研究表明，对于行 CEA 治疗的女性患者，仅当颈动脉狭窄程度超过 60% 时方能获益。总之，并非像症状性患者那样，无症状性颈动脉狭窄患者行 CEA 治疗获益程度与血管病变程度缺乏相关性。

2. 颈动脉内膜剥脱术研究中存在的问题　目前 CEA 随机试验设计的科学性和合理性亦有几个值得问题关注。首先，在现有的随机试验中，手术医生和患者均是经过精心挑选的。正是此因素的存在决定了目前随机试验的数据缺乏普遍的代表性。实际上，美国医疗保险审计部门发布的数据显示，手术相关的致死率较上述试验发布的要高。同时亦发现，手术高风险的患者并没有纳入到这些随机试验当中。其次，在现有的涉及 CEA 与药物治疗比较的随机试验中，对照药物仅包括阿司匹林。目前的观点认为，最为优化的药物治疗应包括他汀类、血管紧张素转换酶抑制剂(ACEI)和相关危险因素综合干预。最后，在现有的 CEA 随机试验中，围手术期脑卒中和死亡的评估并非由神经专科医生承担。这些因素的存在亦会影响现有的数据的可靠性。实际上也是如此，如 16 000 例症状性 CEA 治疗荟萃分析数据表明，若由神经科专家评估 30 天围手术期脑卒中和死亡的发生率，其值为 7.7%；若由外科医生评估，则为 2.3%。这些事实证明，在 CEA 临床实践中必须建立独立科学的评估系统。

3. 颈动脉内膜剥脱术的局限性　目前，CEA 虽然是颈动脉狭窄血管重建的金标准，但亦有自身的弱点。血管外科医生必须牢记 CEA 术禁忌证(见表 15-1)。另外，血管外科医生亦必须全面了解与 CEA 相关的并发症(见表 15-2)。

表 15-1　CEA 的禁忌证

解剖因素	年龄和共患疾病
颈动脉病变位于第二颈椎或以上水平	年龄≥80 岁
颈动脉病变位于锁骨以下水平位置	Ⅲ级或以上的充血性心力衰竭
放射损伤导致的颈动脉病变	Ⅲ级或以上心绞痛
对侧颈动脉闭塞	冠心病
同侧颈动脉曾行 CEA 治疗	30 天内心脏手术
对侧后组脑神经损害	左心室射血分数≤30%
气管造瘘	30 天内发生心肌梗死
	严重慢性肺功能不全
	严重肾功能不全

二、颈动脉成形和支架置入术

1. 颈动脉成形和支架置入术的发展简史　1979 年世界上第 1 例颈动脉狭窄患者成功实施球囊扩张血管成形术。随后于 20 世纪 80 年代，报道了球囊闭塞系统用于颈动脉狭窄

表 15-2 CEA 和 CAS 的并发症

CEA 并发症	CAS 并发症
心血管系统	**心血管系统**
血管迷走神经反射(1%)	血管迷走神经反射(5%~10%)
低血压(5%)	血管减压的反射(5%~10%)
心肌梗死(1%)	心肌梗死(1%)
手术切口	**颈动脉**
感染(1%)	夹层形成(<1%)
血肿(5%)	血栓形成(<1%)
神经系统	动脉穿孔(<1%)
高灌注综合征(<1%)	颈外动脉狭窄或闭塞(5%~10%)
颅内出血(<1%)	短暂的血管痉挛(10%~15%)
脑神经损伤(7%)	再狭窄(3%~5%)
癫痫(<1%)	**神经系统**
脑卒中(2%~6%)	短暂性脑缺血发作(1%~2%)
颈动脉	脑卒中(2%~3%)
颈动脉血栓形成(<1%)	颅内出血(<1%)
颈动脉夹层(<1%)	高灌注综合征(<1%)
再狭窄(5%~10%)	癫痫(<1%)
死亡(1%)	**全身系统**
	穿刺部位损伤(5%)
	输血(2%~3%)
	造影剂肾病(2%)
	造影剂过敏(1%)
	死亡(1%)

血管成形术,以减少栓塞事件。1989 年第一例球扩式支架用于颈动脉狭窄血管成形术获得成功,但随后发现因支架压迫血管内壁,使得患者 30 天围手术期主要并发症高达 10%。但随着科学技术的发展,自膨式支架的应用使以往球扩式支架置入后发生变形问题得到解决。

在早期的颈动脉成形和支架置入术(CAS)临床实践中,因栓塞事件的发生极大的抑制了临床工作者的热情。面对栓塞事件,起初的策略是动脉内给予降纤药物治疗,或者采用导管辅助下的机械碎栓治疗。但此法不能保证所有发生栓塞事件的患者获得良好的预后。因此,治疗策略由被动的神经系统补救方法转向到主动的采取神经系统保护装置,即捕捉栓子的保护装置(embolic protection devices,EPD)应运而生。随着装备和技术日益成熟,CAS 有望成为替代 CEA 微创治疗颈动脉狭窄的新方法,尤其是适用于行 CEA 存在高风险的患者。CAS 的适应证和相对禁忌证见表 15-3。

2. 颈动脉成形和支架置入术的循证医学证据 因 CEA 是治疗颈动脉狭窄的金标准,故 CAS 所有的随机试验的效果必须与 CEA 相比较。早期的 CAS 是在技术低下、经验不足和缺乏 EPD 背景下完成的。首个随机临床试验纳入对象为症状性颈动脉狭窄 >70%,且行 CEA 治疗风险较低的患者。其结果表明,7 例行 CAS 治疗,其中 5 例在围手术期发生脑卒中,试验最后被迫终止。多中心 Wallstent 试验以症状性颈动脉狭窄 >60% 的患者为研究对象。其

表 15-3　CAS 适应证和相对禁忌证

CAS 适应证	血管损伤部位存在新生的血栓
无症状性重度颈动脉狭窄(≥70%)	完全闭塞
症状性中重度颈动脉狭窄(≥50%)	长条状线性征的次全闭塞
年龄≥18 岁	严重的神经功能受损
CAS 禁忌证	意识障碍
主动脉弓严重扭曲(绝对禁忌证)	4 周内发生过大范围脑梗死
颈总动脉或颈内动脉严重扭曲(绝对禁忌证)	预期寿命 <5 年
颅内有需处理的动脉瘤或动静脉畸形	存在抗血小板药物抵抗或过敏
血管路径存在严重钙化斑块	严重肾功能不全

数据表明,CAS 组 30 天脑卒中和死亡的发生率为 12.1%,而 CEA 组为 4.5%。因其糟糕的结果,此试验同样被迫停止。另外一项研究入选了 104 例颈动脉狭窄 >70% 症状性和 85 例狭窄 >80% 无症状性的患者。其研究结果提示,CEA 与 CAS 两组患者在住院期间均无发生脑卒中或者死亡。颈动脉和椎动脉经腔血管球囊成形术研究(CArotid and Vertebral Artery Transluminal Angioplasty Study,CAVATAS)是一个国际性、多中心、随机临床试验。纳入了 504 例受试患者,其中有 22% 的患者实施了支架置入术。虽然,CAS 和 CEA 两组 30 天脑卒中或死亡的发生率均为 10%,但 CAS 组心肌梗死、肺栓塞和颈部血肿发生率明显低于 CEA 组。在 1 年再狭窄数据上,CEA 组优于 CAS 组(4% vs 14%;P<0.001);在 3 年脑卒中和死亡的发生率上,两组间却相似。

唯一的 CEA 治疗存在高风险且带有栓塞保护装置的 CAS 随机试验(Stenting and Angioplasty with Protection in Patients at High Risk for Endarterectomy,SAPPHIRE)入选了 334 例患者(纳入标准包括 >50% 的症状性、>80% 的无症状性和至少带有一个 CEA 治疗高危因素),其结果表明,CAS 组技术成功率为 95.6%。CSA 组和 CEA 组 30 天围手术期心肌梗死、脑卒中和死亡的发生率分别为 4.8% 和 9.8%(P=0.09)。此研究的首要复合终点事件包括 30 天围手术期心肌梗死、脑卒中、死亡和围手术期之后的 11 个月手术相关的神经系统疾患导致的死亡和责任血管同侧的脑卒中。其结果显示,主要复合终点事件发生率在 CAS 组和 CEA 组分别为 12.2% 和 20.1%,通过非劣性检验证实,CSA 处理 CEA 高风险患者是可行的(P=0.004)。在去掉心肌梗死后,其他的主要复合终点事件发生率在 CAS 组和 CEA 组分别为 5.5% 和 8.4%(P=0.36)。另外,此研究结果表明,对于症状性患者这些复合终点事件发生率在 CAS 组和 CEA 组分别为 16.8% 和 16.5%,组间无统计学差异;但在无症状性患者 CAS 组和 CEA 组间比较表明,前者为 9.9%,后者为 21.5%。1 年随访发现,CEA 组脑神经麻痹发生率为 4.9%,明显高于 CAS 组(0%,P=0.004);在目标血管再通率方面,CAS 组明显劣于 CEA 组(0.6% vs 4.3%,P=0.04)。但 3 年随访发现,CEA 组和 CAS 组复合脑卒中的发生率和目标血管再通率分别为 6.7% vs 7.1% 和 7.1% vs 3.0%,均无统计学差异。

一项涉及 6 个临床随机试验荟萃分析数据表明,血管内治疗(包括球囊和球囊辅助的支架血管成形术)与 CEA 相比,在 30 天围手术期脑卒中或死亡的发生率为 8.1% vs 6.3%;心肌梗死、脑卒中或死亡 30 天复合发生率为 8.1% 比 7.8%;1 年随访,脑卒中或死亡的发生率为 13.5% vs 13.3%。这些比较均无统计学意义。但此荟萃分析存在着自身的缺陷,主要表现在以下几方面:支架和保护伞的类型无法统一;没有根据症状特点和外科治疗高风险因素作分层分析;其中三项研究提前终止;更重要的是,这些试验均未设立药物对照组。

保护性支架血管成形术与颈动脉内膜切除术比较试验(Stent-Protected Angioplasty Versus Carotid Endarterectomy,SPACE)是一项在德国、澳大利亚和瑞士进行的多中心、随机临床试验。入选对象为颈动脉狭窄 >50% 的症状性患者。该研究的早期结果表明,30 天围手术期死亡或同侧缺血性脑卒中发生率在 CAS 组和 CEA 组分别为 6.8% 和 6.3%,单侧非劣性检验 $P=0.09$,故此研究尚不能证明,CAS 治疗颈动脉狭窄的短期效果不比 CEA 差。但其 2 年随访研究结果表明,责任血管同侧缺血性脑卒中、围手术期间所有脑卒中或死亡并发症在 CAS 组和 CEA 无统计学意义;≥70% 再狭窄率 CAS 组明显高于 CEA 组;但在 CAS 组所有出现再狭窄患者中,仅有 2 例出现神经系统症状。并且研究组分析认为,CAS 组高的再狭窄率可能与颈动脉超声诊断夸大再狭窄效应有关。

重症颈动脉狭窄患者内膜切除术与血管成形术试验(Endarterectomy Versus Angioplasty in Patients with Symptomatic Severe Carotid Stenosis,EVA-3S)是在法国实施的一项多中心研究,共纳入颈动脉狭窄 >60% 的症状性患者 527 例患者。其早期的结果表明,CAS 组 30 天围手术期所有脑卒中或死亡的发生率为 9.6%,明显高于 CEA 组(3.9%);同样,6 个月随访结果亦表明表明,CAS 组所有脑卒中或死亡的发生率明显高于 CEA 组(11.7% vs 6.1%;$P=0.02$)。但 CEA 组脑神经损伤并发症明显高于 CAS 组。随后的 4 年随访数据表明,CAS 组围手术期脑卒中或死亡和非手术相关的责任血管同侧脑卒中的累计发生率为 11.1%,明显高于 CEA 组(6.2%;风险比为 1.97;$P=0.03$);随访数据表明,CAS 和 CEA 两组责任血管同侧脑卒中发生率均呈下降趋势,且无统计学意义;所有脑卒中或围手术期死亡风险比,在 CAS 组是 CEA 组的 1.77 倍($P=0.04$);所有脑卒中或死亡的发生率前者是后者的 1.39 倍($P=0.08$)。该研究结果提示,在预防中期(4 年内)责任血管同侧脑卒中作用方面,CAS 功效与 CEA 类似。但随后相关的分析认为该试验设计极不合理,主要的原因在于,CEA 组手术普遍由经验丰富的外科医生完成,而 CAS 组手术医生经验极为欠缺。此因极有可能是导致该试验早期结果(6 个月内)如此悬殊的重要原因。

国际颈动脉支架研究试验(International Carotid Stenting Study,ICSS)入选颈动脉狭窄 >70% 的症状性患者(CAS 组 855 例,CEA 组 858 例),且随机分组后,CAS 组和 CEA 组分别有 2 例和 1 例患者被剔除。该研究结果表明,CAS 组脑卒中、死亡或手术相关的心肌梗死发生率为 8.5%,高于 CEA 组(5.2%;$P=0.006$);CAS 组所有脑卒中和死亡发生率亦高于 CEA 组;在 CAS 组有 3 例并发与手术相关致死性心肌梗死,CEA 组发生 4 例手术相关的心肌梗死,但均为非致死性;在脑神经麻痹和严重血肿并发症方面,CAS 组均低于 CEA 组,且有统计学意义。该研究认为,比较 CAS 与 CEA 的功效需要长期随访。同时,认为 CEA 仍是那些适合行手术治疗颈动脉狭窄患者的首要选择。

颈动脉内膜切除术与支架置入术对比试验(Stenting Versus Endarterectomy for Treatment of Carotid-Artery Stenosis),即 CREST 试验是美国国立神经疾病和脑卒中研究所承担的临床随机研究,其首要终点事件包括脑卒中、心肌梗死、围手术期任何原因引起的死亡或术后 4 年内责任血管同侧脑卒中,2502 例患者中位数随访时间超过了 2.5 年。研究结果表明,CAS 组和 CEA 组 4 年的首要终点事件发生率分别为 7.2% 和 6.8%,无统计学差异($P=0.51$);根据症状状态或性别不同亚组分析发现,组间主要终点事件均无统计学意义。CAS 组术后 4 年脑卒中或死亡发生率为 6.4%,高于 CEA 组(4.7%;$P=0.03$);相应值在症状组分别为 8.0% 和 6.4%($P=0.14$)、无症状组分别为 4.5% 和 2.7%($P=0.07$)。围手术期死亡、脑卒中和心肌梗死各自的发生率在 CAS 和 CEA 组有所不同,对应分别为 0.7% vs 0.3%($P=0.18$)、4.1% vs 2.3%($P=0.01$)和 1.1% vs 2.3%($P=0.03$)。此研究提示,症状性或无症状性颈动脉狭窄患者的首要预后指标包括脑卒中、心肌梗死或死亡发生率在 CAS 组和 CEA 组均无显著性差异。另外，在围手术期 CAS 组脑卒中的发生率较高；在 CEA 组心肌梗死的发生率较高。至此，CAS 用于颈动脉狭的治疗已获得了高级别的循证医学证据的支持。

第二节 颈动脉成形和支架置入术的操作流程

一、术前准备和术中监护

CAS 术前要求严格的入选患者（表 15-3），回答患者的有关疑问，设计详细的手术方案，制订突发事件的抢救预案。另外，术前要给予仔细地神经系统功能评估。虽然，其他部位血管成形和支架置入术的基本原则适用于 CAS，但 CAS 与其他部位的血管成形术有诸多的不同。其中最为显著的是 CAS 可能于术中和术后产生严重的神经系统并发症，因而更具挑战性。成功的血管内介入治疗应具备以下要素：①建立安全的血管入路；②将导丝小心地通过病变部位；③选择合适的球囊及支架。

主动脉弓造影是必需的。通过主动脉弓造影成像，术者可判断大血管动脉粥样硬化程度和解剖形态结构，为评估手术的可行性、是否采用套管技术和手术器材的选取提供重要的依据。实施颈动脉造影为明确动脉狭窄严重程度、测量颈总动脉和颈内动脉直径及选择 EPD 释放的位置做准备。必须牢记，颅内血管造影可提示颈动脉系统是否存在串联病变，为全面的制定手术策略提供的帮助。

将指引导管顺利的输送至颈总动脉远端是手术成功的关键。这要求术者在术前对颈总动脉起始部的解剖特点有充分的认识。若头臂干或左侧颈总动脉起始部与主动脉弓顶的距离超过颈总动脉直径的两倍（约 2cm），则指引导管到位难度较大。利用透视标尺可测量病变长度、狭窄程度及颈总动脉和颈内动脉的直径。测量的结果可帮助医生在术前选择大小合适的球囊和支架，有利于手术快捷的实施。CAS 术前的颅内血管造影结果是评估术后脑血流量改变的必要依据。故在 CAS 术前，应常规行诊断性脑血管造影，从多个角度拍摄颅内外脑血管造影图像。

在股动脉置鞘成功后，静脉推注肝素（50~60U/kg）以全身抗凝。对于栓塞风险较高的患者，还可加用 Ⅱb/Ⅲa 抑制剂，如依替巴肽或替罗非班，一般用量稍少于冠脉系统。由于 CAS 会刺激颈动脉窦压力感受器，术中心动过缓和低血压的发生率为 5%~10%，因此必须监测患者的生命体征和动脉血氧饱和度。动态心电监护不仅能及时的显示心动过缓，而且能观察药物治疗的效果。另外，为观察血流动力学的变化，最好采用动脉内血压测定。但对于一般状况较好的患者也可采用外置的袖带式血压器测定。术前可给予少量镇静药物，如苯巴比妥 100~200mg。术中与患者及时交流，可以及时的发现相应的并发症。

二、介入操作的入路

CAS 常采用股动脉作为手术入路。此种入路便于将导管系统输送至颈总动脉的远端。但在股动脉闭塞或经股动脉无法将导管输送至颈总动脉的情况下，可借上臂动脉作为入路。如选择肱动脉为入路，一般采用右肱动脉入路处理左颈动脉病变；采用左肱动脉入路处理右颈动脉病变。如以桡动脉为入路，一般使用 6F 导管，而不推荐使用 7F 或更大型号导管，以免引起严重的血管痉挛。

三、诊断导管

将诊断导管选择性的送至颈总动脉是必要的。除了可获得病变血管的造影图像外,还可作为支撑导管将指引导管输送到治疗部位。通常采用的诊断导管为右弯型 Jundkins 导管;若颈总动脉起始部成角较大,可选用右弯型 Amplatz 导管。若采用肱动脉或桡动脉入路,可选用内乳动脉导管。颈动脉的某些解剖变异会增加介入操作的困难,譬如颈动脉起始部位于升主动脉。因此,行颈动脉诊断性造影及介入治疗前,应备齐一些特殊类型导管,尽管它们的使用几率很小。诊断性导管的管径在 4~6F 范围内。将 4F 导管选择性插入颈总动脉行血管造影,可获得高质量颈动脉造影图像。诊断性导管较细、较柔软,不易造成血管内膜损伤。除某些简单病例外,导管均应沿着 0.035in 导丝前行。目前常用的亲水导丝十分柔软,极少引起血管损伤。颈动脉造影是 CAS 操作的一部分。在一般情况下,不将诊断性导管送至颈动脉分叉以上,这样能将并发栓塞症的风险降到最低。有研究表明,在诊断性脑血管造影后行 MRI 检查,25% 以上的患者出现了局灶性脑梗死。这些梗死灶一般范围比较小,而且多为无症状性,可能与主动脉弓或颈动脉开口处斑块脱落有关。通过导管在颈动脉内注射造影剂,行颅内血管正侧位造影,除能发现潜在的颅内血管病变外;还可获得治疗前的颅内血管的基线影像。其益处在于通过比较术前、术后造影图像能及时发现栓子栓塞事件,以便及时的处理。

四、进入颈总动脉

将指引导管顺利地输送至颈总动脉是 CAS 成功的关键之一。能否完成此操作是介入治疗成败的关键因素。导管不能顺利的输送至颈总动脉往往是由于难以将导管从头臂干或主动脉弓插入颈总动脉,或颈总动脉自身十分迂曲,妨碍了导管的进入。主动脉弓造影或 MRA 影像资料为选择最佳路径方法提供了依据。

采用 Roubin 法输送导管最好选用 6F 或 8F 导管。具体步骤如下:①将诊断导管置于颈总动脉远端:采用缓慢推送和抽拉(push and pull)的操作方法,沿着 0.035in 柔软、亲水导丝,将导管向上推送至颈总动脉上 1/3 处;②撤出软导丝,更换为长 220~260cm 高支撑力的硬导丝,将导丝头端置于颈外动脉。导丝输送过程应在路图指引下完成,以避免导丝越过颈内动脉病变部位而致斑块脱落;③将指引导丝置于颈外动脉后,撤出诊断导管,且在透视下将指引导管送至颈总动脉;④将指引导管放置于邻近颈动脉分叉部的位置后撤出硬导丝。

部分介入医生使用同轴长鞘技术(coaxial technique)来放置导管。具体步骤如下:①即将一根长度大于 120cm,4~5F 的诊断性导管预先置于长鞘导管内;②沿着亲水导丝将诊断导管送至颈总动脉,随后将长鞘导管沿着导丝及诊断导管送至颈总动脉。

长鞘导管技术和指引导管技术各有其优缺点。长导管本身结构较复杂,价格稍贵,必须使用诊断导管。长鞘导管技术最突出的优点是:诊断性导管和导丝可使导管头端逐渐变细,使得导管由主动脉弓向颈总动脉推进这一过程易于掌控,因而可减少斑块脱落、栓子栓塞的风险。此外,放置于颈总动脉的长鞘导管可为整个支架置入过程提供有力的支撑作用。

指引导管技术相对简单,价格较为便宜。但对于主动脉弓存在严重狭窄病变的患者,使用该技术理论上会增加栓子栓塞的风险。若颈总动脉起始部成角较大(Ⅱ型或Ⅲ型主动脉弓或牛型主动脉弓),应首先选用曲棍式指引导管(hockey stick guiding catheter)。

在导管放置成功后,应对患者进行神经功能评估。将带喇叭的橡皮圈或其他发声器置于患者对侧手中,术中嘱患者挤压该装置,可评估其运动神经功能及完成指令情况。另外,让患者回答一套标准化的问题,可评估其语言和认知功能。

多项研究表明,导管在主动脉弓操作时间过长易导致严重并发症。若尝试 30 分钟后仍不能将指引导管送至颈总动脉远端,则应停止介入操作。

五、脑保护系统

经颅多普勒超声研究表明,与 CEA 相比,CAS 引起栓子栓塞的风险较高。为避免栓子脱落引起神经系统并发症,现已有多种脑保护系统应用于血管内介入治疗。首个脑保护系统是由 Theron 于 1990 年设计的远端阻塞球囊。目前市场上常见的脑保护系统主要有三种类型。其中两种置于远端血管(见图 15-1),分别为远端阻塞球囊和滤器;另外一种是将颈总动脉与颈外动脉阻塞的近端保护系统(如 MoMa 系统见图 15-2)。通过对脑保护装置收集到的组织碎片进行组织病理分析,发现它们是在 CAS 术过程中脱落的动脉粥样硬化斑块。有关脑保护装置将在第三节详细讨论。

1. 远端阻塞球囊　远端阻塞球囊是首个获得广泛应用的脑保护装置。它包括一根

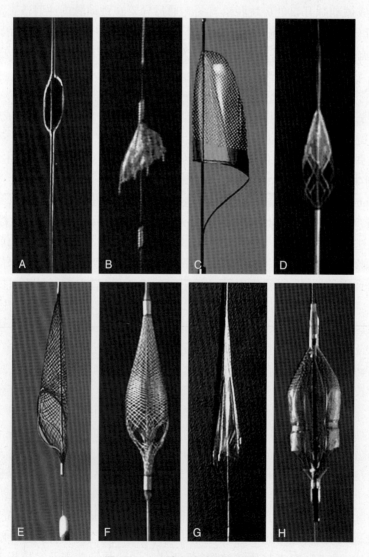

图 15-1　几种远端脑保护装置

0.014in 导丝,导丝远端有一个可充气的球囊。其操作过程如下:①将导丝越过病变部位,使球囊置于病变远端血管内;②充盈球囊,阻断颈内动脉血流;③行血管成形术或支架置入术;④将一根导管送至球囊附近,抽吸颈内动脉处血液,以清除在支架置入过程中脱落的斑块;⑤最后将球囊放气,撤出导丝。远端阻塞球囊的优点在于其直径小(2.2F),易于操作,顺应性佳。但约有 6%~10% 的患者难以耐受血流阻断,且球囊充盈后不能通过造影显示颈内动脉病变部位。

2. 远端滤器系统 脑保护滤器是以金属骨架结构覆以聚乙烯薄膜,或以镍钛合金编织成孔径大小为 80~100μm 的滤网。滤器常置于 0.014in 导丝的远端。其操作过程如下:①闭合的滤器预置于输送导管内,将输送导管连同滤器一起送至狭窄病变远端;②通过狭窄病变后,撤出输送导管,滤器即被释放;③支架置入;④通过回收导管(retrieval catheter)将滤器闭合,撤回滤器。

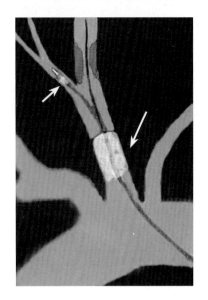

图 15-2 MoMa 脑保护装置

长箭头所指为近端球囊,位于颈总动脉;短箭头所指为远端球囊,位于颈外动脉

闭合的滤器不易通过钙化或纤维化程度严重的狭窄病变。使用 0.014in 的双钢丝(buddy wire),或用直径 2mm 的球囊进行预扩,可帮助滤器通过狭窄部位。脑保护滤器装置不但会引起血管痉挛,而且脱落的斑块可能造成滤网堵塞,引起血流不畅。但在撤出滤器后,这些症状多可得以缓解。

目前脑保护滤器装置还在不断改良,优质的脑保护滤器应具有以下特性:①外径较小(<3F);②良好的扭控性,能通过迂曲血管;③滤器释放后,能与血管壁充分贴合发挥最佳的脑保护作用。

3. 近端脑保护系统 远端脑保护系统均有以下缺点:它们在打开前必须通过病变部位,这可能会造成斑块脱落并发栓子栓塞。而近端脑保护系统则在任何器械通过病变部位前即可起到脑保护作用。这一系统包含顶端具有球囊的长鞘导管。将长鞘导管送至颈总动脉,充盈球囊阻断血流;再将另一球囊送至颈外动脉,充盈球囊阻断血流。近端脑保护系统阻断了来自颈总和颈外动脉的血流,对侧血管的血流通过 Willis 环造成回压,使颈内动脉顺行血流得以完全阻断。在支架放置成功后,抽吸颈内动脉处血液,以清除操作过程中脱落的斑块。最后将球囊排气撤出。

近端脑保护装置的优点是:整个操作过程均有保护,规范操作可避免任何栓塞事件的发生。但并非所有患者都能耐受此操作过程;此外,目前近端保护系统多需使用 10F 的长鞘导管输送。

六、球囊预扩

术中通过导管注射造影剂,可进一步明确颈动脉分叉部和病变部位的情况。将影像增强器放置在适当位置,有助于将颈外和颈内动脉的起始部展开。之后将直径为 3~4mm 的球囊小心地放置于颈动脉病变处,行球囊扩张血管成形术。然后,再次通过导管注射造影剂评价扩张疗效。

通常选取的规格为直径 3~4mm 和长度 15~40mm 球囊预扩。预扩球囊的直径不宜太大,一般遵循球囊与血管直径比为 0.5~0.6。若球囊的长度过短会造成"瓜子"现象,在扩张过程中易造成斑块脱落;若球囊的长度过长则易造成两端扩张,形成"狗骨"现象。球囊预扩压力是额定的,只有对于有明显钙化的狭窄,才使用更大的压力(14~16atm)。球囊只扩张一次,球囊预扩时间取决于球囊的形状和特性。如果球囊能迅速展开,则所需的预扩时间较短;如果球囊展开时间较长,则需将预扩时间延长至 120 秒,尤其是对于易于回缩的钙化。如果使用远端阻塞球囊作为脑保护装置,则需在荧光屏上标记出狭窄病变位置。因为在球囊充盈后,通过造影显不能显示出狭窄病变部位。如使用滤器装置,则可以通过造影监测病变部位。

七、支架置入

研究表明,支架置入术的短期和长期疗效均比单纯球囊血管成形术好。对于大多数病例,可直接采用支架置入术。高度狭窄(>90%)或钙化病变可能会造成支架通过困难或扩张受限,这时可借助直径为 3.5~4mm 冠状动脉球囊进行预扩。通常选用的支架直径一般与远端血管一致,直径范围为 6~9mm。在少数情况下,支架完全置于颈内动脉内而不覆盖颈动脉分叉部,此时所选支架直径应与颈内动脉直径一致。常选用相对较长的支架以确保完全覆盖病变部位,长度范围为 30~40mm。目前尚没有关于支架长度与支架内再狭窄的相关报道。在确保支架能覆盖整个病变的前提下,应尽可能使支架放置于血管近端。大多数情况下,支架放置会覆盖颈动脉分叉部,即颈外动脉开口处。通常不会造成颈外动脉闭塞。

CAS 一般选用自膨式支架。与球囊扩张型支架相比,它们不易变形或弯折。目前,自膨式支架有两种类型。一种是由合金编织的金属网线型支架,可像弹簧一样张开与血管壁贴合(如 Wallstent)。此类型的支架具备以下优点:①外径小(5.5F);②顺应性佳;③具备快速交换系统,可使用较短导管;④易于释放;⑤支架未完全打开前可将其再度收回,确保支架精确到位。但金属网线型支架在释放过程有明显的纵向回缩,以及血管被拉直后可能会造成支架远端扭曲。这些均是金属网线型支架潜在的缺点。另一种支架是自膨式镍钛合金支架。它们具备更大的径向支撑力,更适用于弯曲血管。当颈内与颈总动脉直径差异较大时可选用此类支架。镍钛合金具有热记忆功能,支架置入体内后即可释放至预制大小。一些镍钛合金支架被预制成锥形,其目的是为放置在颈内动脉的部分管径较小,而放置在颈总动脉的部分管径较大。但研究表明,关于这两类支架的长期疗效没有明显的差异。因此,支架类别的选取主要取决于支架输送系统的通过性和能否降低急性并发症的风险等因素。

支架置入后需再行血管造影,获得颈部及颅内血管的前后位及侧位影像,并与术前的造影图像加以对比,以便及时的发现栓子栓塞事件。此外,还应再次对患者的神经功能进行评估。若怀疑患者发生相关并发症,则应进一步分析支架放置后的动态造影图像,包括支架放置的位置和脑血流情况。若明确患者无神经系统和操作相关的并发症,则将导管和导丝撤出。当 ACT<150 秒时,即可拔出鞘管。若术后患者出现低血压,应临时给予升压药物。

八、支架放置后球囊扩张

选取支架放置后球囊扩张(简称后扩)球囊的直径通常为 4.5~6mm 和长度为 15~30mm。后扩的球囊的直径不宜太大,球囊与血管直径比为 0.6~0.8。反复的血管成形和过度扩张会增加栓子脱落、血管破裂的风险。对没有充分展开的支架行球囊后扩，会造成支架支柱切割斑块增加栓塞风险。除非存在严重的残余狭窄，否则在支架置入后一般不再行球囊后扩。术中采用 TCD 监测，发现在球囊后扩时微栓子信号最明显。球囊后扩张有诱发栓子脱落的风险。因此，即便在使用脑保护装置的情况下，所选球囊直径应小于对应的血管直径，球扩压力不应超过 10atm。与冠状动脉不同，CAS 不要求残余狭窄达到 0%。因 CAS 的目标为稳定斑块减少脑卒中发生，故 20% 左右残余狭窄是可接受的。基于以下理由，术者不可一味地追求病变血管术后造影形态学的完美性而多次采用后扩：①球囊多次扩张可增加并发症的发生，一次前扩和一次后扩是合理的；②中度残余狭窄绝大多数源于病变血管严重钙化，严重钙化引起的残余狭窄不会因为重复后扩而减轻；③自膨式支架术后有继续扩张的趋势，术后即刻的中度残余狭窄可能在术后的数月得到重塑，使残余狭窄减轻；④最后，血管迷走神经反射和血管减压反射等因素引起的血流动力学紊乱，不容许多次球囊后扩。颈动脉支架的操作流程见表 15-4。

表 15-4 颈动脉血管成形及支架置入术的操作流程

- 股动脉逆行穿刺
- 穿刺通道循序扩张至 8F
- 静脉推注肝素（70U/kg）全身肝素化
- 栓塞风险较高的患者，可考虑联合使用 II b/III a 抑制剂或依替巴肽（eptifibatide）65μg/kg 静脉推注，续以 0.25μg/(kg·h)
- 将导管系统输送至主动脉弓实施主动脉弓造影（左前斜位 20°~30°）
- 将指引导丝和单弯导管置于颈外动脉
- 将导丝更换为 Amplatz 超硬导丝，并将其输送至颈外动脉
- 将指引导管（90cm）输送至颈总动脉近端
- 用 0.014in 或 0.018in 的导丝，或滤器或阻塞球囊系统的导丝越过病变部位
- 撤出 Amplatz 导丝，放置并释放脑保护装置
- 通过导管注射造影剂实施颈动脉造影，以明确狭窄病变的状况
- 行球囊扩张前，静脉予 0.5~1.0mg 阿托品
- 用直径 3~4mm 球囊行预扩
- 颈动脉造影，评估预扩效果
- 支架定位和释放
- 支架释放后实施造影
- 根据情况决定球囊后扩
- 颈动脉造影，评估支架和后扩效果
- 退出脑保护装置
- 退出导管、导丝系统
- ACT<150 秒，拔出血管鞘

九、颈动脉支架置入术的技术要点

1. 神经系统功能评估 术前应充分评估患者的神经功能，并取得高质量的脑血流图像。若患者在术后出现了神经系统并发症，术后与术前资料的对比为及时诊断及治疗提供了依据。

2. 导丝和导管的操作 为了使指引导头端安全的到达颈总动脉远端，应实施 Roubin 交

换技术。应将 Amplatz 导丝或类似的刚性导丝尽可能地放置在颈外动脉远端。在导管输送过程中,术者应固定交换导丝和注视其头端的位置,以防导丝操作不慎导致血管穿孔。

3. 闭塞和次全闭塞患者的操作　对于颈外动脉闭塞的患者,将指引导管头端定位于颈总动脉往往有一定难度。此时,有两种方法解决这一问题:①选用 0.035in 预成形的"J"形刚性导丝,将其输送至颈总动脉远端,注意不要触及颈动脉球部及分叉部。"J"形结构可阻止导丝通过病变部位。另外,还可选用具有可塑性头端的刚性导丝;②选用直径渐变的导丝(如 TAD 导丝),头端直径为 0.018in,直径渐增大,至近端直径为 0.035in。将其越过颈内动脉病变处,可增加指引导输送的支撑作用。相比较,后者支撑导丝两次通过病变部位,因此较前者所带来的风险大。

4. 导管的灌注冲洗　导管放置到位后,通过三通持续、缓慢地滴注肝素化生理盐水,以防导管血栓形成。

5. 导管和导丝位置的控制　在输送指引导过程中,导引头端的遮光性较差,操作不慎可致不稳定斑块脱落,故术者应了解指引导管头端的长度。0.014in 导丝头端易受损,故在通过血管鞘阀门时,需特别小心。另外,0.014in 导丝或脑保护装置需要在路图的指引下通过病变部位。

6. 凝血功能检测和控制　在指引导丝和脑保护装置越过病变部位前,最好检测一次 ACT。使用远端阻塞球囊作为脑保护装置时,ACT 要求 >300 秒;使用标准指引导丝或滤器装置时,ACT 要求 >250 秒。

7. 血流动力学检测和控制　球囊扩张前可给予阿托品(静脉给予 0.5~1.0mg)预防球囊在颈动脉窦处扩张时出现血管迷走反射;在球囊充盈过程中,监护护士应密切注意患者生命体征变化,此时有可能会出现严重的血流动力学不稳定现象(如心动过缓、低血压)。

8. 脑保护装置　如使用脑保护装置,应将其放置在颈内动脉颅外段远端(C1 的远端);使用远端阻塞球囊时,应确保阻塞部位无血流通过;使用滤器装置时,应确认滤网边缘与血管壁充分贴合。

9. 球囊预扩　支架置入前采用小球囊进行预扩,可降低斑块脱落的风险。保存球囊扩张时的造影图片,以比较球囊与颈内动脉、颈总动脉直径的大小。

10. 支架释放　确认支架到位后,释放支架。当镍钛合金支架释放过快时,支架会向远端"跳跃移位",导致无法完全覆盖病变部位。因此,可释放一部分支架后停留 5~7 秒,待支架远端完全扩张并与病变远端部位充分贴合后,再释放支架余下的部分。与前一部分释放速度相比,后一部分操作可快速完成。支架的尺寸应以最大血管直径为准,常以颈总动脉远端为参照直径;若支架与颈总动脉不能充分贴合,则会在不贴合处形成血栓。

11. 球囊后扩张　必要时可用直径 5mm 的球囊进行后扩,更大尺寸的球囊使用几率极小。因为 CAS 治疗的主要目的是为了避免斑块脱落造成梗死,不要一味地追求完美的影像结果。故 20% 左右的残余狭窄完全可以接受。在支架置入后应避免反复后扩,轻度的残余狭窄是可以接受的。此外,球囊后扩压力不可过大,以免造成颈动脉破裂。

12. 完成造影　在导丝和脑保护装置撤出前,需行脑血管造影,了解颈动脉球部、颈动脉分叉部及 ICA 颅外段远端是否有夹层的存在。当出现严重的血管痉挛,应耐心等待其自行缓解,必要时亦可通过导管给予血管扩张剂(如 100μg 硝酸甘油)。在排除动脉夹层的前提下撤出导丝,最后行颈部和颅内血管造影。

十、术前、术中及术后的药物治疗

1. 术前药物治疗　术前应该避免深度镇静,故使用低剂量的苯二氮䓬类药物,如咪达唑仑0.5~1mg静脉注射,在不干扰神经功能评估前提下,达到减轻焦虑情绪的作用。因术中可造成血管内膜损伤,从而诱发血栓形成。因此,患者于术前充分给予抗血小板和术中充分给予抗凝治疗非常重要。至少于术前3天给予双重抗血小板药物治疗,包括阿司匹林(100mg/d)联用氯吡格雷(75mg/d)或噻氯匹啶(每次250mg,2次/天)。对于已经服用阿司匹林的患者,可于术前加用氯吡格雷负荷量(400~600mg)。此为至少连续服用双重抗血小板治疗3天的替代疗法。另外,对于行急诊手术治疗的患者,则需一次性联合服用300mg阿司匹林和300mg氯吡格雷。

2. 术中药物处理　当置鞘成功后,静脉推注肝素(50~60U/kg),使活化凝血时间(activated clotting time,ACT)在250~300秒。手术结束后,停止使用肝素。有些CAS试验使用比伐芦定抗栓,但还缺乏大样本数据。与普通肝素相比,比伐芦定具有出血风险性低、作用持续时间短便于较早拔除血管鞘和不需要监测ACT等优点。

术中一些并发症的处理非常重要,尤其需要掌握相关的药物规范化使用。球囊扩张和支架置入引起血管迷走或血管减压反应较为常见。虽然大部分患者是暂时的,但低血压持续12~48小时并不少见。对于CAS术前静息心率小于80次/分的患者,可用阿托品0.5~1.0mg静脉内注射。如果用阿托品和补液不能快速纠正低血压,应及时使用升压药物,如5~15µg/(kg·min)多巴胺静脉注射。对于持续的心动过缓的患者,可采用心脏临时起搏器治疗。对于收缩压高于180mmHg患者,应该给予降压治疗,以减少高灌注综合征和颅内出血的风险。

3. 术后药物处理　术后在监护病房内应常规评估穿刺部位和神经功能状态。术后24h内推荐实施包括美国国立卫生研究院脑卒中量表评分(NIHSS)在内的神经功能评估,或者于神经系统症状出现后立即评估。根据处理方案的不同,可将患者分为3类。第一类患者占90%,表现神经功能和血流动力学平稳,第2天通常可以出院。出院后在能耐受的情况下,阿司匹林终身服用,氯吡格雷最少服用一个月。第二类患者占5%~10%,表现神经功能正常,但血流动力学波动,包括如低(高)血压和(或)心动过缓。此类患者需要住院进一步观察和治疗。通过输液、应用血管活性药物和早期下床活动可恢复正常血压。第三类患者所占比例不足5%,表现新的神经功能缺损,需要在ICU病房观察、采用适当的影像学评估和治疗。

第三节　脑保护装置

虽然随着CAS不断发展有逐渐替代CEA的趋势,但CAS致命的弱点在于术中病变远端的血管并发栓塞的危险仍未解决,尤其是不稳定的动脉粥样硬化性斑块。动脉粥样硬化斑块脱落的碎片并发的栓塞与血栓所致的栓塞不同,对动脉内接触溶栓等急救措施反应欠佳。因此,预防远端栓塞的发生非常重要。现有使用或未使用栓塞保护装置的CAS试验结果,表明脑保护装置在CAS中的重要性不容忽视。虽然脑保护装置的有效性还未经随机试验证实,但目前的观点认为脑保护装置可使CAS神经系统并发症显著降低。设计脑保护装置的目的是安全的捕获和清除手术操作过程中可能的栓子,避免栓塞事件发生。目前有三类脑保护装置,包括远端闭球囊闭塞式装置、远端滤网式装置和近端球囊闭塞式装置。其作用机制不同,优缺点各异。

一、远端球囊闭塞式保护装置

自 1996 年 Theron 在 CAS 中首次成功实施了脑保护技术后,远端闭塞装置得到逐步发展。它通过球囊充盈后阻断颈内动脉远端的血流达到预防栓子进入脑内并发栓塞事件。在球囊泄气,通过导管回抽出栓子。球囊闭塞装置是最基本的脑保护装置。目前市场上远端闭塞装置有 Medtronic 公司的 PercuSurge Guardwire;Kensy Nash 公司的 Tri-Activ;Rubicon-Abbott 公司的 Guardian。

PercuSurge Guardwire(图 15-1A)由固定在 0.014in 导丝上的有较好顺应性球囊和微型封闭阀门组成。阀门可使球囊在充盈装置撤除后仍保持充盈状态。但病变的血管成功成形后,用抽吸导管吸出颈内动脉内静止的血液,以清除任何血栓碎片。PercuSurge 系统的球囊直径范围为 3~6mm。PercuSurge 的优点是输送系统外径小(0.036in),且与标准导丝的尺寸基本相当(0.035in)。与其他的远端闭塞保护装置比较,PercuSurge 弱点在于需手动抽吸栓子。Tri-Activ 由带有球囊的导丝、4F 冲洗导管和蠕动泵抽吸装置三部分组成。蠕动泵提供了持续的抽吸动力,可安全、持续的抽吸脱落的栓子碎片。

远端闭塞保护装置的工作原理是通过充盈的球囊于病变血管的远端阻断颈内动脉的血流,避免远端颈内动脉发生栓塞事件。但闭塞保护装置却完全的阻断了脑的血流,势必给 Willis 环发育不全的患者脑组织供氧带来不利的影响。虽可通过间歇性球囊泄气恢复脑血流,但此法会降低脑保护的功效。另外,完全阻断颈内动脉导致不能术中造影观察血管成形效果。远端滤器装置与之相比,远端闭塞装置最大的优点在于输送外径小、顺应性好,故它的输送过程更为顺利。使用球囊闭塞保护装置需注意以下几点:

1. 术前行血管造影检查,以弥补术中球囊充盈完全阻断颈内动脉的前向血流的不足。若通过升高血压和充分肝素化抗凝,患者仍无法耐受球囊充盈后的脑缺血状态,则采用滤器式保护装置更为合理。

2. 患者应该接受阿司匹林、氯吡格雷和肝素的抗栓预处理,使活化凝血时间≥300 秒。

3. Guardwire 越过目标病灶,放置在颈内动脉岩段的近端。在球囊扩张之前,将预扩球囊放置在颈总动脉远端。

4. 根据血管造影测量的颈内动脉直径时,不可使球囊处充盈状态。当球囊接近目标直径时,应造影观察颈内动脉血流情况,最佳球的囊扩张直径应是能恰好的阻断颈内动脉血流的最小直径,过度充盈可能导致颈内动脉夹层。在极少的病例中,远端颈内动脉直径大于 6mm,球囊无法完全阻断颈内动脉血流。此时,应采用滤器式保护装置。对于一些患者仅由病变单侧血管供应大脑血流时,在球囊充盈 60 秒内即可出现神经系统症状,从而迫使球囊泄气。对于这样的病例有以下几种处理方法:在间歇性阻断血流的情况下完成手术;在无球囊阻断血流的情况下完成手术;或者采用滤器式保护装置完成手术。

5. 球囊阻断血流后,是在盲态下完成所有的操作,故操作者必须依靠支架释放后的透视显影来评价结果。

6. 血管成功重建后,回抽颈内动脉内静止的血液(3 次,每次 20ml)。若颈外动脉并发栓塞,则需要更为有力的抽吸,并冲洗导管鞘来清除碎屑。然后将球囊放气恢复血流,再次造影复查,明确是否有医源性动脉夹层。

二、远端滤网式保护装置

远端过滤是更为直观的脑保护装置,栓子在通过放置在颈内动脉病灶远端的伞样滤网时被捕获。支架置入成功后,将回收装置输送到邻近滤网近端的位置,即可回收滤网。目前,滤网有两种不同的输送系统:一种是滤网直接附着在导丝上通过病灶(Angioguard 保护系统);另一种是将无滤网的微导丝越过病灶部位,然后通过该微导丝将专门的滤网保护装置通过病变血管(Spider 保护系统)。

这种装置一般是由 0.014in 导丝系统控制其远端的"滤网"的释放和回收,其优点在于可以保证 CAS 术中颈内动脉持续的血流。这些滤网可以阻止大于滤网网孔直径的栓子进入脑内。滤网在输送过程中处于闭合状态,当其通过病变部位后,在合适的位置后释放(颈内动脉 C1 段远端)。滤网的释放方法有所不同,但是大多数是通过撤除包裹滤网的输送鞘。SAPPHIRE 试验中应用的是 Angioguard 保护系统(Cordis 公司),其网孔大小为 100μm,即可以允许 ≤100μm 的栓子通过网孔。目前认为,≤100μm 栓子不会引起临床症状。目前市场上远端过滤装置有 Angioguard XP(Cordis 公司)、FilterWire EX 和 FilterWire EZ(Boston Scientific 公司)、AccuNet(Guidant 公司)、Spider(EV3 公司)、Interceptor(Medtronic 公司)、Rubicon filter(Rubicon Medical 公司)及 Neuroshield(MedNova 公司)等。

Angioguard XP 是由附着有聚氨酯滤网的防损伤软头导丝构成(图 15-1B)。滤网由 8 根镍钛合金支撑杆支撑呈伞状,且其中 4 根支撑杆带有不透射线的标记,其可视性极佳。滤网孔径为 100μm,输送外径在 3.2F 至 3.9F 之间。Angioguard XP 根据滤网直径的不同有 5 种规格,分别为 4mm、5mm、6mm、7mm 和 8mm。SAPPHIRE 试验对部分行 CEA 术存在高风险的患者采取 CAS 治疗,证实了使用 Angioguard XP 保护装置的应用价值。

FilterWire EX 由附着有聚氨酯滤网的 0.014in 导丝组成,滤网近端有透视显影镍钛环。滤网孔径为 80μm,输送系统外径为 3.9F。近端镍钛环保证了滤网壁的适应性,使单个尺寸滤网可适用于直径在 3.5~5.5mm 的所有动脉。FilterWire EX 是偏心设计,所以必须通过造影确定滤网的位置。若透视下镍钛环标记紧贴动脉壁,则说明滤网与动脉壁完全密闭。Bosiers 等对 100 例颈内动脉严重狭窄行 CAS 治疗患者进行分析发现,69% 症状性患者 30 天内脑卒中和死亡发生率为 2.0%,且于 56.9% 症状性患者的术中使用的 FilterWire EX 滤网里检测出栓子。

FilterWire EZ 是新一代 FilterWire EX 保护装置(见图 15-1C)。FilterWire EZ 亦是于近端附有透视显影的镍钛环的聚氨酯滤网,孔径为 110μm,输送系统的外径被减小至 3.2F。导丝被设计在滤网内腔更为中心的位置,这样可以保证镍钛环滤网在直径为 3.5~5.5mm 动脉内较好的贴壁。另外,与 FilterWire EX 相比,FilterWire EZ 的可视性和顺应性得到进一步改善,使滤网更容易通过迂曲的动脉。

RX AccuNet(见图 15-1D)有一个伞样的聚氨酯滤网,通过类似支架的镍钛合金结构使滤网固定在血管壁上,血液可以从其近端的大孔隙流过,而栓子被滤网薄膜捕获。其孔径统一为 125μm。RX AccuNet 根据直径大小不同有四种规格,分别为 4.5mm、5.5mm、6.5mm 和 7.5mm。前两种和后两种分别匹配外径规格为 3.5F 和 3.7F 输送系统。

Spider 保护装置(见图 15-1E)的滤网是由镍钛合金编织而成,其近端至远端网孔孔径是可变的,能捕获最小的栓子的直径为 50μm。其近端的透视显影金环标记不但增加了该装置的可视性,而且有助于滤网和血管壁的贴合。Spider 保护装置需要先用 0.014in 导丝越过病变处,然后沿着导丝将外径为 2.9F 的输送系统通过病灶部位,接着撤除导丝,推送头端连接滤网的微导丝将滤网输送到合适的位置。Spider 滤网直径有 5 种规格,分别为 3mm、4mm、5mm、6mm 和 7mm,但其输送系统外径均为 2.9F。

Interceptor(见图 15-1F)借助镍钛合金网捕获栓子。其远端捕获栓子孔径为 100μm,而血液从其近端四孔流过。Interceptor 有两种规格,分别为 5.5mm 和 6.5mm,它们的输送系统外径均为 2.9F。另外,Rubicon filter 在所有远端保护装置中输送外径最小(<2F)。其滤网的孔径为 100μm,直径有 4mm、5mm 和 6mm 三种规格。

Neuroshield 的滤孔直径为 140μm。该输送系统先借助头端为 0.018in 的 0.014in 导丝通过病灶部位,然后将 3F 输送鞘的滤网沿着导丝送入。Macdonald 等发现,在 CAS 术中使用 Neuroshield 保护装置的患者 30 天围手术期的脑卒中和死亡率较未使用该保护装置的患者低(4.0% vs 10.7%)。Rubicon filter(Rubicon Medical 公司)及 Eemboshield 保护装置分别见图 15-1 G 和图 15-1H。

远端过滤保护装置优势不仅在于 CAS 术中可实施造影观察病变部位,更为重要的是,它在保护过程中不影响脑组织的血流。当在保护过程中出现栓子过多或有血栓形成时,滤网可被阻塞。此时可以通过输送鞘用 5F 单弯导管从滤网中抽吸栓子。若栓子阻塞滤网引起血流阻断,应迅速撤除滤网,CAS 术可在更换新的保护装置之后继续进行。若无法更换保护装置时,可以考虑在无保护装置下完成手术。操作开始即进行肝素化或选择孔径足够大的滤网可有效地预防滤网血栓形成。80~140μm 孔径既可有效地防止滤网血栓形成,又可达到保护作用。多数远端过滤装置的输送系统外径大于远端球囊闭塞装置,所以前者在通过严重僵硬或迂曲病变时更为困难。但随着技术进步,远端过滤装置的输送外径逐渐减少,且各组成部分顺应性得到改善,通过迂曲的血管能力得到提高。因为多数远端过滤装置有不同的规格,故在放置保护装置前需要精确测量血管直径,以指导选择合适的直径滤网实现最佳的血管适应性和充分的保护效果。与远端球囊闭塞装置相比,过滤装置对动脉壁的压力较低,由此引起动脉痉挛或夹层的危险性较小。因为不同的滤过装置有着不同的特点,故在实际临床实践中需要根据患者的具体情况选取不同的滤过装置。远端过滤装置应用时意事项有:

1. 因为将过滤装置放置在颈内动脉迂曲部位会增加操作的困难,故通常情况下过滤装置应放置在颈内动脉颅外平直、形态正常的节段(如 C1 远端)。

2. 滤装置在通过极度狭窄、迂曲或钙化的病变发生困难时,可采用双导丝技术提供额外的支撑力。

3. 通过不同角度造影检查,确保滤网边缘与颈内动脉紧密贴合,以实现充分的保护作用。

4. 术中应注意滤网的造影剂流量。如果发现造影剂通过减少,说明滤网内充满栓子,则必须将其吸出或暂时撤除。当撤除保护装置时,不要完全收紧滤网,否则可能挤出部分栓子导致远端栓塞。

三、近端球囊闭塞式保护装置

近端闭塞装置一般有两个顺应性球囊,一个放置在颈总动脉,另一个放置在颈外动脉,这样就构成了血液逆流的保护装置。目前市场上近端闭塞装置有 Parodi Anti-Emboli System(ArteriA 公司)和 Mo.Ma(Invatec 公司)等。

Parodi 系统是一种血液逆流保护装置,顶端带有低压球囊的双腔软导管(Parodi 抗栓子导管,PAEC)和系于导丝的小球囊(Parodi 外置球囊,PEB)。当 10F 输送鞘插入动脉后,将 PAEC 放置在颈总动脉作为抽吸装置。然后充盈 PAEC 近端的球囊阻断血流,接着将 PEB 放置在颈外动脉充盈后阻断血流,这样真空腔形成可致血液逆流,实现栓塞保护作用。Whitlow 等报道了 75 例使用 Parodi Anti-Emboli System 症状性患者,发现 95% 的患者可耐受,围手术期内无一例患者发生脑卒中或死亡。

Mo.Ma 系统是一种无血流保护装置,它借助固定在 5F 导引导管顶端的两个顺应性人造橡胶球囊预防脑栓塞。Mo.Ma 系统需要 11F 的输送鞘。术中充盈颈外动脉的远端球囊和颈总动脉的近端球囊,阻断颈动脉血流。血管重建后主动抽吸鞘中的血液以清除碎片,之后将球囊放气以恢复血流(图 15-2)。

近端闭塞装置最大优点在于不需越过病变部位即可实现脑保护。球囊闭塞状态一建立,操作者就可选择适合的导丝安全越过病变。与其他的保护装置相比亦存在一些缺点:①近端闭塞装置体积大硬度高,进入颈动脉操作更为困难;②当患者侧支循环不充分时,颈总动脉和颈内动脉阻塞可能会导致脑血流急剧下降,患者无法耐受;③虽然术中间歇的放松球囊可间断的恢复脑组织氧供,但无法实现全程脑保护;④有引起颈总动脉和颈外动脉夹层或痉挛的潜在危险。

总之,目前多数学者认为,脑保护装置的使用能给大多数颈内动脉狭窄患者行 CAS 治疗带来益处,且支持 CAS 术应常规采用脑保护装置。

第四节 动脉粥样硬化性颈动脉狭窄的评估

一、症状和体征评估

短暂性脑缺血发作(transient ischemic attacks,TIA)和急性脑梗死都是临床急症。颈动脉系统 TIA 表现为视网膜或大脑半球神经功能缺失,症状在发病后 24 小时内消失。一项研究表明,有 11% 和 50% 脑梗死患者分别由 TIA 发作后 90 分钟和 2 天内进展所致。以双侧视网膜和双侧大脑半球神经功能缺失为临床表现,往往提示该患者颈动脉颅外段存在严重的病变。但这种情况并不多见,需要与椎基底动脉病变引起血流动力学障碍相鉴别。对既存在椎基底动脉病变又合并无症状性颈动脉狭窄病变的患者,鉴别其临床症状的责任血管尤为重要。TIA 和脑梗死发生后,快速准确的明确责任血管能为极早的实现血管重建创造条件。颈动脉颅外段狭窄或闭塞相关的临床症状见表 15-5。

全面的神经系统体格检查、包括心脏和颈动脉杂音的听诊、眼底镜视网膜血栓的检测均非常重要。NIHSS 用于测评神经系统功能缺失,根据分值判断脑卒中患者的预后,在临床实践中有很大的应用价值。患者的临床表现和阳性体征必须要与脑血管影像学资料联系在一起,以明确其产生的原因是否源于同侧病变的颈动脉,此为定义症状性颈动脉狭窄或闭塞的关键。

二、影像学评估

影像学能评估包括占位、陈旧和新鲜性梗死、出血和萎缩等脑组织改变和颈动脉解剖形态、狭窄程度、斑块特点及病变性质如夹层和炎症等形态学特点,为优化治疗提供了重要

表 15-5　颈动脉颅外段狭窄闭塞性病变临床表现

视网膜症状

　短暂性缺血发作

　　一过性黑矇或短暂性单眼失明

　　一过性黑矇变异型

　视网膜梗死

　　视网膜中央动脉闭塞

　　视网膜动脉分支动脉闭塞

　缺血性视神经病

半球症状

　TIA

　　短暂性半球型 TIA（如言语功能、一侧肢体运动和感觉功能受损等）

　　单侧肢体型 TIA（如一侧肢体运动和感觉功能受损）

　单侧型脑梗死

　　分水岭型脑梗死

　　血栓栓塞型脑梗死

　全脑性症状

　　双侧或双侧交替型 TIA

　　双侧同时发作型 TIA（需要与椎基底动脉系统病变病变鉴别）

双侧型脑梗死

依据。目前,除冠状动脉手术搭桥治疗的患者建议行颈动脉狭窄筛查外,没有证据支持对无症状的患者常规实行颈动脉狭窄筛查。对于无症状但伴有颈动脉杂音的患者,颈动脉病变筛查仅限于较好的具备血管重建治疗指征的患者。颈动脉超声、磁共振血管造影(magnetic resonance angiography,MRA)和计算机断层扫描血管成像(computed tomographic angiography, CTA)常常用于绝大部分颈动脉病变患者初级评估,包括病变性质和狭窄的程度。虽然北美症状性颈动脉内膜切除试验(North American Symptomatic Carotid Endarterectomy Trial, NASCET)、欧洲颈动脉外科手术试验(European Carotid Surgery Trial,ECST)和无症状动脉粥样硬化性颈动脉研究(Asymptomatic Carotid Atherosclerotic Study,ACAS)采用有创的血管造影检查评估颈动脉狭窄程度,但在通常情况下,血管超声和 CTA 等无创方法可替代血管造影(digital substraction angiography,DSA)评估经动脉狭窄的严重性,并指导血管内重建手术的制定。这些无创方法评估血管狭窄程度与目前视为金标准的血管造影检查结果有很高的一致性。这些方法与 DSA 比较,在判断是否需血管重建的准确率的偏差小于 20%。

　　1. 颈动脉超声　颈动脉超声是一项应用程度最广和费用最低的无创评估颈动脉狭窄的成像技术。采用灰阶成像(gray-scale imaging)技术直接的评估横断面狭窄程度,提供能预测脑卒中风险的斑块形态学信息,包括不光滑斑块、溃疡斑块和低回声斑块。目前数据显示,超声检测到的颈动脉收缩期血流速度是唯一的最为准确的衡量颈动脉狭窄程度的参数。与血管造影相比,颈动脉超声诊断颈动脉≥70% 狭窄的敏感性为 77%~98%,特异性为 53%~82%。对一侧颈动脉存在严重狭窄或闭塞的患者而言,对侧颈动脉因发挥侧支代偿作用使血流加快。此时采用收缩期 ICA 近端与颈总动脉远端血流流速比更能准确的反映血管狭窄严重程度。采用静脉注射增强剂法可鉴别血管严重狭窄产生的极为细小血流和完全闭塞无血流时的两种状态。虽然,超声难以胜任用于伴发心律失常、颈动脉二分叉高位、动脉扭折和极度钙化和罹患一些不常见的疾病如肌纤维发育不良和动脉夹层患者的颈动脉狭窄的评估,且存在 ICA 颅内段的病变和主动脉弓不能成像的缺点,但高质量的颈动脉超声设备能获得与血管造影高度一致的评估效能。

2. MRA　MRA 是神经系统应用程度最为广泛的技术,随着科技的突飞猛进,其获取的成像质量日益提高。与颈动脉超声相比,MRA 能检测超声所不及的颅内动脉狭窄。与 CTA 相比,MRA 的优势在于避免使用放射性碘剂作,不具有肾毒性。MRA 的劣势包括面对安装了心脏起搏器和除颤器、罹患恐惧症和肥胖患者无法实施;因运动伪影可将狭窄程度扩大化,将动脉次全闭塞评估为完全性闭塞。但这些劣势通过磁共振快速增强序列和联合应用超声技术在很大程度上能得到弥补。

3. CTA　CTA 可用于颈动脉和颅内动脉狭窄的评估。与颈动脉超声比较,存在自身的优势,包括能用于颈动脉超声成像模糊和诊断颈动脉狭窄程度不确定的患者,能检测主动脉弓和高位二分叉患者颈动脉形态学特点,能可靠的鉴别完全和次全闭塞病变,能评估动脉开口、串联病变和伴有心律失常、心脏瓣膜病变和心肌病患者颅内外血管形态学特点。另外,CTA 通过增强剂成像,能提高评估扭曲动脉狭窄的精确度。CTA 存在的劣势包括要求放射性碘剂作增强剂,且有肾毒性。另外,在甄别斑块的稳定性能力方面稍逊于颈动脉超声。CTA 检测颈动脉≥70% 狭窄的敏感性为 85%~95%,特异性为 93%~98%。

4. DSA　以导管为基础的主动脉弓和脑血管 DSA 是评估颈动脉病变的金标准。通过其可明确主动脉弓的类型、弓上大血管形态学特点和颅内侧支循环模式。目前,根据正常参照动脉的不同,有三种方法评估颈动脉狭窄严重程度。NASCET 法是以颈动脉窦以上颈内动脉近端的正常血管直径为参照;ECST 法是以颈动脉窦部最大直径为正常参考血管;第三种方法是以颈总动脉为正常参考动脉。脑血管造影检查的优势在于对血管狭窄严重程度和血管钙化程度的评估更为准确。正如一项研究结果表明,血管造影对溃疡斑块诊断的敏感性和特异性分别仅为 46% 和 74%。作为有创的检查方法,DAS 在操作的过程会出现相应的并发症,包括穿刺点的损伤、造影剂脑病、过敏反应和动脉性栓塞等。症状性脑动脉粥样硬化性患者在行 DSA 过程中发生脑卒中和 TIA 几率分别为 0.5%~5.7% 和 0.6%~6.8%。但最近的研究表明,随着使用器材、技术和操作熟练程度的提高神经系统并发症发生率低于 1%。

第五节　动脉粥样硬化性颈动脉狭窄病变的内科治疗

一、危险因素的干预

明确脑卒中的危险因素对脑卒中的预防非常关键,这些危险因素可分为不可干预性和可干预性两种。前者包括种族、年龄和家族史等,后者包括高血压、吸烟、高血脂和糖尿病等。对颈动脉狭窄患者无论是否采取血管重建治疗,进行脑卒中危险因素控制和药物干预以延缓动脉粥样硬化的进展和临床脑缺血事件的发生尤为重要。相关的危险因素治疗达标值见表 15-6。

对于其他的危险因素,如高纤维蛋白原和 C 反应蛋白等,虽然是心脑血管事件独立的危险因素,但通过饮食补给 B 族维生素和叶酸治疗并非能改变它们对脑卒中发生的影响。另外,对于吸烟和年龄超过 35 岁的服用避孕药的女性,发生脑卒中的风险较 35 岁以下且缺乏其他脑卒中风险因素女性要高。

表 15-6 危险因素干预目标值

危险因素	目 标 值	干 预 方 法
血压	BP<149/90mmHg BP<130/80mmHg(慢性肾衰竭或糖尿病患者)	控制体重、增加体力活动、减少酒精和盐分摄入及药物控制
吸烟	戒烟 避开被动吸烟的环境	采取戒烟计划、尼古丁替代疗法及安非他酮和瓦伦尼克林药物戒烟
血脂	LDL-C<100mg/dl(冠心病患者理想达标值为 <70mg/dl)	控制体重和增加体力活动、低饱和脂肪酸饮食及他汀类、烟酸和贝特药物治疗
糖尿病	HbA1c<7%	控制饮食和体重、口服降糖药和胰岛素治疗
缺乏体力活动	每天坚持 30 分钟体力锻炼(每周最少保证 5 天)	步行、骑自行车、游泳和从事家务劳动等
肥胖	体重指数(BMI)控制在 18.5~24.9 范围内;男性腰围控制不超过 40 英寸(101.6cm);女性腰围控制不超过 35 英寸(88.9cm)	增加体力活动和利莫那班药物减肥等

二、抗栓治疗

所有颈动脉狭窄和闭塞的患者均需给予药物治疗,包括抗血小板聚集和致动脉粥样化的危险因素治疗。伴有一个或多个动脉粥样硬化危险因素的无症状患者需行抗血小板药物治疗,以预防心脑血管事件发生。基于众多的脑卒中预防研究表明,近期伴发 TIA 或小卒中的患者,依照不同的脑卒中病因,亦推荐使用抗血小板药物治疗。

1. 抗血小板聚集 阿司匹林用于 TIA 和脑卒中患者再发脑卒中二级预防能使致死性和非致死性脑卒中相对风险分别下降 16% 和 28%。随机研究表明,对于颈动脉狭窄 <50% 的症状性和 <60% 无症状性患者,阿司匹林的脑卒中预防效果优于 CEA。行 CEA 治疗的患者,在术后 1~3 个月服用低剂量的阿司匹林(81mg/d 或 325mg/d)获益程度较高剂量(650mg/d 或 1300mg/d)的要大。即使是那些正服用低剂量阿司匹林遭受 TIA 频繁发作的患者,目前仍无证据支持阿司匹林服用量应超过 325mg/d。

双嘧达莫虽不用于心脑血管事件的一级预防,但两个试验证实可用于脑卒中的二级预防。欧洲脑卒中预防研究 - Ⅱ(European Stroke Prevention Study,ESP Ⅱ)表明,双嘧达莫缓释剂单用及其与阿司匹林联用的功效均优于安慰剂,但两者的单用功效无统计学差异。欧洲 / 澳大利亚逆转脑卒中预防试验(European/Australian Stroke Prevention in Reversible Ischemia Trial,ESPRIT)提示,双嘧达莫缓释剂和阿司匹林联合用于心肌梗死和脑卒中的二级预防优于单用阿司匹林。另外,双嘧达莫缓释剂和阿司匹林联用干预脑卒中二级预防的功效与氯吡格雷的相比无明显差异。

加拿大 - 美国噻氯匹啶脑卒中二级预防研究(Canadian-American Ticlopidine Study,CATS)结果表明,与安慰剂相比,噻氯匹啶能减少 23% 心脑血管事件。另外,噻氯匹啶和阿司匹林脑卒中研究(Ticlopidine Aspirin Stroke Study,TASS)纳入对象为已遭受 TIA 或大卒中的患者,结果表明,噻氯匹啶减少脑卒中事件发生的效果明显,且有较少的出血并发症。但嗜中性白细胞减少症发生率达 0.9%。

氯吡格雷因安全谱广和每日一次给药便捷的特点,目前已很大程度上替代了噻氯匹啶的使用。氯吡格雷与阿司匹林脑卒中的二级预防比较试验（Clopidogrel Versus Aspirin in Patients at Risk of Ischemic Events，CAPRIE）结果提示，氯吡格雷和阿司匹林作用相当。在氯吡格雷治疗存在动脉粥样硬化血栓形成高风险、脑卒中稳定、处理和预防研究试验（Clopidogrel for High Atherothrombotic Risk and Ischemic Stabilization，Management，and Avoidance，CHARISMA）中，氯吡格雷联用阿司匹林与阿司匹林单用在治疗效果上无统计学差异。另外，MATCH 试验是以动脉粥样硬化血栓形成为基础的近期存在 TIA 或脑卒中高风险的患者为对象的研究，其结果表明，两者的联用不但增加了全身系统性出血和脑出血风险，而且与单用氯吡格雷相比，并未减少脑卒中发生的风险。总之，在脑卒中二级预防中，阿司匹林与氯吡格雷相比不存在优劣之分，两者联用会增加严重出血的风险。

另外，对已使用单一抗血小板聚集药物治疗仍频发缺血事件的患者，可考虑药物联用：第一种方法是加用华法林；第二种方法是联用氯吡格雷；第三种方法是采用三种药物联用，即在阿司匹林联用氯吡格雷的基础上，加用双嘧达莫、西洛他唑和华法林三者中的一种。值得注意的是，这些药物的联用缺乏临床试验证据支持，且存在增加出血的风险。

2. 抗凝治疗　除非有药物使用禁忌证，房颤患者的脑卒中的二级预防首选华法林抗凝治疗。在华法林和阿司匹林复发脑卒中预防比较研究（Warfarin Aspirin Recurrent Stroke Study，WARSS）中，脑卒中、死亡和大出血并发症的发生率均无统计学差异。另外，在华法林和阿司匹林治疗症状性颅内动脉狭窄比较研究（Warfarin Aspirin Symptomatic Intracranial Disease，WASID）中，结果表明华法林不优于阿司匹林。因此，基于这些试验研究结果表明，阿司匹林在治疗非心源性颈动脉狭窄脑卒中患者时，疗效优于华法林。

三、调脂和抗动脉粥样硬化治疗

普伐他汀、辛伐他汀和阿托伐他汀已被美国食品药物监督局批准用于冠心病患者并发心肌梗死的预防性治疗。他汀类药物可用于 CEA 后预防再发脑卒中的治疗。在采用 80mg 阿托伐他汀积极降低血脂脑卒中二级预防研究（Stroke Prevention with Aggressive Reduction of Cholesterol Levels，SPARCL）中，阿托伐他汀使无冠心病病史的患者再发脑卒中的风险降低 16%。美国国立血脂教育计划指南推荐，他汀类药物可用于已遭受 TIA、脑卒中或颈动脉狭窄 >50% 的患者。另外，2006 年 ASA、2008 年 ESO 及 2008 年 NICE TIA 和脑卒中的二级预防治疗指南均推荐使用他汀类药。

四、血管紧张素转换酶抑制剂和血管紧张素受体抑制剂

目前，相关的研究暗示血管紧张素转换酶抑制剂（angiotensin-converting enzyme inhibitors，ACEI）和血管紧张素受体抑制剂（angiotensin receptor blockers，ARB）用于脑卒中预防获益程度超过因它们降低血压所获取的。一项关于雷米普利用于存在心血管事件高危患者的脑卒中预防研究表明，在 5 年内雷米普利使脑卒中的风险下降 32%。虽然雷米普利能使收缩和舒张期血压下降 2~3mmHg 及血管内 - 中膜厚度减小，但这些作用本身并不能充分解释如此之大的获益。ACEIs 和 ARBs 除通过降低血压来减少脑卒中发生外，亦能通过抑制血管紧张素 Ⅱ 生理作用，使血管舒张、抑制血管平滑肌增生、改善内皮细胞功能和提高内源性纤维蛋白溶解功能来增进脑卒中的预防作用。

第六节 颈动脉成形和支架置入术的指南

本节以 2008 年欧洲脑卒中组织(European Stroke Organisation,ESO)、2010 年美国心脏和脑卒中协会(American Heart Association/American Stroke Association,AHA/ASA)和 2011 年中华医学会神经病学分会脑血管病学组发表的颈动脉狭窄血管内治疗指南为依据,概述 CAS 的指南推荐。为便于 CAS 与 CEA 间的比较以下也包括 CEA 指南推荐。另外,CAS 术规范化处理流程见图 15-3。

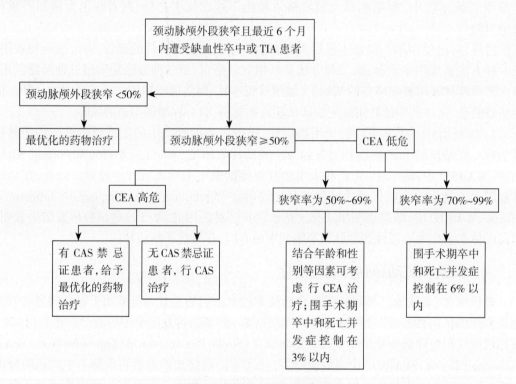

图 15-3 颈动脉狭窄处理流程

一、2010 年 AHA/ASA 指南推荐

1. 对于在过去的 6 个月内发生 TIA 或脑卒中,且与其同侧的颈动脉呈重度狭窄(70%~99%)的患者,可推荐给能将围手术期致残和致死率控制在 6% 以内的医疗机构行 CEA 治疗(Ⅰ类、A 级证据)。

2. 对于症状性中度狭窄(50%~69%)的患者,根据其特定的因素(如年龄、性别、共患疾病来)决定是否行 CEA 治疗。且围手术期致残和致死率控制在 6% 以内(Ⅰ类、B 级证据)。

3. 颈动脉轻度狭窄(<50%)不推荐行 CEA 和 CAS 治疗(Ⅲ类、A 级证据)对于 CEA 治疗时机的选择,若无早期手术禁忌证则推荐在出现症状后的 2 周内进行(Ⅱa 类、B 级证据)。

4. 对于颈动脉狭窄通过无创影像检查证实 >70% 或通过血管造影检查证实 >50% 的症状性患者,若行 CAS 治疗的并发症不超过 6%,则 CAS 可作为 CEA 的替代治疗方法(Ⅰ类、B 级证据)。

5. 对于症状性重度狭窄(>70%)的患者,若外科治疗存在入路困难和伴有增加手术风险的共患疾病,可考虑采用 CAS 治疗(Ⅱb、B级证据)。

6. 对于特殊原因引起的狭窄,如放射性狭窄或 CEA 后的再狭窄等,亦可以考虑采用 CAS 治疗(Ⅱb 类、B 级证据)。

7. CAS 由能将围手术期致残和致死率控制在 4%~6% 之间的手术者实施是合理的(Ⅱa 类、B 级证据)。

8. 对症状性颈动脉狭窄的患者,不推荐实施颈外动脉与颅内动脉搭桥治疗(Ⅲ类、A 级证据)。

9. 对于所有动脉粥样硬化性颈动脉狭窄的患者最优化的药物治疗应包括抗血小板聚集、他汀类药物和控制各种危险因素的相关药物联合治疗(Ⅰ类、B 级证据)。

二、2011 年中国缺血性脑血管病二级预防指南推荐

1. 对于在过去 6 个月内发生 TIA 或脑卒中,且同侧颈动脉狭窄≥50% 的患者,无条件或不适合行 CEA 治疗时,可考虑采用 CAS 治疗(Ⅰ类、B 级证据)。

2. 对于颈动脉狭窄≥70% 的无症状患者,无条件或不适合行 CEA 治疗时,可考虑采用 CAS 治疗(Ⅱ类、C 级证据)。

3. CAS 由能将围手术期致残和致死率控制在 6% 以下的手术者或机构实施是合理的(Ⅱa 类、B 级证据)。

4. 行 CAS 治疗的患者术前必须给予联用氯吡格雷和阿司匹林治疗,且术后两者联用至少维持 1 个月(Ⅱ类、C 级证据)。

第七节　颈动脉成形和支架置入术的并发症分类及处理

CAS 成为治疗颈动脉疾病的重要方法。尽管治疗器械和技术有了空前的发展,但在 CAS 术中和术后依然有各种各样并发症发生。据最新不同的荟萃分析和随机试验结果,表明在 CAS 整个操作中发生各种不良事件的百分率为 6.8%~9.6%。虽然目前文献对这些并发症已有全面的报道(表 15-2),但重点不突出。快速识别、迅速评估 CAS 一些重要并发症是改善患者预后的重要前提。本章节结合目前最新文献,仅对 CAS 关键部位并发症予以分类。同时,重点介绍能够及时发现和正确的评估这些并发症的方法,为最大限度地实施有效治疗提供帮助。

一、颈动脉颅外段并发症分类及处理

本节根据并发症发生所处的解剖部位分类,其优势在于在术中简单易行且使用。此外还为不同的研究中心并发症的分析研究提供了可比性。

颈动脉颅外段并发症是指位于颈总动脉或颈内动脉岩骨颈动脉孔以下的并发症。将其分为三类:支架段并发症,支架近端并发症,支架远端并发症。

(一) 支架段并发症及其处理

发生在支架段的并发症可细分为四亚类,包括:急性支架内血栓形成(acute stent thrombosis)、斑块脱垂(plaque prolapse)、残余狭窄(residual stenosis)和支架定位不当(incorrect stent placement)。

1. 急性支架内血栓形成 因急性支架内血栓形成与斑块脱垂在造影成像上有着相同的特征,均表现支架内造影剂充盈缺损,特别需要鉴别。急性支架内血栓形成发生率虽然相对较低(0.04%~2.0%),但给患者带来了致命后果。根据目前的文献报道,诱发急性支架内血栓形成的常见原因有:①术前抗血小板聚集治疗或术间肝素化不充分;②存在抗血小板药物抵抗;③支架置入错位;④支架置入后残余狭窄明显。其中以抗血小板聚集治疗不充分为最常见的原因。基于这一原因,故患者术前必须给予充分抗血小板聚集治疗。具体方法为至少于术前3天给予阿司匹林(100mg/d)和氯吡格雷(75mg/d)双重抗血小板治疗。对于已经服用阿司匹林的患者,可于术前24小时或术前加用氯吡格雷负荷量(400~600mg)。另外,对于行急诊手术治疗的患者,则需一次性联合服用300mg阿司匹林和300mg氯吡格雷。对于已充分给予抗血小板聚集治疗但在术后发生支架内血栓形成的患者,需考虑患者是否存在抗血小板药物抵抗。

急性支架内血栓形成的处理目前仍然缺乏统一的标准。下列几种方法可供选择:①动脉内溶栓:为提高血管再通的几率,亦可将半剂量rt-PA与阿昔单抗联合使用;②动脉或静脉使用阿昔单抗;③条件允许可采用机械碎栓或血栓切除术,亦可与阿昔单抗联合治疗;④采取急诊手术取出带血栓的支架或可视状态下切除支架内血栓。总之,并发症一旦发生联合多学科合作是非常必要的,包括神经科、血管外科和神经影像科等。

2. 斑块脱垂 2004年Clark等运用血管内超声技术定义病变处斑块突入支架内腔>0.5mm时称为斑块脱垂。到目前为止,斑块脱垂在大样本随机的CAS试验中并未给予其他的定义,并且它的发生率从未公开报道。但根据未发表的数据表明,斑块脱垂发生率约为0.2%~4%。目前,虽然尚缺乏通过血管造影定义斑块脱垂,但凭借血管造影能在可视的状态下发现支架内腔造影造影剂充盈缺损,从而明确斑块脱垂诊断。造成斑块脱垂的常见因素有软斑块、大斑块及在术中使用的支架类型为开环式支架。斑块脱垂可分为小脱垂和大脱垂两类。小脱垂是指脱垂的斑块并未明显侵入血管内腔;大脱垂是指脱垂的斑块明显的侵入血管内腔,且形成内腔明显狭窄。斑块脱垂可导致神经系统不良事件发生。斑块脱垂处不但易诱发支架内血栓形成,而且可通过血栓形成物或斑块突出的成分促发早期或晚期栓塞事件发生。

血管内超声技术在筛查斑块脱垂方面有着重要的诊断价值。但它的使用不但增加了手术时间,而且增加了术中血栓栓塞事件发生的风险。基于这些原因,限制了它在临床上常规应用。不过常用的二维超声技术亦能提供脱垂的斑块大小和部位等相关信息,可作为血管内超声技术的替代工具。

斑块脱垂应根据血管腔受累的程度的不同采取个体化的处理。小脱垂需严格的采用超声随访。同时强制性给予阿司匹林和氯吡格雷双重抗血小板聚集治疗。另外,在术后的两周内亦可采用低分子肝素抗凝治疗。大脱垂可采取支架内重复球囊后扩。对于脱垂持续存在的患者,可借助双支架套叠治疗。

3. 残余狭窄 支架释放及后扩后其内腔局部仍存在部分的造影剂充盈缺损,即为支架术后残余狭窄。目前认为,术后残余狭窄率若>30%则称为CAS技术失败。采取多次后扩,则会增加颈动脉窦部牵张反射发生,诱发血压下降和心率减慢。另外,多次后扩亦会增加斑块物质脱落和血管发生破裂的风险。病变处严重钙化和斑块的体积较大是形成残余狭窄的最常见的原因。此外,术中定位不当和支架在释放的过程中发生移位亦可促发残余狭窄的发生。为避免或减少残余狭窄的发生率,术前需认真评估狭窄病变的性质和程度。针对严重钙化和斑块的体积较大的病变,可选用纵向支撑力大的支架。因支架定位不当或在释放的过程中发生移位形成的残余狭窄,可置入另一枚支架使整个病变的血管得以覆盖。

4. 支架定位不当　由于各种原因可导致支架定位不当。支架最终的定位点与最初计划的定位点偏移 10mm 以内时,则称为"小幅定位偏移"。此类发生率并不少见,但不会因此而明显的增加患者术后不良事件的发生。但对于本身存在栓子脱落潜在风险的患者,支架定位不当可能会增加 CAS 术后早期或晚期神经系统并发症。定位不当亦可并发残余狭窄。基于这些原因,采用第二枚支架封堵未覆盖的病变是非常必要的。

另外,支架释放在极少数情况下会发生移位,即支架最终的定位点与最初计划的定位点定偏移大于 10mm,亦称为"大幅定位不当"。支架向目标定位点远端移位比较常见。若远端血管直径较大无影响到血流供应,则无需处理;若远端血管直径较小影响到血流供应,则需要外科手术取出移位的支架。支架的近端移位少见,一般不会引起不良事件,采取超声随访和双重抗血小板聚集治疗即可。

(二) 支架近端并发症及其处理

颈总动脉夹层是支架近端血管最为常见的并发症。目前有关颈动脉夹层的发生率仍不清楚。血管扭曲和反复操作是导致夹层发生的主要原因。此外,诸如"牛角弓"、Ⅰ型弓或Ⅱ弓这些血管学解剖特点是造成夹层又一重要原因。动脉夹层根据造影结果分为血流限制性夹层(flow-limiting dissections)和血流非限制性夹层(non-flow-limiting dissections)。无论是何种颈动脉夹层,均有可能引起夹层血管闭塞性或栓子脱落栓塞性脑血管事件的发生。

血流非限制性夹层通常采取保守治疗,包括强化华法林或肝素抗凝,或阿司匹林抗血小板聚集治疗,以预防血管血栓形成和栓塞事件发生。抗凝和抗血小板聚集治疗亦能促使夹层处血管的修复,治疗的标准疗程为 14 天。另外,亦可选择采用长球囊使血管内膜贴壁联合上述的药物治疗。血流限制性夹层应采用支架置入术干预。其支架类型选择上遵循颈总动脉开口处病变选用球扩式支架,非开口处病变选用自膨胀式支架。在严重症状性夹层无法采用血管内治疗时,可采取外科治疗。

(三) 支架远端并发症及其处理

远端并发症的产生与远端保护装置的使用息息相关。虽然脑保护装置能减少患者 CAS 术中脑血管事件的发生,但因它的使用亦能诱导各种不良事件。文献报道,直接因脑保护装置使用导致的并发症发生率较低(1%~5%)。大部分并发症与滤器型保护装置相关,但多数并发症是无症状的。支架远端并发症可为 5 类:①滤器闭塞;②颈内动脉夹层;③保护伞回收困难;④血管痉挛;⑤血管扭折(kinking)。

1. 动脉夹层形成　夹层的发生与保护装置的使用或球囊扩张相关。脑保护装置通过颈动脉扭曲的段可诱发夹层产生。直径较大、材料相对较硬的脑保护装置亦可导致夹层形成,即使是在脑保护装置到位展开的情况下。与支架近端夹层一样,其远端夹层亦可分为血流限制性夹层和非限制性夹层两类。血流非限制性夹层可用质地柔软、尺寸较长的球囊将血管内膜贴壁。血流限制性夹层采用支架辅助治疗。

2. 滤器内血管闭塞　CAS 术发生滤器闭塞较为常见,与斑块脱落较大的碎片和血栓物质堵住滤器孔有关。在完成滤器型脑保护装置回收前阶段,若出现滤器放置处发生闭塞或狭窄,血管造影则表现为血流速度缓慢或滤器造影剂充盈缺损。当放置滤器处完全被碎片物质阻塞,造影时可出现近端血管被流速缓慢的造影剂充盈和滤器装置的残端。在诊断滤器或滤器放置处血管闭塞前,必须与颈总动脉夹层和颅内"微栓子雨"相鉴别。若大碎片引起滤器闭塞,可采用特殊导管在滤器未回收之前将其抽吸回收,以最大限度地减少滤器中体积过大的碎片。通过此法可避免或减少在回收滤器型保护伞时发生碎片移位、脱落的可能性。在此情形之下必须牢记,不必将已捕获碎片的滤器完全的回撤到回收鞘中,以免因为挤压导致碎片脱落发生血管栓塞事件。通常情况下,当滤器型保护伞回收后血流会即刻恢复,故不会影响患者的预后。

3. 保护伞回收困难 通过正常的回收鞘,不能顺利地将保护伞回收或回收的时间延长的现象称为保护伞回收困难。回收困难最为常见的背景是扭曲的血管内置入开环式支架,支架的龙骨碰及了血管内壁。保护伞回收困难的原因多见于颈动脉扭曲或成角。另外,技术熟练程度缺乏的术者亦会增加滤器网孔套陷于支架龙骨的几率,导致保护伞回收困难。

处理保护伞回收困难的方法有下列几种:①让患者深吸气或将头部转向对侧,减轻血管扭曲度,有利于回收鞘的通过;②将指引导管小心的进入支架的腔内,使保护伞输送导丝与支架壁分离,从而允许回收鞘通过;③实施体表压迫支架,亦能使输送导丝与支架龙骨分离;④采用直径较大的球囊扩张,便于回收鞘通过;⑤将硬导丝放置颈外动脉或颈动脉,以改变扭曲血管,方便回收鞘通过;⑥若滤器网孔套陷于支架龙骨,可采取推送保护伞输送导丝,使滤器重新与支架分离;⑦可借助长 4 或 5F 单弯导管回收保护伞;⑧当上述方法失败后,需要求助血管外科行手术治疗。

4. 血管痉挛 保护伞放置处血管痉挛是 CAS 术最为常见的并发症。目前文献报道,滤器式保护伞和球囊式保护伞引起血管痉挛的发生率达 7.9%,单使用滤器式保护伞引起血管痉挛的发生率为 3.6%。有时因支架直径过大在支架远端亦会出现血管痉挛。但这两处的血管痉挛通常不会造成不良后果。在处理血管痉挛策略上,可借鉴以下方法:①"等等和看看(wait and see)":一些患者出现血管痉挛后,在不做任何处理的情况下,等几分钟后血管痉挛可自发的解除;②如血管痉挛引起明显的血流动力学紊乱,可于动脉内给予硝酸甘油(150~200μg)消除血管痉挛。

5. 血管扭折 若在支架置入前,目标支架释放部位的血管已存在血管扭曲的现象,则于支架置入后于支架远端的血管可发生扭折。与开环式支架相比,质地坚硬的闭环式支架更加容易将狭窄处的扭折推向远端。另外,直径过大的支架诱发支架末端血管扭折的几率也越大。轻度血管扭折一般不会引起严重后果。但扭折的血管明显成角,可诱发血流紊乱,从而诱发支架内急性血栓形成和再狭窄。处理上除双重抗血小板聚集治疗外,必要时可采用质地柔软的支架放置入扭折处以减少成角、恢复血流。

二、颅内段并发症及其处理

颅内段并发症是指位于岩骨颈动脉孔以上的并发症。根据病变的性质将其分三类:脑栓塞,高灌注综合征,造影剂脑病。

(一)脑栓塞及其处理

脑栓塞是 CAS 术严重的并发症,从理论上讲可发生在 CAS 术任何阶段。但发生脑栓塞可能性较大的阶段包括:指引导管到位阶段、球囊前扩便于保护伞通过狭窄病变阶段、支架置入阶段和球囊后扩阶段。

颈动脉狭窄所致的脑卒中主要归因于血栓栓塞,减少血栓脱落的风险比完全消除狭窄更重要。但 CAS 术的本身亦可产生血栓事件,即使是使用了脑保护装置。必须牢记,于主动脉弓过度操作不但会引起病变血管同侧发生脑栓塞,而且对侧亦可发生。经验丰富的术者不仅能恰当的选取患者,而且熟悉不同血管内治疗器材的性能。这些素质是最大限度地减少栓塞事件发生的首要因素。

不同大小栓子颗粒脱落后栓塞不同直径的脑血管,引起不同临床表现的血管事件。通常情况下按栓子直径的大小将其分为三类:①直径 <20μm:可以通过脑微循环;②直径为 20~80μm:不能通过脑微循环,但神经系统无症状;③直径 >100μm:虽具备了阻塞血管的能力,但仅部分患者表现有神经系统体征或症状。根据不同栓子栓塞血管后引起患者临床预后的不同,将栓塞并发症分为三类:①大栓子(macroemboli);②微栓子"栓子雨"(shower of microemboli);③无症状栓子(silent emboli)。

1. 大栓子　大栓子所致的栓塞事件能导致破坏性的临床后果。在 CAS 术中若发现新的大血管闭塞,此时,术者在决定是否采取血管内再通术及采用何种技术实施再通时必须牢记三点:①闭塞的血管是否引起神经系统定位体征;②导管器材能否顺利达到闭塞血管的近端;③是否存在溶栓禁忌证。

大栓子并发症的处理需要结合具体情况,采用个体化治疗。正确的判断血管堵塞物的成分能为选取合适的机械材料实现血管再通提供了重要的依据,具体策略如下:①若堵塞物是固有斑块脱落的碎片或结构紧密的血栓时,处理方法如下:如果闭塞血管导致明显的神经系统定位体征,且导管器材能顺利的达到闭塞的近端,此时,首选机械的方法(取栓装置)实现血流的再灌注;如果取栓失败,可考虑采取包括导丝和球囊辅助的机械碎栓治疗。②若堵塞物是临时形成的且组织结构紧密性较差的血栓时,首选药物溶栓治疗:选用的药物有 rt-PA、血小板膜糖蛋白Ⅱb/Ⅲa 受体抑制剂等,且包括这些药物联合使用。这些药物给予的方式有动脉途径和静脉途径,但据目前的循证医学证据表明,动脉内溶栓血管再通的几率要比静脉途径的高。现有的且被证实有效的溶栓药物使用方法详见缺血性脑血管病急性期血管内治疗章节。但值得注意的是这些药物的使用剂量和给药途径均基于急性缺血性脑卒中临床试验,故直接将其应用于 CAS 术中脑栓塞事件处理的科学性可能有一定探讨的空间。如由 CAS 术所带来的一些超出急性脑梗死溶栓适应证(如穿刺部位血肿及已全身肝素化)的特定背景需要在溶栓治疗前作详尽评估。另外,血管能否再通与闭塞血管的部位、栓子的成分及侧支循环是否建立等因素密切相关,故在决定溶栓前需要评估这些重要因素。

2. 微栓子"栓子雨"　"栓子雨"可致与病变血管同侧的脑功能区域短暂的缺血,表现相关的神经功能缺损。但更多的情况是患者不表现有明确的神经系统定位体征,仅表现认知或精神功能障碍(如意识模糊等)。发生微栓子"栓子雨"有时虽然通过造影发现颅内血流流速减慢、动脉期和静脉期显影时间均延长,但并没有发现闭塞的血管。行头颅 CT 检查能发现,术则前循环脑组织存在明显的广泛性水肿。"栓子雨"需要与造影剂脑部和高灌注综合征相鉴别。另外颈动脉窦部受刺激后,血管迷走反射导致系统性低灌注亦可表现精神状态紊乱和意识模糊,故亦在鉴别之列。诊断"栓子雨"的前提是排除一切能引起精神状态紊乱和意识模糊的相关并发症。

关于"栓子雨"的治疗目前暂无循证医学证据。鉴于意识模糊和精神异常一般在术后 24~48 小时内完全恢复,故采取"等等和看看"的方法可能是最好的选择。但值得注意的是

"栓子雨"能促发血小板活性导致原位终末血管闭塞。另外，微循环的局部炎症反应引起局部血管痉挛加剧了微血管闭塞的发生。针对这些病理生理机制，可采取抗血小板聚集、解除血管痉挛及激素等相关的药物治疗以减少微血管原位血栓形成。

3. 无症状栓子　血管造影和随后的 CAS 术间操作均能导致无症状的栓塞事件发生。通过多经颅多普勒和弥散磁共振加权成像证实，这些无症状性脑栓塞的形成与气体栓子和微小的血栓相关。双侧大脑半球均可出现无症状性梗死灶，但非术侧半球的梗死灶多发生于诊断性脑血管造影阶段，术侧半球的病灶多与 CAS 术操作相关。于弓上血管进行不规范的操作是产生这些无症状性脑梗死灶的重要原因。对每一个 CAS 术后的患者需仔细地体格检查以发现其中可能的无症状性脑梗死患者，最后通过磁共振明确诊断非常重要。

无症状性脑梗死在治疗上目前仍缺乏循证医学证据，亦缺乏大样本长期预后的随访研究。现有的文献报道，有极少部分无症状性脑梗死患者进展至神经系统轻微的功能缺损，且多表现为短暂性脑缺血发作和长期的认知功能下降。总之，对于 CAS 术后无症状性脑梗死患者无需特殊处理，但仍需长期随访以了解长期预后。

（二）高灌注综合征及其处理

颈动脉狭窄血管重建所致的高灌注综合征虽然发生率低，但是一种致死性并发症。目前，关于高灌注综合征的定义已达成共识，定义为术侧半球出现神经系统功能缺损（如癫痫发作等），但这些缺损的神经功能与脑栓塞无关。颈动脉狭窄的患因脑组织长期缺血缺氧，已极度扩张的脑血管失去了自身调节功能，血管反应性（vascular reactivity）下降是形成高灌注综合征的基础。而 CAS 术后脑血流量（cerebral blood flow，CBF）过度增加超过脑组织代谢的需要是促发高灌注综合征产生的动力。CAS 术者必须牢记下列易诱发高灌注综合征发生的因素，包括严重单侧或双侧颈动脉狭窄、对侧血管闭塞、侧支循环差、术前已存在脑梗死、围手术期高血压及老年患者等。

极早的识别高灌注综合征的发生极为重要。高灌注综合征的临床表现缺乏特异性，可表现精神错乱、非典型头痛、癫痫和脑卒中样发作等。其发生的时机存在双峰现象，第一峰出现在血管重建后的 30 min 内（早期发作），第二峰出现在术后的第 2 周（晚期发作）。在早期，脑卒中样发作多与弥漫性脑水肿相关。造影剂脑病（contrast-induced encephalopathy）和"栓子雨"亦可出现类似的临床表现，必须加以甄别。发生高灌注综合征患者颈动脉血流速度增快，通过彩色多普勒超声可有助于诊断。

对于伴有上述高灌注综合征诱发因素的 CAS 围手术期患者应严密监护。具体方法如下：①血压较高的患者需予严密的监测和控制，但应避免使用血管扩张药物降压，多主张采取静脉给予 β 受体阻止剂药；②对于因高灌注并发脑出血患者，需立即静脉给予硫酸鱼精蛋白中和肝素以限制颅内血肿进一步扩大；③对于并发脑水肿患者，可给予激素和甘露醇脱水以降低颅内压；④如果患者表现癫痫发作，可予抗癫痫药物控制。

（三）造影剂脑病及其处理

造影剂脑病发生率较低，与术中使用造影剂过量有关，尤其是渗透性较高的造影剂。造影剂脑病临床预后较好，典型的临床表现包括视觉障碍、一过性皮质盲和短暂的偏瘫等类脑卒中样发作。造影剂脑病发生的病理生理机制与造影剂神经毒性造成血脑屏障破坏密切相关。通过脑 CT 或 MRI 检查发生脑皮质和基底节区存在异染病灶。另外，急性血脑屏障破坏可导致脑脊液外渗形成脑水肿。通常情况下，神经系统症状和影像学异常表现在症状出现后的 24~48 小时完全消失。

造影剂脑病需与高灌注综合征鉴别。前者临床预后好、恢复快,后者则相反。另外,两者在累及脑解剖部位亦存在差异。前者前后循环均可累及,而后者仅累及前循环。造影剂脑病重在预防,无特殊治疗。

第八节 动脉粥样硬化性颈动脉狭窄的临床实践

一、药物治疗与血管重建的选择

颈动脉狭窄处理目的是减少脑卒中或死亡的风险。在充分的评估将来可能发生的脑卒中风险和因血管重建本身带来的风险大小后,决定是选择药物治疗还是选择血管重建治疗。药物治疗发生脑卒中的风险与患者的临床表现和狭窄的严重程度有关。而血管重建术的风险,包括心肌梗死、脑卒中或死亡,则与一些高危因素密切相关(见表 15-3)。无论是否行血管重建术处理,应该为所有的患者提供最为优化的药物治疗,包括干预动脉粥样硬化危险因素和抗血小板治疗。单用药物治疗适用于那些行血管重建术风险大于获益的患者,这些患者包括症状性颈动脉狭窄程度 <50%、无症状性狭窄 <60% 的患者和存在手术相关的脑卒中或死亡高风险因素的患者。2006 年 AHA/ASA 颈动脉狭窄治疗指南推荐:对于无症状性颈动脉狭窄 >60 或症状性颈动脉狭窄 >50% 患者,若采用血管重建治疗脑卒中或死亡并发症分别不超过 3% 和 6% 时,则是可以接受的。

二、无症状性低危患者的血管重建

症状性颈动脉狭窄患者血管重建可依据 2010 年 AHA/ASA 指南。无症状性颈动脉狭窄患者的治疗目前仍存在两个重要问题:血管重建术可行性证据综合可信度;行血管重建术治疗血管狭窄程度的标准(图 15-4)。支持血管重建者认为,第一个问题通过 ACAS 和 ACST 试

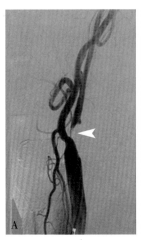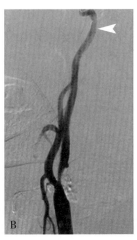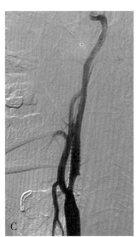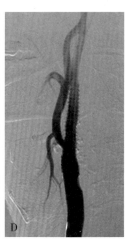

图 15-4 无症状性颈动脉狭窄支架置入术

A. 颈动脉侧位造影显示窦部次全闭塞;B. 0.014in 微导丝通过病变,用直径 2.0mm 球囊导管预扩后,Spider 保护装置在微导丝的辅助下通过病变,置入颈动脉颈段的远端(箭头所指为保护伞伞体);C. Precise RX 自膨式支架置入后,可见明显残余狭窄;D. 用直径为 6.0mm 球囊导管后扩后,造影示支架形态良好,无残余狭窄

验已取得了证据,即外科处理发生并发症风险较低的患者行 CEA 联合阿司匹林的疗效优于单用阿司匹林。相反,保守疗法支持者认为 ACAS 试验已经过时,因为目前采用的积极干预颈动脉粥样硬化危险因素和"最优化的药物治疗"方案在 ACAS 试验尚未得到实施。虽然在 ACST 研究中的药物治疗方案得到很大的完善,但在 1993~1996 年间随机入组的患者他汀类药物服用率仅为 17%,即使是在 2000~2003 年间也只有 58%。尽管 70%~90% 的患者在后来临床随访期间服用了抗血小板聚集、抗高血压和降脂药物,但是否达到目前要求的治疗目标值仍是未知数。因此,血管重建术与现阶段"最优化的药物治疗"效果的比较仍需要进一步研究。

CEA 治疗颈动脉合适的狭窄标准是另一个争论焦点。ACAS 和 ACST 研究均得出无症状性 >60% 狭窄患者行 CEA 疗效优于阿司匹林,但 ACST 研究并没有证实随着狭窄程度增加(60%~90%),患者发生脑卒中风险有任何差异。另外,ACAS 研究亦没有就此问题给予评估。因 CEA 与阿司匹林治疗相比,每年绝对的脑卒中风险减少仅为 1%,所以有理由质疑将无症状性颈动脉狭窄重建术的血管狭窄标准增加至 80% 的合理性。1998 年修订的 AHA 指南提出了这个问题并且修改了早期指南推荐的标准:无症状性狭窄程度 >60% 且手术风险 <3%;无症状性狭窄 >75% 且手术风险为 3%~5%。值得注意的是 AHA 指南并没有明确指出狭窄的严重程度是通过血管造影明确还是通过无创技术评估。

目前,随机的临床试验数据仅支持 CEA。如果 CEA 和 CAS 临床比较试验能够证明它们具有相同的效果或 CAS 更优越,那么 CAS 可能成为 CEA 治疗低风险的患者一种理想选择。

三、无症状性高危患者血管重建

目前,对于严重颈动脉狭窄且 CEA 治疗存在高风险无症状性患者的治疗仍有争议,因为当前 CEA 和药物治疗比较随机试验尚未纳入这类患者。尽管此类患者行 CEA 治疗风险比低危患者明显增加,但并没有足够的证据证实药物或手术治疗对此类高风险患者的 5 年无脑卒中存活率的影响。目前必须意识到,若血管重建本身的风险高于术后带来的获益,那么其疗效将会得到否定;CEA 会带来更高的风险但并不意味要求患者行 CAS 治疗。目前迫切的是开展一些 CEA 治疗存在高危风险的无症状颈动脉狭窄患者药物疗效方面的研究。如患者存在低灌注情况,对于由放射引起或 CEA 再狭窄的患者,可考虑用 CAS 治理(图 15-5)。

四、年龄因素

随着年龄的增长,收缩期高血压、心房颤动、全身动脉粥样硬化和脑血管疾病的风险亦在增加,这些因素均会增加老年人脑卒中风险。就某一个患者来讲,很难评估每个危险因素的相关风险,故需给予综合治疗。因阿司匹林、β 受体阻滞剂、他汀类药物和 ACEIs 有较好的安全性和耐受性,且这些药物能降低老年患者心血管疾病的致残和致死率,故在制定脑卒中预防最优化的药物治疗方案时应包括这些药物。相比之下,老年患者 CEA 术后更易出现相关的并发症,正是因为此种原因导致目前许多 CEA 随机试验排除了这类患者。虽然 SAPPHIRE 研究结果表明,高危患者经 CAS 和 CEA 治疗后,前者拥有较低的不良事件发生率,但另一项存在高危风险研究因 CAS 过高的脑卒中或死亡率提前终止。另外,一项试验研究结果支持,释放保护伞的持续时间是独立的脑卒中预测因子;年龄并非构成 CAS 脑卒中或死亡的独立预测因子。研究者推测,Ⅲ型主动脉弓和头臂干扭曲等解剖因素易使 CAS

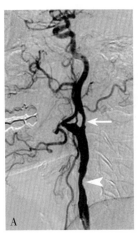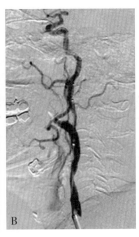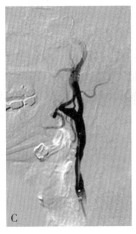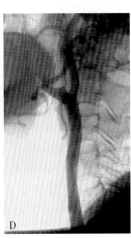

图 15-5　放射性颈动脉狭窄

A. 颈动脉侧位造影显示窦部 75% 狭窄(长箭头),颈总动脉中段 50% 狭窄(短箭头);B. Accunet 保护伞到位展开和 Acculink 支架准确定位于颈动脉窦狭窄处;C. 支架置入后颈动脉窦病变处无残余狭窄;同时将第二枚 Acculink 支架准确定位于颈总动脉中部的狭窄处;D. 造影示支架形态良好,未见残余狭窄

手术时间延长和程序复杂,此种情况在老年患者当中较常见,从而增加了此类患者发生并发症风险。因此,无症状颈动脉狭窄的老年患者的最佳治疗方法尚未确定。但采用内科药物治疗和危险因素干预仍是合理的选择。对于预期寿命少于 5 年的患者,主张单用内科药物治疗。对于预期寿命大于 5 年症状性患者,尤其是男性患者,血管重建术是合理的。虽然可靠的数据表明 CAS 也许比 CEA 更安全且损失较小,但血管重建术的技术选择仍不确定。内科治疗与 CAS 的相对优势需要进一步的评估。

五、性别因素

与低龄和非糖尿病女性患者相比,年龄大于 65 岁和女性糖尿病患者罹患动脉粥样硬化和脑卒中的风险较高。阿司匹林用于对这些高危亚组人群脑卒中一级预防是合理的。NASCET 研究的数据表明,症状性颈动脉重度狭窄的女性经 CEA 治疗后脑卒中预防效果优于单用阿司匹林组,但症状性中度狭窄的女性未能从 CEA 中获益。ACAS 试验中,与应用阿司匹林相比,无症状女性未能从 CEA 中获益。但 ACST 研究表明,女性可以适度的从 CEA 中获益。男性和女性从 CEA 中获益不一致,这可能归因于女性在 CEA 后发生并发症的风险较高。但 CREST 前期研究结果表明,女性组和男性组在 CAS 后 30 天脑卒中和死亡发生率分别为 4.5% 和 4.2%,差异无统计学意义。总之,为探讨女性对 CEA或 CAS 术后的影响,有必要在高(低)危风险的有(无)症状性颈动脉狭窄的女性患者中作进一步研究。

六、冠状动脉搭桥术与颈动脉重建术共存的处理

研究表明,需行冠状动脉搭桥术(coronary artery bypass grafting,CABG)患者,若既往有TIA 和脑卒中病史,颈动脉狭窄重建围手术期发生脑卒中风险是无 TIA 和脑卒中病史患者的 3 倍。颈动脉疾病是 CABG 患者术后发生脑卒中的重要原因。拟行心脏外科手术的患者如果存在下列特点,包括颈动脉杂音、年龄大于 65 岁、周围动脉疾病、TIA 或脑卒中病史、吸

烟和冠状动脉左主干病变，则术前需接受双侧颈动脉检查。重度颈动脉狭窄患者可行颈动脉血管重建。根据患者的症状、疾病的严重程度和血管重建的迫切程度组织血管重建术的时间和秩序。当无症状性颈动脉狭窄患者合并严重的左主干疾病、顽固性急性冠脉综合征或其他急性 CABG 指征，首先可不处理颈动脉狭窄，而直接给予 CABG 治疗。但对于 2 周内发生 TIA 且颈动脉狭窄大于 50% 的患者，如果 CABG 推迟几天是安全的情况下，可考虑急诊行 CEA 治疗。一项荟萃分析结果支持，对于症状性颈动脉狭窄 >50% 或无症状的颈动脉狭窄 >80% 的患者，CEA 应在 CABG 之前或与其同时进行。另有证据表明，CEA 和 CABG 同时进行的风险与两者分开实施的风险相比并未明显的增加，包括死亡率、脑卒中和心肌梗死的发生率分别为 4.7%、3.0% 和 2.2%。如果在 CABG 之前行颈动脉血管重建治疗，那么 CABG 术后的并发症就会降低。

七、非心脏手术的术前评估

推荐无症状性颈动脉狭窄但伴血管杂音的患者实施非心脏手术前，有必要行全面的神经系统检查。无症状或神经系统缺乏阳性体征的患者在颈动脉重建术前实施非心脏手术，并发脑卒中风险较低，故非心脏手术可提前进行。但对于症状性颈动脉狭窄 >50% 患者推荐在外科手术前实施颈动脉血管重建。

八、房颤

在缺血性脑卒中中，心源性脑栓塞占 1/5，且绝大部分病因与阵发性或持续性房颤有关。大约 1/3 的既有房颤又有脑卒中史的患者将再发脑卒中，究其病因除与房颤有关外，颈动脉狭窄亦是主要因素，故这些患者均推荐行颈动脉超声检查。房颤合并颈动脉狭窄的患者在治疗上以华法林长期抗凝和采用颈动脉血管重建治疗为主。虽然，以往的存在高风险的 CAS 试验研究纳入标准排除了房颤，但此类患者颈动脉血管重建术的指征和技术要求方面与其他类型患者的相同。

九、颈动脉夹层

颈动脉夹层通过动脉栓塞、动脉闭塞或假性动脉瘤压迫血管导致神经系统损伤。经过保守治疗后，高达 80% 的动脉夹层患者可以痊愈。治疗方法包括抗凝和抗血小板聚集治疗。血管造影证实，夹层持续存在反复发作缺血事件的患者采用 CAS 治疗（图 15-6），比外科手术更安全。

十、合并颅内病变或串联病变

许多患者在评估颈动脉疾病时发现合并有无症状性颅内疾病。无症状性颅内血管狭窄一般不影响颅外颈动脉血管重建术的实施。但对于症状性颅内狭窄患者，因在 2 年内发生脑卒中的风险为 19%，故在颈动脉血管重建术前推荐正规的神经系统评估，必要时可同时处理（图 15-7）。

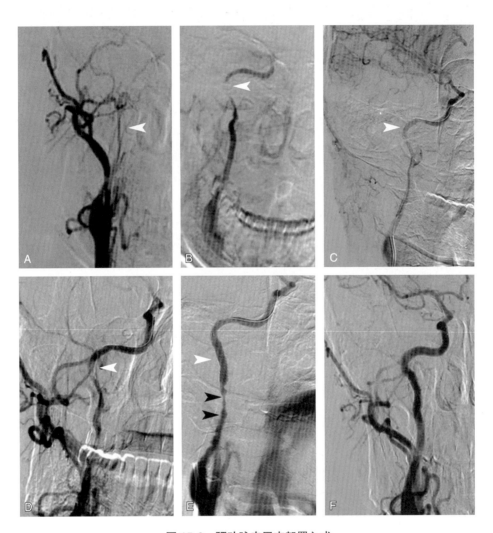

图 15-6 颈动脉夹层支架置入术

A. 右侧颈动脉侧位动脉早期造影显示窦部至 C1 的远端全程纤细(箭头);B. 右侧颈动脉侧位动脉晚期造影显示 C1 的远端次全闭塞,病变的性质为夹层(箭头);C. 微导丝通过病变;D. 球囊预扩张后;E. Express Vascular™ SD 支架置入(白色箭头),支架的近端出现血管痉挛(黑色箭头);F. 观察 15 分钟后,支架形态良好,血管痉挛消除

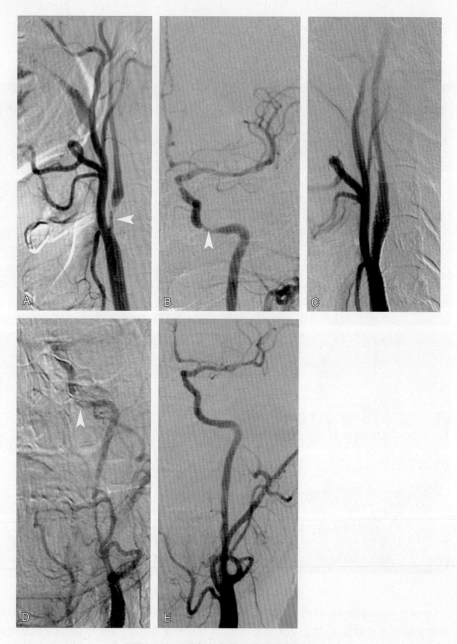

图 15-7　颈动脉串联狭窄支架置入术

A. 左侧颈动脉侧位造影显示窦部严重狭窄(箭头);B. 颈动脉前后位造影显示破裂孔段 50% 狭窄(箭头);C. 0.014in 微导丝通过病变,用直径 2.0mm 球囊导管预扩后,Spider 保护装置在微导丝的辅助下通过病变,置入颈动脉颈段的远端;用直径为 5.0mm 球囊导管预扩,Precise RX 自膨式支架置入,造影显示支架形态良好,可见明显 20% 残余狭窄;D. 破裂孔段 50% 狭窄单用直径为 4.0mm 球囊成形(箭头);E. 造影显示远端的血管形态良好,无残余狭窄

第九节 血管内介入治疗在颈动脉病变中的应用展望

在 2007 年，CAS 在治疗高危症状性和无症状性颈动脉狭窄患者的疗效上被认为不劣于 CEA，两者相互补充。随着 CREST 研究结果的发表，即 CAS 和 CEA 近 4 年的首要终点事件（包括脑卒中、心肌梗死、围手术期任何原因引起的死亡或术后 4 年内责任血管同侧脑卒中）发生率无统计学差异，势必给目前视为金标准的 CEA 带来巨大的挑战。面对 CAS 创伤小的优势，对于那些既可选择 CEA 又可选择 CAS 治疗的患者可能更倾向选择后者。值得关注的是，历时 5 年的前瞻性随机的跨大西洋无症状的颈动脉介入试验(Transatlantic Asymptomatic Carotid Intervention Trial，TACIT)目的是比较 CAS 联合优化的药物与单用优化的药物的疗效，其试验结果将于今年公布。这些结果的发表，将为 CAS 应用于低危人群提供更多客观的依据。另外，随着未来科学技术的发展，势必会出现性能更加优良的 EPD、支架和支架输送系统。这所有的一切，可能造就一个事实，即 CAS 替代 CEA 成为治疗颈动脉疾病最终的金标准。

（刘文华　刘新峰）

参 考 文 献

1. Adams，H.P.，Jr.，et al. Guidelines for the early management of adults with ischemic stroke：a guideline from the American Heart Association/American Stroke Association Stroke Council，Clinical Cardiology Council，Cardiovascular Radiology and Intervention Council，and the Atherosclerotic Peripheral Vascular Disease and Quality of Care Outcomes in Research Interdisciplinary Working Groups：The American Academy of Neurology affirms the value of this guideline as an educational tool for neurologists，Circulation，2007，115 (20)：e478-534.

2. Marsh，J.D. and S.G. Keyrouz. Stroke Prevention and Treatment，Journal of the American College of Cardiology，2010，56(9)：683-691.

3. Hachinski，V. Intra-Arterial Thrombolysis for Basilar Artery Thrombosis and Stenting for Asymptomatic Carotid Disease：Implications and Future Directions，Stroke，2007，38(2)：721-722.

4. Qureshi AI.，et al. New grading system for angiographic evalution of arterial occlucions and recanalization reponse to intra-arterial thrombolysis in acute ischemic stroke，Neurosurgery，2002，50(6)：1405-1415.

5. Halliday A，Mansfield A，Marro J，et al. Prevention of disabling and fatal strokes by successful carotid endarterectomy in patients without recent neurological symptoms：randomised controlled trial，Lancet，2004，363：1491-1502.

6. Johnston SC，Gress DR，Browner WS，et al. Short-term prognosis after emergency department diagnosis of TIA，JAMA，2000，284：2901-2906.

7. Connors JJ 3rd，Sacks D，Furlan AJ，et al. Training，competency，and credentialing standards for diagnostic cervicocerebral angiography，carotid stenting，and cerebrovascular intervention：a joint statement from the American Academy of Neurology，the American Association of Neurological Surgeons，the American Society of Interventional and Therapeutic Neuroradiology，the American Society of Neuroradiology，the Congress of Neurological Surgeons，the AANS/CNS Cerebrovascular Section，and the Society of Interventional Radiology，Neurology，2005，64：190-198.

8. Al-Mubarak N，Colombo A. Gaines PA，et al. Multicenter evaluation of carotid artery stenting with a filter protection system，J Am Coll Cardiol，2002，39：841-846.

9. Roubin SG，New G，lyer SS，et al. Immediate and late clinical outcomes of carotid artery stenting in patients with symptomatic and asymptomatic carotid artery stenosis：a 5-year prospective analysis，Circulation，2001，103：532-537.

10. Tübler T,Schlüter M,Dirsch O,et al. Balloon-protected carotid artery stenting:relationship of periprocedural neurological complications with the size of particulate debris,Circulation,2001,104:2791-2796.

11. Halkes PH,van Gijn J,Kappelle LJ,et al. Aspirin plus dipyridamole versus aspirin alone after cerebral ischaemia of arterial origin(ESPRIT):randomised controlled trial,Lancet,2006,367:1665-1673.

12. Bhatt DL,Fox KA,Hacke W,et al. Clopidogrel and aspirin versus aspirin alone for the prevention of atherothrombotic events,N Engl J Med,2006,354:1706-1717.

13. Collins R,Armitage J,Parish S,et al. Effects of cholesterol-lowering with simvastatin on stroke and other major vascular events in 20536 people with cerebrovascular disease or other high-risk conditions,Lancet,2004,363: 757-767.

14. Mayberg MR,Wilson SE,Yatsu F,et al. Carotid endarterectomy and prevention of cerebral ischemia in symptomatic carotid stenosis. Veterans Affairs Cooperative Studies Program 309 Trialist Group,JAMA,1991, 266:3289-3294.

15. Hobson RW 2nd,Weiss DG,Fields WS,et al. Efficacy of carotid endarterectomy for asymptomatic carotid stenosis,N Engl J Med,1993,328:221-227.

16. Wennberg DE,Lucas FL,Birkmeyer JD,et al. Variation in carotid endarterectomy mortality in the Medicare population:trial hospitals,volume,and patient characteristics,JAMA,1998,279:1278-1281.

17. Endovascular versus surgical treatment in patients with carotid stenosis in the Carotid and Vertebral Artery Transluminal Angioplasty Study(CAVATAS):a randomised trial,Lancet,2001,357:1729-1737.

18. Yadav JS,Wholey MH,Kuntz RE,et al. Protected carotid-artery stenting versus endarterectomy in high-risk patients,N Engl J Med,2004,351:1493-1501.

19. Ringleb PA,Allenberg J,Brückmann H,et al. 30 day results from the SPACE trial of .stent-protected angioplasty versus carotid endarterectomy in symptomatic patients:a randomised non-inferiority trial,Lancet, 2006,368:1239-1247.

20. Eckstein HH,Ringleb P,Allenberg JR,et al. Results of the Stent-Protected Angioplasty versus Carotid Endarterectomy(SPACE)study to treat symptomatic stenosis at 2 years:a multinational,prospective, randomised trial,Lancet Neurol,2008,7:893-902.

21. Mas JL,Chatellier G,Beyssen B,et al. Endarterectomy versus stenting in patients with symptomatic severe carotid stenosis,N Engl J Med,2006,355:1660-1671.

22. Mas JL,Trinquart L,Leys D,et al. Endarterectomy Versus Angioplasty in Patients with Symptomatic Severe Carotid Stenosis(EVA-3S)trial:results up to 4 years from a randomised,multicentre trial,Lancet Neurol,2008, 7:885-892.

23. Ederle J,Dobson J,Featherstone RL,et al. Carotid artery stenting compared with endarterectomy in patients with symptomatic carotid stenosis(International Carotid Stenting Study):an interim analysis of a randomised controlled trial,Lancet,2010,375:985-997.

24. Brott TG,Hobson RW 2nd,Howard G,et al. Stenting versus endarterectomy for treatment of carotid-artery stenosis,N Engl J Med,2010,363:11-23.

第十六章

颈动脉颅内段狭窄的介入治疗

在全球范围内,颅内大动脉(颈内动脉和椎动脉颅内段、大脑中动脉和基底动脉)粥样硬化性病变是缺血性脑卒中最常见的原因之一。在白种人中颅内粥样硬化性病变导致的缺血性脑卒中占脑卒中总数的 8%~10%,而在中国和其他亚洲国家人群中,约 30%~50% 的缺血性脑卒中是由颅内动脉粥样硬化性病变引起的。与颅外动脉粥样硬化相比,颅内动脉粥样硬化的自然史还不明确。虽然晚近的随机对照 SAMMPRIS(stenting versus aggressive medical therapy for intracranial arterial stenosis)研究结果表明,强化的药物治疗在预防颅内血管狭窄所导致的缺血性脑卒中的功效上优于 Winspan 支架系统,但因该试验存在诸多不合理因素。故颅内支架置入与强化的药物治疗在预防缺血性脑卒中的整体疗效优劣方面仍有待于进一步研究。本章节就前循环颅内支架置入术及其相关的知识作一系统阐述(后循环支架置入术及其相关知识见第十七章)。

第一节　颅内动脉的解剖学特点

熟悉和掌握颅内动脉解剖学结构对成功进行血管内治疗非常关键。颅内动脉不同于其他动脉系统,颅内动脉主要有以下几个方面的特点:①不同于颅外动脉,颅内动脉缺乏外弹力层。②与冠状动脉近端血管直径相比,脑动脉更细;大脑中动脉近端血管外径约 3.71mm(2.74~4.92mm)。相比之下,冠状动脉左前降支外径近端为 4.5mm ± 0.3mm,远端为 2.5mm ± 0.37mm。③与类似大小的冠状动脉相比,颅内动脉更薄,颅内动脉平均管壁厚度为 0.094mm ± 0.030mm,大脑中动脉、基底动脉和椎动脉之间差别不大,而冠状动脉平均管壁厚度则达 0.87mm ± 0.23mm。④颅内动脉中层占管壁成分的大部分,而外膜很薄。脑动脉内膜、中层和外膜占全层管壁厚度的比例分别为 0.17mm ± 0.03mm、0.52mm ± 0.06mm 和 0.31mm ± 0.05mm。相比而言,冠状动脉左前降支所对应各层厚度的比例分别为 0.27mm ± 0.02mm、0.36mm ± 0.03mm 和 0.40mm ± 0.03mm。⑤脑动脉与其他动脉相比更硬,所以伸缩性更差。⑥颅内动脉悬浮在脑脊液中,周围很少有血管组织支撑。⑦颅内动脉发出很多侧支,小于 250 μm 的侧支脑血管造影也很难看见。操作不当使这些脆性的侧支破裂引发致命性蛛网膜下腔出血。另外,这些小的分支供应重要的脑组织,如内囊或脑干,故这些重要分支于血管内治疗过程中发生闭塞亦会引起严重的神经功能缺损。⑧颅内动脉的迂曲特性使得介入器材于血管内的通过性更加有难度。

由于以上这些特点,与冠状动脉相比,颅内动脉更易于发生血管痉挛和血管破裂。因此,颅内血管狭窄支架置入术的风险也往往较其他血管床要高。

另外,介入治疗首先必须明确血管病变的解剖部位的形态特征,这对于判断治疗难度、决定治疗方案及总结病例特点有重要意义。目前颈内动脉的分段没有统一的命名方法。从临床使用的角度出发,目前通常推荐使用 1996 年 Bouthillier 提出的命名法,将 ICA 分为 7 段(参见本书相关章节)。目前颈内动脉颅内外的界限还没有统一标准。有学者把 C2 段以远(包括 C2 段)作为颅内动脉。也有学者认为颈内动脉出颈动脉管后才算是颅内动脉,即 C3 段以远(包括 C3 段)。从介入技术出发,目前认为将 C2 段归于颅内动脉较为合适。大脑中动脉作为颈内动脉的分支和直接延续,共分为 4 段(参见本书相关章节)。大脑前动脉可以分为 5 段(参见本书相关章节)。

第二节 颅内动脉粥样硬化性疾病的流行病学特点

一、流行病学特点

在全球,颅内大动脉(颈内动脉和椎动脉的颅内段、大脑中动脉、大脑前动脉和基底动脉)粥样硬化性狭窄是缺血性脑卒中最常见的原因。在美国,约 8%~10% 的缺血性脑卒中或短暂性脑缺血发作(TIA)是由颅内动脉粥样硬化引起,这会导致每年约 10 万患者发生缺血性脑卒中。目前的研究数据表明,脑动脉粥样硬化分布存在种族差异。中国人、日本人、西班牙人和非洲籍美国人更倾向于发生颅内动脉粥样硬化。与之相反,白人更倾向于发生颅外动脉粥样硬化。

在北曼哈顿脑卒中研究(Northern Manhattan Stroke Study)中,西班牙人和非洲籍美国人发生颅内动脉粥样硬化比白人更常见。在每 10 万人中,发生与颅内动脉粥样硬化有关的脑卒中人数,白人、西班牙人和非洲籍美国人分别为 3 人、13 人和 15 人。在所有脑卒中类型中,颅内动脉粥样硬化有关的脑卒中比例在白人、西班牙人和非洲籍美国人分别为 9%、15% 和 17%。

相比之下,亚洲人更容易发生与颅内动脉粥样硬化相关的缺血性脑卒中。在韩国,一项针对 1167 例脑卒中患者进行的磁共振血管成像研究发现,有症状性颅内动脉粥样硬化更常见,其比例是症状性颅外动脉粥样硬化的 7.3 倍。1999 年 Takahashi 等报道,279 例发生脑卒中的日本人中,通过磁共振血管成像发现 12.9% 是由大脑中动脉狭窄所致,并认为高血压和糖化血红蛋白升高与大脑中动脉狭窄有关。在泰国人群中,报道在脑卒中患者中发现 47% 颅内动脉粥样硬化所致。而在 200 例急性缺血脑卒中的新加坡人中,颅内动脉粥样硬化患病率高达 54%。

而在我国,相对于颅外动脉粥样硬化而言,颅内动脉粥样硬化的流行病学研究起步较晚。香港中文大学的 Wong 教授报道,在中国人中约 30%~50% 的缺血性脑卒中是由颅内动脉粥样硬化引起。1997 年北京协和医院对 96 例短暂性脑缺血发作患者行 TCD、颈动脉彩超和 DSA 检查结果分析发现,51% 有颅内血管狭窄和闭塞,19% 的患者存在颅外血管病变,颅内病变血管中以大脑中动脉最多,占 66%。2000 年,香港中文大学威尔斯亲王医院对连续的 705 例因急性缺血性脑卒中的中国患者进行 TCD 检查,发现 345 例(48.9%)有大动脉闭塞性病变,其中36.6%为单纯颅内血管病变,2.3%仅有颅外血管病变,10.1%同时存在颅内外血管病变。患者颅内血管狭窄的分布依次为大脑中动脉(73.3%)、椎基底动脉(40.3%)和大脑前动脉(35.9%)。

然而,在一般人群中,关于无症状性颅内动脉粥样硬化的流行病学资料相对较少。在颈动脉多普勒超声所提及到的无症状美国白人患者中,通过TCD证实约13%发生颅内动脉粥样硬化。在日本,对425例无症状的日本人进行MRA评估,发现3.5%存在颅内动脉粥样硬化。在韩国,835例健康患者亦进行类似的MRA研究,发现3%有颅内动脉粥样硬化,颅外动脉粥样硬化仅占0.48%。2007年,Wong教授在香港对至少还有一种血管危险因素的3057例无症状患者进行大TCD检测,发现大脑中动脉狭窄患病率为12.6%。同年,Huang等对1068例无症状的中国人中进行TCD检查,结果发现大脑中动脉狭窄发生率为5.9%。

综上所述,多数学者达成了脑动脉粥样硬化性狭窄存在种族差异的共识。但值得注意的是各项研究结果波动较大,甚至有截然相反的结论。其原因可能有:颅内外血管位置的界定不明确;诊断技术水平不一,单中心调查存在病例选择偏差(如与社区医院相比,在大型脑血管病中心所做的调查中,颅内动脉狭窄可能被高估)等。所以要回答这一问题,多中心大样本的流行病调查是必需的。

二、自然史

1. 症状性颅内动脉粥样硬化自然史　华法林-阿司匹林治疗症状性颅内动脉狭窄临床研究(WASID)的结果显示,阿司匹林组和华法林组所有患者中,发生缺血性脑卒中、脑出血或其他血管原因导致的死亡总发生率为22%。在569例患者中,发生症状颅内动脉狭窄的同侧区域和任何血管部位发生缺血性脑卒中的比例分别为14%和19%,且大部分脑卒中发生在第一年内(77例,占78%)。对于≥70%高度狭窄来说,症状颅内动脉狭窄的同侧区域年脑卒中发生率高达19%。多因素分析显示,≥70%狭窄是发生同侧脑卒中最重要的危险因素。在首次脑卒中后的早期更容易发生再次脑卒中,且发生再次脑卒中以女性更多见。

症状性动脉粥样硬化性颅内血管狭窄试验研究显示,对102例症状性颅内动脉狭窄的患者进行前瞻性药物治疗,随访23个月,发现仍有14%患者发生再次脑卒中。有趣的是,有血流动力学改变的患者中,有61%患者发生同侧脑卒中或TIA。

2. 无症状性颅内动脉粥样硬化自然史　纳入WASID研究的569例症状性颅内动脉狭窄患者中,有一定比例的患者同时存在的无症状性狭窄(狭窄程度为50%~99%)。已完成全脑血管造影患者中,有35例患者同时合并存在40处无症状性颅内狭窄,9处为≥70%严重狭窄。这些患者进行1.8年随访,无症状性狭窄区域无一例发生脑卒中。另外,行磁共振血管成像检查的患者中,65例合并有85处无症状性狭窄。同样随访1.8年,在85处无症状性狭窄中,有5.9%发生脑卒中,年脑卒中发生率为3.5%。尽管无症状狭窄本身发生脑卒中风险很低,但若在脑卒中患者同侧存在无症状性串联狭窄的基础上,发生脑卒中的危险性可能会大大提高,这一结论有待于进一步研究。

第三节　颅内动脉粥样硬化性狭窄的常见危险因素

很早就有人提出颅内/颅外动脉粥样硬化的危险因素存在分布差异。高血压比高血脂更容易促进颅内动脉粥样硬化,而高脂血症和颅外动脉粥样硬化与冠心病关系更密切。然而,这些关系又被其他研究者所否定,并认为动脉粥样硬化分布差异主要是受种族和性别影响,而不是传统血管危险因素。

评价颅内动脉粥样硬化危险因素的研究主要集中在症状性患者和亚洲人群。大多数研究结果认为年龄、高血压和糖尿病是颅内动脉粥样硬化的重要危险因素,而性别与颅内动脉粥样硬化之间关系存在争论。一些研究报道女性患者容易发生颅内粥样硬化,而其他一些研究则显示在男性患者中更常见。

近年来有研究证实,与影响颅外动脉粥样硬化相比,代谢综合征被认为与颅内动脉粥样硬化关系更密切。WASID 试验显示在颅内动脉粥样患者中代谢综合征更为常见,有近一半的颅内动脉粥样硬化患者被诊断有代谢综合征,这类人群再次发生血管事件的风险更高。2005 年韩国的 Bang 教授等对 512 例脑卒中患者进行一项研究,发现 55% 颅内动脉粥样硬化患者存在代谢综合征,认为代谢综合征与颅内动脉粥样硬化关系密切,这一点有别于传统的危险因素。2009 年,一项北曼哈顿脑卒中研究(Northern Manhattan Stroke Study)结果发现,糖尿病和代谢综合征是症状性颅内动脉粥样硬化而不是颅外动脉粥样硬化的重要决定因素。

第四节 颅内动脉粥样硬化性病变程度和性质的评估

一、血管造影评估依据

2009 年 AHA 一项科学声明《急性缺血性脑卒中影像推荐》强调颅内动脉慢性狭窄或者闭塞病变最好行增强 MRA、CTA 或 DSA 评估,狭窄程度的测定方面 DSA 或 CTA 具有更高的准确性,其中 DSA 更优于 CTA。对于 Wills 环区域的血管,推荐采用 CTA 或 DSA 评估,虽然 MRA 不够准确,但仍有用;对于远端颅内动脉,应该采用 DSA。

二、颅内动脉粥样硬化性病变程度和性质的评估

在脑血管造影过程中,评价动脉狭窄的程度和性质是十分重要的。病变性质和程度是决定下一步治疗方案的重要因素,这对于选择合适的球囊或支架非常重要,并有助于判断不同治疗的预后。

由于颅内动脉本身固有的解剖结构,用于计算颅外动脉狭窄程度的方法不适合于颅内血管。颅内动脉更加迂曲、更纤细,并有更多分支。WASID 研究建立了一套可靠的方法用于测量颅内大动脉的狭窄程度(包括术前、术后和随访时)。狭窄程度通过下面公式进行计算:

$$狭窄率 = [1-(狭窄管径 / 参考管径)] \times 100\%$$

狭窄管径是狭窄程度最严重的血管直径,而参考管径是指附近正常动脉的直径。由于解剖原因,参考管径的确定,颈内动脉颅内段不同于大脑中动脉、椎动脉颅内段和基底动脉。

1. 若狭窄位于大脑中动脉、椎动脉颅内段或基底动脉时,参考管径的测定应为:

(1) 若狭窄没有累及到目标血管的起始端,那么近端最宽、最平直且无迂曲的正常血管用来作为参考管径。

(2) 若目标血管的起始端有狭窄,且供血动脉正常的话,那么供血动脉最宽且无迂曲的正常血管被用来作为参考管径。

(3) 若目标血管全长都有病变的话,那么平直且无迂曲的正常远端血管被作为参考管径。

2. 若狭窄位于颈内动脉的颅内段时,参考管径的测定应为:

(1) 若狭窄位于颈内动脉海绵窦前段、海绵窦段和海绵窦后段时,颈内动脉岩段最宽、无迂曲的正常血管部分用作参考管径。

(2) 若颈内动脉岩段全长都有病变时,颈内动脉颅外段最远端的正常平直部分作为参考管径。

根据病变的形态学特征,Mori 等提出了一套颅内动脉造影分类系统来预测单纯球囊成形术的临床预后,在 DSA 下根据病变长度和几何形态学分以下三种类型为:Mori A 病变是指短的(长度≤5mm)同心圆或适度偏心的非闭塞病变;Mori B 病变是指管状(长度为5~10mm)的极度偏心的适度成角病变;Mori C 病变指的是弥漫的(长度 >10mm)极度成角的近端部分迂曲病变。病变越复杂,短期和远期结果就越差。尽管这种分类原先是为单纯球囊成形术而提出来的,但目前也已广泛应用于支架成形术。

北京天坛医院为了预测支架成形术的结果,结合 Mori 分型、病变部位分型和路径分型制定了一个 LMA 分型(Classifications of location,morphology and access)。部位分型:A、B 型部位分别为分叉前、后狭窄;C 型部位,跨分叉狭窄,边支动脉无狭窄;D 型部位,跨分叉狭窄,边支动脉有狭窄;E 型部位,边支动脉开口部狭窄;F 型部位,分叉前狭窄和边支开口部狭窄。大脑中动脉 M1 段开口部病变被定义为距起始部 3mm 以内的狭窄,视为 B 型部位。M1 段最大分支被视为 M1 段主干的延续,然后进行部位分型。N 型部位,非分叉处病变。形态学分型:即 Mori 分型。路径分型:Ⅰ 型路径,适度的弯曲,路径光滑;Ⅱ 型路径,较严重的迂曲或路径的动脉壁不光滑;Ⅲ 型路径,严重的迂曲。他们认为颅内支架成形术的技术成功率与径路分型的关系密切,Ⅰ、Ⅱ、Ⅲ 型径路的技术成功率分别是 100%、93% 和 66%。

动脉粥样硬化斑块根据病理学特征可以分为稳定斑块和不稳定斑块。在急性缺血性脑卒中患者中,对其脑动脉斑块的性质缺乏研究。因不像急性冠脉综合征患者具有很高的死亡率,大多数脑卒中患者经治疗可以存活,其尸检率极低,故此类患者病理研究受到很大的限制。现在依靠血管内超声、磁共振血管成像等先进技术可以较准确的分辨颈动脉颅外段斑块性质,但是这些技术应用在颅内动脉上的准确性还不确切。目前仍是依靠血管造影影像学特点粗略判断斑块性质。一般斑块较锐利、成角,或呈溃疡形,则认为不稳定斑块的可能性大。

有研究表明,颅内动脉狭窄是动态发展的病变,可以出现继续发展、退化或保持原状 3 种情况。发生这些病理过程的机制目前仍不是很清楚,其缺乏有效的评估手段预测斑块具体的演变趋势。所以颅内动脉血管成形和支架置入术的患者选择应较颅外动脉更为严格。

第五节　颅内动脉粥样硬化狭窄血管内治疗的发展简史

过去的二十年,球囊和支架成形术已经成为治疗症状性颅内动脉粥样硬化性狭窄的一种手段。在 WASID 研究中,颅内动脉狭窄患者尽管予以药物治疗,但仍有较高的脑卒中复发率。因有冠心病血管内介入成功的典范以及微导管、球囊和支架技术的快速发展,促使越来越多的颅内动脉狭窄患者接受血管内治疗。

一项对 2006 年 3 月份以前发表关于颅内动脉狭窄行单纯球囊成形术的所有回顾性和前瞻性病例研究的荟萃分析,发现手术期间发生脑卒中率为 7.9%(95%CI,5.5%~10.4%),

死亡率为 3.4%（95%CI，2.0%~4.8%）。近年来的现有资料显示颅内动脉单纯球囊成形术虽具有相对高的成功率和安全性，但仍没有涉及远期预后的前瞻性研究，而且，单纯球囊成形术本身存在诸多技术上的缺陷，如术后的弹性回缩、残余狭窄、急性血管腔闭塞、夹层形成和极高的再狭窄率等。

症状性的椎动脉和颅内动脉粥样硬化性病变的支架成形术（stenting of symptomatic atherosclerotic lesions in the vertebral or intracranial arteries，SSYLVIA）研究是第一个金属裸支架（NeuroLink system）治疗颅内动脉狭窄的多中心、前瞻性试验研究。SSYLVIA 研究包括 61 名患者，其中症状性颅内动脉狭窄 43 例，颅外椎动脉狭窄 18 例。技术成功率为 95%，30 天内脑卒中发生率为 7.2%，没有死亡病例，接受治疗的同侧血管区域年脑卒中发生率为 10.9%，6 个月时复查脑血管造影显示再狭窄率为 35%。该研究存在一些缺陷，如没有设立对照组，也没能证实颅内支架成形术是否改变颅内动脉狭窄的自然史和远期预后。依据此项研究结果，尽管美国 FDA 在人道主义豁免（humanitarian device exemption，HDE）下批准使用该支架治疗药物治疗失败的症状性颅内动脉狭窄患者，但目前市场上已不提供该类型装置。

2005 年，美国 FDA 批准 Wingspan 支架系统治疗症状性颅内动脉狭窄，该装置是一种颅内专用的自膨式支架。第一个关于 Wingspan 的研究是一前瞻性多中心 I 期临床试验，研究对象是 45 例经抗栓药物治疗脑卒中仍再次发作的症状性颅内动脉狭窄患者（狭窄程度为 50%~99%）。其结果表明，技术成功率为 97.7%，30 天内脑卒中或死亡率为 4.5%，第一年同侧脑卒中发生率为 9.3%，6 个月再狭窄率为 7.5%，所有再狭窄患者均没出现症状。

在 WASID 研究中，研究表明≥70% 症状性颅内动脉狭窄引发再次脑卒中的风险最高。结合该研究发现中度与重度狭窄患者于支架置入后手术期间并发症发生率相似，故推测支架成形术治疗重度狭窄可能更获益。因此，由美国国立卫生院资助建立了一项集中此部分高度狭窄的人群实施了基于 Wingspan 支架系统的多中心登记研究，来自 16 个中心的症状性颅内动脉高度狭窄患者 129 例，结果表明技术成功率为 96.7%；30 天内的脑卒中、出血或死亡及经 6 个月随访的同侧脑卒中事件总发生率为 14%。

最近一项多中心随机实验比较了颅内动脉狭窄血管内治疗（基于 Wingspan 支架系统）与强化的药物治疗（Stenting versus aggressive medical therapy for intracranial arterial stenosis，SAMMPRIS）的远期效果。SAMMPRIS 试验的目的是采用何种治疗方法有益于症状性颅内大动脉高度狭窄患者脑卒中二级预防，验证假设"支架成形术联合强化药物是否比单独药物强化治疗更有优势"。但其结果表明，30 天围手术其内脑卒中或死亡率在支架置入联合强化药物治疗组高达 14.7%，在单纯强化药物治疗组仅为 5.8%，故该实验被提前终止。但鉴于此实验本身存在诸多不合理因素，故颅内支架置入联合强化药物治疗与单用强化的药物治疗在预防缺血性脑卒中的整体疗效优劣方面仍有待于进一步研究。

第六节　颅内动脉粥样硬化狭窄介入治疗的适应证

一、颅内动脉狭窄介入治疗适应证

近年来，除了刚刚提前终止的 SAMMPRIS 试验外，还没有其他大型的临床随机双盲对照试验支持血管内治疗对颅内动脉粥样硬化性狭窄更有效，且国内外介入指南没来得及更新,目前,最近的推荐指征仅仅参考 2010 年 AHA/ASA《缺血性脑卒中和短暂性脑缺血发作预防指南》(以下简称《指南》)。

各国指南均强调血管重建术对治疗有症状性颅内动脉粥样硬化性狭窄的有效性还不明确,其适应证方面除了一致强调血管重建术仅针对症状性颅内动脉粥样硬化性狭窄外,还有一些细微差异,包括:就其狭窄程度而言,2006 年 AHA/ASA《指南》强调只有影响血流动力学的颅内动脉狭窄才考虑血管内治疗,2010 年 AHA/ASA《指南》却把狭窄程度放宽至 50%~99%,而 2008 年 ESO《指南》和 2010 年中国《指南》推荐中没有对狭窄程度做明确的限定;另外 2006 年 AHA/ASA《指南》强调患者在接受内科药物优化治疗失败后才可以考虑血管内治疗,而其他指南并没有强调此推荐意见。

因为颅内动脉血管内治疗具有较高的并发症发生率,也不清楚患者是否真正获益,尽管各国指南明确颅内动脉粥样硬化性狭窄血管内治疗应用方向,但是未能提供明确的细则。临床医师在介入规范和日常实践存在一定的差距。临床中应该对颅内动脉粥样硬化患者实施严格的危险评估,重视内科药物优化治疗。如果有条件的医疗机构进行颅内动脉粥样硬化性狭窄血管内治疗时,一定要仔细评价患者的获益风险比,严格遵从操作规范,降低并发症发生率。

根据各国指南推荐,现将颈内动脉颅内段介入治疗适应证总结如下:

1. 症状性颅内动脉粥样硬化性狭窄(50%~99%)的患者在接受内科药物优化治疗失败后,可考虑血管成形术或(和)支架置入术。

2. 无症状性颅内动脉粥样硬化性狭窄属低危病变,不推荐介入治疗。

二、颅内动脉狭窄介入治疗禁忌证

1. 不能接受或耐受抗血小板或抗凝药物治疗。
2. 严重钙化病变。
3. 因血管扭曲或变异而使导管等介入输送系统难以安全通过。

第七节　颅内血管成形和支架置入术操作要点

一、颅内血管成形和支架置入术的术前准备

1. 术前检查与评估

(1) 术前详细询问病史;完善全身体检和神经系统检查。

(2) 完善血液学检查(全血细胞计数、肌酐、PT 和 PTT);EKG;脑 CT 和 MRI;脑血管学检查(CTA、MRA 或者 DSA)。

(3) 完善脑血流量检查,例如氙 -CT、单光子发射体层摄影(single photon emission computed tomography,SPECT)、正电子发射体层摄影(positron emission tomography,PET),以证实有脑低血流动力学区域。

2. 抗血小板药物　为了减少手术过程中血栓形成引起的脑血管事件的危险性,术前至少 3 天开始给予阿司匹林 100mg/d,波立维 75mg/d;若急诊手术,需要术前 1 天或者术前至少 5 小时前口服负荷剂量,即波立维 300mg、阿司匹林 300mg 顿服。而 SAMMPRIS 研究中,除了给予阿司匹林外,应联合波立维 75mg/d,至少 5 天或术前 6~24 小时口服负荷剂量

600mg，但这不一定适合中国人群。

3. 颅内血管介入治疗的时机选择　WASID 试验提示颅内动脉粥样硬化性狭窄患者在首次缺血事件 30 天内更易再次发生缺血性脑卒中。因此，为更大程度的获益，血管内治疗应该更早或应该在首次缺血事件后数天内进行。然而，与亚急性或慢性期缺血性脑卒中患者相比，超急性期或急性期患者更易发生与血管成形术相关的并发症。因此，对于症状性颅内动脉粥样硬化性狭窄的患者来说，血管内介入时机的把握很难，同时也非常关键。SSYLVIA 研究中，术前 6 周内的缺血性脑卒中患者被排除。而在最近在一项 Wingspan 研究中，发生缺血性脑卒中 7 天后的患者才考虑行颅内支架置入术。

上述两项研究并未能确定最佳介入时间，早期介入治疗或许能预防缺血事件发作，而延迟介入时间却可能减少操作相关并发症的发生。因此，还需要前瞻性随机临床试验来进一步明确最佳介入时间。

4. 术中事项的准备

(1) 建立两条外周静脉通道。

(2) 留置导尿管。

(3) 除服药之外，术前 6 小时禁食。

(4) 术前在导管室备用所有必备的介入器材。

二、麻醉

尽管 SAMMPRIS 研究采用全麻方式，但还没有证据支持颅内动脉血管内治疗在局麻还是在全麻下操作更好，但目前大部分操作者更倾向于采用局麻方式。尽管颅内动脉球囊或支架成形术都可以在全麻或局麻下进行，但各有优缺点。全麻下行血管成形术可以最大限度减少动作伪影和节约操作时间，但最大的不利就是不能观察或监测新发的神经系统体征，局麻却可弥补这方面的不足。但局麻的缺点就是不能控制术中的动作伪影和减缓患者术中的恐惧。另外，考虑到基底动脉球囊成形术可致穿支血管闭塞或短暂意识丧失、呼吸暂停，故此部位病变的血管重建在全麻下进行可能更为合理。

三、治疗通路的建立

发生颅内动脉粥样硬化的患者常常合并颅外血管病变。有关路径技术的详细描述和复杂情况的技术要点，读者可以参照颅外血管成形和支架置入术有关章节。

1. 穿刺置鞘和造影　其过程包括将患者安置于造影台上接受局麻或全麻；评估和标记足背动脉和腘动脉；对双侧腹股沟区进行消毒、铺巾，然后局部浸润局麻；在股动脉内留置鞘(6F)。通过诊断导管进行全脑造影。在介入治疗前需要进行路径血管(颈动脉颅外段)造影和颅内血管后前位和侧位成像。

颈动脉的检测对指引导管的选择很有必要，另外也可以评价动脉粥样硬化病变的部位和性质。在介入治疗前后需要进行颅内血管成像比较，评估是否发生局部血栓形成或者栓子脱落事件的发生。

2. 肝素化　因指引导管到位后导致血流缓慢及微导丝、球囊或支架在病变血管内的操作都可诱发血栓栓子并发症的发生，故一般经静脉给予负荷剂量的肝素(70U/kg)，5 分钟后从鞘内抽取 5ml 血标本用来测定活化凝血时间(activated clotting time，ACT)。只有当肝素化发挥作用后(一般在静脉推注肝素 5 分钟后或 ACT 处于目标范围时)，指引导管才能留置在颈内动脉内。操作期间 ACT 应保持在 250~300 秒范围内。对于持续数小时操作的病例,就需要追加肝素。

术中备用鱼精蛋白。将已抽取能中和全部肝素的鱼精蛋白的注射器放置在操作台上,以便当患者并发出血发生时,术者能及时得到。要求每中和 1000U 肝素需鱼精蛋白剂量为 10mg。

3. 指引导管选择　操作者一般喜欢自己较熟悉的一种或两种指引导管,但选择更多依赖于患者和病变血管的特征。不同导管具有不同的性能。

(1) Neuron™ 颅内径路系统(Penumbra,Inc.,San Leandro,CA)的优点是非常柔软和易通过性;能置入颈内动脉或椎动脉颅内远端;缺点是稳定性和支撑性不如其他导管,仅仅远处头端不透射线,主体部分在透视下很难看到。

(2) Guider Softip™ XF 指引导管(Boston Scientific,Natick,MA)的优点是柔软,头端对血管壁损伤小,在小而迂曲的血管中不容易发生血管痉挛和夹层形成;缺点是支撑力相对稍差,当血管扭曲时,容易掉入主动脉弓内。

(3) Envoy(Cordis Neurovascular,Miami Lakes,FL)导管的优点是相对较硬,在迂曲和血管内径较大的血管中能提供更好的支撑力。缺点是相对较硬,头端较锐利。

除了选择合适类型的指引导管外,还应根据病变特征、患者身高等因素考虑导管的长度和直径。在传递 Wingspan 支架系统时,应该选择 90cm 长的指引导管。大部分病例采用 6F 外径的指引导管。血管管径小且侧支循环很少的情况下,有时得选择 5F 的指引导管。比如,对侧椎动脉未发育,在同侧较细的椎动脉操作时,选择 5F 外径指引导管较为合适。但其缺点是指引导管内径空间有限,容纳微导管或球囊后就很难完成血管造影。

导管头端形态的选择往往要根据病变的特点决定。直头指引导管一般用在相对较直的或能通过的迂曲血管,例如用于椎动脉介入的首选。当指引导管头端位置应在血管迂曲部位时,可以使用弯头导管。弯头导管比直头导管更容易通过主动脉弓。

4. 指引导管到位技术

(1) 直接导航技术:在非迂曲、无动脉粥样硬化的血管中可采用直接导航技术。通过 0.035in 或 0.038in 亲水涂层导丝直接将弯头指引导管缓慢输送至颈动脉。

(2) 交换技术:在迂曲的、伴有动脉粥样硬化斑块或纤维肌性发育不良的患者中采用。这种技术可以减少对颈动脉血管壁损害,特别对血管起始部。通过 0.035in 泥鳅导丝或 stiff 交换导丝(260cm 或 300cm)将 5F 造影导管输送至颈动脉中上段。在路图下将交换导丝的头端小心的送至颈外动脉远端粗且相对较直的分支。造影导管缓慢撤出同时,在透视下交换导丝的头端应保证不发生移动。用肝素水浸湿的纱布小心缓慢地擦湿留在患者体外的亲水涂层导丝。同样在透视下保持交换导丝头端不动,通过交换导丝将指引导管输送至颈总动脉上段。

相对于其他颅内介入操作而言,指引导管的支撑作用在颅内血管成形术中显得尤为重要。球囊和支架相对较硬,不容易通过,这些装置向前输送时可能对指引导管产生较大的后坐力,使指引导管位置发生变化甚至会滑入主动脉弓内。因此,在指引导管的选择和位置摆放方面就应该仔细推敲。

在路图下通过亲水导丝将指引导管送至颈内动脉尽可能远的位置。指引导管处于较高的位置可增加导管稳定性,同时有助于微导管和微导丝在其内部的操控性。在无迂曲且无病变的颈动脉系统,我们推荐将指引导管的头端置于颈内动脉 C2 垂直段;如果颈内动脉 C1

段极度迂曲的话,指引导管的头端更适合摆放在迂曲血管的近端;如果是相对迂曲,可以借助于相对较硬的亲水导丝(如 0.035in 或 0.038in)将迂曲血管拉直,然后将指引导管跟进摆放。

一旦指引导管到位成功后,需要在透视下通过指引导管冒烟以检测其头端附近血管的结构是否发生变化,如是否并发血管痉挛和夹层形成等。若因为导管头端刺激血管壁导致血管发生痉挛和血流缓慢,应缓慢的回撤导管头端数毫米,等待血流恢复后再进行操作。导管头端会随着每一次心脏跳动上下滑动和摩擦血管壁,在摆放导管时需要考虑到这一点。

5. 指引导管灌洗 一般采用肝素生理盐水(每 500ml 生理盐水中加 5000U 肝素)导管内持续灌注,对于防止导管内血栓形成很重要。在整个操作过程中,应密切观察并保证指引导管内无血栓或气泡。

6. 防止指引导管诱发的血管痉挛 当严重的血管痉挛发生时,缓慢回撤导管至血管下段。尽可能保持导管头端远离血管迂曲部位。使用型号更小的指引导管可以降低血管痉挛的发生率。使用软头的指引导管,如 Guider Softip™ XF 指引导管(Boston Scientific,Natick,MA)可减少导管对血管壁的刺激。指引导管内衬填充器,比如 Northstar Lumax® Flex Catheter(Cook,Inc.,Bloomington,IN)也有益于防止血管痉挛的发生。当发生血管痉挛时,可于动脉内注射硝酸甘油(每次 30mg),但缺点就是可能导致低血压和头痛发生。

四、球囊扩张和支架置入

一旦指引导管成功到位,应该选择一个便于操作的操作像位或工作像位。操作像位应在高倍放大状态,并能很清晰地识别病变部位、远处血管以及指引导管的头端。在特定的情况下,如当血管次全闭塞或途径极度迂曲时,可通过长的交换导丝将微导管输送并越过颅内狭窄病变。采用微导管交换是为便于顺利的将微导丝送至病变的远处血管,以建立一无创、快捷通道。当微导丝到位后移除微导管,顺着微导丝将球囊输送至狭窄位置,准确定位,缓慢释放。对非闭塞或不使用 Wingspan 系统时,我们机构多数情况下不采用微导管交换技术。若需要采用支架置入术,先将预扩球囊退出,后将自膨式支架或球扩式支架输送至病变部位,准确定位后释放。

1. 操作器材的选择 颅内血管成形术必备材料包括交换导丝、微导管和球囊。Gateway™ PTA 球囊导管和 Wingspan™ 支架系统(波士顿科学公司)是专门为颅内而设计的球囊和支架。它已经得到人道主义豁免,且该系统的应用也得到伦理委员会的许可。

(1)微导丝的选择:微导丝的选择需要考虑其可视性和可控性。这两大性能对颅内血管成形术尤为重要。其头端相对较软,可以降低远处血管痉挛和血管穿通发生率。我们中心在多数病例中,如果采用微导管交换技术或者使用 Gateway™ PTA 球囊导管和 Wingspan™ 支架系统时均使用 Transend™ 微导丝(规格为直径 0.014in;长度 300cm)(波士顿科学公司)。Transend™ 微导丝具较好的可控性,其头端在透视下有较高可视性。但对于病变复杂程度不高,亦可不采用微导管交换技术而直接使用快速交换球囊或(和)球扩式支架,此时可使用更容易操控的较短的微导丝,如 BMW 或 PT Graphix 微导丝(波士顿科学公司)。

(2)微导管的选择:一般的微导管均能满足操作需要,常用的微导管有 Prowler 14(Cordis,Miami,Fla)和 Echelon-10(ev3,Irvine,CA)。

(3)球囊的选择:一般选用具有较强膨胀力的非顺应性球囊。目前市场上可供选择的颅内球囊包括 Gateway™ PTA 球囊(波士顿科学公司);Maverick2™ Monorail™ 球囊(波士顿科学公司);非顺应性 Ranger™ 球囊(波士顿科学公司)和非顺应性 Raptor™ 球囊(Cordis,Miami,FL)。球囊大小一般要求其直径略小于临近正常血管的直径,球囊的膨胀直径和长度则取决于临近正常血管的直径和病灶的长度,一般选择直径在 2.0~4.0mm,长度在 9~20mm 的球囊。

(4) 支架的选择:用于颅内的支架包括球扩支架和自膨式支架。球扩支架相对较直,有时很难通过迂曲的血管,在颅内血管实际使用中可能会存在一些问题。更重要的是,颅内动脉悬浮在脑脊液中,周围缺少像冠状动脉一样的纤维结缔组织,球扩支架在释放过程中难免会导致夹层形成和穿通发生。所以一些文献报道使用球扩支架具有相对高的并发症。然而,仅在中国市场使用的 Apollo 支架(上海微创医疗器械有限公司)是一种专门用于颅内动脉的球扩式支架,相对于其他冠脉球扩支架来说更软,通过性更好。虽在我们中心和国内其他的机构使用了多年,并没未发现由此引起的并发症高于自膨式支架。2009 年 Groschel 等对2008 年 4 月份以前发表的有关颅内动脉粥样硬化支架成形术的文献进行临床和影像结果(31个研究 1177 次手术操作)分析发现,无论使用球扩支架还是自膨式支架,两者在围手术期并发症的发生率上并无差别。

2. 球囊血管成形术　单纯球囊成形术治疗症状性颅内动脉狭窄是一不错的选择。这里仅描述冠脉球囊的操作技术,如 Maverick2™ Monorail™ 球囊(波士顿科学公司),而Gateway™ PTA 球囊操作在 Wingspan 系统操作技术部分详细描述。

现代 PTA 技术是指应用球囊导管装置放置在动脉阻塞或狭窄部位,以较高的压力膨胀球囊,达到扩张血管,消除狭窄,使血流通过增加,从而改善脑灌注状态。PTA 的原理是球囊充胀的压力造成狭窄区血管壁内、中膜局限性撕裂。血管壁特别是中膜过度伸展和动脉粥样斑的断裂,从而导致血管壁张力减退和动脉内径的扩大。颅内动脉血管成形术的目的是纠正动脉狭窄所引起的血流动力学紊乱,减少血栓形成的机会,保证颅内血流供应。

Maverick2™ 和 Monorail™ 球囊需求的指引导管直径≥6F、长度≤90cm。Maverick2™ 经皮冠状动脉腔内成形术(PTCA)扩张导管系一种快速交换球囊导管,导管末端附近装有一只球囊。导管末端部分为同轴双腔设计。外层管腔用于球囊膨胀处理,而导引钢丝腔则允许导引钢丝(≤0.014in/0.36mm)将导管推送至需要扩张的狭窄部位。在建议的压力下,球囊提供一个预先设计的直径和长度以实现膨胀扩张。导管包括一个锥形末端,以便将导管推进至狭窄部分。在 X 线透视下,附在导管上不透射线标记环有助于判断导管球囊部分的位置。

所选球囊的直径一般不超过参考直径的 80%,以便血管扩张幅度可以达到但不会超过病变近端和远端的血管直径;如果病变血管的近端和远端有不同的正常参考直径时,球囊直径应该依据两者最小直径来选择;如果指定的球囊导管无法穿过狭窄部位,应使用直径更小的球囊导管对病变部位进行预扩张处理,以便尺寸更为适合的球囊导管通过。所选球囊必须得完全覆盖病变,其长度可以接近或稍长于病变长度。

操作前应做充分的准备。球囊导管进行灌洗和充盈操作。使用肝素化的生理盐水按 1∶1 的比例稀释处理造影剂。将 3ml 造影剂吸入一支 10ml 注射器内。只能使用适当的球囊充盈介质。切勿使用空气或任何气体介质充盈球囊。手持装有造影剂的注射器链接球囊端口进行吸气操作,切记不能预先膨胀球囊。确定扩张导管球囊端口和充盈器械连接处的造影剂均为明显的弯液面。将充盈器械与球囊扩张导管的球囊端口牢固地连接起来。

将 6F 导引导管头端送至颈内动脉颅外段稍远处。在路图指引下将直径为 0.014in、长为 182cm、头端柔软的微导丝沿着导引导管小心通过动脉狭窄部位并使其头端置于合适位置，微导丝头端位置因狭窄部位不同而不同，如大脑中动脉 M1 段狭窄微导丝头端应置于 M2 段；颈内动脉颅内段狭窄微导丝头端应在大脑中动脉 M1 段。沿导丝将所选球囊置入狭窄段的中央部，如果狭窄直径小于输送球囊的导管外径，使用小球囊进行预扩以使所选球囊容易通过，造影观察定位后给予 5~10atm 压力缓慢扩张球囊 10~50 秒，根据病灶的情况可以重复扩张 2~3 次后，解除压力使球囊回缩，但仍留置在原处，随即造影复查血管扩张情况，以确定是否需要额外扩张。若扩张效果满意，则退出球囊，再次造影评价残余动脉狭窄的程度。

3. 球扩式支架置入术 在国内，目前采用的球扩支架多为 Apollo 支架（见图 16-1）。在路图下，经 0.035 泥鳅导丝插入 6F 导引导管，头端置于颈内动脉的 C1 段的远端。导丝定位同 PTA。一般应先在正侧位下做路图，清晰显示脉络膜动脉，以便于避免微导丝进入脉络膜动脉或其他较小的皮质分支。当微导丝接近 MCA 主干时改正位像路图。同时，建议将导丝放置于 MCA 的下干中，这样导丝的支撑力较强，也相对安全。

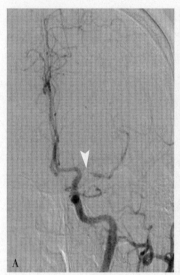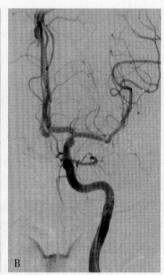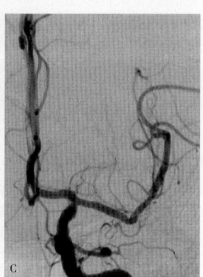

图 16-1 Apollo 支架置入术重建重度狭窄的左侧大脑中动脉（MCA）

A. 左侧 MCA M1 段重度狭窄（箭头）；B. Apollo 支架置入后；C. 为 B 图的局部放大像

将支架输送系统沿着微导丝放置在跨狭窄位置。造影定位后，在透视下，以 4~6atm 压力缓慢加压扩张球囊，使支架缓慢展开到预定直径。然后减压球囊，使支架与球囊脱离，即刻造影了解支架形态。若支架展开的形态欠佳或者残余狭窄大于 50% 时，可再次扩张球囊。将球囊导管撤至指引导管内，进行血管造影复查，若无异常则撤出球囊、导丝和导引导管。颅内动脉狭窄支架成形术成功标准：复查造影显示前向血流良好，残余狭窄 ≤50%。

4. Wingspan 系统操作技术 带有 Gateway™ PTA 球囊导管的 Wingspan™ 系统已得到美国 FDA 人道主义豁免。这套系统专门用于治疗症状性颅内动脉粥样硬化性狭窄（≥50%）且内科药物治疗无效的患者（见图 16-2）。

Gateway 是在 Maverick 球囊导管的基础上改良形成的，球囊有硅树脂涂层，导管外涂有亲水涂层，这可减少操作过程中出现的摩擦力。导管末端逐渐变细，便于将导管输送抵达和

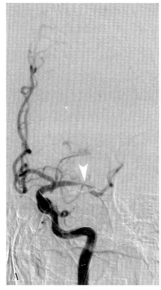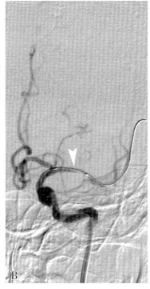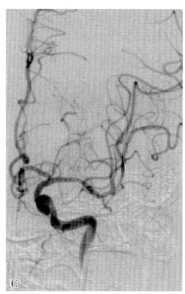

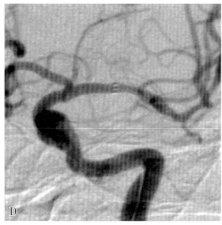

图 16-2　Wingspan 支架置入术重建重度狭窄的左侧大脑中动脉(MCA)

A. 左侧 MCA M1 段重度狭窄(箭头); B. Wingspan 支架置入中(箭头); C. Wingspan 支架置入后; D. 为 C 图的局部放大像

穿过狭窄部位。球囊末端的标记带可指导在 X 线透视下方便导管球囊的定位。Gateway 球囊扩张的原则同上述 Maverick2™ 和 Monorail™ 球囊。

　　Wingspan™ 支架是两端(远端和近端)带有 4 个不透 X 线标记带的自膨式镍钛支架。其设计类似 Neuroform2™ 支架(Boston Scientific, Natick, MA)。带有预装支架的递送导管(由内管和外管组成)。

　　支架的长度应至少比病变部位长 6mm,以便支架的两端均比病变部位至少延伸 3mm。所选支架的直径应等于或稍大于正常参考直径,如 4.0mm 直径的支架适合于放置于 4.0mm 参考直径血管内;而对于 4.1mm 参考直径的血管,应选择 4.5mm 直径的支架。支架释放后,2.5mm 支架可能会短缩 2.4%,4.5mm 支架可能会短缩 7.1%。

　　无菌肝素化生理盐水冲洗输送系统内管管腔和外管,排除系统内的所有气体。将输送系统外管和输送系统内管的止血阀侧面端口与密封的加压无菌肝素化生理盐水冲洗管连接。

　　旋松输送系统外管的止血阀(外管锁定在输送系统内管上),轻轻回撤输送系统内管,以便双锥形末端的近端与外管的远端之间出现 1~2mm 的缝隙,使盐水能从外管末端快速滴落。切勿用力过度或将内管末端留在输送系统内。旋紧环绕输送系统内管的输送系统外管上的止血阀，以便在推送 Wingspan™ 支架系统过程中将输送系统内管固定在位。

假如血管路径很好的话，可通过非交换微导丝直接将 Gateway 球囊送至病变部位。反之，可见通过微导管将交换导丝输送至颅内血管的远端，撤出微导管通过交换导丝输送 gateway 球囊；亦可使用更容易操控的相对较短的非交换导丝，比如 BMW 或 PT 微导丝将微导管送至病变的远端，在撤出非交换导丝后再通过微导管将交换导丝送至颅内血管的远端。

球囊导管灌洗后，通过微导丝将其送入指引导管内，在透视下将球囊导管头端标记送至指引导管的远端出口。在路图下，通过微导丝将球囊远端标记越过病变。通过指引导管造影准确定位球囊的位置。在透视下，以约 1atm/10s 的速度缓慢扩张球囊至命名压。当球囊充分膨胀后，停留 10~20 秒，紧接着回缩球囊。移开球囊之前进行指引导管造影。大部分病例单次预扩就足够。偶尔情况需要第二次预扩，有时需要更高的压力进行扩张（如 8atm）。

旋紧指引导管止血阀以防交换导丝头端发生移动，旋紧内管的旋转止血阀以防内管移动，通过交换导丝输送 Wingspan 系统的外管至指引导管止血阀，打开指引导管止血阀，在透视下输送外管并稍稍越过狭窄病变。在造影或路图下，通过支架远端和近端标记带进行准确定位。需要注意的是，传递系统只能通过抓握外管进行输送，这样可以避免误送内管而导致支架提前释放。另外，整个过程都必须注意微导丝头端的移动，必要及时调整。旋松输送系统外管止血阀。右手握紧输送系统内管手柄并固定不动，左手继续轻微缓慢的回撤输送系统外管手柄，在释放期间，不要试图改变支架位置。支架完全扩张后，旋紧输送系统外管止血阀，并轻轻退出 Wingspan 支架系统至指引导管内，通过指引导管造影了解支架位置、病变形态和有无造影剂外渗及远端血管有无栓塞等发生，最后撤出微导丝和指引导管。

5. 颅内球囊成形和支架置入要点

（1）不要过分旋紧球囊导管体部的旋转止血阀。

（2）若球囊不能打开，立即更换另外一个。

（3）若球囊膨胀时产生瓜子效应（即扩张时来回滑动），采用适度牵拉球囊导管的方法来稳定球囊，以防止扩张时向远处滑动；另外，可选择更换更长的球囊。

（4）在迂曲的血管中，较硬导丝可能会引起导丝在 Wingspan 支架系统或 Gateway PTA 球囊导管内粘连。在这种情况下，首先要确认内管和外管是否得到充分的灌洗；如仍不成功，则使用柔软的导丝，并将导丝的松软部分置于支架内。

（5）若支架在释放时发生错位。可考虑放置第二个支架。

6. 血管内治疗的目标 颅内动脉球囊或支架成形术的目的是治疗症状性动脉狭窄以改善供血脑组织灌注。关于颅内球囊或支架成形术后狭窄应该改善到什么程度目前还没有统一的目标。在 SSYLVIA 研究中，技术成功定义为术后残余狭窄 ≤30%。目前大部分文献定义技术成功为术后残余狭窄 ≤20% 或 ≤30%，而更常见采用 ≤50% 残余狭窄。技术成功合理的定义应是残余狭窄 ≤50%。

7. 围手术期间血压调控 大部分病例系列或研究没有提供如何监测和处理术前、术中和术后血压的证据。术后最佳的血压水平目前还没有达成共识。术后患者血压调控个体差异较大。一些操作者认为在术后 24~48 小时内应将收缩压维持在 120~140mmHg，高血压患者使用静注哌胺甲尿啶，低血压患者采用等渗液体而尽量避免使用多巴胺。对于高灌注综合征患者，收缩压应低于 120mmHg。

8. 术后处理

（1）完善神经系统检查。

（2）将患者安置在神经监护病房，每小时进行一次神经系统体检和腹股沟部位检查。

（3）抗血小板治疗：术后对于无阿司匹林过敏或者高出血风险的患者，100mg/d 长期口服。氯吡格雷 75mg/d 持续至少 3 个月，也有达 6~12 个月。

（4）若无并发症发生，大部分患者可在术后 1~2 天出院。

9. 颅内动脉血管内治疗注意要点

（1）操作者经验和对患者的严格筛选非常关键。因为颅内动脉血管内治疗具有较高的并发症发生率，考虑行血管内治疗时，必须持相对谨慎的态度，应仔细评价他们的获益风险比；如果接受血管内治疗，必须由经验丰富的操作者来完成。

（2）患者在接受股动脉穿刺置鞘前，应备好所有必需的介入器材并放置在操作者身后的台面上以便能快速得到。

（3）每一步结束后均应手推造影，来判断是否发生造影剂外渗、夹层形成、管腔内血栓发生和装置定位等。假如操作期间出现并发症，完整的造影资料有助于将并发症进行分类和处理。

（4）假如患者意识清醒，每一步操作完成后，都应进行简单的神经系统体检。

（5）应该避免球囊过度扩张，最好选择小直径而不是大直径的球囊。

第八节 颅内介入治疗围手术期并发症的识别与处理

围手术期颅内并发症的快速识别非常关键。假如手术期间患者血压、心率和意识突然发生变化或者清醒的患者出现新发神经系统体征时，需要立即完成以下几件事情：①立即对操作血管区域执行正位和侧位造影；②查找是否发生造影剂外渗、血管穿通、管腔内血栓以及造影剂在颅内远处血管内滞留或者通过缓慢（提示栓子已进入多个细小分支等）。如果术后出现新发神经系统体征，应该立即完成头颅 CT 扫描；如有必要可考虑再次血管造影和动脉溶栓。如果血管造影和 CT 扫描仍不能解释神经系统体征变化时，可考虑 DWI 检查证实是否发生小缺血事件。下面详细介绍各种常见的并发症的识别和处理。

一、血管破裂

颅内血管成形和支架置入术最严重的术中并发症之一。Suh 等曾报道血管内治疗症状性颅内动脉狭窄过程中，导管刺破血管发生率为 3%。

1. 血管破裂的可能原因

（1）支架或球囊选择过大。

（2）球囊扩张压力过大、过快。

（3）颅内血管解剖学特点决定了在狭窄段置入支架或球囊并扩张释放后有潜在血管破裂的风险，因为颅内血管全部位于蛛网膜下腔，周围没有任何支撑组织，且管径小，加之长期动脉粥样硬化致血管本身结构不良，脆性增加，易于破裂。

（4）操作过程动作粗暴，推进导管和导丝的动作不当。例如支架释放过程中导丝过度移动，导丝头端就有穿破皮质动脉的风险。

2. 血管破裂的诊断 如果患者突然发生血压升高、心动过缓或者头痛出现，就应怀疑颅内出血可能。立即进行血管造影,查看造影剂外渗情况。头颅 CT 表现为蛛网膜下腔出血。

3. 处理措施　如果出血得到证实,采用的方法就是:

(1) 鱼精蛋白中和肝素,每 1000U 肝素需要 10mg 鱼精蛋白,静脉推注。

(2) 严格控制血压;或者输注血小板逆转抗血小板药物(主要针对阿昔单抗)。

(3) 若发生血管破裂,即刻使用不可脱球囊于血管内封闭破裂点,如有必要可急诊行侧脑室引流或开颅修补破裂血管。

4. 预防措施　在支架置入之前要准确测量狭窄程度,支架直径应等于或稍小于狭窄远端近段的正常血管直径,并且所选支架要柔顺性好。球囊支架释放时,扩张压力要谨慎,坚持较低压力、缓慢、渐进的原则。在导管和导丝推进过程中,一定要在路图下进行,并不时检测正侧位影像,确定在导管和导丝的位置适当;支架释放过程中注意观察导丝头端,尽量避免导丝突然、过度移动;另外操作者的小心谨慎也是十分重要的。

二、斑块破裂、栓子脱落、远端栓塞

可以发生在手术的各阶段,是术中和术后急性缺血性脑卒中发生重要原因。

1. 斑块破裂、栓子脱落、远端栓塞发生的原因

(1) 输送导管、导丝及支架操作方法不当。

(2) 球囊扩张压力过大、时间过长。

(3) 支架释放过程对斑块的切割、扩张作用。

(4) 由于颅内血管球囊成形和支架置入术一般无法使用血管保护装置,也增加了远端栓塞的风险。

2. 斑块破裂、栓子脱落、远端栓塞的诊断　如果患者出现短暂性或者持续性新发的神经系统体征时,需要对治疗血管进行重新造影评估,脑缺血事件可能为斑块破裂、栓子脱落、远端栓塞所致。

3. 斑块破裂、栓子脱落、远端栓塞的处理措施　一旦发生远端栓塞并经造影证实,即刻在栓塞部位动脉内给予尿激酶或重组组织纤溶蛋白酶原激活剂(rt-PA)溶栓治疗。尿激酶用量为首先 50 万单位 +10ml 生理盐水,造影检查若未通,则追加 25 万单位加 10ml 生理盐水,最大剂量 150 万单位。rt-PA 用量按 0.85mg/kg 给予。注意每 30 分钟复查造影 1 次,了解血管再通情况,以及警惕继发出血可能。术后予以抗脑水肿、维持正常动脉压和脑灌注压,以及肝素化治疗。

4. 预防措施　术前规范给予阿司匹林、波立维;术中严密观察患者神经系统体征和生命体征;规范操作,减少导管等对斑块的刺激;不断给肝素盐水冲管和排除空气,全身肝素化。

三、血栓形成

在支架或球囊置入后急性或亚急性的血栓形成是急性神经功能缺失、再狭窄的重要因素。

1. 血栓形成发生的原因　其发生原因是多因素的,主要与术中操作时间过长;操作过程中内膜损伤;支架贴壁不良;抗凝不充分;凝血系统被激活等因素有关。各种情况导致血小板在支架上和被损伤的内膜上沉积,形成血栓。

2. 血栓形成的诊断　若术中或术后患者出现急性局灶性神经功能缺失,要考虑血栓形

成,即刻行头颅 CT、MRA 及 DSA 检查。一旦确定,即刻溶栓治疗,并加强抗凝。

3、血栓形成的处理措施

(1) 血小板Ⅱb/Ⅲa抗体治疗(如 Abciximab,阿昔单抗;Eptifibitide,埃替巴肽)。优点:强力的抗血小板药物,特别适用于血小板源性血栓形成,这是支架内血栓形成的最常见原因。缺点是因其有半衰期相对较长,易增加了颅内出血的风险。这种矛盾也是目前争论、研究的焦点。如果需要,有专家推荐阿昔单抗而不是埃替巴肽,因为前者可以通过输注血小板进行逆转。阿昔单抗用法为:负荷剂量 0.25mg/kg,然后静脉推注 10μg/min 维持 12 小时。

(2) 动脉溶栓(t-PA 或者尿激酶)。优点:半衰期短。缺点:疗效不如血小板Ⅱb/Ⅲa抗体,也容易增加出血风险。

(3) 对于术中急性血栓形成,也有人用导管吸取血栓:将导管插至血栓近端,再将导丝插至血栓近端,退出导管,进行导管交换。再插入的导管要选用大于 8F 的端孔导管,尖端呈截头状。将截头导管尖端与血栓接触后,拔去导丝,用装有肝素溶液的 50ml 注射器接在导管尾端,用力抽吸,新鲜的血栓可能被吸出。血栓吸出时,注射器负压突然降低,血栓涌入肝素溶液。

4. 预防措施

(1) 熟练操作,尽量缩短手术时间。

(2) 支架充分贴壁。

(3) 插管前彻底冲洗导管、导丝,且导管充满肝素溶液,特别是用福尔马林浸泡消毒过的导管、导丝。因为福尔马林能使蛋白凝固,导管、导丝上若有残留,则促使凝血块形成。术中不断注入肝素溶液冲管。

(4) 充分抗凝:术前、术后阿司匹林、波立维规范应用;术中患者肝素化。特别是有房颤史的患者建议接受华法林治疗,使 INR 在 2.5~3.5 之间。也有学者建议术后低分子肝素维持治疗 3 周。

四、穿支动脉闭塞

颅内动脉尤其是 MCA 有许多穿支动脉向基底节区和脑干供血,而且这些动脉多为终末动脉,一旦闭塞可能引起严重的脑梗死。引起穿支动脉闭塞的因素有"除雪机"效应(snow plowing effect),即动脉粥样硬化斑在支架、球囊切割、挤压、扩张作用下出现移位,进入并阻塞了穿支动脉。颅内动脉粥样硬化常发生在血管分叉部或紧邻分支血管开口部,所以支架置入后支架本身的网状结构难免会压迫或覆盖穿支动脉开口。但是由于目前采用的球囊扩张支架的网孔都较大,编织支架的网丝较细,所以对于较重要的分支动脉(如豆纹动脉等)影响不大。有研究表明,如果支架网丝覆盖穿支动脉开口 50%,穿支动脉会保持通畅。其他可能机制包括:支架闭塞、支架内内膜的过度增生、分支动脉的痉挛等。

五、再狭窄

再狭窄是颅内血管成形和支架置入术值得关注的一个重要问题。在颅外动脉,由于管径较大,即使发生支架内狭窄,一般狭窄率较低,对血流动力学影响较小,可以忽略不计。颅内动脉则不同,即使管径轻微的改变,也会引起血液动力学明显改变。Mori 等认为 PTA 术后脑卒中、再狭窄以及和操作有关的并发症的发生与病变的形态学特征有关,资料显示 Mori 分型中 A、B、C 三型的 PTA 术后脑卒中率分别为 8%、26%、87%,1 年再狭窄率分别为 0%、

33%、100%。球扩支架置入术后再狭窄发生率各研究报道有所不同,一项多中心、前瞻性研究报道,颅内动脉置入球扩金属裸支架半年后再狭窄率高达32.4%,也有研究认为其再狭窄发生率低,报道最低的为7.5%。我们机构报道颅内球扩支架置入术后再狭窄发生率为29.5%。至于Wingspan支架系统,报道一年后再狭窄发生率高达30%。2009年,Gröschel等对影像学随访的535例支架置入的患者进行综述发现,自膨式支架术后再狭窄发生率高于球扩式支架(分别为17.4%和13.8%)。尽管颅内血管成形和支架置入具有较高再狭窄率,但是大多患者(约61%)是无症状,这可能与支架置入后血管扩张改善了脑供血有关。此外再狭窄速度缓慢,有足够的时间建立良好的侧支循环;同时尽管内膜过度增生,但新生的血管内膜较原有的粥样硬化斑块光滑,所以对血液动力学影响不大,症状不明显。

1. 发生再狭窄的可能原因

(1) 单纯球囊扩张术后再狭窄主要原因是球囊扩张部位内膜纤维细胞增生。研究表明,PTA是一种损伤血管壁成分的机械治疗方法,术后必然会引起一系列修复反应,这就成为再狭窄的病理学基础。PTA结局有两重性,内、中膜局限性撕裂造成血管腔的扩大,血流灌注得以恢复;同时内、中膜撕裂也成为纤维组织增生导致再狭窄的原因。再狭窄其他原因包括血管壁的弹性回缩和原有病变的进展。

(2) 支架置入过程中或多或少都会损伤血管,引起平滑肌增殖、新生内膜化、内膜过度增生、血管重建,导致再狭窄。其他可能机制包括血栓形成、血管回缩等。再狭窄的危险因素包括糖尿病、支架置入血管管径小、术后残余狭窄大于30%(见图16-3及图16-4)。

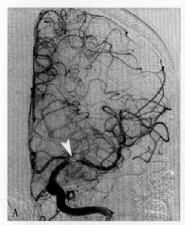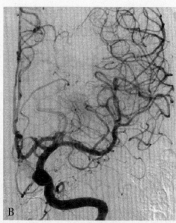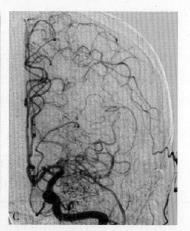

图16-3 Apollo支架置入术重建狭窄的右侧大脑中动脉(MCA)后出现再狭窄

A. 左侧MCA M1段重度狭窄；B. 球扩支架置入术后狭窄消失；C. 6个月后复查DSA提示治疗处血管闭塞

2. 支架内再狭窄的诊断 根据大多数文献报道,再狭窄定义为DSA显示支架内狭窄程度>50%或残余狭窄为30%~50%时采用病变血管管径绝对值减少>20%。

3. 支架内再狭窄的处理措施 目前文献大多数意见为当再狭窄程度<70%且无症状时,可继续随访观察;当再狭窄程度≥70%或者有症状时,可考虑单纯血管成形或支架置入术。

4. 支架内再狭窄的预防措施

(1) 术中谨慎操作,尽量减少对血管的损伤,避免内膜过度增生。

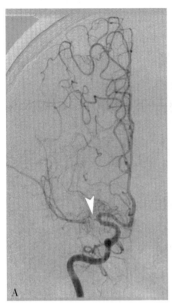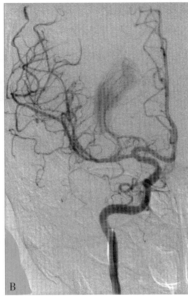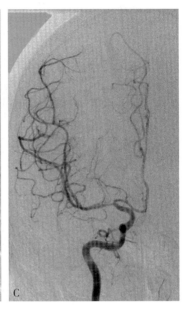

图 16-4 Wingspan 支架置入术重建狭窄的右侧大脑中动脉（MCA）后出现再狭窄

A. 右侧 MCA M1 段重度狭窄；B. 球扩支架置入术后狭窄消失；C. 6 个月后复查提示治疗处血管闭塞

（2）释放支架时尽量使支架充分展开，减少残余狭窄。

（3）术后规范抗凝、抗血小板治疗。

（4）糖尿病患者积极控制血糖水平。

（5）另外，药物洗脱支架用于颅内动脉狭窄治疗，正处于实验研究和探索阶段。国外对药物洗脱支架进行了一系列的动物实验及临床研究，证实它可以明显降低再狭窄的发生。这种支架应用的药物有肝素、西罗莫司（雷帕霉素）、紫杉醇等。肝素化支架（Cordis 公司）可以在局部缓慢持久释放肝素的活性部分，充分发挥抗凝作用，降低支架内血栓形成，同时可使修复后的动脉内膜更光滑。西罗莫司洗脱支架（CYPHER（R）支架，Cordis 公司）可以使药物在 30 天内缓慢释放 80%，在再狭窄高峰期抑制纤维组织增生和平滑肌细胞迁移及增殖，起到预防再狭窄的作用。在 RAVEL 临床试验中显示，与普通支架相比，西罗莫司支架明显的降低再狭窄发生率。紫杉醇洗脱支架（TAXUS 支架，Boston 公司）通过长时间抑制血管内皮细胞增生达到预防再狭窄的作用。一个多中心、随机双盲、对照研究 TAXUS V 结果显示，紫杉醇洗脱支架能显著降低糖尿病患者的再狭窄率。但是药物涂层支架还处于初步探索阶段，对于颅内血管的影响及是否存在神经毒性等问题亟待研究说明。此外有报道提出药物涂层支架有致过敏、迟发血栓形成等不良反应的病例。所以药物涂层支架在颅内动脉狭窄治疗上应用需要进一步研究、积累经验及观察疗效。

六、脑过度灌注综合征（hyperperfusion syndrome，HS）

过度灌注综合征是一种发生率不高，但一旦发生，其死亡率和致残率较高。发病机制与长期低血流灌注导致的脑血管自动调节功能紊乱有关。因为脑动脉狭窄的存在，为了维持正常脑血流，脑血管处于持续舒张状态，无法适应动脉狭窄解除后瞬间的高血流量。同时长期的缺血状态可导致血脑屏障结构出现病理性改变，快速恢复正常的灌注压使同侧（偶尔在对侧）局部血流量较术前显著增高，超过脑组织代谢需求，血脑屏障被破坏，血液成分渗入到组织间隙，导致脑组织肿胀、小动脉纤维素样坏死以及脑出血。其临床症状多样，主要有严重的单侧头痛、面部和眼部疼痛、癫痫发作，以及因脑水肿和(或)颅内出血引起的局灶性神经症状。HS的危险因素有动脉狭窄严重(≥90%)；侧支循环不完善；术中/术后高血压；抗凝治疗过量。

预防和处理措施：术前评估全面，包括侧支循环状况；脑血管反应性；脑血流动力学储备；凝血状态；血压水平。因为术前脑血管反应性(cerebrovascular reactivity，CVR)降低与术后HS的发生显著相关，是HS的独立危险因素。所以术前应用TCD、SPECT测定CVR非常重要。有条件时，术中TCD监测脑血流速度，评估支架释放后是否存在局部血流的过度灌注。术后即刻行TCD、SPECT、MRI灌注显像、PET等检查，评价局部血流量。术中、术后充分控制血压，尤其术后血压应控制在120/80mmHg以下，避免血压急剧上升。抗凝药物剂量适中。术后一旦出现异常情况，即刻头颅CT、MRI灌注显像检查。有报道应用自由基清除剂治疗HS，但疗效仍需进一步观察。HS发生率虽低，但预后较差，应提高警惕，预防为主。

七、支架移位

主要与支架选择、扩张压力有关。选择的支架过小，或扩张压力不足，使支架展开不充分，未完全贴壁，这时支架容易移位。另外在治疗串联病灶放置多个支架时，若先放置近端支架，那在放置远端支架时可能会引起近端支架移位。

八、血管痉挛

Purdy和Takis等都报道过颅内动脉PTA术中或术后几分钟到几小时出现血管痉挛的病例。血管痉挛可以是无症状的，可自行好转。但也可以引起血流动力学变化(低灌注)，或者局部血栓形成，从而导致缺血性脑卒中严重后果。所以对于血管痉挛要予以重视，及早发现，及早治疗。

1. 血管痉挛可能的原因

(1) 颅内动脉处于蛛网膜下腔的脑脊液中，周围无软组织包绕、支撑，而且血管迂曲。所以导管、球囊等器材通过时，若操作不当、动作粗糙，或者球囊扩张时压力不适当，就容易导致动脉痉挛。

(2) PTA可以造成内膜剥脱、动脉粥样斑块薄弱处破裂以及中膜扩张。因此在动脉扩张的位置上内膜损伤，导致血小板黏附聚集，释放5-羟色胺或促凝血素，最终导致血管收缩。

(3) 支架置入与PTA类似，多数与机械刺激有关。

2. 血管痉挛的处理措施 一旦发生血管痉挛，撤出导管，一般痉挛即会解除。如果无效，可以即刻予以尼莫地平10mg，静脉泵缓慢滴注；或者罂粟碱30~60mg微导管内灌注。若仍不能缓解，可经导管缓慢推注25%甘露醇10ml。术后继续予以尼莫地平静脉滴注。重度的脑血管痉挛，常危及患者生命，应保持呼吸道通畅，充分给氧，必要时行气管插管控制或辅助呼吸，对于烦躁不安者，予以镇静药、快速输入甘露醇液降颅压减轻脑水肿、维持血流动力学的稳定。

3. 预防措施 在颅内动脉内避免使用头端较硬的球囊导管，同时在输送导管的过程中操作要柔和，若血管严重迂曲通过困难时，宁可放弃不要勉强进行。如果全身麻醉也可降低血管痉挛的发生率。

九、穿刺部位的并发症

主要有局部血肿、假性动脉瘤、动脉瘘、腹膜后血肿、动脉夹层、感染等。其危险因素包括鞘的尺寸较大、动脉严重钙化、穿刺位置过高、反复穿刺、血压水平、凝血状态等。

十、导管扭结

7~8F导管最易扭结,特别是S型导管。一旦发现导管扭结,应立即停止插管,但不要急着退管,严格按常规定时用肝素溶液冲洗导管,同时在监视屏上确定导管打结的方向、结的松紧来确定解决方法。

若结扣较松可以利用可控导丝解结:可控导丝的前端插到导管扭结的第1圈,导管可在可控导丝上后退,使结扣松解,然后推进导管,增大结扣,直到管尖完全脱出。在此过程中应注意:定时冲洗导管,防止导管栓塞;避免扭转的导管尖进入分支血管或刺破血管;扭结的导管尽量退到较粗的血管处进行解结。若结扣较紧,无法解开则考虑开颅手术取出。只要谨慎操作,紧密监视导管进程,注意插管长度,导管扭结是完全可以预防避免的。

十一、导管及导丝折断

多见于操作动作粗暴、导管导丝质量存在问题。所以在术前必须认真检查,有任何一点软硬不均、表面不光滑或有皱褶痕迹,都应予以废弃。当预计插管时要反复旋转操作时应选择强扭力导管及安全导丝。操作过程动作轻柔,忌粗暴拉扯。

一旦发生导管导丝折断,应尽快取出,避免严重的并发症。可以利用环圈导管套取断端:从导管前端伸出1个环圈,将折断的导丝、导管套入环内,收紧环圈,拉到周围血管,然后切开取出。环圈导管的外套管选择大号血管导管(10~12F),环圈用细钢丝或小号导管(<4F),对折后送入外套管,从导管前端伸出后即形成环圈。若导管导丝折断位置较深,或无法用环圈取出时,则考虑手术治疗。

十二、导管栓塞

也是插管过程中可能遇到的意外。所以插管成功后,必须先抽吸,待血液流出,再注射肝素溶液,以避免将导管内的血凝块推入血管。如果没有回血,决不容许盲目推注液体。可以用50ml注射器与导管尾端接头相连,用力抽吸,一般新鲜血栓多可以吸出。

预防措施:①术前肝素溶液彻底冲洗导管、导丝;②插管过程中,导丝头端要伸出导管尖端;③术中不断肝素溶液冲洗。

(朱双根 张仁良)

参 考 文 献

1. 江苏省神经病学分会脑血管病学组(刘新峰执笔). 关于颅内外动脉狭窄成形和支架置入术适应证的建议. 国外医学脑血管疾病分册,2005,13(9):643-645.
2. 张全忠,缪中荣,李慎茂,等. 颅内动脉狭窄支架血管内成型术并发症的原因及预防. 中华医学杂志. 2003,83(16):1402-1405.
3. 姜卫剑,杜彬,王拥军,等. 症状性颅内动脉狭窄的造影分型与支架成形术. 中华内科杂志. 2003,42(8):545-549.
4. Endovascular versus surgical treatment in patients with carotid stenosis in the Carotid and Vertebral Artery

Transluminal Angioplasty Study (CAVATAS): a randomised trial. Lancet, 2001, 357 (9270): 1729-1737.

5. Guagliumi G, Farb A, Musumeci G, et al. Images in cardiovascular medicine. Sirolimus-eluting stent implanted in human coronary artery for 16 months: pathological findings. Circulation, 2003, 107 (9): 1340-1341.

6. Jiang WJ, Wang YJ, Du B, et al. Stenting of symptomatic M1 stenosis of middle cerebral artery: an initial experience of 40 patients. Stroke, 2004, 35 (6): 1375-1380.

7. Morice MC, Serruys PW, Sousa JE, et al. A randomized comparison of a sirolimus-eluting stent with a standard stent for coronary revascularization. N Engl J Med, 2002, 346 (23): 1773-1780.

8. Mori T, Fukuoka M, Kazita K, et al. Follow-up study after intracranial percutaneous transluminal cerebral balloon angioplasty. Am J Neuroradiol, 1998, 19 (8): 1525-1533.

9. Qureshi AI, Ziai WC, Yahia AM, et al. Stroke-free survival and its determinants in patients with symptomatic vertebrobasilar stenosis: a multicenter study. Neurosurgery, 2003, 52 (5) 1033-1039.

10. SSYLVIA Study Investigators. Stenting of symptomatic atherosclerotic lesions in the vertebral or intracranial arteries (SSYLVIA): study results. Stroke, 2004, 35 (6): 1388-1392.

11. Takano M, Mizuno K, Okamatsu K, et al. Mechanical and structural characteristics of vulnerable plaques: analysis by coronary angioscopy and intravascular ultrasound. J Am Coll Cardiol, 2001, 38 (1): 99-104.

12. Virmani R, Guagliumi G, Farb A, et al. Localized hypersensitivity and late coronary thrombosis secondary to a sirolimus-eluting stent: should we be cautious? Circulation, 2004, 109 (6): 701-705.

13. Yadav JS, Wholey MH, Kuntz RE, et al. Protected carotid-artery stenting versus endarterectomy in high-risk patients. N Engl J Med, 2004, 351 (15): 1493-1501.

14. Chimowitz MI, Lynn MJ, Derdeyn CP, et al. Stenting versus aggressive medical therapy for intracranial arterial stenosis. N Engl J Med, 2011, 365 (11): 993-1003.

第十七章

椎-基底动脉狭窄的介入治疗

　　椎-基底动脉系统供应脑干、小脑、间脑、大脑半球后部等重要脑区。缺血性脑卒中近1/4 发生在椎-基底动脉系统。椎-基底动脉系统发生的动脉粥样硬化是导致后循环卒中的主要原因之一。颅外脑动脉狭窄的患者中,25%~40% 发生在椎动脉颅外段。后循环卒中或 TIA 患者,其 5 年内再次脑卒中的风险为 25%~35%。症状性椎动脉开口狭窄目前有多种治疗方案可供选择,单用抗血小板聚集药物行二级预防,年脑卒中发病率仍高达 15%;症状性颅内动脉狭窄的患者予华法林治疗与阿司匹林治疗效果相当,但出血的风险却大为增加;外科手术风险高、并发症多、术式复杂,在临床广泛开展亦受限。由于药物治疗及外科手术治疗的局限性,结合血管成形及支架置入术在冠状动脉粥样硬化性疾病中广泛运用的经验,椎动脉狭窄血管成形及支架置入术(vertebral artery angioplasty and stenting, VAS)因术式简单、手术风险低、并发症少,目前被认为是药物治疗无效的椎动脉开口狭窄患者一种有效选择。该方法能够明确改善血流,缓解狭窄相关的缺血症状,改善预后并预防缺血性事件的发生。

第一节　椎-基底动脉系统的解剖学特点

　　椎动脉(vertebral artery)、基底动脉(basilar artery)及其分支血管构成椎-基底动脉系统(vertebrobasilar artery),或称后循环系统(posterior circulation),椎-基底动脉系统供应脑干、小脑、枕叶、颞叶后部及丘脑。

一、椎动脉解剖特点

　　椎动脉是锁骨下动脉发出的第一个分支。它起自锁骨下动脉上后部,向上穿行于第六颈椎至第一颈椎横突孔,从寰椎横突孔穿出后向后,穿过寰枕后膜及硬脑膜,由枕骨大孔入颅,斜向上行走于延髓腹侧,在脑桥下缘与对侧椎动脉汇合成基底动脉。

　　椎动脉分 4 段,前 3 段为颅外段,第 4 段为颅内段。

　　V1 段(骨外段):自锁骨下动脉发出的起始部,至第 6 颈椎(或第 5 颈椎)横突孔为止。

　　V2 段(横突段):自第 6 颈椎(或第 5 颈椎)横突孔水平上行,至第 2 颈椎横突孔。V2 段有丰富的吻合血管,在同侧颈动脉或椎动脉近端闭塞时可形成侧支循环代偿其远端供血。V2 段有时十分曲折,给远端血管内行介入治疗造成困难。

V3 段(水平段):位于枕下三角。起自枢椎横突孔,穿行过寰椎横突孔,经寰枕后弓上方,转向内侧,至穿寰枕后膜入颅而终。V3 段有来自颈外动脉枕支的侧支循环,在椎动脉近段发生闭塞时可代偿供血。

V4 段(颅内段):穿寰枕后膜,经枕骨大孔入颅,至基底动脉融合处。V4 段发出许多重要分支,包括小脑后下动脉、脊髓前动脉等。这些重要分支使得 V4 段的介入治疗风险增加。椎动脉在穿过颅骨时,血管壁的结构发生了显著变化,外膜、中膜的厚度变薄,动脉中外层弹力纤维减少。故颅内段椎动脉不仅管径较小,血管壁薄而且脆性高。此外颅内血管位于蛛网膜下腔,周围没有支持组织,因此颅内血管介入治疗时并发血管破裂、穿支梗死或动脉夹层的风险高于颅外血管。椎动脉颅内段有三处显著生理性狭窄:穿过硬脑膜入颅处,分出脊髓前动脉的上方,上述两者中点。

椎动脉在形态上较为恒定的弯曲有 4~5 个,其中以 5 个弯曲占多数,与临床椎动脉造影结果一致。椎动脉在弯曲部均有明显的血管膨大,这是一种代偿机制,可以弥补由于弯曲导致的血流不足。椎动脉在入颅前形成 S 状虹吸管,可能具有衰减入颅脉搏波动的作用。

第一个弯曲:位于枢椎横突孔;第二个弯曲:位于枢椎横突孔上口和寰椎侧关节的后外侧;第三个弯曲:位于寰椎横突孔上口;第四个弯曲:位于寰椎椎动脉沟部;第五个弯曲:椎动脉颅内外段交界部。

二、椎动脉分支

椎动脉颅外段发出小的脊髓支供应骨膜和椎体,发出肌支供应颈部深部肌群。颅内段较短,分支包括:脑膜支,脊髓前动脉,脊髓后动脉及小脑后下动脉。

脑膜支可为一支或两支。两支时前支供应枕骨大孔前的硬膜,后支供应小脑镰、大脑镰、小脑幕和邻近的硬脑膜。在椎动脉造影时,其后支在正位相上接近中线,易与小脑后下动脉混淆。

脊髓前、后动脉主要供应延髓和脊髓。脊髓动脉疾病临床上较少见。脊髓后动脉供应范围较小,且吻合较好,故在脊髓后动脉闭塞时,很少引起临床症状。脊髓前动脉延髓支闭塞表现为延髓腹侧综合征。

小脑后下动脉(posterior inferior cerebellar artery,PICA)是椎动脉颅内段最大的分支,供应延髓、四脑室、小脑扁桃体、小脑蚓部及下部小脑半球的血流,起始部距椎 - 基底动脉融合点约 16~17mm,距枕骨大孔约 8.6mm。它是小脑动脉中最重要,变化最多的血管,为血栓形成或栓塞的好发部位。PICA 共分五段:延髓前段、延髓侧段、延髓后段、小脑扁桃体段、小脑皮质段。其分支可分为三组:脉络膜支、小脑支和延髓支。PICA 闭塞后,脉络膜支与邻近血管有丰富吻合,影响较小;小脑支因变异大,血管闭塞后病损程度视其吻合支及血管本身发育情况而定;而延髓支受影响较大,临床上表现为 Wallenberg 综合征(延髓背外侧综合征)。

三、基底动脉及其分支的解剖特点

与椎动脉相比,基底动脉管径较粗,分支较多。成人基底动脉全长约 32mm,外径约 4.1mm 左右,形态上较直的约占 45%,弯曲的占 35%,成角的占 20%。因是椎动脉的延续,来自心脏或近端椎动脉的斑块或栓子可迅速进入基底动脉,栓塞于基底动脉尖及中上段多见,临床上表现为基底动脉尖综合征。较小的栓子可随着血流进入基底动脉的分支,如大脑后动脉。基底动脉与椎动脉管壁上攀附着的自主神经丛相互延续,在一支动脉发生痉挛时,可导致另一血管反射性痉挛。基底动脉由双侧椎动脉供血,在一侧椎动脉发育不全或闭塞的情况下,另一支椎动脉可代偿供血,不会引起明显的缺血症状,但在头部运动等情况下,健侧椎动脉受压,会影响基底动脉的血供,引起缺血症状。由于以上解剖特点,椎动脉与基底动脉常同时发生病变。

基底动脉的分支主要包括脑桥支、内听动脉、小脑前下动脉(anterior inferior cerebellar artery,AICA)、小脑上动脉(superior cerebellar artery,SCA)及大脑后动脉(posterior cerebral artery,PCA)。

脑桥支(pontine branch)可分为三组:①旁中央动脉(paramedian artery)主要供应脑桥腹侧中线旁结构,如脑桥核、展神经根丝、皮质脑桥束、皮质核束及皮质脊髓束;②短旋动脉(short circumferential artery)主要供应脑桥腹外侧面楔形区域;③长旋动脉(long circumferential artery)供应脑桥被盖部。脑桥动脉都是很细小的动脉,个体解剖差异很大,与周围邻近血管吻合情况变异也较大。基底动脉支架治疗可能会造成这些动脉的闭塞,严重时,可能造成闭锁综合征甚至引起死亡。

内听动脉(internal auditory artery)也称迷路动脉(labyrinthine artery)。实际上有80%以上的人群,其内听动脉都是发自小脑前下动脉。它在内耳道可分为三支:①蜗支供应基底膜;②前庭支供应椭圆囊、球囊和外、上半规管;③前庭蜗支供应耳蜗、前庭和后半规管。每一个分支都与颈内动脉的分支有吻合,但往往吻合不够充分。眼动脉病变常作为颈内动脉疾病的预警,而内听动脉供血不足则可作为椎-基底动脉疾病的早期信号。内听动脉供血区域侧支循环较差,且组织对缺血耐受力较差。半规管、椭圆囊和球囊的血供减少,可产生平衡障碍、眩晕、恶心呕吐;耳蜗供血不足可引起高调耳鸣,进一步缺血可造成突发性神经性耳聋。这些临床症状的出现,临床医师应警惕患者是否存在椎-基底动脉狭窄性疾病。

AICA由基底动脉下段发出,主要供应小脑、小脑脚和脑桥被盖区。AICA分布到小脑的分支与PICA和SCA存在吻合,其分布到脑桥被盖部的分支与脑桥长旋支存在吻合。AICA闭塞极为少见,即便发生闭塞,因供血区存在丰富的侧支吻合,一般也不会出现特异性的临床症状。

SCA在脑桥上缘水平自基底动脉近终点处发出,与基底动脉的终末支PCA距离约3~5mm。SCA主要供应小脑上部、结合臂、中脑尾端及脑桥被盖头端。SCA出血临床上多见,而闭塞性病变较少见。SCA与AICA及PICA一样,不仅供应小脑,还供应脑干,故在发生闭塞后,可同时出现小脑及脑干的症状。

PCA在胚胎时期属颈内动脉分支,而在成人是基底动脉的终末分支,比SCA粗大。PCA可分为中央支和皮质支。中央支供应丘脑、下丘脑、底丘脑、膝状体以及中脑大部;皮质支供应半球底面和内侧面的一部分,包括海马回、梭状回、颞下回、舌状回、穹隆峡部、楔前叶后1/3及顶小叶后部。PCA与其他血管在大脑皮质有丰富的侧支吻合,故皮质支发生闭塞后,很少出现临床症状,特别是脑底面,往往不易受累。

脑血管造影时可将PCA分为四段。P1段即交通前段,自基底动脉分叉部至后交通动脉汇合处;P2段为环池段,自与后交通动脉汇合处至中脑后方;P3段为四叠体段,自四叠板至距状裂,此段很短;P4段为距裂段,是大脑后动脉的皮层分支。P1、P2以后交通动脉为界,后交通动脉与颈内动脉相连。

四、椎-基底动脉系统的解剖变异

人群中约5%的人左椎动脉直接起始于主动脉弓,还有极少数人其椎动脉起源于颈总动脉。也有一些个案报道,椎动脉可起始自颈内动脉、颈外动脉、肋间动脉或甲状腺下动脉。两侧椎动脉发育不对称极为常见。左侧椎动脉占优势者约有 50%,右侧椎动脉占优势者有 25%,其余 25% 的病例为双侧椎动脉管径相当。约 10% 的人群一侧椎动脉发育不全(图 17-1),直径 <2mm,在发出 PICA 后终止(孤立型椎动脉)或发出副 PICA 连接基底动脉,但几乎不往基底动脉供血。在大多数情况下,这些解剖变异并没有特殊的临床意义。

基底动脉一般沿基底动脉沟走行,但可向左或向右弯曲行走,这些变异可能与动脉粥样硬化相关,动脉硬化严重时,血管走行变得弯曲。此外,基底动脉还可能出现解剖变异或发育畸形,如开窗,动脉某一段由纵隔分开,全长为两条动脉等。

PICA 变异较多见,一般由椎动脉颅内段(V4 段)发出,但也可以从椎动脉颅外段或基底动脉发出。部分患者 PICA 先天阙如,其供血区域的血供来自于同侧 AICA 或对侧 PICA。还有少数患者,一侧椎动脉或基底动脉发出两支 PICA。

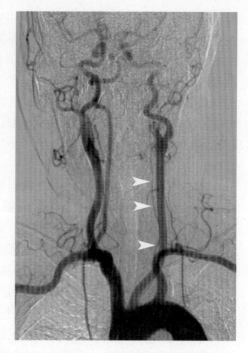

图 17-1　左椎动脉发育不良

AICA 可从基底动脉的上 1/3 或中 1/3 段发出,亦可由椎动脉发出。一侧 AICA 缺失,其供血区域由 PICA 代偿。此外,一侧可出现两支或三支 AICA。

PCA 的变异情况较多,在胚胎发育时期,它是颈内动脉的一个分支,约 25~30% 的人群在出生后仍保留这种情况,P1 段阙如,PCA 由颈内动脉供血,称作胚胎型大脑后动脉。两侧 PCA 发育常不对称,偶见一侧 PCA 管径成倍加粗。

五、椎 - 基底动脉狭窄的代偿机制

1. 自身代偿　椎动脉受压变窄时,首先出现自身代偿,包括流速、流量增加,以及椎动脉弹性改变。自身代偿作用比较有限,尤其是老年人及动脉粥样硬化患者,其血管弹性下降,难以发挥椎动脉的自身代偿作用。

2. 对侧椎动脉代偿　双侧椎动脉在颅内融合为基底动脉。尽管两侧椎动脉在椎管内存在互相的吻合支,但是这些分支均比较细小,代偿作用不大。代偿主要依靠椎动脉在颅内吻合成基底动脉。影像学研究表明,在一侧椎动脉闭塞情况下,从对侧来的椎动脉血流会发生逆流,重新灌注椎动脉分支的供血区域。但是,椎动脉发育不全的情况比较多见,在这种情况下,基底动脉主要由一支椎动脉供血,若出现该侧椎动脉闭塞,就难以代偿。

3. 颅内 Willis 环　颈动脉提供的脑血流量占 85% 左右,因此临床十分重视连接颈动脉系统和椎 - 基底动脉系统的 Willis 环。在此环发育健全的情况下,能起到重要代偿作用,是椎动脉供血不足的主要代偿机制。但是此环的发育不完整较常见,仅 40% 左右的人群 Willis 环结构完整,74% 人群前环完整,52% 人群后环完整。而后交通动脉发育不全者占 20%~30%。一项研究表明一侧后交通动脉阙如达 28%,双侧后交通动脉阙如达 13%。Willis

环发育不完整势必会影响其代偿能力。

4. 颅外椎动脉与颈动脉系统间的吻合　颅外椎动脉与颈动脉间有丰富的侧支吻合存在,主要包括椎动脉-咽升动脉、椎动脉-颈升动脉的吻合,椎动脉-枕动脉、椎动脉-颈深动脉的吻合。另外还有椎动脉与甲状腺上、下动脉间的吻合。这些吻合一般属于细小肌支吻合,直接吻合较少。椎动脉与枕动脉之间的吻合比较恒定,直接吻合有 10%,肌支吻合有90%。由于细小肌支吻合的数量巨大,且距主干较近,可提供的血流量也不可忽视。其中枕、椎动脉间的侧支吻合恒定,分支血管较粗,在椎动脉供血不足中的代偿作用受到广泛重视,其意义不亚于颅内的 Willis 环。但是除了少数直接吻合在血管闭塞的急性期可以开放外,肌支吻合建立成足够的侧支循环是一个慢性过程。颅外椎动脉与颈动脉间的侧支吻合属于储备的代偿机制,一般在椎动脉慢性闭塞性疾患时可出现。

在脑血管造影过程中,应注意是否存在上述的解剖变异或侧支循环情况。造影中要特别注意分支血管的解剖部位,以免介入操作损伤这些血管。此外,血管变异情况及侧支循环建立情况对治疗策略的选择和预后均有影响。

第二节　椎-基底动脉系统缺血性疾病的流行病学

对于椎-基底动脉狭窄及后循环卒中,目前尚缺乏以人口学为依据的流行病学资料。资料主要来自于几个脑卒中注册系统及一些大样本队列研究。

一、椎-基底动脉狭窄的发病率

缺血性脑卒中近 1/4 发生在椎-基底动脉系统。椎-基底动脉粥样硬化是导致后循环卒中的主要原因之一。动脉粥样硬化狭窄可以发生在椎-基底动脉全程,但以椎动脉起始部最为常见。除颈内动脉分叉段之外,这一部位是脑血管最易发生动脉粥样硬化性狭窄的部位。症状性椎-基底动脉狭窄患者,其年脑卒中发病率高达 5%~11%。椎动脉颅外段狭窄所致的 TIA 患者,其 5 年内后循环卒中发生率高达 30%。虽然目前缺乏基于普通人群的椎动脉狭窄流行病学资料,但估计其发生患者占动脉粥样硬化性周围血管病的 40%。椎-基底动脉系统缺血患者有 25%~40% 伴有椎动脉狭窄。

椎动脉起始部狭窄的患者常有吸烟史,并常合并高血压、冠状动脉疾病和外周血管闭塞性疾病。虽然临床上已证实抗凝、抗血小板聚集、调脂稳定斑块等药物治疗对椎-基底动脉狭窄患者有效,但在椎动脉狭窄 >50% 的患者中,接受抗凝治疗的同时仍有 56% 的患者有临床症状。在首次症状后平均 36 天,51% 的患者会再次出现症状。在接受抗凝治疗的基底动脉狭窄患者中,年脑卒中发生率高达 10%。

在新西兰医学中心后循环登记中的 407 名椎-基底动脉系统 TIA 或脑卒中患者,椎动脉颅外段为最常见的粥样硬化性动脉狭窄部位。共有 131 例患者(32%)患者椎动脉颅外段动脉严重狭窄(狭窄程度超过 50%),其中双侧狭窄为 29 例,所占的比例为 22.1%。有 13 例患者有慢性的、反复发作的低血流动力学脑缺血症状。在这 13 例患者中,12 例有严重双侧椎动脉狭窄或闭塞,6 例患者为双侧椎动脉颅外段严重病变,6 例患者为单侧椎动脉颅外段狭窄严重病变,另外 6 例患者为单侧椎动脉颅外段严重病变,合并对侧椎动脉颅内段严重病变。仅有 1 例没有双侧椎动脉病变的患者伴有一侧椎动脉颅外段闭塞和双侧颈内动脉闭塞。

所有 13 例患者均有 TIA 发作,其中有两例脑梗死,1 例累及枕叶,另一例累及颞叶和小脑。这 13 例患者的 TIA 为多发性,且在 1 周至数月内反复发作。其中头晕伴有一侧偏斜、共济失调步态、视物模糊、口周麻木或复视是最常见的 TIA 症状。

在缺血性脑卒中患者中,椎-基底动脉严重狭窄的脑卒中发生率明显高于颈内动脉,椎-基底动脉严重狭窄的患者再发 TIA 或脑卒中的发生率明显高于非严重狭窄的患者。英国牛津大学临床神经病学脑卒中预防研究中心于 2009 年统计了 538 例未行血管内介入治疗的脑卒中患者,有椎动脉系统 TIA 或小卒中且有影像学资料的 141/151 例(93%),颈动脉系统 TIA 或小卒中且有影像学资料的 357/387 例(92%),椎动脉或基底动脉狭窄≥50% 的患者有 37 例(26.2%),颈动脉狭窄≥50% 的患者有 45 例(11.5%),两组患者≥50% 狭窄的比例存在明显差异(P=0.002),动脉狭窄发生率后循环卒中组明显高于前循环组。在后循环 TIA 或小卒中患者中,椎-基底动脉狭窄率≥50% 的患者与狭窄率 <50% 的患者相比,药物治疗后短期内 TIA 发病率分别为 22% vs 3%(P<0.001),90 天内缺血事件的发病率分别为 46% vs 21%(P=0.006)。

后循环动脉狭窄的自然病程中,脑卒中的发生率较高,对于无脑卒中发作的症状性患者来说,其长期生存率也偏低。WASID 研究表明,后循环颅内狭窄患者,致命脑卒中及突然死亡的发生率为 10%。后循环卒中发生后短期死亡率为 3%~4%。基底动脉闭塞性疾病的死亡率和致残率很高。椎-基底动脉卒中的预后,与神经系统症状严重程度、是否有动脉病变,梗死部位和程度,以及缺血发生机制有关。排除患者的年龄和危险因素的影响,心脏栓子、累及基底动脉的病变、颅内多处病变是预后不良的预测因素。

关于国人后循环卒中的预后,四川大学华西医院一项基于住院病人的统计表明,从 2002 年到 2008 年共入组了 1962 例急性缺血性脑卒中患者,其中 433 例为后循环卒中(22.1%),随访结果发现后循环卒中一个月、三个月、一年的死亡风险较前循环小(3.93 vs 7.26、5.3 vs 9.3、9.7% vs 13.7%;P<0.05),三个月、一年的致残率亦较前循环低(19.6 vs 29.1、6.5% vs 15.2%;P<0.001)。这与我们前面文献描述并不一致。

椎-基底动脉缺血有时难以诊断,患者主诉多变,且这些症状易与其他系统疾病相混淆,导致临床医生忽视后循环供血不足的存在。此外,一些无创性影像学检查往往不能很好的显示椎动脉起始部,而它恰好又是后循环狭窄最常发生的部位。所以,以上这些数据可能低估了椎-基底动脉供血不足的患者数量。

二、危险因素

后循环卒中的患者,其危险因素及种族分布特性与前循环一致。高血压是最常见的危险因素,约 61% 的患者存在高血压病。糖尿病在颅内血管病变的患者中也较为常见,而对于颅外动脉病变的患者,有冠状动脉及外周血管病变者较多。

后循环血管狭窄病变常伴有冠心病及心肌梗死,心源性栓子脱落是导致后循环卒中的首要原因。一项研究表明,6 个月以内发生过后循环卒中或 TIA 的患者,35% 伴有冠状动脉疾病。在接受心脏检查的患者中,64% 患有心脏疾病。故后循环卒中或 TIA 患者也应对其心脏功能及心血管状况进行评估。

颅内椎动脉狭窄常与基底动脉狭窄同时存在。与颅外椎动脉狭窄相比,颅内椎动脉狭窄更易发生脑干梗死。对于症状性狭窄患者的研究表明,颅内椎动脉狭窄在中国人、日本人、黑人及女性中发生率较高;椎动脉颅外段狭窄在男性白人中发生率较高。

第三节　椎 - 基底动脉系统缺血性脑卒中的病因和临床表现

一、椎 - 基底动脉系统卒中的病因

椎 - 基底动脉卒中最常见的病因包括栓子脱落、大动脉粥样硬化病变、穿支病变及动脉夹层。其他少见的原因包括偏头痛、纤维肌发育不良、凝血功能障碍、药物滥用等。13% 的脑卒中患者存在多个发病机制，10% 的患者其脑卒中原因不明。根据患者神经系统体征来明确脑卒中的发病机制是十分重要的，这不仅有助于制订治疗方案，对临床研究也十分有帮助。

1. 栓子脱落　栓子脱落是椎 - 基底动脉缺血最常见的原因，占 40%~54%。栓子脱落常导致严重的神经系统体征。栓子最主要的来源是心脏，主动脉弓及椎 - 基底动脉近端血管也是常见的栓子源。栓子最常累及远端的高流量血管，即后循环远端供应皮质的分支，常与视觉相关。栓子脱落引起的症状可很快缓解，特别是在发生栓子自身溶解的情况下。与血栓形成及低灌流等原因造成的脑卒中相比，栓子脱落引起的脑卒中更易发生梗死后颅内出血。

椎-基底动脉系统中最易发生栓子栓塞的动脉为颅内段椎动脉，常导致小脑梗死。此外，远段基底动脉也是栓子栓塞的好发部位，常引起基底动脉尖综合征。

若考虑为栓子脱落所致脑卒中，不仅要对心脏及心血管进行检查，对椎动脉也应进行详细评估。栓子脱落常与椎动脉起始段动脉粥样硬化有关。椎动脉 V1 段与颈内动脉病变有相似的发病机制，即粥样硬化斑块形成，脱落后引起脑卒中。但是，文献报道来源于椎动脉起始部栓子脱落引起的脑卒中明显少于前循环，这是由于椎动脉起始处粥样斑块的性质与颈动脉分叉处斑块不同，它较坚硬、光滑，不易发生溃疡。

2. 大动脉粥样硬化性狭窄和闭塞　椎动脉开口或近开口处狭窄或闭塞常出现血流动力学低灌流，表现为短暂性 TIA，包括眩晕、视物旋转、平衡障碍，患者突然体位改变或血压下降时因脑灌流不足而发病，这些症状与脑干和小脑缺血有关，有些患者是由于近端大动脉粥样斑块脱落而发病。颅内椎动脉狭窄和闭塞也是远端基底动脉及其分支的栓子来源，当双侧颅内椎动脉受损时，最常见的临床类型是视力下降、共济失调，并由于体位或血压变化时而诱发。在新英格兰神经医学中心后循环卒中登记系统中，407 位患者有 13 例出现了低灌流性缺血。

低灌流引起的椎 - 基底动脉供血不足常发生在固定部位，与某些特定的头颈部运动相关，如向前伸颈，向特定方向转头等。仅动脉粥样硬化这单一因素即可造成后循环低灌流。此外，颈部关节硬化所致横突孔狭窄亦可引起脑供血不足。椎 - 基底动脉供血不足还可由锁骨下动脉盗血引起。但即使超声或动脉造影证实存在锁骨下动脉盗血，大多数患者也无临床症状。

椎动脉起始处狭窄的患者常可出现 TIA，表现为头晕、注意力集中困难、平衡缺失，通常发生在站立或血压、血流量下降时。双侧颅内段椎动脉狭窄最常见的临床症状是发作性视野缺失及共济失调，也常在患者站立或血压下降时出现。

3. 穿支动脉闭塞　椎动脉颅内段、基底动脉及大脑后动脉 P1 段发出许多穿支动脉，供

应脑干、丘脑等部位,高血压、糖尿病常导致上述血管内膜增厚,大动脉粥样硬化斑块阻塞或延伸入穿支血管开口,形成微小动脉粥样斑,出现穿支动脉闭塞。

4. 动脉夹层 动脉夹层(artery dissection)也可引起椎-基底动脉系统缺血。椎动脉夹层的主要症状为疼痛,以颈、枕后部为著,向肩部放射。患者也可出现弥漫性头痛,常在枕部。颅内段椎动脉夹层可造成延髓、小脑和脑桥缺血,引起头晕、复视等症状;与栓子栓塞不同,它同时还可引起蛛网膜下腔出血。

二、椎-基底动脉狭窄的临床表现

椎-基底动脉系统狭窄常见的症状有头晕(dizziness)、眩晕(vertigo)、头痛(headache)、呕吐(vomiting)、复视(double vision)、失明(loss of vision)、共济失调(ataxia)、麻木(numbness)、无力(weakness)等。其中最常见的症状为肢体无力(limb weakness)、眩晕、共济失调、眼球运动障碍(oculomotor palsies)、视力障碍(visual dysfunction)以及吞咽困难(oropharyngeal dysfunction)。发作性口周麻木及感觉异常亦为椎-基底动脉缺血较特异性的症状。后循环缺血极少出现单个症状,常常表现为一组症状和体征。

后循环特定血管闭塞所引起的相应症状见表 17-1。

表 17-1 椎-基底动脉系统缺血症状

受累血管	相关神经系统症状
大脑后动脉	
脑干穿支血管	Weber 综合征:动眼神经麻痹,对侧偏瘫
	小脑性共济失调
	垂直性凝视麻痹
	震颤
	去大脑体位
	感觉缺失或感觉迟钝/过敏
	遗忘
远端分支	同侧偏盲
	皮质盲及其他视觉障碍
	失读症(不伴失写)
基底动脉穿支血管	去大脑体位
	昏迷
	四肢轻瘫
	多组颅神经瘫痪
	双侧小脑性共济失调
	双侧感觉缺失
小脑上动脉	同侧小脑性共济失调
	恶心、呕吐
	言语不清
	对侧疼痛及温度觉缺失
小脑前下动脉	眩晕
	恶心、呕吐
	眼球震颤

续表

受累血管	相关神经系统症状
	耳鸣或单侧聋
	面神经无力
	同侧小脑性共济失调
小脑后下动脉	
近端闭塞或椎动脉闭塞	延髓背外侧综合征（Wallenberg 综合征）
	眼球震颤,眩晕,恶心呕吐,垂直复视
	对侧疼痛及温度觉缺失
	同侧 Horner 综合征
	声音嘶哑,吞咽困难,咽反射减弱
	同侧共济失调,同侧麻木,味觉缺失
远端分支	小脑性共济失调,辨距不良
脊髓前动脉	延髓中部综合征
	对侧偏瘫（非痉挛性）伴 Babinski 征阳性
	对侧振动觉及位置觉缺失
	同侧舌下神经弛缓性瘫痪

　　后循环梗死最常累及的部位是脑干（60%）和小脑（50%）。单纯一侧或双侧脑干梗死（包括中脑和／或脑桥），常常与基底动脉狭窄相关。单纯小脑梗死,常常与心源性栓子有关。

　　小脑梗死的患者常主诉头晕,偶尔伴有视力模糊,行走困难,以及呕吐。患者易向一侧倾倒,在没有帮助下不能垂直站立。梗死侧的上肢可能会出现肌张力减低。眼球震颤是常见症状。若患者为单纯的小脑梗死则不会出现偏瘫或偏身感觉障碍。

　　栓子栓塞可累及一侧大脑后动脉,导致对侧视野偏盲。有时,患者会出现偏盲侧躯体及面部感觉异常。左侧大脑后动脉栓塞可出现阅读和颜色识别困难,而右侧大脑后动脉栓塞则会出现左侧视野偏盲以及定向力障碍。双侧大脑后动脉栓塞可致双侧视野缺失,有时表现为皮质盲。也可出现无法记忆新事物以及激惹状态。

　　中脑前部及丘脑栓子梗死可伴有特征性的嗜睡,有时表现为木僵（stupor）,不能记忆新事物,瞳孔变小、反应迟钝,垂直凝视障碍（defective vertical gaze）等。

三、与其他系统疾病鉴别

　　以上很多症状并不是椎-基底动脉系统疾病所特有的。全身系统性疾病、循环系统疾病、前庭耳源性疾病均可引起类似椎-基底动脉缺血的症状,应加以鉴别。

　　头晕、头痛或眩晕发作:头晕是指轻微的头痛、头胀、头重脚轻等主观感觉,或称一般性眩晕（frank vertigo）。眩晕指周围前庭或中枢前庭小脑系统的功能障碍所引起的症状。周围性前庭神经病变引起的眩晕常由运动或姿势突然改变引起,一般与耳部症状同时存在;椎动脉疾病引起的短暂眩晕常伴有其他的脑干、小脑症状。一般单纯的眩晕发作,持续超过 3 周,都不考虑为椎-基底动脉病变。部分糖尿病患者会出现一种罕见情况,其内听动脉闭塞,引起眩晕及单侧听力丧失,这些症状可发生在脑干梗死之前,提示椎-基底动脉可能有病变。轻头痛通常是晕厥前期的表现,与循环系统、全身系统性疾病或心脏疾病密切相关。在不伴随其他神经系统症状体征时,轻头痛不是椎 - 基底动脉缺血的表现。在单纯晕厥患者中进行神经血管检查(神经影像和超声),后循环病变阳性率很低。单纯晕厥并不增加脑卒中发生的风险。

短暂意识丧失(transient decrease in consciousness):比起脑血管疾病,癫痫和晕厥更易引起短暂意识丧失。网状上行激动系统位于脑干上部的旁中央被盖部,可以促进觉醒。基底动脉闭塞可阻断该纤维束功能,影响意识状态,发生昏迷。但基底动脉闭塞常伴有其他神经系统表现,如眼球运动障碍及运动系统体征。

猝倒发作(drop attacks):猝倒指在没有预警的情况下,姿势突然发生变化并摔倒,如伴有意识丧失,则大多由于癫痫或晕厥引起。若为脑干缺血,同时还可影响皮质脊髓束对四肢运动的控制,会出现持续性无力。如没有脑干或小脑缺血相应症状,后循环缺血很少引起猝倒。

第四节 椎 - 基底动脉狭窄的临床评估及干预策略

一、椎 - 基底动脉狭窄的临床评估

首先,应详细询问病史,全面进行体格检查和神经系统检查。根据这些原始资料,确立进一步的检查方案。脑卒中及血管病变类型的判断依赖以下资料:人口学评价(年龄、种族及性别),存在的危险因素,症状发生发展的过程(在脑卒中发生前是否有过一次或多次 TIA 发作,TIA 发作是多变的还是刻板的,脑卒中发作是否为突然的,之前有没有 TIA 发作,缺血症状是否进展等),患者存在的症状和体征。可采用 NIHSS 评分,对患者的神经功能进行评价。

所有疑为椎 - 基底动脉系统卒中或 TIA 的患者,均应进行神经影像学检查。首选 MRI,对于安装起搏器等不适宜进行 MRI 检查的患者,可行 CT 检查,但颅骨会干扰脑干部位的CT 成像。对于急性梗死,MRI 的弥散加权序列(diffusion-weighted imaging,DWI)检查最为敏感。所有脑卒中患者及部分 TIA 患者,发病时间在 1 小时以上,DWI 都会显示脑部急性损伤。在极少情况下,急性脑卒中患者弥散加权检查可正常,此时并不能排除梗死,此后再行 MRI检查通常会发现与症状相符的梗死灶。

对后循环卒中或 TIA 患者,评价椎 - 基底动脉是否存在狭窄或闭塞性病变是十分重要的。血管形态学的检查包括:颈部血管超声、TCD、CTA、MRA、DSA 等。若从国情出发,由于我国人口基数庞大,而超声检查简单易行,费用低,在各级医疗机构均可开展,所以椎动脉颅外段的无创检查首选超声作为初筛。超声对于椎动脉起始处的病变有 60% 的检出率,若采用彩色多普勒血流图像,可使阳性率达 70% 以上。但超声检查需要有经验的技师才能取得较满意的检查结果。

颅内椎 - 基底动脉病变可选用 TCD 检查,灵敏度达 80%,特异度达 80%~97%。但对于半数以上的患者,TCD 检查会低估动脉狭窄程度,已闭塞血管也可能检测不出。TCD 还可用于检测狭窄处的栓子,监测介入治疗中脑血流的变化。

在患者没有禁忌情况下,可行 CT 血管成像(CTA)。随着多层螺旋 CT 的问世,CTA 成像技术不断完善,在确定动脉狭窄程度以及区分狭窄与闭塞方面,CTA 与 DSA 的一致性可达90%,其空间、时间分辨率高于 MRA。得益于近来 CTA 技术的更新,如更快的扫描速度、更高的空间分辨率和更好的后期处理软件,使得 CTA 的应用日益普及。高质量 CTA 可充分显示后循环颅外及颅内的血管,对于可疑基底动脉闭塞的患者进行评估十分有帮助。对于颅

外段椎动脉病变,CTA 可区分血管扭曲与血管动脉粥样硬化狭窄。

MRA 可检测颅内及颅外血管病变。MRA 对 ACA、MCA、PCA、基底动脉和 ICA 的敏感性和特异性均接近 100%;对岩上窦和岩下窦的显示率较低,亦可达 85%。对于基底动脉狭窄及椎动脉颅内段,MRA 有较高的诊断价值。但对于椎动脉起始处,MRA 敏感性较低,对于椎动脉颅外段与颅内段交接处,MRA 显影也不佳。MRA 是依赖血流速度来显示血管的,狭窄程度较高的血管,血流速度慢,在 MRA 上会表现为闭塞性病变。使用造影剂可提高 MRA 的准确性,增强 MRA 还可以更好地显示小血管,但由于磁共振为螺旋扫描,在扫描间隙会丢失部分信号,使得椎动脉起始处高度狭窄的病变难以与闭塞病变区分,即便使用造影剂也不能完全解决这一问题。

AHA/ASA 推荐 CTA 和 MRA 作为无创评估椎 - 基底动脉狭窄病变的首选。在检测椎动脉时 CTA 和 MRA 比二维超声波检测(敏感性 70%)有较高的敏感性(94%)和特异性(95%),而且 CTA 比 MRA 和二维超声波稍微准确些。超声检测的相对不敏感性一定程度反映了超声检查的技术困难,同时使得超声波不适合应用于检测椎动脉相关的疾病。当然,我们在考虑选择非侵袭性的检查方法时,该临床中心的专业技术及相应的成像技术都需要考虑在内。目前,对于有症状性的后循环脑梗死,不管是 MRA 还是 CTA 都不能准确地发现椎动脉的起始部的病变,因此我们在给病人行血管成形术前一般会常规性行 DSA 检查,但是关于数字减影动脉造影术和 CTA 两者的准确率差异目前还没有相关报道。

椎 - 基底动脉狭窄诊断的金标准是数字减影血管造影(Digital Subtraction Angiography,DSA)。诊断性造影应明确病变血管部位、直径、病变长度、偏心率、病变血管及其邻近血管发出的分支或穿支动脉,后交通动脉以及颈外动脉 - 椎动脉侧支血管是否存在。应从多个角度全面评价椎 - 基底动脉颅外段及颅内段的情况。在常规主动脉弓前后位图像下,椎动脉起始处与锁骨下动脉有部分重叠,可能无法发现椎动脉起始处的狭窄,在前后位的基础上增加 20° 或更大角度的头位可使整个椎动脉颅外段(包括椎动脉起始部)较好地显影。

椎动脉颅外段狭窄程度计算目前多参照 NASCET 法(图 17-2):

$$狭窄率 = (1-a/b) \times 100\%$$

式中:a 为最狭窄处血管直径;b 为病灶远端正常血管直径(颅外段)

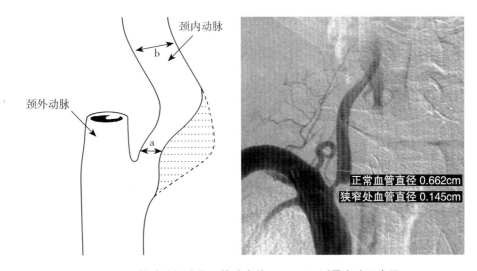

正常血管直径 0.662cm
狭窄处血管直径 0.145cm

图 17-2 椎动脉颅外段血管狭窄的 NESCET 测量方法示意图

椎动脉颅内段及基底动脉狭窄程度计算目前多参照 WASID 法(图 17-3):

$$狭窄率 = [1-(D_S/D_N)] \times 100\%$$

式中:D_S 为病变部位残余管腔的最小直径;D_N 为病变近心端最近处正常血管的管腔直径。闭塞血管的狭窄率定义为 100%

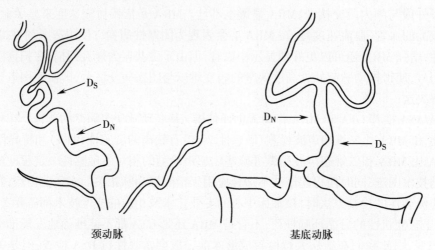

颈动脉　　　　　　　　　　　　　基底动脉

图 17-3　椎动脉颅内及基底动脉血管狭窄的 WASID 测量方法示意图

颅内段狭窄病变的分型按照 Mori 分型(表 17-2)。

表 17-2　Mori 分型

Type A	Type B	Type C
<5mm	5~10mm	>10mm
同心或轻度偏心狭窄尚未完全闭塞	偏心狭窄或完全闭塞时间少于3 个月	成角大于 90° 或完全闭塞时间大于 3 个月
临床治疗成功率 92%	临床治疗成功率 86%	临床治疗成功率 33%
再狭窄发生率 0%	再狭窄发生率 33%	再狭窄发生率 100%
脑卒中发生率 8%	脑卒中发生率 26%	脑卒中发生率 87%

对椎动脉狭窄患者,应评估其脑血流储备情况。TCD(二氧化碳吸入试验或屏气试验)、PET、SPECT 或 CT 灌注扫描(无论给予或不给予乙酰唑胺)对于评价是否存在脑血流储备不足均有重要价值,可根据临床特点及医院具体情况,选用相应的评估手段。

心脏检查如心电图、心脏超声及心电监护,可评价是否有来自心脏或主动脉的栓子。对于多支脑血管供血区域的脑梗死患者,心脏检查更为重要,特别是在相应的脑血管无明显狭窄的情况下。

监测血液和凝血指标包括全血细胞计数及凝血功能检查。对于既往有静脉或动脉闭塞病史的患者,及无心脏、主动脉、颈部及颅内血管病变的患者,应排除是否存在遗传性或获得性凝血功能异常,并检测心磷脂抗体等免疫学指标。

二、椎 - 基底动脉狭窄的临床干预策略

对缺血性后循环疾病临床上可疑椎动脉狭窄患者(表现为后循环的 TIA、脑卒中、锁

骨上窝或乳突后杂音等),先行颈部血管彩超和 TCD 检查,颈部血管彩超若提示椎动脉狭窄 <50%,可每半年检查并给予阿司匹林及他汀药物干预;若椎动脉狭窄≥50% 且计划行介入治疗,或新发的闭塞(特别是有症状的患者)或超声显示不清,可进一步行 CTA 或 MRA 检查。TCD 检查目的是排除后循环颅内段狭窄病变并可监测微栓子。若 CTA 或 MRA 检查椎动脉狭窄 <50%,每半年检查并给予阿司匹林 + 他汀药物干预;若 CTA 或 MRA 检查椎动脉狭窄≥50%,每 3 个月复查,强化药物治疗(阿司匹林 + 氯吡格雷 + 他汀药物),症状未能缓解者行椎动脉血管内治疗;若 CTA 或 MRA 检查不清楚,可进一步行 DSA 检查。具体的血管学检查及临床干预措施如图 17-4 所示。

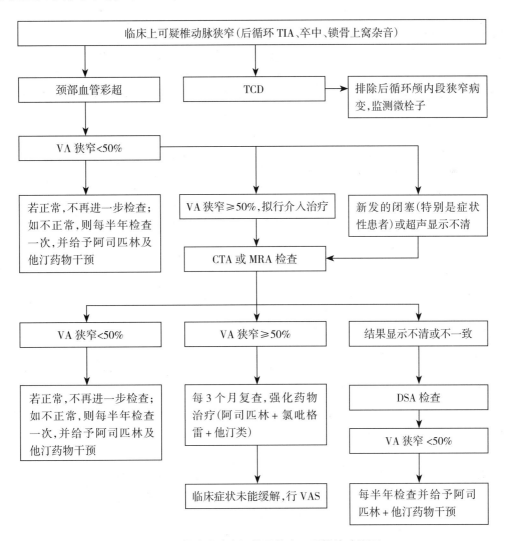

图 17-4 椎动脉狭窄评估及临床干预措施路线图

第五节 椎 - 基底动脉血管内介入治疗的适应证

目前椎 - 基底动脉狭窄的介入治疗并没有统一的指南,2008 年欧洲脑卒中组织(ESO)发布的《缺血性脑卒中和短暂性脑缺血发作管理指南 2008》对椎动脉颅外段病变有简要描述,但未给予治疗的推荐等级,国内出版的《中国缺血性脑卒中和短暂性脑缺血发作二级预防指南 2010》则并未提及椎 - 基底动脉血管内介入治疗,美国心脏协会 / 美国脑卒中协会(AHA/ASA)于 2010 年及 2011 年先后发布了《缺血性脑卒中或短暂性脑缺血发作患者预防脑卒中指南 2010》及《颅外段颈动脉及椎动脉疾病处理指南 2011》,对椎 - 基底动脉狭窄病变的临床评估、药物治疗、血管重建均给出指导性的意见。

一、AHA/ASA 2011 椎动脉疾病诊断的血管影像指南

I级推荐:

(1) 有后循环及锁骨下盗血症候群的患者,无创的 CTA 或 MRA 检查可初步评估椎动脉疾病。(C 级证据)

(2) 无症状的双侧颈动脉闭塞或单侧颈动脉闭塞且 Willis 环不完整的患者应对椎动脉进行无创检查。(C 级证据)

(3) 提示有大脑后部或小脑缺血患者,更推荐行 MRA 或 CTA 检查而非超声评估。(C 级证据)

IIa级推荐:

(1) 有大脑后部或小脑缺血症状的患者,系列无创的颅外椎动脉检查是合理的,可评估动脉粥样硬化疾病的程度并且排除新发的病损。(C 级证据)

(2) 患者出现大脑后部或小脑缺血症状且可能行血管重建,当无创检查无法定位或评估狭窄程度时,基于导管的血管造影术对评估椎动脉病理解剖学有益。(C 级证据)

(3) 已行椎动脉血管重建的患者,可间隔行颅外椎动脉无创的血管影像学检查。(C 级证据)

二、AHA/ASA 2011 椎动脉疾病的药物治疗指南

椎动脉粥样硬化高危因素管理推荐:

I级推荐:

(1) 根据对颈动脉颅外段动脉粥样硬化的标准化推荐,椎动脉粥样硬化患者推荐药物治疗和生活方式调整以降低动脉粥样硬化风险。(B 级证据)

(2) 若无禁忌证,动脉粥样硬化性椎动脉疾病应接受抗血小板药物治疗(阿司匹林75~325mg/d),以预防心肌梗死或其他缺血事件。(B 级证据)

(3) 与颅外椎动脉粥样硬化相关的缺血性脑卒中或 TIA 推荐抗血小板药物治疗作为首选的治疗方法。阿司匹林(81~325mg/d)或阿司匹林联合双嘧达莫缓释剂(每次 25~200mg,2 次 / 天)或氯吡格雷(75mg/d)均是可选方法。应根据患者的基础疾病的风险、成本、耐受性和其他临床特征个体化选择药物治疗方案。(B 级证据)

IIa级推荐:

对阿司匹林禁忌的患者(包括阿司匹林过敏症),除了活动性出血,氯吡格雷(75mg/d)或噻氯匹啶(每次 250mg,2 次 / 天)是合理的代替。(C 级证据)

三、AHA/ASA 2010 椎动脉颅外段介入治疗指南

2010 年 12 月 AHA/ASA 发布了《缺血性脑卒中或短暂性脑缺血发作患者预防脑卒中指南》,在 2006 年版指南的基础上,进一步对椎动脉颅外段血管内介入治疗进行如下阐述:椎

动脉近端或颈段闭塞与后循环或椎-基底动脉缺血高度相关,系统回顾性研究认为,与新近发生的症状性颈动脉狭窄患者相比,症状性椎动脉狭窄患者在首发症状7天内再发脑卒中的风险更高,然而这类患者最佳的药物治疗方案仍不清楚,而且侵袭性治疗的治疗价值仍不能准确评估。考虑到外科手术干预(动脉内膜切除术或血运重建术)的高风险,药物治疗仍是这类患者治疗的主要手段,但是仍有许多的回顾性病例研究报告了血运重建术在药物治疗无效的椎-基底动脉TIA或脑卒中患者中开展。

2010指南推荐:所有椎动脉狭窄的TIA或脑卒中患者仍推荐口服药物治疗,包括抗血小板聚集治疗、他汀药物治疗及危险因素的控制(Ⅰ级推荐,B级证据)。口服药物治疗(包括抗栓、他汀及危险因素控制)无效的颅外椎动脉狭窄患者,可以考虑血管内治疗和外科手术治疗。(Ⅱb级推荐,C级证据)

四、专家建议

上述指南仅是对针对症状性椎动脉颅外段狭窄血管内治疗的推荐,但对具体的治疗适应证及手术操作并未给予进一步的说明,亦无手术相关的指南。我们查阅了国内外相关文献,专家组的建议如下:

1. 症状性椎动脉狭窄患者　症状性椎动脉颅外段动脉粥样硬化性疾病传统的药物治疗方法有:抗血小板聚集、抗凝或是二者联合治疗。但上述治疗方法是沿用了来源于颈动脉治疗的研究数据,尚不知晓这种治疗方法患者能够获益多少,也不知道上述药物是否应该成为一线治疗药物。当最优化的药物治疗失败,不能缓解后循环缺血的症状,将考虑血管内治疗。原因是在这些选择性的病例中,血管内治疗(血管成形术及支架置入术)潜在获益优于手术的风险。最优化的药物治疗失败且DSA证实椎动脉开口狭窄>50%,应考虑血管内治疗。若是后循环缺血事件是由于栓塞引起的,若未能找到心源性栓塞的证据,可以考虑是近端椎动脉引起的动脉-动脉栓塞导致的临床症状,基于这个原因,即使狭窄<50%,但由于是栓子的来源地仍应考虑血管内治疗。理由是:血管内治疗术后新生内膜使得不规则的血管内腔变得光滑,从而预防可以发生的远端栓塞。若存在两处狭窄病灶,处理其中一处还是两处,应根据后循环缺血的发病机制。如果是栓子脱落所致的症状性病灶或是串联病变,则倾向于治疗起始部、病变程度较高或伴有溃疡的病变。

2. 无症状性椎动脉狭窄患者　大多数无症状性狭窄患者不需进行介入治疗。但对于具有脑卒中高发风险的患者,行介入治疗是有指征的。需再次强调的是,对于颅外段椎动脉闭塞性病变而言,常以脑卒中为首发症状,而非TIA,而椎-基底动脉系统脑卒中伴随着高发病率和死亡率。存在高度血管狭窄病变(≥70%)或狭窄程度进行性加重的患者,若脑储备功能下降,他们发生脑卒中的风险更高。因此,介入治疗对于这些患者是十分有益的,特别是在伴有一侧椎动脉先天发育不良或阙如的情况下。我们认为有证据表明患者后循环灌注不足或脑血管储备功能下降且是由椎动脉狭窄病变或同样高危的串联病变引起的,则应考虑治疗。还有一些患者并发同侧颈动脉的闭塞,颅内血管有后向前的代偿,表现为前循环缺血的症状,此类患者经椎动脉血运重建后,前循环缺血的症状明显改善。

五、后循环介入治疗的适应证

1. 颅外段椎动脉狭窄　典型的椎动脉狭窄致后循环缺血病人首先要给予传统的药物治疗,只有当最优化的药物治疗无效时方能考虑血管内介入治疗。完整的病史、体格检查、辅助检查在术前、术后及随访中都应由独立的神经专科医生来完成。根据 AHA/ASA 的指南推荐及专家组建议,结合相关的文献及临床经验,我们总结椎动脉颅外段狭窄介入治疗的适应证如下:

(1) 症状性椎动脉狭窄,最优化的药物治疗失败且血管狭窄程度 >50%。

(2) 症状性椎动脉狭窄,对侧椎动脉闭塞、狭窄或发育不良且血管狭窄程度 >50%。

(3) 症状性椎动脉狭窄,若是由近端椎动脉粥样硬化斑块引起的动脉 - 动脉栓塞,即使血管狭窄程度 <50%,若最优化的药物治疗无效,也考虑治疗。

(4) 无症状性椎动脉狭窄患者,血管狭窄程度 >70% 且椎动脉为单侧优势型或孤立型。

(5) 无症状性椎动脉狭窄患者,血管狭窄程度 >70% 或串联病变且后循环灌注不足或脑血管储备功能下降。

(6) 无症状性椎动脉狭窄患者,血管狭窄程度进行性加重。

(7) 无症状性椎动脉狭窄患者,血管狭窄程度 >70%,并发同侧颈动脉闭塞,其供血区由椎动脉代偿分流。

2. 颅内段椎 - 基底动脉狭窄 ASTIN(the American Society of Interventional & Therapeutic Neuroradiology)、SIR(Society of Interventional Radiology) 及 ASNR(American Society of Neuroradiology)这三个组织一致认为:①症状性颅内段血管狭窄 >50%,且内科治疗无效的患者,应行血管成形术,可根据需要辅以支架置入术。②无症状性颅内段血管狭窄患者,目前没有充足的依据支持血管内介入治疗。应给予患者最佳的药物治疗(包括抗血小板和他汀类药物治疗),并密切随访,包括评估患者是否有神经系统症状出现,及常规的无创影像学观察 6~12 个月(如 MRA,CTA),如有必要,随访过程中可行脑血管造影检查。

六、后循环介入治疗的禁忌证

根据目前文献的报道,总结已经发表的对照研究的结果,目前一般认为后循环介入治疗禁忌证包括:

1. 3 个月内有颅内出血。

2. 伴有颅内动脉瘤,并且不能提前或同时处理者。

3. 2 周内曾发生心肌梗死或较大范围的脑梗死。

4. 胃肠道疾病伴有活动性出血者。

5. 不能控制的高血压。

6. 对肝素、阿司匹林或其他抗血小板类药物有禁忌者。

7. 对造影剂或所使用的材料或器材过敏者。

8. 有严重心、肝、肾疾病。

9. 血管迂曲或变异,导管或支架等输送系统难以通过。

10. 目标血管直径 <2mm。

11. 狭窄血管供血区域已建立良好的侧支后循环。

12. 血管病变广泛或狭窄范围过大。

13. 血管炎性狭窄,广泛的血管结构异常。

14. 穿刺部位或全身有未能控制的感染。

15. 没有获得患者或其家属知情同意。

第六节　椎-基底动脉血管成形术及支架置入术

一、椎-基底动脉血管成形术

1980年,Sundt等首先应用经皮腔内血管成形术(percutaneous transluminal angioplasty,PTA)成功治疗了2例基底动脉高度狭窄病例,并取得极好的短期疗效。此后,PTA开始应用于椎-基底动脉狭窄的治疗。PTA手术成功率达90%以上,短期疗效较好,长期疗效目前还未验证。

由于血管弹性回缩,PTA术后有10%的患者残存严重狭窄(>70%)。PTA术后脑卒中发病率依然很高。经PTA治疗(无论是否辅以支架)的患者,在没有脑卒中发生的基础上,其术后第一年生存率为88%~93%。PTA前后并发颅内出血的风险较高,特别是在术后1小时内。其他并发症如远端血管闭塞、血管内膜夹层等很难防治,术后再狭窄发生率也很高。椎动脉V1段的动脉弹力纤维丰富,对于球囊扩张不敏感,经PTA治疗会出现弹性回缩(elastic recoil),造成残留狭窄,辅以支架置入术,可有效解决这一问题。

随着导管及导丝技术的不断完善,PTA并发症的发病率在不断下降。但由于存在以上问题,目前PTA仅作为椎动脉颅外段支架置入前预扩张处理或在分期支架置入术中应用,但在颅内段及基底动脉介入治疗中,是单纯行PTA还是行PTA+支架置入术目前临床上仍有争议。

二、椎-基底动脉支架置入术

由于药物、外科手术及PTA均存在不同缺陷,人们开始探讨椎-基底动脉狭窄的血管内支架置入治疗。血管内支架置入术很早就被用于治疗冠状动脉及周围血管的狭窄病变,并取得了肯定的疗效。1996年Storey等应用血管内支架置入术成功治疗了3例PTA术后再狭窄的椎动脉起始部狭窄病例。1999年Phatouros等报道了第一例基底动脉狭窄支架置入术治疗病例。此后陆续有支架治疗椎-基底动脉狭窄的报道出现,且疗效较佳。与PTA相比,血管内支架置入术治疗有以下优点:①对管腔狭窄的改善程度优于PTA;②可降低目标血管急性闭塞的危险;③血栓形成及栓子发生率较低;④症状复发率明显降低。

支架治疗有三种方法:①常规支架置入术,即在支架置入前先用球囊进行预扩,这是目前应用最广泛的支架置入方法。②直接支架置入术,在支架放置前不进行球囊血管成形,已在冠状动脉及外周血管狭窄治疗中证实安全可靠,治疗的成功率与常规支架置入术相当,但它可以减少手术费用、手术时间、射线照射时间、造影剂用量及导管用量。对于狭窄程度相对较轻、病变较直、预计球囊扩张式支架可顺利通过狭窄病变的患者,可采用该方法。③分期支架置入术,在球囊血管成形术1个月后,再置入支架。对于不稳定(近期引起症状)、溃疡性或高度狭窄的病变,可采用分期支架置入术。

三、技术路线

1. 术前准备

(1) 术前3~5天开始口服阿司匹林(100~300mg/d)和氯吡格雷(75mg/d)。如患者需行急诊介入,则静脉给予糖蛋白Ⅱb~Ⅲa抑制剂[如盐酸替罗非班氯化钠注射液

$0.4\mu g/(kg\cdot min)$],并同时口服负荷剂量抗血小板药物。

(2) 术前 6 小时禁食、禁水。

(3) 术前 6 小时内行碘过敏试验。

(4) 双侧腹股沟区备皮。

(5) 除急诊介入外,术前应对患者进行全面的评估,完善各项检查。

(6) 准备好急救药物及抢救设施。

(7) 获得患者或其家属的知情同意。

2. 椎动脉颅外段手术过程(图 17-5)

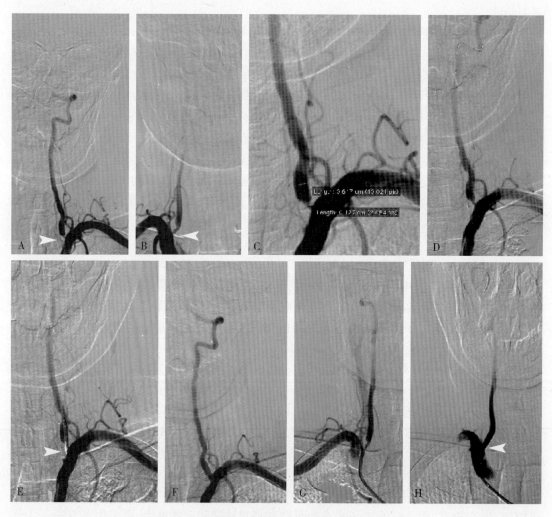

图 17-5 双侧椎动脉狭窄患者的支架置入术

A. LVA 重度狭窄(箭头);B. RVA 重度狭窄(箭头);C. LVA 狭窄率的测量;D. LVA 双导丝技术,指引导管到位;E. LVA 支架定位(箭头);F. LVA 支架术后复查造影;G. RVA 双导丝技术,指引导管到位;H. RVA 支架术后复查,支架形态良好(箭头)

(1) 局部麻醉,常规右侧股动脉 Seldinger 穿刺,置入 6F 动脉鞘。全程给予肝素(50~75U/kg)抗凝,监测活化凝血时间(activated coagulation time,ACT),ACT 控制在 250~300 秒。

(2) 在 0.035 in 的亲水导丝的引导下送入 6F 导引导管。若狭窄部位位于椎动脉 V1 段及 V2 段中下段,将导引导管头端置于锁骨下动脉;若狭窄部位位于 V2 段中上部,可将导引导管头端置于椎动脉近端,距病变约 3~5cm 左右。行血管造影,再次确认病变部位、狭窄程度及性质,并测量病变的长度及直径,选择可能使用的支架型号。

（3）更换 0.014in 微导丝(或脑保护装置),头端越过病变部位 5cm 以上。

（4）高度狭窄的病变,支架置入前需行球囊预扩。将球囊沿微导丝送至病变部位,使其覆盖整个病变,略偏向于狭窄的近段。缓慢扩张球囊,压缩斑块,扩张压力则根据球囊张开的形态而定,一般在 6~10atm 左右。球囊撤回后对患者进行简单的神经功能评价并造影确认血管形态。

（5）沿微导丝将支架送至病变部位,缓慢释放支架,使其完全覆盖病变部位。支架释放成功后,对患者进行神经功能评价。

（6）支架释放后,再次行血管造影,并测量治疗后血管直径。

（7）若支架释放后残留狭窄严重,可行球囊后扩。

（8）撤回导引导管及微导丝(脑保护装置),停用肝素。

（9）采用血管吻合器缝合股动脉壁的穿刺孔;或在术后 4~6 小时采用动脉 C 型夹夹闭血管;或术后 6 小时拔出动脉鞘,人工按压止血 15 分钟。

3. 椎动脉颅内段及基底动脉手术过程(图 17-6)

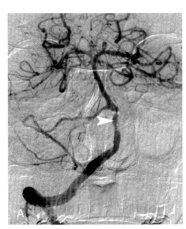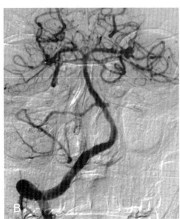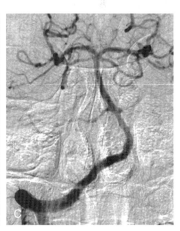

图 17-6　基底动脉狭窄患者的支架置入术

A. 右侧椎动脉接近融合处局限重度狭窄(箭头); B. 置入球扩支架后狭窄消失; C. 一年后复查,无明显再狭窄

（1）局部麻醉,常规右侧股动脉 Seldinger 穿刺,置入 6F 动脉鞘。全程给予肝素(50~75U/kg)抗凝,监测活化凝血时间(activated coagulation time, ACT),ACT 控制在 250~300 秒。

（2）在 0.035 in 的亲水导丝的引导下插入 6F 导引导管,超选至椎动脉,将导引导管头端置于椎动脉 C2 水平。行血管造影,再次确认病变部位、狭窄程度及性质、手术径路,并测量病变的长度及直径,选择可能使用的支架型号。

（3）更换 0.014in × 300mm 微导丝,头端置于同侧或对侧 PCA P1 段或 P2 段内。

（4）选择合适的低压球囊预扩。将球囊沿微导丝送至病变部位,使其覆盖整个病变,略偏向于狭窄的近段。缓慢扩张球囊,压缩斑块,扩张压力在 4~6atm 左右。球囊撤回后对患者进行简单的神经功能评价。

（5）沿微导丝将支架送至病变部位,缓慢释放支架,使其完全覆盖病变部位。支架释放成功后,对患者进行神经功能评价。

(6) 支架释放后,再次行血管造影,并测量治疗后血管直径。

(7) 除非残留狭窄严重,一般不行球囊后扩。

(8) 撤回导引导管及微导丝,停用肝素。

(9) 采用血管吻合器缝合股动脉壁的穿刺孔;或在术后 4~6 小时采用动脉 C 型夹夹闭血管;或术后 6 小时拔出动脉鞘,人工按压止血 15 分钟。

4. 注意事项

(1) 术中密切监测患者生命体征。

(2) 大多数患者可行局麻;不能有效配合治疗的患者,可予全麻防止术中躁动。

(3) 对于椎动脉颅外段病变,6F 的导引导管可适用于大多数支架置入术。如需使导引导管更可靠地固定,可采用 0.014in 或 0.018in 的双导丝技术,其中较硬的导丝放置到锁骨下动脉远端,起到更好的固定作用。

(4) 对于椎动脉颅外段病变,大多数情况下,为防止指引导管弹出锁骨下动脉,指引导管到位后继续将 0.035in 的亲水导丝放置在锁骨下动脉远端,0.014in 微导丝顺利通过病变部位并能提供足够的支撑时再将 0.035in 的亲水导丝撤出。微导丝输送至足够远的位置是十分重要,这样才能确保它的稳定性。整个操作过程中导丝的头端都应在荧光屏监视范围内,以减少血管穿孔的风险。

(5) 处理颅内病变时,导引导管头颅勿顶在 V2 段转弯处血管壁上(极易产生血管痉挛)。若颅内血管严重迂曲,输送球囊或支架则比较困难,导引导管支撑力不足时因反作用力而后退,常在锁骨下或弓上形成绊,影响手术成功率并可增加手术并发症的风险,此时可选择 6F 指引导管外套用 8F 指引导管或 7F 80cm 的长鞘,增加指引导管的支撑力。

(6) 颅外段病变球囊扩张的速度一般在 1atm/s 左右,缓慢扩张球囊的目的是使狭窄部分充分扩张,降低动脉壁弹性回缩的发生率,并可充分观察患者的临床表现,减少出血或夹层的发生率。但扩张球囊时间较长存在血流减慢、穿支血管栓塞等风险。对于后交通或对侧椎动脉发育较好的患者,可适当延长扩张时间;反之,应缩短扩张时间,否则易造成远端供血不足及血栓形成。颅内段病变因其血管壁较薄,且血管周围缺乏软组织的支撑,为减少血管破裂或夹层形成,球囊扩张时速度较颅外段慢,根据患者对缺氧的耐受程度,一般在 0.5atm/s 左右。

(7) 球囊扩张及支架释放应在透视下完成,以避免球囊或支架发生移位,产生"瓜子现象"。

(8) 进行球囊后扩时,支架的骨架可能会影响球囊进入支架,对于开环式支架尤为突出。将导引导管送至支架近端可帮助球囊进入支架。有时后扩球囊会难以从支架中撤回,这可能是由于抽气不完全或支架骨架阻碍造成的。将导引导管向上输送,往往可帮助球囊回撤。

(9) 万一脑保护装置不能通过其标准回收鞘收回,可尝试采用造影导管、导引导管或 0.038 in 输送系统的球囊将其收回。但笔者行椎动脉支架置入时极少使用脑保护装置。

(10) 操作过程中,应密切监测患者的不良反应。特别是在输送导管导丝、扩张球囊及释放支架过程中。如球囊扩张过程中,患者出现疼痛,应立即停止球囊扩张,及时造影评估,并对患者进行神经功能评价。

(11) 椎动脉起始处病变常累及锁骨下动脉,支架近段应延伸至锁骨下动脉内 2mm 左右。若支架仅覆盖椎动脉边缘,会增加再狭窄的发生率;若支架伸入锁骨下动脉过多,易导致红细胞机械性破坏。

5. 术后处理　术后患者返回监护病房,监测血压、呼吸、脉氧及心电 24 小时,保持收缩压 <140mmHg。注意观察是否有新出现的神经系统症状或体征,原有的症状体征是否有所加重。若出现新发症状或体征,应及时行头颅 MR 或 CT 检查,排除脑栓塞、颅内出血、急性支架内血栓形成等严重的并发症。

术后应口服氯吡格雷(75mg/d)至少 6 个月,终身服用阿司匹林(100mg/d)。

四、相关技术问题

1. 选择合适的支架类型　由于椎 - 基底动脉特殊的解剖结构,要求使用的支架具有良好的柔顺性、较强的径向支撑力和 X 线下的可视性。支架类型主要有球囊扩张式支架和自膨胀式支架两种。球囊扩张支架有良好的径向支撑性,但其顺应性及通过性较差,多用于较平直的颅外血管,自膨胀式支架柔顺性较佳,适用于走行迂曲的椎 - 基底动脉。

支架类型的选择取决于病变的解剖特点和动脉通路的选择。一般来说,椎动脉颅外段常选用径向支撑力较大的球扩式支架,若血管管径过大(如 >5.5mm),亦可选择适用于颈动脉的自膨胀式支架,若病变过于迂曲,则应选择通过性及顺应性强的支架;椎动脉颅内段及基底动脉因其血管迂曲、管壁较薄,常选用通过性好的自膨胀式支架或球扩式颅内专用支架。目前,球扩式冠脉支架及肾动脉支架已被广泛应用于治疗椎动脉颅外段狭窄病变。它具有以下特性:①良好的径向支撑力;②较低的径向回缩率;③较小的外形构造;④可选择的适合尺寸。支架的直径选择原则是颅外段远端正常血管管径的 1.1 倍或颅内段近端血管管径的 0.9 倍。支架的长度应能覆盖病变部位及病变两端各 2mm 左右。

2. 选择合适的手术路径　合适的手术路径的选择对手术的成功率会产生很大的影响,椎动脉手术绝大多数采用股动脉入路,但椎动脉起始处解剖变异较多,血管常迂曲或与锁骨下动脉成角,若经股动脉入路不能使导管导丝可靠固定,可采用经肱动脉入路,快度到达病变部位。在椎动脉起始部成角较大或主动脉弓解剖变异时,选择桡动脉或肱动脉建立动脉入路更好。

基底动脉的狭窄病变,究竟该选择哪一支椎动脉为合适的手术路径,笔者认为应把握以下几个原则:①优势椎动脉;②椎动脉无串联病变;③椎动脉起始部或颅内段弯曲度小,通过性好;④根据两椎动脉的解剖实际,判断哪支椎动脉可能给指引导管提供更强的支撑力。

3. 支架置入前是否要进行球囊预扩　对于高度狭窄的病变,支架置入前行小球囊预扩是必需的。其目的是轻度扩张狭窄段血管,便于支架输送器顺利通过狭窄部位,进而降低支架输送过程中斑块脱落栓塞远端血管的风险。球囊预扩本身仅将狭窄部位的斑块撕开、压扁,及时覆盖支架,导致斑块脱落的风险不大。所选择的球囊长度应能覆盖整个病变,直径应小于病变远端血管的直径。

4. 支架置入后是否需要球囊后扩　支架置入后应慎用球囊后扩,除非残余狭窄严重,否则一般不再进行球囊后扩。球囊后扩张有可能使支架的网眼对斑块形成切割效应,导致小斑块脱落。所选球囊直径应与病变远段血管直径一致。需要强调的是不可采用过大直径的球囊,以免造成血管破裂或内膜夹层形成;球囊过度膨胀还可使斑块从支架中挤出,造成远段栓塞。

5. 椎动脉介入治疗是否需要脑保护装置　椎动脉 PTA 和支架置入术,血管远端栓塞是其风险之一。但椎动脉介入治疗常难于使用脑保护装置,这是由于以下原因:

(1) 椎动脉管径相对狭小。

（2）将脑保护装置运送至椎动脉远端在技术操作上相对困难。

（3）椎动脉很少能提供适于脑保护装置放置的平直血管段。

（4）回收脑保护装置时可能出现困难。

所以，对于椎动脉直径 >3.5mm，椎动脉起始部成角较小，且为溃疡斑块的病变，才考虑使用脑保护装置。

6. 置入的支架是否会导致穿支血管或小的分支血管闭塞 支架置入后是否会导致分支血管闭塞是一个重要的问题，目前用于颅内支架的金属丝（钢丝或合金）的直径约 80~120μm，金属丝覆盖的主要分支的直径为 100~500μm，故由支架金属丝闭塞分支血管的可能性较小，而斑块在 PTA 及支架置入术过程中被挤压进入分支血管开口，导致血管闭塞的可能性较大。术前、术中及术后给予抗凝治疗对于预防血栓形成及血管闭塞有重要作用。

五、双侧椎动脉狭窄或串联狭窄病变

双侧椎动脉狭窄及串联狭窄的 PTA 及支架置入术较为复杂，易发生过度灌注综合征。介入治疗应遵循以下几点：①双侧椎动脉狭窄患者，原则上首先处理狭窄更严重侧的血管；②串联狭窄应首先处理远端病变，再处理近端病变；③术中密切监测血压，术后严格控制血压在 110~130/70~80mmHg 水平；④手术后可适当静滴尼莫地平以缓解脑血管痉挛。

六、如何减少介入手术的并发症

PTA 及支架置入术的并发症有：动脉内膜夹层、血管闭塞、血管痉挛、血栓形成、远段栓塞、血管破裂等。为了避免这些并发症的发生，所选用的球囊直径应比治疗血管的管径小一个尺寸或 0.2mm，在球囊扩张时应尽可能缓慢。采用气压计是必需的，它能使球囊扩张尽量缓慢，防止球囊过度扩张或破裂。

颅内血管管径很小，若损伤血管壁，很容易造成血栓形成，血管闭塞，手术过程中应特别注意动作轻柔，导管导丝头端均应在荧光屏监视范围内。此外，术前术后抗凝治疗也是必需的。后循环介入治疗很少采用脑保护装置，栓子脱落造成远段栓塞也需引起注意，术中应密切观察患者反应，一旦发生栓塞，及时给予降纤药物。术后可行 MRI 检查。

第七节 后循环介入治疗的循证医学证据

一、前瞻性临床试验

近年来随着医学影像学的发展、新材料新技术的运用，椎动脉支架置入术已成为椎动脉颅外段狭窄病变较为成熟的治疗方法，中外文献也大量报道了 VAS 的可行性、安全性、有效性、围手术期并发症及短中期随访结果，但无论是最优化的药物治疗、外科手术治疗，还是 VAS 联合最优化的药物治疗，现阶段尚缺乏针对其远期疗效的大规模的随机临床对照试验或荟萃分析结果。目前报道的 VAS 前瞻性研究有三个：2004 年的 SSYLVIA 试验、2007 年的 CAVATAS 试验、2008 年的 VEST 试验。

1. SSYLVIA 试验 SSYLVIA（症状性椎动脉或颅内动脉动脉粥样硬化性病变支架置入术）试验是多中心、非随机化、前瞻性研究，该研究并非专门针对椎动脉颅外段，入组椎动脉颅外段病例数有限，总共只有 18 例，结论是 VAS 手术成功率高，术后 30 天内脑卒中发病率为 6.6%，术后 30 天到 1 年内脑卒中发病率是 7.3%。虽然术后再狭窄率达 35%，但仍有 61% 患者无临床症状。该研究结果仅能说明临床的一些现象，并不能提供有说服力的证据。

2. CAVATAS 试验　CAVATAS（颈动脉和椎动脉腔内血管成形术研究）试验是前瞻性、多中心、随机化对照研究，其中一个亚组比较了症状性椎动脉狭窄血管内治疗与药物治疗的远期疗效。入组的 16 例症状性椎动脉狭窄患者被随机分成 VAS 组 8 例与最优化的药物治疗组 8 例，由独立的神经科医生随访患者，随访时间长达 8 年。8 例 VAS 手术成功率为 100%，其中 2 例出现术中 TIA，30 天内无干预血管区域的脑卒中或死亡。在平均随访时间 4.7 年期间，两组均未发生椎 - 基底动脉的脑卒中，但两组各有 3 例患者死于心肌梗死或颈动脉系统脑卒中，VAS 组另有一例出现颈动脉系统非致死性脑卒中。该研究认为：椎动脉狭窄患者在随访过程中发生心肌梗死或前循环卒中的几率大于再发后循环卒中，VAS 并不优于药物治疗，但是样本量太小，偏差大，并没有大的说服力。

3. VEST 试验　VAST（椎动脉支架试验）是前瞻性、多中心、开放式的随机化对照研究，始于 2008 年，由荷兰心脏基金会支持，荷兰多家医学院神经科参与，现处于实施阶段。拟入组 180 例患者，入组对象是：椎动脉狭窄 >50% 且出现短暂性脑缺血发作或非致残性脑卒中的患者。首要目标是比较症状性椎动脉狭窄 >50% 的患者行最优化的药物治疗与最优化药物治疗 + 支架置入术两组的安全性及有效性；其次是比较两组远期的预后。该试验入组病人数量大，设计严谨，可以期待在不久的将来对药物治疗或是药物 + 支架治疗有个令人信服的结论。

二、介入治疗术后疗效

1. 术后短期疗效　手术的短期目标包括：①成功的临床预后，患者症状获得缓解；②技术上成功（定义为支架放置在合适部位，术后造影残余狭窄 <30%），无围手术期（术中及术后 30 天）神经系统及血管通路上的并发症。

国外文献曾统计了 300 例椎动脉开口狭窄介入治疗的病例，其手术死亡率是 0.3%，围手术期的神经系统并发症是 5.5%，手术成功率高达 95% 以上。而对 170 例远端椎 - 基底动脉血管介入治疗的回顾性研究中，其围手术期的神经系统并发症为 24%（80% 的并发症发生在急诊椎 - 基底动脉血管重建术）。

急性脑卒中及串联狭窄患者具有较高的围手术期并发症，并且预后较差。

2. 长期随访和再狭窄评估　对椎 - 基底动脉狭窄 PTA 及支架置入术后患者应进行长期随访，观察支架内再狭窄以及患者是否有椎 - 基底动脉缺血事件的发生。

患者的基础状况、狭窄部位和程度以及随访时间和方法均可影响长期随访结果。在 VAS 术后随访中，无论是小样本的前瞻性研究，还是大样本的回顾性病例研究，其最突出的问题是狭窄病变处术后再狭窄的问题，文献报道中的术后再狭窄发生率差异很大。随访时间越长，亚急性和慢性支架内再狭窄的发生率就越高。许多随访研究都没有血管造影资料。部分接受血管造影检查的患者是因为他们在支架置入术后出现了新症状，或原症状有所进展。值得注意的是，相当一部分患者其血管再狭窄程度较严重，所表现的临床症状却很轻；而那些症状不稳定的患者，其再狭窄程度反而较轻。症状的持续性、再发性与再狭窄的程度并没有明确相关性。所以在随访过程中仅关注患者的临床表现是不够的，对患者的血管状况进行评价（超声、CTA、MRA 等）是必需的，有条件应行血管造影检查。

我们统计了近年来发表的较大样本的椎动脉颅外段回顾性病列研究（见表 17-3），平均随访 12 个月（4~36 个月），再狭窄发生率平均为 26%（0~48%）。从统计结果中我们认为：椎动脉颅外段狭窄血管成形术及支架置入术手术操作相对简单，手术成功率高，围手术期并发症少，安全性、可行性高，症状缓解率高，但是金属裸支架的术后再狭窄率高，相反，药物涂层支架的术后再狭窄率相对较低，术后再狭窄与症状缓解率并不对称，多数术后再狭窄患者并无临床症状。

表 17-3　近年来椎动脉颅外段回顾性病例研究结果

作者	病例数	病变个数	并发症（%）			随访			随访期发病率 / 死亡率
			技术	临床	时间（月）	支架个数	再狭窄率（%）	支架闭塞	
金属裸支架									
Chastain	50	55	2	0	6	49	10	0	4/0
Albuquerque	33	33	3	0	16	30	43	0	0/0
Lin	58	67	0	7	11	32	25	1	3/0
Weber	38	38	5	2	11	26	36	0	2/0
Cloud	14	14	0	0	20	11	9	0	0/0
Lin	80	90	0	0	12	40	21（短）29（中）50（长）	0	0/0
Akins	7	7	0	0	36	7	43	1	0/0
Zhou	86	92	0	1	12	63	27	2	5/0
Hatano	117	117	1	2	12	112	13	0	0/0
Taylor	44	48	0	0	7	48	48	0	0/0
药物涂层支架									
Lin	11	11	0	0	4	2	0	0	0/0
Gupta	27	27	0	2	4	27	7	0	0/0
Akins	5	5	0	0	17	5	0	0	0/0
Edgell	5	5	0	0	15	5	0	0	1/0
Vazda	48	52	0	0	7	52	12	0	0/0

注：短：病变长度 <5mm；中：病变长度 5~10mm；长：病变长度 >10mm

椎动脉颅内段及基底动脉狭窄的血管内介入治疗其远期再狭窄率较椎动脉开口低，大约在 10% 左右（平均随访 12.6 个月）。综合 14 个单中心回顾性病例研究中，远端椎 - 基底动脉血管内介入治疗年脑卒中发病率在 3%，越是远端病变，越是复杂病变，其脑卒中发生率及再狭窄发生率就越高。

3. 再狭窄发生的病理机制　支架置入术后发生再狭窄的病理机制是内膜的过度增生和支架内附壁血栓的机化。血管壁发生急、慢性炎症，诱导一系列细胞因子和生长因子分泌，激活各种信号转导途径，使平滑肌细胞增殖、迁移，导致血管内膜增生，管腔缩窄。发生再狭窄的患者，2/3 是无症状性的，这是因为由内膜增生引起的再狭窄病变，较动脉粥样硬化而言,其发生血栓栓塞的风险较低。

4. 加速再狭窄的诱因

(1) 吸烟。吸烟患者其椎动脉支架术后再狭窄率较未吸烟患者高,亦有文献报道吸烟是椎动脉支架术后再狭窄的独立危险因素。

(2) 糖尿病患者,支架置入术后再狭窄率≥30%。

(3) 血管直径小,再狭窄的发生率高。

(4) 椎动脉开口处病变再狭窄的发生率较高。

(5) 病变血管扭曲度大,其术后再狭窄高。

(6) 所选择的支架大小不合适,可加速再狭窄。若所选支架尺寸偏大,则可能破坏内弹力膜,促进肌纤维增生。新内膜增生,加速再狭窄。若所选支架尺寸偏小,则可能破坏层流现象,形成一个血流淤滞区域,造成涡流,发生再狭窄。

(7) 目前适合椎-基底动脉的神经介入专用器材较少,椎动脉颅外段大多是采用冠脉支架或肾动脉支架。这些支架并不是针对扭曲的椎动脉及坚硬而有弹性的斑块设计的,这从某种程度上可能会增加血管再狭窄的发生率。

5. 椎动脉开口处的再狭窄　椎动脉开口处的解剖组织学特征决定了其有较高的再狭窄发生率。椎动脉管径较小,在扩张后较易发生回缩。椎动脉起始处较为扭曲,PTA 或支架置入术将其不自然的拉直,这会造成内膜损伤,加速再狭窄。此外,椎动脉开口处的斑块常较坚硬,球囊及支架难以将其完全压缩。血管造影椎动脉起始处常与锁骨下动脉重叠,不能很好显像,造成支架难以放置在最佳位置。

椎动脉开口处与冠状动脉、肾动脉开口处一样,具有丰富的弹力蛋白和平滑肌,可在PTA 及支架置入术后可产生巨大回缩力。研究表明,冠状动脉、肾动脉开口处较其远段更易发生支架后再狭窄。这是因为它们从主动脉直接发出,有较大的切应力,并易在开口处形成涡流。同样,椎动脉起始处常成锐角,其管径与锁骨下动脉相差甚大,与冠状动脉、肾动脉开口一样,再狭窄发生率较高。

不同的回顾性病例研究发现,吸烟、术前病变长度、糖尿病、术前血管高度狭窄、术后残留狭窄大于 30%、血管扭曲度、血管管径、支架类型可能是再狭窄风险相关因素。绝大多数椎动脉起始狭窄患者在支架置入术后症状都能改善,其术后 1 年的症状缓解率在 80%~97%左右,这与术后再狭窄率并不匹配。其症状改善的原因是支架覆盖斑块防止栓子脱落还是因为血流量得到了改善?目前观点倾向于认为椎动脉起始处狭窄栓子栓塞性疾病要多于血流动力学疾病。

三、药物涂层支架的应用

目前主要有两种药物涂层支架(drug-eluting stents,DES):西罗莫司涂层支架(sirolimus-eluting stent)及紫杉醇涂层支架(paclitaxel-eluting stent)。药物涂层支架置入术的操作技术成功率已取得理想结果,但对其远期疗效还需要长期随访的资料。

对于再狭窄风险较高的血管病变,DES 可能成为一种有效的治疗工具。一项研究表明,颅内狭窄患者支架置入术后再狭窄发生率有 32%。再狭窄预示着脑卒中再发的风险较高,若再次进行介入治疗会增加患者手术并发症的风险。DES 治疗冠状动脉狭窄已取得了成功,使冠状动脉再狭窄率下降至 5%。近几年,DES 也开始应用于颅内动脉狭窄的治疗。一项研究对 8 名颅内动脉狭窄者进行了 PTA + 药物涂层支架置入治疗。术后一年随访,患者均没有再出现脑缺血事件,血管造影结果显示除一位患者在支架处出现轻度内膜增生(29% 狭窄),其他患者均没有内膜增生表现。这说明 DES 治疗颅内动脉狭窄,远期随访结果要好于普通支架。

采用 DES 也存在一些理论上的风险。如药物会引起血管或脑组织毒性反应,造成动脉瘤等不良后果。动物实验及临床应用结果均证明药物涂层支架是安全的。此外,DES 还存在迟发性内皮化(delayed endothelialization)的可能性,即在支架置入 6~12 个月之后出现迟发性支架内血栓形成(stent thrombosis),当然普通支架也存在这样的风险。延长联合抗血小板治疗(阿司匹林 + 氯吡格雷联合使用 1 年以上)可预防支架内血栓形成。但最新研究表明,对于伴随广泛的小血管病变或糖尿病的脑卒中患者,联合应用阿司匹林和氯吡格雷的时间延长,会增加颅内出血的风险。

四、展望

脑血管介入技术已经日臻成熟,围手术期并发症也在不断降低,但椎动脉开口处狭窄支架治疗究竟能否预防椎 - 基底动脉系统脑卒中发生,还需依赖多中心随机对照研究的结果而定。

最近的研究并没有足够多的例数来调查基于椎动脉疾病自然史最优化的药物治疗的影响或与椎动脉支架的比较。将来,仍有许多最优化的血管内治疗策略尚未解决,双侧椎动脉狭窄成了临床的一个挑战。与前循环缺血不同,椎 - 基底动脉缺血的症状很难判断是哪一侧导致的。尚不清楚单侧椎动脉支架能缓解临床症状还是有必要行双侧椎动脉支架。锁骨下动脉狭窄并无椎动脉狭窄也能引起椎 - 基底动脉缺血。最近的研究表明,29.9% 的患者并发锁骨下动脉狭窄。很需要知道是否锁骨下动脉狭窄也应该行支架治疗。

另一个重要的问题是支架内的再狭窄问题。与 CAS 较低的再狭窄率不同,VAS 有很高的再狭窄率。关于药物涂层支架的使用其信息量也很有限,虽然最初的报告提示了较低的再狭窄率。目前严格控制适应证、选用适当的支架、控制危险因素、药物预防和新技术新材料的应用可能会降低支架内再狭窄的发病率。

对于动脉粥样硬化性病变而言,治疗的目标是安全、有效(症状可得到缓解或可预防脑卒中发生)、持久。对于椎 - 基底动脉狭窄病变而言,DES 的应用可能会使治疗成果到达一个新的高度。糖尿病患者较非糖尿病患者发生支架内再狭窄的几率高,所以采用 DES 可能会使糖尿病患者受益。

随着对内膜增生和支架内再狭窄发生机制的深入研究,以及材料科学的发展,应用生物降解材料制造的支架治疗血管狭窄病变已成为一种可能。在动脉内膜重塑后逐渐降解为可溶解部件,它可以预防再狭窄。

(林　敏　殷　勤)

参考文献

1. Caplan L, Chung CS, Wityk R, et al. New England medical center posterior circulation stroke registry: I. Methods, data base, distribution of brain lesions, stroke mechanisms, and outcomes. J Clin Neurol, 2005, 1(1): 14-30.

2. Savitz SI, Caplan LR. Vertebrobasilar disease. N Engl J Med, 2005, 352(25): 2618-2626.

3. Stenting of Symptomatic Atherosclerotic Lesions in the Vertebral or Intracranial Arteries (SSYLVIA): study results. Stroke, 2004, 35(6): 1388-1392.

4. Tao WD, Kong FY, Hao ZL, et al. One-year case fatality and disability after posterior circulation infarction in a Chinese hospital-based stroke study. Cerebrovasc Dis, 2010, 29(4):376-381.

5. Meyers PM, Schumacher HC, Higashida RT, et al. Indications for the performance of intracranial endovascular neurointerventional procedures: a scientific statement from the American Heart Association Council on Cardiovascular Radiology and Intervention, Stroke Council, Council on Cardiovascular Surgery and Anesthesia, Interdisciplinary Council on Peripheral Vascular Disease, and Interdisciplinary Council on Quality of Care and Outcomes Research. Circulation, 2009, 119(16):2235-2249.

6. Brott TG, Halperin JL, Abbara S, et al. 2011 ASA/ACCF/AHA/AANN/AANS/ACR/ASNR/CNS/SAIP/SCAI/SIR/SNIS/SVM/SVS Guideline on the Management of Patients With Extracranial Carotid and Vertebral Artery Disease: A Report of the American College of Cardiology Foundation/American Heart Association Task Force on Practice Guidelines, and the American Stroke Association, American Association of Neuroscience Nurses, American Association of Neurological Surgeons, American College of Radiology, American Society of Neuroradiology, Congress of Neurological Surgeons, Society of Atherosclerosis Imaging and Prevention, Society for Cardiovascular Angiography and Interventions, Society of Interventional Radiology, Society of NeuroInterventional Surgery, Society for Vascular Medicine, and Society for Vascular Surgery. Circulation, 2011.

7. Furie KL, Kasner SE, Adams RJ, et al.. Guidelines for the Prevention of Stroke in Patients With Stroke or Transient Ischemic Attack: A Guideline for Healthcare Professionals From the American Heart Association/American Stroke Association. Strok, 2011, 42(1):227-276.

8. Meyers PM, Schumacher HC, Tanji K, et al. Use of stents to treat intracranial cerebrovascular disease. Annu Rev Med, 2007, 58:107-122.

9. Werner M, Braunlich S, Ulrich M, et al. Drug-eluting stents for the treatment of vertebral artery origin stenosis. J Endovasc Ther, 2010, 17(2):232-240.

10. Yu SC, Leung TW, Lam JS, et al. Symptomatic ostial vertebral artery stenosis: treatment with drug-eluting stents—clinical and angiographic results at 1-year follow-up. Radiology, 2009, 251(1):224-232.

11. Taylor RA, Siddiq F, Suri MF, et al. Risk factors for in-stent restenosis after vertebral ostium stenting. J Endovasc Ther, 2008, 15(2):203-212.

12. Lin YH, Liu YC, Tseng WY, et al. The impact of lesion length on angiographic restenosis after vertebral artery origin stenting. Eur J Vasc Endovasc Surg, 2006, 32(4):379-385.

13. Ogilvy CS, Yang X, Natarajan SK, et al. Restenosis rates following vertebral artery origin stenting: does stent type make a difference. J Invasive Cardiol, 2010, 22(3):119-124.

14. Hatano T, Tsukahara T, Miyakoshi A, et al. Stent placement for atherosclerotic stenosis of the vertebral artery ostium: angiographic and clinical outcomes in 117 consecutive patients. Neurosurgery, 2011, 68(1):108-1016.

15. Jenkins JS, Patel SN, White CJ, et al. Endovascular stenting for vertebral artery stenosis. J Am Coll Cardiol, 2010, 55(6):538-542.

16. Karameshev A, Schroth G, Mordasini P, et al. Long-term outcome of symptomatic severe ostial vertebral artery stenosis(OVAS). Neuroradiology, 2010, 52(5):371-379.

17. Compter A, der Worp HB v, Schonewille WJ, et al. VAST: Vertebral Artery Stenting Trial. Protocol for a randomised safety and feasibility trial. Trials, 2008, 9:65.

18. Marquardt L, Kuker W, Chandratheva A, et al. Incidence and prognosis of > or = 50% symptomatic vertebral or basilar artery stenosis: prospective population-based study. Brain, 2009, 132(Pt 4), 982-988.

19. Gulli G, Khan S, Markus HS. Vertebrobasilar stenosis predicts high early recurrent stroke risk in posterior circulation stroke and TIA. Stroke, 2009, 40(8):2732-2737.

20. Chimowitz MI, Lynn MJ, Howlett-Smith H, et al.. Comparison of warfarin and aspirin for symptomatic intracranial arterial stenosis. N Engl J Med, 2005, 352(13):1305-1316.

21. 中华医学会神经病学分会脑血管病学组缺血性脑卒中二级预防指南撰写组. 中国缺血性脑卒中和短暂

性脑缺血发作二级预防指南 . 中华神经科杂志, 2010, 43 (2): 154-160.

22. Guidelines for management of ischaemic stroke and transient ischaemic attack 2008. Cerebrovasc Dis, 2008, 25 (5): 457-507.

第十八章

动脉瘤、动静脉畸形和颈内动脉 - 海绵窦瘘的介入治疗

目前对于颅内动脉瘤、动静脉畸形以及颈内动脉 - 海绵窦瘘的介入治疗进展迅速。不断有新材料、新方法及新技术的出现。而这些新材料、新技术的涌现不仅扩大了介入治疗的范围，也提高了患者的治愈率。本章简要介绍神经外科相关疾病的血管内介入治疗方法与技术。

第一节 动脉瘤的介入治疗

一、颅内动脉瘤与蛛网膜下腔出血

1. 蛛网膜下腔出血的发生率及危险因素 蛛网膜下腔出血（subarachnoid hemorrhage，SAH）是临床上出血性脑卒中的主要类型之一，主要可分为创伤性 SAH 和自发性 SAH 两类。而后者则较为多见，并且临床处理较为棘手。

自发性 SAH 的主要致病原因是颅内动脉瘤破裂，约占 75%~80%。研究表明，西方国家动脉瘤性 SAH（aneurysmal SAH，aSAH）的年发生率约为 6~8/10 万。尤其 40~60 岁为高发年龄段。文献报道 10%~15% 的患者在接受治疗之前即已死亡，其总体死亡率约为 45%（32%~67%）。对于 70 岁以上的老年患者，死亡率更高。

动脉瘤破裂出血后致患者死亡的主要原因包括，神经源性肺水肿和神经源性心脏病等一系列出血后的全身并发症，占死亡患者的 25%，此外，8% 的死亡原因为动脉瘤破裂后的进行性神经功能恶化。在动脉瘤破裂出血后幸存患者中，再出血是其致死致残的主要原因，而在出血后两周内，动脉瘤再出血率高达 15%~20%。在临床上，不论是开颅手术还是介入治疗动脉瘤，目的就是为了规避其再次出血的风险。

SAH 的危险因素包括：①原发性高血压，尤其是病史较长、控制欠佳以及血压波动较大者；②怀孕与分娩；③口服避孕药物；④吸烟；⑤某些药物的滥用，比如可卡因；⑥长期酗酒。

2. SAH 的临床表现 SAH 的典型临床表现为突发性剧烈头痛，同时可伴有恶心、呕吐、畏光，还可出现因假性脑膜炎引起的颈项疼痛。很多患者存在短暂的意识障碍，清醒后可出现局灶性脑神经功能障碍，如动眼神经麻痹等。另外，蛛网膜下腔的血液可引起神经根刺激

症状,如后背疼痛等。

有97%的SAH患者表现头痛,常被形容为"突然出现"的"雷击样头痛"或"爆裂样头痛"。部分患者在严重头痛之前可出现动脉瘤破裂前的"警兆症状(warning signs)"。常见的表现为头痛与头晕,但这些并无明显临床意义,而其中较具特异性的"警兆症状"为后交通动脉瘤患者的动眼神经麻痹,但其发生率往往较低。

头痛症状在SAH患者中如此突出,其主要原因是蛛网膜下腔的神经分布较为丰富,动脉瘤破裂后蛛网膜下腔的血液可刺激神经引起剧烈头痛,而这一症状要在血液吸收后方可缓解,一般为出血后1~2周。

在神经系统查体中,因血液刺激,颈项强直常在出血后6~24小时内出现,并常伴有克氏征(Kerning sign)及布氏征(Brudzinski sign)阳性。

45%~52%的SAH患者可出现意识障碍,多数可在1小时内恢复。病情较重者表现为持续性意识障碍,直至死亡。发生意识障碍的主要原因包括,动脉瘤破裂出血导致颅内压突然升高,致使脑血流减少,脑灌注不足,引起意识障碍。此外,意识障碍常见的原因还包括:动脉瘤破裂后形成的脑内血肿对脑组织的损伤作用、脑积水、弥漫性脑缺血、癫痫以及心排出量减少引起的脑血流降低等。

神经功能障碍在SAH后亦较常见,如后交通动脉瘤破裂可引起动眼神经麻痹;大脑中动脉瘤破裂可引起偏瘫和失语;前交通动脉瘤破裂可造成记忆力缺失和柯沙科夫综合征(Korsakoff syndrome);基底动脉瘤破裂可引起双侧展神经瘫痪以及脑干症状;眼动脉瘤破裂可发生视力减退等。

另外,在临床中SAH常出现发热症状,严重者还可出现神经源性肺水肿、心律失常及电解质紊乱等,需引起足够注意。

3. SAH的诊断

(1) 头颅CT平扫:头颅CT平扫主要用于发现临床上怀疑SAH者。因腰椎穿刺可能引起动脉瘤再破裂,并且颅高压患者有引发脑疝可能,故而头颅CT平扫成为诊断SAH的首选检查。如需进一步明确动脉瘤诊断,需行CTA、MRA或DSA检查。SAH在CT上的主要表现为脑池或脑沟,甚至脑室内的高密度影,部分可沿大脑镰和小脑幕扩展。

不同位置动脉瘤的破裂所引起的SAH可有不同的特征性表现,可借此初步判断动脉瘤的大概位置。前交通动脉瘤破裂血液常积聚于终板池以及前纵裂内,重者常可见额叶内血肿;大脑中动脉瘤破裂出血常位于外侧裂池(图18-1);颈内动脉瘤破裂后出血常位于同侧脑底池、外侧裂池;后交通动脉瘤破裂后指向侧方者血液多累及外侧裂池,指向后方者则位于大脑脚间池和环池;基底动脉分叉部动脉瘤破裂出血多累及大脑脚间池、环池、第三脑室甚或破入脑干中;小脑后下动脉瘤破裂后血液多位于小脑延髓池或进入第四脑室内。

临床上SAH根据CT表现可分为4级(Fisher分级,表18-1)。

表 18-1 动脉瘤的 Fisher 分级

1级	蛛网膜下腔未见积血
2级	蛛网膜下腔弥散性薄层(厚度 <1mm)积血
3级	蛛网膜下腔弥散性或局限性厚层(厚度 >1mm)积血
4级	蛛网膜下腔弥散性厚层积血,或虽无积血但脑内或(和)脑室内有血肿

除了可以明确SAH的诊断,头颅CT平扫还可了解:脑室大小,可观察有无脑积水发生,

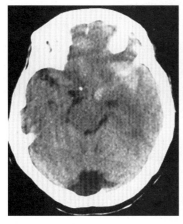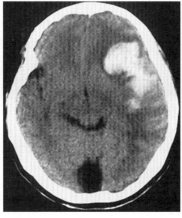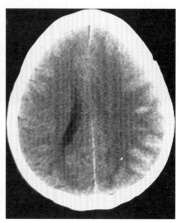

图 18-1 一例大脑中动脉瘤破裂 SAH 的 CT 表现

是否需要进一步处理;颅内血肿情况,可观察脑内血肿情况以及硬膜下血肿发生,评估其量以及占位效应,判断是否需要及时手术处理;脑梗死情况,在梗死发生后 24 小时之内并不敏感;脑池以及脑室中积血的情况。研究发现脑池以及脑室中的积血与脑血管痉挛的发生有明显相关性,可用于评估预后。

SAH 在 CT 表现上仍需与以下情况相鉴别:脓液、造影剂经静脉或经鞘内注射后及某些低颅压患者。

(2) 腰椎穿刺:椎穿刺是诊断 SAH 最敏感的方法,因其高度敏感,故其假阳性较常见。因其可突然降低颅内压,从而引起动脉瘤再出血或者脑疝,故此项检查受到一定限制,在操作中需注意:留取脑脊液量宜少,穿刺针宜细。SAH 急性期行腰椎穿刺时颅内压多升高,穿刺脑脊液多为混有非凝血的混浊血性脑脊液,红细胞数 >100 000/mm^3。在一次穿刺中,第一管与最后一管脑脊液中红细胞数应无明显差别。脑脊液生化检查可见蛋白增高,此为血细胞碎裂引致,脑脊液中糖可正常或者降低。

(3) CTA:目前在很多临床中心 CTA 是 SAH 明确诊断的首选。研究表明 CTA 可发现 97% 的动脉瘤,无论对破裂的还是未破裂的动脉瘤,CTA 都是一种安全有效的检查手段。CTA 三维成像系统可以详尽地观察到动脉瘤周围的情况,并能区分动脉瘤周围血管和发自动脉瘤的血管等。CTA 还能很清楚地显示动脉瘤周围的骨组织,对设计手术方案大有裨益。目前,亦有 CTA 评估脑血管痉挛的应用的报道。

(4) MRA:研究发现,MRA 观察颅内动脉瘤的敏感性为 87%,特异性为 92%。对于直径小于 3mm 的动脉瘤 MRA 敏感性较低。MRA 对动脉瘤的显影取决于动脉瘤的大小、形状、血流方向以及瘤内血栓和钙化。在国外,因 MRA 的无创性,很多时候被用于颅内动脉瘤高危病人的筛查。

(5) 数字减影血管造影:数字减影血管造影(digital subtraction angiography,DSA)以前一直是动脉瘤诊断的金标准,但是随着其他检查手段,尤其是 CTA 技术的发展,其地位正受到挑战。尽管如此,目前 DSA 仍广泛应用于动脉瘤的明确诊断,用于评估动脉瘤的载瘤动脉,以及用于闭塞试验了解相应侧支循环以评估动脉瘤孤立术的可行性。

DSA 诊断颅内动脉瘤的总体原则及要求包括:为防止患者病情突然变化,应先检查动脉瘤可能性最大的血管;需完成 4 根完整血管的造影(双侧颈内动脉及双侧椎动脉,即使已经发现动脉瘤后),以明确动脉瘤数量。同时评估对侧循环代偿情况;如发现动脉瘤或者可疑动脉瘤,需多个角度观察以明确其瘤颈以及动脉瘤指向等信息;如未发现动脉瘤,在诊断造影阴性之前需做到以下几点:①仔细观察双侧小脑后下动脉(posterior inferior cerebellar artery,PICA)起始部,研究发现 1%~2% 的颅内动脉瘤位于 PICA 起始部,一侧椎动脉造影常可显示双侧 PICA,但有时仍需要进行双侧椎动脉造影;②前交通动脉的检查,前交通动脉瘤往往容易遗漏,需双侧反复、多角度观察;③如在 SAH 患者中发现有"漏斗(infundibulum)"存在,不可轻易诊断为造影阴性,而需进一步检查。

4. SAH 的分级　SAH 的临床分级常与患者的预后密切相关,目前临床采用较多的主要是 Hunt-Hess 分级(表 18-2)。

表 18-2　蛛网膜下腔出血 Hunt-Hess 分级

1 级	神志清醒,无症状或轻度头痛与颈部抵抗
2 级	中或重度头痛,除脑神经麻痹外无神经缺损症状
3 级	嗜睡或意识混浊,颈部抵抗,除脑神经麻痹外无神经缺损症状
4 级	昏睡,中或重度偏瘫,早期出现脑强直,生命体征不稳定
5 级	深昏迷,去脑强直和濒死状态

(如有严重的系统性疾病,如高血压、糖尿病、重度动脉粥样硬化、COPD 或者显著血管痉挛,可酌情加 1 级)

另外,世界神经外科联盟(World Federation of Neurosurgical Societies,WFNS)也提出了 SAH 的分级标准(表 18-3),应用也较为广泛。

表 18-3　蛛网膜下腔出血 WFNS 分级

1 级	格拉斯哥评分(GCS)15 分,无运动障碍
2 级	GCS 13~14 分,无运动障碍
3 级	GCS 13~14 分,有运动障碍
4 级	GCS 7~12 分,有或无运动障碍
5 级	GCS 3~6 分,有或无运动障碍

5. SAH 的并发症

(1) 再出血:未经治疗的破裂动脉瘤,其再出血率高峰位于出血后第 1 天(4%),此后 13 天每天出血率为 1.5%,因此在前 14 天内大约有 15%~20% 的再出血率。据统计,破裂动脉瘤 6 个月内的再出血率为 50%。Hunt-Hess 分级较高的动脉瘤患者,其再出血的风险也相应增高。对于行脑室外引流术以及腰穿检查的动脉瘤患者,其再出血风险明显增高。

研究表明,严格卧床以及高血流动力学治疗并不能预防动脉瘤再出血,因此预防再出血主要依靠早期栓塞或者夹闭动脉瘤。

(2) 脑积水:据文献报道,发生 SAH 后首次头颅 CT 提示脑积水者约占 9%~67% 不等,急性脑积水发生的主要原因为蛛网膜下腔的血液影响了脑脊液的流动(如中脑导水管,第四脑室出口以及蛛网膜下腔等处)及蛛网膜颗粒对脑脊液的吸收障碍。

研究表明,急性脑积水的发生与以下因素有关:

1) 年龄:年龄越大,急性脑积水发生率越高;

2) 首次入院时 CT 表现如有脑室内积血、弥散性 SAH、厚层的蛛网膜下腔积血者,急性脑积水的发生率均会增加;

3) 高血压：入院时、入院前以及术后高血压都能增加急性脑积水的发生；

4) 动脉瘤位置：后循环动脉瘤有较高的急性脑积水发生率，而大脑中动脉瘤发生急性脑积水则相对较少；

5) 其他诸如低钠血症、抗纤溶治疗，以及 GCS 评分较低都与急性脑积水发生有关。

急性脑积水患者意识障碍加重，出现意识不清，甚至昏迷等，需及时行脑室外引流术，可改善约 80% 患者的症状。但同时脑室外引流术可增加动脉瘤再出血的风险，因此需非常慎重，防止颅内压急剧降低。

(3) 脑血管痉挛：脑血管痉挛(cerebral vasospasm)通常发生于 SAH 后第 3~4 天，高峰位于第 6~8 天，其具体发生机制目前仍不明确，目前多倾向于蛛网膜下腔血液中所含的致痉挛物质或血液的代谢物导致血管痉挛。严重的脑血管痉挛可致迟发性缺血性神经功能障碍(delayed ischemic neurological deficit, DIND)发生，是 SAH 后致残、致死的主要原因。临床研究发现，影像学发现脑血管痉挛者占 SAH 患者的 30%~70%，而合并有 DIND 的患者占 SAH 者的 20%~30%。

在临床上，预防和治疗脑血管痉挛的方法主要有：

1) 平滑肌松弛剂：主要是钙离子通道拮抗剂，目前应用较多的是尼莫地平和法舒地尔。

2) 早期手术清除积血：研究表明早期手术的患者，如术后 24 小时 CT 检查发现蛛网膜下腔积血明显减少，则脑血管痉挛发生的风险也随之下降，这也是提倡 SAH 后早期手术的主要依据之一。此外，脑脊液引流也是清除致痉挛物质的有效方法。

3) 3-H 治疗：即高血压(hypertension)，高血容量(hypervolemia)和血液稀释(hemodilution)疗法；目前也有人提出 3H 治疗。

4) 保护缺血的神经组织：主要依赖钙离子拮抗剂以及自由基清除剂。

5) 血管内治疗：如血管成形术、插管灌注罂粟碱或应用法舒地尔等。

6. SAH 的治疗

(1) 处理动脉瘤：根据患者情况可选择手术或血管内治疗，有效预防再出血的发生，如开颅手术，可清除残留在脑池或蛛网膜下腔的积血，减少脑血管痉挛的发生；

(2) 防止并发症：针对再出血、脑积水以及脑血管痉挛的治疗如前所述；

(3) 抗癫痫治疗：临床研究发现 3% 的 SAH 患者可发生癫痫，故常规应用抗癫痫药物；

(4) 其他对症处理：适当镇静、止痛并软化大便；应用胃黏膜保护剂；控制血压，收缩压应控制在 120~150mmHg 之间。

二、颅内动脉瘤的介入治疗

1. 动脉瘤的治疗选择　颅内动脉瘤的发生率各家报道不一，尸检发现动脉瘤的发生率约在 0.2%~7.9% 之间，其中破裂与未破裂动脉瘤比率大约为 5：3 到 5：6 之间。在所有动脉瘤中，儿童动脉瘤占 2%。

动脉瘤的发生机理目前尚不清楚，争议颇多，病理显示颅内动脉与颅外动脉相比，内膜和外膜的弹力组织相对较少，中层的肌细胞亦少，外膜菲薄，内弹力层较明显。颅内大血管位于蛛网膜下腔，与颅外动脉相比明显缺少结缔组织支撑，这些因素可能是造成颅内动脉瘤发生的基本条件。根据发生原因，颅内动脉瘤可归为以下几类：先天缺陷性动脉瘤，因为动脉管壁肌层的先天缺陷引起，最为常见；动脉硬化或高血压性动脉瘤，梭形动脉瘤多见；剥离性动脉瘤，如壁间动脉瘤，动脉黏液瘤，夹层动脉瘤等；感染性动脉瘤，主要是真菌感染，也称"霉菌性动脉瘤"；创伤性动脉瘤，因外伤引起。

动脉瘤多发生于动脉分叉处或血流动力学改变的部位。常见的发生部位有:颈内动脉系统(占 85%~95%),其中前交通动脉瘤占 30%,后交通动脉瘤占 25%,大脑中动脉瘤占 25%。椎 - 基底动脉系统(占 5%~15%),其中基底动脉瘤占 10%,以基底动脉尖动脉瘤最常见,另外还包括小脑上动脉瘤,小脑前下动脉瘤和基底动脉 - 椎动脉接合处动脉瘤;椎动脉瘤占 5%,主要是小脑后下动脉瘤。约有 20~30% 的颅内动脉瘤为多发性动脉瘤。

动脉瘤治疗的手段主要有手术和介入两种,如何平衡这两种治疗技术也一直是研究与讨论的热点。国际颅内动脉瘤临床研究协作组[International Subarachnoid Aneurysm Trial (ISAT) Collaborative Group]进行的两项多中心随机临床试验发现,动脉瘤患者介入治疗的死亡率比手术治疗更低,但是存在相对较高的再出血率。总之,对于治疗而言,应该充分考虑患者的个体情况,结合栓塞及手术夹闭的优、劣势,选择最适合患者的治疗方法。

一般来说,以下患者更适合手术夹闭治疗:①年轻患者,手术风险相对较低,预计生存期较长,夹闭后再出血率较介入手术偏低;②大脑中动脉 M1 分叉部动脉瘤;③巨大动脉瘤(最大径 >20mm),介入治疗后复发率较高;④有占位效应者,不论是巨大动脉瘤内血栓,还是 SAH 后血肿引起的占位效应,开颅行动脉瘤夹闭术,同时解除占位效应,比栓塞更有优势;⑤微小动脉瘤:最大径 <1.5~2.0mm 者,这类动脉瘤栓塞时破裂的风险较大;⑥宽颈动脉瘤:但随着支架技术的发展,越来越多的宽颈动脉瘤可栓塞治疗;⑦栓塞术后残留的动脉瘤。

与此相对应的,以下情况更适合介入治疗:①老年患者,尤其是 75 岁以上者,选择介入治疗明显降低患者的死亡率;②临床分级较高者:对于 Hunt-Hess 分级 3~4 级,甚至达 5 级者;③手术难以显露到达部位的动脉瘤:如后循环动脉瘤;④动脉瘤的形状为瘤颈宽度≥2 或动脉瘤颈 <5mm 者;⑤后循环动脉瘤;⑥特殊的抗凝药物治疗中的患者;⑦夹闭失败或因医生技术估计开颅手术不能顺利夹闭者。

2. 动脉瘤血管内治疗的术前准备 自 1995 年美国 FDA 批准电解可脱卸弹簧圈(Guglielmi detachable coils,GDC)之后,颅内动脉瘤的血管内治疗发展迅速,特别是介入材料和血管内治疗技术的发展以及数字显影设备的进步,促进了血管内治疗不断向前发展。针对动脉瘤患者开展血管内治疗前应做好充分的准备。

(1) 知情同意:签署手术志愿书,告知患者及其家属手术风险,以取得患者及家属的充分理解和配合。

(2) 一般检查:血、尿、便常规以及肝、肾功能检查,行凝血时间检查对选择血管内治疗患者尤其重要,同时需查胸部 X 片及心电图检查排除心肺疾病。

(3) 影像学检查:CT 检查明确蛛网膜下腔出血诊断,同时可进一步观察瘤壁有无钙化,瘤内是否有血栓等;如怀疑有血栓的患者,需行 MRI 以及 MRA 进一步了解。必要时实施脑血管造影明确动脉瘤诊断。

3. 麻醉与监护 首先,所有的血管内治疗均需在患者全麻下进行,一般采用静脉插管麻醉,同时给予持续的心电监护。对于破裂的动脉瘤患者,血压监测尤其重要,在操作过程中需要适当降低血压。另外,在术中如动脉瘤不慎破裂,更需即刻降低血压,从而为处理动脉瘤提供充裕的条件和时间。

4. 动脉瘤血管内治疗的操作方法与技术

(1) 弹簧圈栓塞动脉瘤

1)弹簧圈栓塞系统:弹簧圈栓塞系统主要由软的铂金合金以及其附着的不锈钢递送金属丝构成。根据松软度、型号、螺旋直径以及长度进行分类,目前有多种弹簧圈可供选择,其中有波士顿科学公司的 GDC 和 Matrix,强生公司的 Orbit,Microvention 公司的 Microplex 和 Hydrocoil 以及 EV3 公司的 EDC 和 Axium 等。新一代的弹簧圈材料具有二维模式、三维模式、涂层材料以及复杂的螺旋模式,以便更加精确地消除动脉瘤瘤腔。弹簧圈系统的解脱方式也分成电解脱、水解脱及机械解脱。

2)单纯弹簧圈栓塞技术:单纯弹簧圈栓塞技术中主要包括微导管塑形技术、三维成篮技术及分部填塞技术。微导管塑形技术即是根据动脉瘤与载瘤动脉的解剖关系将微导管头端进行塑形,使之更容易超选,便于进入动脉瘤。且在弹簧圈填塞时微导管能更稳定。三维成篮技术是指第一枚弹簧圈填塞时通过调整形成三维形状,并尽可能封堵动脉瘤口,弹簧圈尽可能紧贴动脉瘤壁,这样有利于后续的弹簧圈填塞。分部填塞技术主要针对细长形或不规则形动脉瘤,填塞时分部分进行填塞,最终达到致密栓塞的目的(图 18-2)。

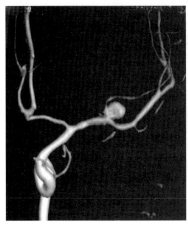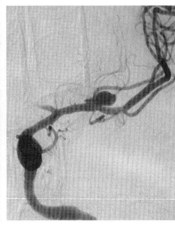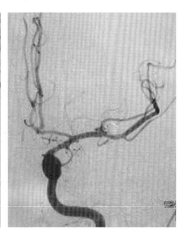

图 18-2　大脑中动脉瘤单纯弹簧圈栓塞技术

在操作中,首先选好工作角度,工作角度能够清晰显示动脉瘤和载瘤动脉,当微导管在微导丝导引下置入动脉瘤腔内,在路图(roadmap)下置入弹簧圈,填入弹簧圈时可将动脉血压降低 15%~20%。第一个弹簧圈的直径应大于瘤颈,等于或者稍大于瘤体最小径,尽可能长一些,使其在瘤腔内能紧贴瘤壁盘成篮状。在栓塞中可使用多个大小相近或者不同的弹簧圈填塞致密,填塞满意后进行解脱。当动脉瘤被最大限度闭塞或手术医生考虑如继续填塞会导致动脉瘤破裂、载瘤动脉面临闭塞等风险时,应当结束手术。

3)支架辅助弹簧圈栓塞技术:支架辅助弹簧圈栓塞技术的运用使原来不能栓塞的复杂动脉瘤及宽颈动脉瘤成为可能。目前应用于颅内的支架均为自膨胀支架,主要有 Neuroform(美国波士顿科学公司)、Solitaire(EV3 公司)、Enterprise(强生公司)等。以往操作上通常先将支架推送至动脉瘤口释放,然后再将微导管从支架网孔内超选进入动脉瘤,最后依次填塞弹簧圈,直至动脉瘤致密填塞。支架的应用可防止弹簧圈脱入载瘤动脉内,亦可以改变动脉瘤内的血液动力学,从而促进动脉瘤腔内血栓的形成。但是支架置入后使得血栓及栓子出现的可能性增大,故围手术期需应用抗凝及抗血小板治疗。目前支架辅助弹簧圈栓塞术常采用支架后释放技术,先将微导管超选进入动脉瘤,再将支架完全释放或部分释放,使微导管处于支架外,最后从微导管填塞弹簧圈(图 18-3)。该技术适用于宽颈动脉瘤和梭形动脉瘤。

4)球囊辅助弹簧圈栓塞技术:球囊辅助弹簧圈栓塞技术通常又称重塑形技术。术中将

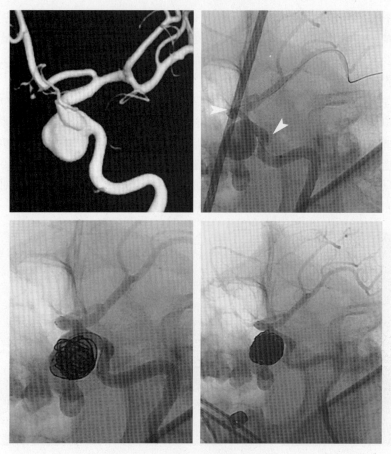

图 18-3　支架辅助弹簧圈栓塞术

箭头所指为 Enterprise 支架标记

顺应性球囊在微导丝导引下送至动脉瘤口,同时将微导管超选进入动脉瘤,充盈球囊封堵动脉瘤口后,于微导管内填塞弹簧圈,在每一枚弹簧圈解脱之前,将球囊抽瘪,造影观察弹簧圈在动脉瘤内是否稳定,如弹簧圈无移位等异常,将其解脱后,再继续在球囊充盈下填塞弹簧圈,直至动脉瘤致密填塞(图 18-4)。目前通常使用的球囊主要是 EV3 公司的顺应性球囊 Hyperglide 和高顺应性球囊 Hyperform。

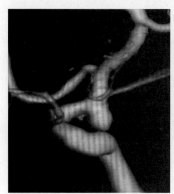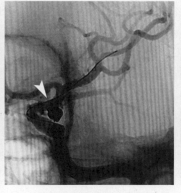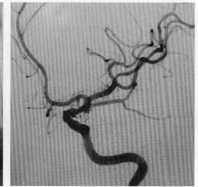

图 18-4　球囊辅助弹簧圈栓塞术

箭头所指为辅助的球囊

该技术适用于宽颈动脉瘤,对瘤颈特别宽或梭形动脉瘤应选用支架辅助技术。文献报道,应用该技术的动脉瘤填塞率为77%~83%,但术中动脉瘤的破裂出血率高达5%,是普通栓塞技术的两倍。

5) 双导管填塞技术:双导管填塞技术主要运用于球囊和支架辅助均难以完成的宽颈动脉瘤的填塞。手术中将两根微导管先后置入到动脉瘤内,从两根微导管内依次填塞弹簧圈,并始终保持其中一根微导管内的弹簧圈不解脱,直至动脉瘤完全闭塞,再将弹簧圈全部解脱。双导管技术在防止弹簧圈突入载瘤动脉的可靠性方面不如球囊辅助和支架辅助技术(图18-5)。

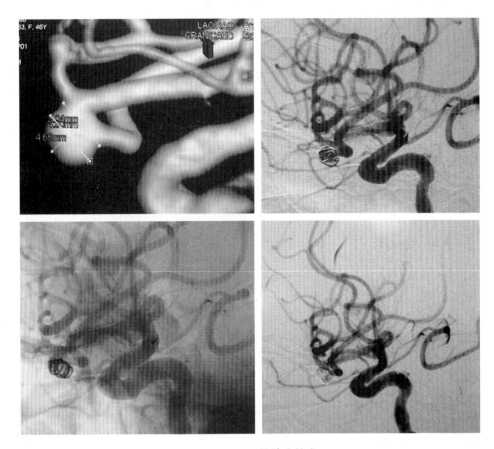

图 18-5　双导管填塞技术

(2) 液体栓塞剂栓塞动脉瘤:ONXY胶作为EV3公司生产的新型液体栓塞材料,因其不会粘管,可用于一些大型动脉瘤的栓塞,通常是将微导管超选进入动脉瘤,用球囊封堵瘤口后从微导管内注入ONYX胶,以达到保证载瘤动脉通畅而动脉瘤闭塞的目的。由于欠缺大规模病例和长期随访资料来评估这一治疗技术,所以还未广泛应用于临床。目前常用栓塞剂的规格是ONYX HD 500。

(3) 血流转向装置治疗动脉瘤:以往的实验研究显示血管内支架覆盖动脉瘤口后,可以减慢动脉瘤内的血流,促进动脉瘤内的血栓形成。但常用于临床的支架因网丝过细、网孔过大对血流的影响很小,很难达到治疗的目的。临床上会使用重叠支架或特制的密网孔支架作为血流转向装置治疗动脉瘤。目前这种治疗多用于复杂性未破裂动脉瘤或夹层动脉瘤。

(4) 载瘤动脉闭塞治疗颅内动脉瘤:载瘤动脉闭塞治疗颅内动脉瘤主要分为主干型动脉

瘤的载瘤动脉闭塞和末梢型动脉瘤的载瘤动脉闭塞。

如闭塞主干型动脉瘤的载瘤动脉应在术前行血管造影,评估侧支循环的代偿能力,必要时行球囊闭塞试验加以验证。在行闭塞试验时,需有良好心电监护,在正常血压下用球囊临时闭塞载瘤动脉数分钟至半小时,如无神经系统障碍,降低血压至正常值的2/3后再行观察。如果术前评估显示侧支循环良好,可选择球囊或弹簧圈闭塞动脉瘤和载瘤动脉。使用球囊闭塞时应选择合适的球囊型号,放置于动脉瘤近端,也可放置于动脉瘤颈处。有时可使用两个球囊以便获得更好的保护,从而防止因血流的冲击而发生球囊移位。使用弹簧圈闭塞时通常将动脉瘤及载瘤动脉一并闭塞。

如闭塞末梢型动脉瘤的载瘤动脉时,应判断该血管的供血区域是否重要及侧支循环代偿情况。当其供血区域有侧支循环代偿或不位于重要的功能区,才考虑闭塞载瘤动脉。闭塞末梢型动脉瘤的载瘤动脉,通常使用弹簧圈或液态栓塞剂将动脉瘤和载瘤动脉一起闭塞。

(5) 带膜支架治疗颅内动脉瘤:带膜支架可治疗颅内动脉瘤,但由于颅内血管扭曲且分支较多,带膜支架的使用非常局限,且长期疗效难以确定。因此,目前尚未广泛使用。其释放过程,与冠脉球囊膨胀型支架的释放过程相似(图 18-6)。

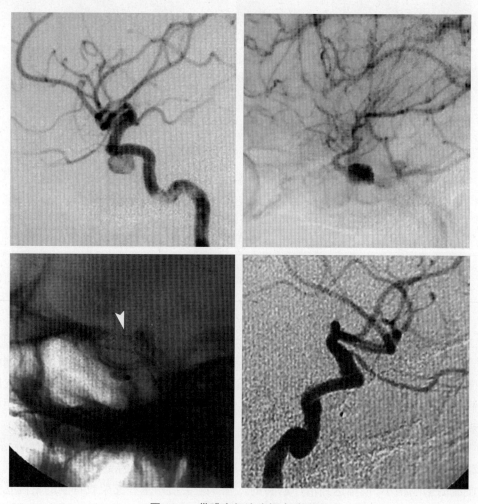

图 18-6　带膜支架治疗颅内动脉瘤

箭头所指为带膜支架

5. 术后处理 所有患者术后均需在麻醉监护室观察,待苏醒后转至神经外科重症监护病房监护过夜。术后 24 小时内需严格心电监护,并每小时评估神经系统功能。根据术中的情况确定术后是否抗凝及抗血小板聚集治疗。必要时行头颅 CT 检查,了解有无出血、梗死及脑积水等颅内并发症,并给予积极的处理。

6. 常见并发症及处理 颅内动脉瘤血管内治疗的术后并发症原因是多方面的,常与手术者的技术和经验、动脉瘤的位置、大小、形状以及破裂与否有关。主要的并发症有:

(1) 血栓形成:文献报道动脉瘤血管内治疗后血栓形成的发生率为 2.5%~28%,MRI 弥散成像(diffusion-weighted image,DWI)能发现无症状的梗死(silent infarcts)或症状性梗死引起的一过性脑缺血改变高达 60%~80%。

血栓形成最主要的原因是术中导管及弹簧圈处理不当,未使用足够抗凝处理等。此并发症在需要辅助技术的宽颈动脉瘤处理中发生率更高。其中第一个和最后一个弹簧圈的放置是否妥当是血栓形成关键因素,第一个弹簧圈放置时应尽可能的轻柔并且迅速,减少尝试次数,从而减弱对动脉瘤内已形成的血栓或弹簧圈内血栓的刺激;最后一个弹簧圈放置时,应避免勉强放入已填致密的瘤颈部,以免破坏载瘤动脉管壁,造成后续血栓的形成。

预防措施主要包括术中、术后严密监测患者肝素化程度及全程抗凝。如发现弹簧圈部分拖入载瘤动脉内或使用支架辅助弹簧圈栓塞,可延长肝素抗凝时间至术后 72 小时,并应用抗血小板聚集药物至少 6 周;如果术中发现瘤腔内有不稳定血栓,可用支架辅助将血栓限制于瘤腔内;如动脉内血栓已形成,需用尿激酶等溶栓药物行动脉内溶栓治疗。

(2) 动脉瘤术中破裂:文献报道动脉瘤血管内治疗术中破裂的发生率大概为 2%~8%。主要发生于微导管超选进入动脉瘤内及填塞弹簧圈的阶段。

该并发症的发生主要与术者的经验密切相关。同样的,放置第一个及最后一个弹簧圈与动脉瘤破裂的关系最为密切。第一个弹簧圈的选择需将对动脉瘤壁的张力减至最小为宜,因此亲水的柔软的弹簧圈是首选,且选择小于动脉瘤最大径 1~2mm 的为宜;最后一个弹簧圈放置时不宜过于勉强。

一旦发生动脉瘤破裂,切忌撤出微导管、导引导管或者弹簧圈等,应中和肝素,严密监护,控制血压。如果在放置微导管时出现动脉瘤破裂,则需快速置入弹簧圈以减少经破口流出的血流;如发生于放置弹簧圈过程中,需继续置入弹簧圈直至出血动脉瘤闭塞,出血停止。术中可予甘露醇脱水,术后立即行头颅 CT 检查,了解出血量。

(3) 血管痉挛:常见于血管内导管、导丝的刺激,见脑血管造影章节。

(4) 弹簧圈解旋、移位:一旦发生,应尽可能将弹簧圈取出,无法取出时,可给予升压、抗凝等治疗,位置明确的可开颅取出。

第二节 动静脉畸形的介入治疗

一、脑动静脉畸形概述

脑动静脉畸形(arteriovenous malformation,AVM)是一种先天性血管畸形,是指 AVM 中供血动脉的动脉血液不经毛细血管床而直接汇入引流静脉。一般在出生时畸形血管团内血流量较低,但随着年龄增长,血流量增多,病变也逐渐增大。病理表现最具特征性的是粗大的"红色"引流静脉(因容纳较多含氧的动脉血液)。

二、脑动静脉畸形的分类及临床表现

AVM 根据其分布,主要可以分为以下几类:皮质 AVM(又可分为软脑膜 AVM);皮质下 AVM;皮质与皮质下混合型 AVM;脑室旁 AVM;单纯型硬脑膜 AVM;皮质及硬脑膜混合型 AVM。在美国,根据临床研究,AVM 的发生率约为 0.14%,而且大部分病人确诊于 40 岁前。AVM 患者的临床表现主要有以下几个方面:

1. 出血 颅内出血是脑 AVM 最常见的症状,占 52%~77%,尤其需要指出的是妊娠期妇女的出血风险增加。与颅内动脉瘤相比,AVM 出血的高峰年龄相对较早,一般在 40 岁前,半数发生在 30 岁前;另外,AVM 出血的程度也较动脉瘤轻,多为扩张的静脉出血,所以发展缓慢,故因出血所致严重不良预后者较少;此外 AVM 的脑血管痉挛和早期再出血发生率也较低。

2. 癫痫 癫痫是浅表 AVM 中仅次于出血的主要临床表现,约占 28%~64%,其中半数是首发症状。癫痫发生的主要原因包括:① AVM 的"盗血"特性,临近脑组织缺血缺氧;②出血或者含铁血黄素沉积,周围神经胶质增生形成致癫痫灶;③ AVM 的所谓"点燃"作用,即在颞叶等处伴有远隔致癫痫灶。

癫痫的发生往往与 AVM 的部位和大小密切相关,其中位于大脑半球浅表的大型 AVM 发生癫痫的可能性较大,以顶叶最高,额、颞叶次之。临床上部分诊断为原发性癫痫的患者,需经 CT 及 MRI 检查排除 AVM 的存在。

3. 局部占位效应 未破裂的 AVM 很少会产生占位效应。但是部分特殊位置的 AVM 可产生相应的局部占位效应,比如桥小脑角 AVM 患者可有三叉神经痛症状。

4. 脑缺血表现 主要是因为 AVM 中大量动脉血不经脑实质而直接回流至静脉中,故而产生"盗血"效应,致使周围脑组织缺血,产生相应的神经功能障碍。一般在较大的 AVM 中常见,多发生于剧烈运动后。

5. 头痛 头痛是 AVM 另一常见症状,但是并无特异性。16%~42% 患者以头痛为首发症状,60% 的患者有长期头痛史。有些患者,特别是枕叶由大脑后动脉供血的 AVM 易引起偏头痛,同时伴有偏盲和象限盲,是其特征表现。

6. 颅内杂音 颅内杂音常见于硬脑膜 AVM。

7. 颅内压增高 可因出血以及 AVM 自然增大致颅内高压,可伴有视盘水肿等体征。

8. 其他表现 在婴幼儿,中线部位如有较大 AVM 引流至 Galen 静脉,并发脑积水、巨颅及心脏肥大等较常见。

三、AVM 的分级

Spetzler-Martin 在 1986 年提出的 AVM 分级方法被临床上广泛应用,该分级系统可评估神经功能障碍的风险和外科治疗的死亡率。Spetzler-Martin 分级根据 AVM 的大小评为 1~3 分、根据其是否位于功能区评为 0~1 分,根据静脉引流的方式评为 0~1 分。赋予相应的数值,三项总和分值(1~5 分)对应地将 AVM 分为Ⅰ~Ⅴ级(表 18-4)。

四、AVM 的诊断

1. CT 和 MRI CT 因拥有适用范围广及操作快捷的特点,成为 AVM 疑似患者的首选检查。CT 平扫只能显示 AVM 组织密度的不均匀性,但较小的 AVM 可能会被漏诊。增强

表 18-4 AVM 的 Spetzler-Martin 分级

项目	标准	分值
大小	≤3cm	1
	3~6cm	2
	>6cm	3
部位	非功能区	0
	功能区	1
深部静脉引流	无	0
	有	1

CT 相对较为敏感,扩大的 AVM 脉管系统呈葡萄样对比增强。

MRI 的优势在于可评估 AVM 血管团的大小和解剖关系。MRI 对 AVM 的初步诊断是必需的,AVM 在 MRI 上表现为不规则或球形占位,可出现在大脑半球或脑干的任何部位,T_1W、T_2W 或 FLAIR 序列成像时,病灶内或病灶周围有小的圆形低信号斑块,可能为供血动脉、脑动脉瘤或引流静脉的流空现象。如果有出血掩盖其他诊断指征,应进行脑血管造影或复查 MRI。AVM 周围或 AVM 内有时可见呈低信号的细胞外含铁血黄素,则提示症状性或无症状出血史。MRA 可确诊直径大于 1cm 的脑 AVM,但无法清晰显示供血动脉和引流静脉的形态,小的 AVM 易漏诊。此外,功能磁共振成像可对位于 AVM 病灶内或周围的重要脑功能区进行定位。

2. DSA DSA 检查对准备行治疗的 AVM 患者是十分重要,根据 AVM 的 DSA 影像学特点可以决定治疗方案,DSA 主要的影像学特征包括供血动脉、静脉引流形式、动脉瘤或静脉瘤的存在与否等。其他重要的 DSA 特征还包括引流静脉的扭曲或扩张及供血动脉狭窄等。DSA 并不能发现所有的 AVM,部分患者临床上或 CT、MRI 提示为 AVM 存在,但 DSA 却阴性,这种"隐性(cryptic)"或"血管造影阴性"的血管畸形(AOVM)行病理学检查时通常可以证实。

五、AVM 的血管内治疗

AVM 的治疗需要经过多学科合作、认真评估,需要有掌握血管内栓塞、手术切除及放射性手术治疗等专业知识的医生对患者进行联合会诊。至今仍没有任何随机对照试验对这些治疗手段的利弊进行评估过。因此,合理的选择治疗手段相当具有挑战性。而目前正有一项随机试验对未破裂脑 AVM 的各种治疗手段进行对照性研究。

血管内治疗可以概括为以下 5 种:术前栓塞术,放射性手术前栓塞术,靶向治疗,根治性栓塞术和姑息性栓塞术。

1. 术前栓塞术 尽管许多较小的、浅表脑 AVM 可不需术前栓塞就能直接手术切除,且致残率和死亡率较低,但术前栓塞仍是手术治疗 AVM 前常用的手段。术前栓塞常用于Ⅲ级 AVM 的治疗,尤其是位于中央区或功能区并且有很深供血动脉的病灶;当然,术前栓塞也经常用于Ⅳ级和Ⅴ级的 AVM 治疗。然而,仍有一些例外,比如Ⅰ级和Ⅱ级 AVM 的供血动脉太深,很难手术到达,便会采用术前栓塞处理。

目前并无随访比较术前栓塞的手术治疗效果的研究。尽管如此,仍有相关病例提示术前栓塞有益于 AVM 的系统性治疗。术前栓塞处理主要有以下优点:①减少血容量丢失;

②通过减小病灶及减少血流量,从而缩短手术时间;③栓塞的血管在术中更容易被识别,当需要断掉病灶供血动脉同时保留周边正常组织供血动脉时,栓塞的血管便可起到分界作用;④分时段降低病灶血流量可减低其潜在出血的风险。

在一组同时接受血管内及手术联合治疗的 AVM 研究中,轻度、中度、重度 AVM 并发症发生率在术前血管内栓塞患者中分别为 3.9%、6.9% 及 1.98%。Morgan 和他的同事调查发现,在单纯手术病例中有 33% 的患者出现并发症,而接受了术前栓塞的患者术后的并发症仅为 18%。当然,这些数据并没有将破裂与未破裂的病例分开统计。

哥伦比亚大学医院曾对 119 名治疗的 AVM 患者进行分析后显示,未破裂的 AVM 行栓塞处理会加大其症状性颅内出血的风险,急性致残性的临床症状也会增加。

众多临床研究表明,应用氰基丙戊酸丁酯(N-butyl-cyanoacrylate,NBCA)对 AVM 进行栓塞处理可明显降低 AVM 的 Spetzler-Martin 等级,同时也能降低其发病率及死亡率。一项随机对照试验对 AVM 术前栓塞所用的两种栓塞剂(NBCA 和聚乙烯醇(PVA)颗粒)进行比较,原发终点事件是通过观察病灶切除率及血管造影显示供血血管数量来评定血管收缩程度;继发终点事件则是通过后期的手术切除效果及术中所需的输血量来评定。其结果显示,除了 PVA 组的切除术后颅内出血发生较多外,其他的继发终点事件两组间无明显差异。

2. 放射性术前栓塞术　AVM 的放射性治疗成功率与其病灶大小成反比,对于容量低于 10ml(直径小于 3cm)的 AVM 病灶比较适合放射治疗,2 年内治愈率可达 80%~88%。正是因为如此,血管内治疗的一个主要目标就是将病灶体积充分缩小,从而方便放射治疗。当然,也包括其他的目标,如对于有出血风险的动脉瘤进行预处理,或者是闭塞那些能耐受放射性手术的动静脉瘘畸形。放射治疗的最大弊端就是无法在短期内消除颅内出血风险,而这个风险在病灶完全清除之前可高达 10%,甚至在病灶去除后也可出现。其他可能存在的毒副反应包括:大范围的放射性坏死、颅内动脉狭窄及脑神经损伤。并且这些反应会随着放射剂量的增加、病灶的深入及 AVM 的破裂而加大。

Golin 与其同事对 125 例接受放射性术前栓塞的患者进行调查,其中 11.2% 的 AVM 患者病灶可完全清除,而 76% 的患者可将病灶缩小至放射性手术治疗范围内。近乎 90% 的患者病灶直径介于 4~6cm,而大于 6cm 的病灶仅有不到一半可以通过栓塞缩小后放疗。因此,辅助性栓塞处理对于直径 4~6cm 的 AVM 病灶最为合适,对于直径小于 4cm 的 AVM 病灶,放射性术前栓塞并无确切指征。总体来说,栓塞与放射性治疗联合处理可以清除 65% 的局部栓塞后病灶。最近,Henkes 和他的同事报道这种联合治疗只能清除 47% 的 AVM 患者病灶,也许是因为这些 AVM 的等级较高,所以导致较低的清除率。

放射性手术之后无 AVM 病灶残余及动静脉分流存在并不意味 AVM 永久性清除。尽管目前治疗成功的终点是造影阴性,但最近的一项对于 236 例放射性手术治疗 AVM 病例的研究发现,在造影阴性后平均 6.4 年间对其进行随访,有 4 例病例在原先病灶部位出现继发性出血,2 例再次出现小的动静脉畸形血管。这些病例除了在术后行造影检查外,还需加做 MRI 增强扫描进行确认。

目前并无放射性术前栓塞的理想材料,报道发现相对不稳定的材料可以导致放射性术后 AVM 再通率约为 16%,所以许多研究中心倾向于使用更恒定的材料,比如 NBCA 或者 ONYX 胶,而 ONYX 胶是由乙烯乙烯醇聚合物溶解在二甲亚砜(DMSO)中形成的。然而也有证据显示新型的更为稳定的材料也可引发 AVM 放射性术后再通,约占 11.8%。如果仅仅降低病灶血流量,而不减小 AVM 容量的话,可能对后期的放射性手术并无益处,甚至会使放射剂量的制定更为困难。

3. 靶向治疗 靶向栓塞可用于高风险病灶的处理,比如手术或放疗之前对于病灶内或血流较急促的动脉瘤治疗。同样,对于不适合手术或根治性血管内栓塞的高等级的 AVM,局部的靶向处理可用来清除出血点。

动脉瘤常常伴随 AVM 出现,伴有动脉瘤 AVM 的处理应综合考虑。不管是病灶内还是病灶外的动脉瘤,均是 AVM 患者颅内出血的高危因素。研究者发现,病灶内伴有动脉瘤的 AVM 患者在不予处理的情况下,年出血率为 10%。因此,血管内治疗应首先闭塞动脉瘤或动脉瘤的载瘤血管,防止其发生出血。

对于 AVM 出血相关的供血动脉处动脉瘤的处理意见不尽相同。Thompson 等对 600 例 AVM 患者(其中有 45 例患者同时伴有动脉瘤)进行随访研究发现,有 5 例在治疗前就已并发出血,2 例在治疗后 3 周内发生出血。这些亦提示在治疗 AVM 之前,就应对供血动脉上的动脉瘤进行处理。然而,亦有其他的研究者提出,降低 AVM 本身的血流量可致病灶外动脉瘤的缩小及退化,故认为不需要对其进行单独处理。正如一项研究所报道,AVM 根治性处理可致 80% 的病例远端供血动脉上的动脉瘤自发性退化。这些动脉瘤的缩小及退化,很大程度上取决于 AVM 的收缩程度。同时,对于中央血管上的动脉瘤,其缩小及退化速度更快。因此目前认为,如 AVM 是出血的责任病灶,其血流动力学紊乱相关的动脉瘤便不需要单独处理;如其所载动脉瘤是急性出血的责任病灶,应对破裂的动脉瘤单独实施处理。

4. 根治性栓塞术 某些 AVM 可完全通过栓塞达到根治目的,文献报道的 AVM 栓塞治愈率为 10% 左右。AVM 的栓塞治愈率与其血容量及供血血管数量呈反比。Wikholm 等报道,AVM 的完全栓塞率很大程度上依赖于病灶的大小,其中容量 <4ml 的病灶整体清除率为 71%,而容量在 4~8ml 之间的病灶整体清除率仅有 15%。但 Valavanis 等却认为,AVM 的血管内栓塞根治率与病灶大小无明显关系。

随着栓塞技术的不断发展及经验的不断累积,栓塞根治 AVM 的成功率逐渐增长。近年来栓塞材料(ONYX 胶)的应用使得清除 AVM 病灶更为成功,整体清除率已达 18%~49%。治疗效果的改善与这些新型材料可不断重复注入相关。

5. 姑息性栓塞术 对于较难治愈的 AVM 患者,姑息性栓塞术似乎并不能改善其药物治疗效果,甚至会使其临床症状进一步恶化。有证据显示,对于较大的 AVM 行局部处理(栓塞或者手术)会增加其颅内出血风险。

然而,姑息性栓塞术也有其可供选择之处,它可通过减少动静脉分流及降低静脉压来缓解临床症状,但这些效果都仅是临时的。因为病灶的侧支出现较快,导致这种治疗的效果大大减低。另外,对于药物耐受的癫痫发作患者,此种方法也用于对症处理。局部栓塞术可以降低动静脉分流的严重程度,从而改善周边功能性脑组织的血流灌注。

六、脑动静脉畸形的血管内栓塞技术

1. 微导管到位 原则上是将微导管通过血流漂浮或在微导丝导引下,经供血动脉超选至畸形血管团内,最佳位置是动静脉瘘口处,这个位置微导管头端通常能阻断血流,即所谓 "block" 状态,然后注射栓塞剂,使之逐渐推移弥散,填充铸形,将畸形血管团全部或部分闭塞,达到治愈 AVM 或减小病灶、减轻临床症状的目的。在一些特殊情况下,可以仅行供血动脉的栓塞。例如术前栓塞,为减少术中出血,可栓塞主要供血动脉,有利于术中对出血的控制。另外,当供血动脉血流量很大时,微导管进入畸形血管团后,往往并不能 "block" 血流,栓塞剂则不能在畸形团内很好的弥散,容易随血流漂向引流静脉,达不到栓塞的效果,甚至会误栓引流静脉造成严重后果。在这种情况下,可以将微导管置于供血动脉近畸形血管团处,确认没有正常分支后,缓慢注胶,使最初的胶阻塞血流,以便后续的胶在推力的作用下,缓慢地在畸形血管团内弥散,注胶时要十分小心,严防胶反流误栓正常分支或导致微导管难以拔除。但希望通过单纯栓塞 1 支或多支供血动脉来治愈 AVM 的愿望常常是不可靠的,因为 AVM 不是静止不动的,它存在再生长、增大及重塑(remodling)等病理过程。栓塞治疗时单纯闭塞某些供血动脉,其供血的部分畸形血管团可能暂时性缺血,但更多的供血动脉会增粗,代偿性充盈那些一过性缺血的畸形巢,不但未达到栓塞的目的,还增加了病灶的复杂性。

2. 微导管的选择 首选"漂浮导管",其头端柔软,能够随着血流漂流到畸形血管团内,不会穿破畸形血管团。只有在供血动脉迂曲、路径长远且是低血流病灶时,漂浮导管难以到位,此时可以选用导丝导引微导管。但使用微导丝导引时,一定要避免微导丝进入畸形血管团内,更不能在畸形血管团内来回拉动,否则极易穿破畸形血管团造成出血。目前应用较多的微导管有 Marathone、Magic 微导管等。

3. 栓塞材料的选择 目前最常使用的胶是 NBCA 胶,可以根据血流动力学情况,配成不同浓度,能较好的在畸形血管团内弥散。如果栓塞时拔管不及时,便会有粘管的风险,但只要操作规范,NBCA 胶的浓度不很高,这种风险多能避免。新近上市的 ONYX 胶,是乙烯 - 乙烯基醇共聚物(EVAL)、二甲基亚砜(DMSO)和钽的混合物,由于其优良的弥散性能和不粘管的特性,比 NBCA 胶栓塞更安全、更具操作可控性。但 ONYX 胶中的二甲基亚砜是一种有毒溶剂,在血液中挥发,容易引起血管痉挛,因此导致微导管拔管困难。此外,注射 ONYX 胶的操作时间过长以及价格昂贵也是其主要缺点。

4. NBCA 胶浓度的选择 究竟用何种浓度的 NBCA 胶主要决定于术者的经验,目前没有现成的公式计算术中使用何种浓度的 NBCA 胶,术者主要根据畸形血管团的部位、大小、结构、血流速度、供血形式、有无动静脉瘘、静脉引流情况、超选择造影的手感以及导管粗细长短等因素综合考虑配制 NBCA 胶的浓度。

5. 区域功能试验 微导管进入重要功能区附近或畸形血管团中疑有正常供血动脉时,可行"区域功能试验"。即从微导管内推注利多卡因 20mg,观察 15 分钟,如出现一过性运动障碍、感觉障碍、抽搐、意识障碍等情况即为阳性。试验阳性的功能区提示不适合在此处行栓塞治疗,应立即退出微导管,选择另 1 支供血动脉栓塞。但此试验多不稳定,且在全麻时难以实施,因此目前应用较少。目前仍主张,通过微导管内造影证实在目标栓塞畸形血管团内没有正常动脉是栓塞该分支动脉的标准。

6. 控制性降压 BAVM 的栓塞全过程应在严密监测、控制血压的情况下进行,微导管到位后,适当降低血压,减轻血流冲击力,便于 NBCA 在畸形团内推进弥散,充分铸形。在一些血流特别高的病灶栓塞时,可以使用可脱卸球囊或弹簧圈先进行瘘口的封堵,甚至可以通过药物暂时使心脏停搏,在血压极低(低于 20mmHg)的情况下完成栓塞。术后应行控制性降压(90~100/60~70mmHg),在监护室密切监护 48~72 小时,可有效地预防高血流病灶栓塞术后发生正常灌注压突破(NPPB)。但对于低血流的病灶,降压并非必需,而且对于较小病灶,全部或大部栓塞后,供血动脉内血流变缓,再行控制性降压后,易引起邻近正常脑组织缺血性改变。对于高血压患者,降压也应谨慎,以降低平时血压的 20%(不可超过 30%)为宜。

7. 分次栓塞 对于大型 AVM 的栓塞治疗,为避免发生 NPPB,应分次栓塞。一般情况下,每次栓塞的体积不应超过总体积的 1/3。但是部分栓塞后,由于血流动力学发生改变,会引起畸形血管团内及供血动脉内的压力升高。若畸形血管团内尚有动脉瘤等薄弱结构,则应继续栓塞,不用顾忌栓塞体积的大小。对于引流静脉不畅的病灶,在栓塞时引流静脉的误栓塞极易引起残留畸形血管团破裂出血,此时应该争取完全栓塞,若不能达到完全栓塞,则应尽早手术切除。对于分次栓塞的病例,两次栓塞应间隔 4~8 周,以使邻近的脑血管适应血流动力学的改变(图 18-7)。

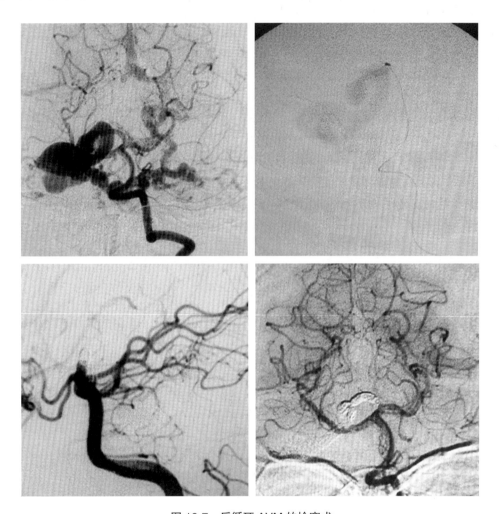

图 18-7 后循环 AVM 的栓塞术

8. 伴发动脉瘤的 AVM 处理 许多文献指出,在畸形血管团闭塞后,供血动脉及残余畸形血管团内压力会明显升高,而 Willis 环附近的血压变化却不明显。结合我们的经验,伴发动脉瘤的 AVM 处理策略如下:①若有颅内出血时,首先应确定出血原因,如果出血来自动脉瘤,则首先处理动脉瘤;②若为畸形血管团出血,与血流动力学无关的动脉瘤,应首先处理 AVM;若伴发的动脉瘤为位于患侧 Willis 环上,也应该首先处理 AVM;若伴发供血动脉和畸形血管团内动脉瘤,则应首先处理动脉瘤或含动脉瘤的那部分畸形血管团;③若不能确定出血来源时,应首先处理动脉瘤;④若未发生颅内出血,首先处理动脉瘤;⑤在血管内治疗时,往往可以一次完成 AVM 和动脉瘤的栓塞,但栓塞时尚应根据以上策略,有先后、有偏重。

七、脑动静脉畸形血管内栓塞术的常见并发症

1. 颅内出血 常见原因包括正常灌注压突破、误栓 AVM 的引流静脉、静脉继发性血栓形成、注射 NBCA 时拔管不及时而导致粘管以及血管或畸形团被微导丝刺破等。颅内出血的预防措施常包括：①每次栓塞不得超过畸形团总体的 1/3，两次栓塞应间隔 2 周至 2 个月；②术后鱼精蛋白中和肝素，并持续降血压 48~72 小时；③栓塞前仔细评价超选择造影资料，配制合理比例的 NBCA；④注射栓塞剂时一定在 DSA 条件严密监视之下，尽量不要过早栓塞引流静脉，注意反流情况，应及时拔管；⑤尽量少用微导丝导引。使用微导丝时，最好不要伸出微导管头端，导丝在微导管弯曲处，不要用力强行通过。当微导管接近畸形团时，应及时退出微导丝。

2. 神经功能障碍 主要原因为：①微导管到位不佳，栓塞畸形团内存有潜在正常供血动脉；②反复插管及 NBCA 刺激导致脑血管痉挛；③微导管断裂，末段滞留在脑血管内；④畸形团出血，形成血肿压迫脑组织；⑤插管过程中脑血栓形成，造成脑梗死。

预防措施包括：①微导管应精确到位，排除正常血管存在后再注射 NBCA；②必要时行区域功能试验；③插管动作应轻柔，插管时间不宜过长；④全身肝素化，所用同轴导管间均应有加压持续冲洗装置；⑤整个操作过程中需在良好的 DSA 显示下进行。

第三节　颈内动脉 - 海绵窦瘘的介入治疗

颈内动脉 - 海绵窦瘘（CCF）是位于海绵窦区域的异常的动、静脉之间的沟通。追溯到1809 年，"搏动性眼球突出"一词此前一直用来描述这种血管疾病。这种疾病的症候群与海绵窦的压力升高有关。CCF 的治疗方法包括：颈内动脉压迫保守治疗、微创手术及血管内治疗。目前随着血管内技术的进步，CCF 的治疗已彻底得到了改良，为临床提供了安全有效的治疗手段。

一、分类和病因学

CCF 按照病因学可分为外伤性和自发性，按血流量可分为高流量和低流量，按照与颈内动脉的交通形式可分为直接型和间接型。目前最被广泛接受的分类方法是由 Barrow 等人提出，此方法将 CCF 按照动脉供血分为以下四种不同的类型：

A 型：直接和 ICA 交通的瘘管。

B 型：CCF 由 ICA 的脑膜动脉分支供血。

C 型：CCF 由颈外动脉的脑膜动脉分支供血。

D 型：CCF 由 ICA 和颈外动脉的脑膜动脉分支共同供血。

A 型是属于高流量的直接型 CCF，此类型的最常见病因是外伤损坏血管壁，这种损坏可能源于颅骨钝性伤、眼球损伤、火器伤或医源性损伤。这些类型的瘘管一般都不能自愈，如有症状可能需要干预。其他的类型都是间接型的，常被称为海绵窦区硬脑膜动静脉瘘。这些间接类型的血流速度都不相同，且有不同的病因学机制。可能和妊娠、海绵窦的血栓、鼻窦炎及小的外伤有关。

二、临床表现和病理生理学

CCF 的临床表现是海绵窦内压力升高的直接结果。窦内压力向前传至同侧的眼眶，向

后传至下方的岩下窦。眼窝内静脉压力升高表现为经典的三联征：眼球突出、球结膜水肿及头部杂音。在 Venuela 等研究表明，CCF 三联征中前两种症状出现的概率比最后一种大（90% vs. 25%）。复视也是 CCF 的一种常见症状，病因可能与海绵窦内的第Ⅲ、Ⅳ、Ⅵ脑神经及它们支配的眼外肌功能受限相关。CCF 患者的视力丧失是最严重的视网膜缺血并发症，亦是眼科的急症，需要立即实施治疗。鼻出血和颅内出血比较少见，一般认为与静脉压力的升高有关。这些临床症状在直接型 CCF 中多呈急性发作，在间接型 CCF 中呈缓慢进展状态。

三、治疗前评估

CCF 临床诊断并不困难，但在实施最佳的治疗方案之前，仍需细心的体格检查、影像学检查及血管评估。因为实施任何的血管内治疗，治疗前都要对患者的伴随疾病进行仔细评估。如评估患者是否罹患糖尿病、高血压及动脉粥样硬化等相关疾病。头颅增强 CT 可明确是否存在的头颅损伤，如多发性骨折、颅内血肿和海绵窦的显影。MRI 检查可提供是否存在软组织损伤信息，如眼上静脉突出、眼部肌肉挤塞、皮质静脉充血及海绵窦横向膨出。

脑血管造影术对于 CCF 的诊断、分类及血管内介入治疗非常重要。脑血管造影需分别超选双侧颈内动脉、双侧颈外动脉和双侧椎动脉，通过高帧频显影，动态的显示动脉系统及引流静脉，明确瘘口位置及瘘管与 ICA 之间的关系。其他的相关损伤，如外伤性假性动脉瘤、动脉内壁分离及静脉血栓形成等亦可通过脑血管造影术明确。部分 CCF 可伴有动脉盗血现象，此往往会影响眼动脉的供血。

高流量的 CCF 瘘口虽使用选择性的高帧频 DSA 也难以清晰显示，但使用特殊的方法可以降低瘘口的血流流速便于图像的捕捉。Mehringer-Hieshina 方法需要压迫同侧颈总动脉，行同侧 ICA 低流速血管造影；Huber 方法亦需要压迫同侧的颈总动脉，行椎动脉造影，通过后交通动脉获得 CCF 的低速图像。

四、目前的治疗

在症状轻微时，可以采用保守治疗方案，严密监测眼内压、视力及颅内神经病变。保守治疗的方法是指压同侧的颈动脉及颈静脉，促使海绵窦内形成血栓而达到闭塞瘘口的目的。这种方法可以在患者坐立或平躺时，由患者自己的对侧肢体实施完成。如出现缺血或虚弱，有症状的上肢会自动停止压迫。因保守治疗通常对于高流量的 CCF 无效，故高流量的 CCF 需要血管内的治疗。

颈动脉和颈静脉压迫的禁忌证包括：心动过缓和有皮质静脉引流的患者。因为颈动脉受压常会使心动过缓加重。而颈静脉的压迫可以阻断静脉引流，导致皮质静脉压力更加升高，从而形成静脉性梗死或者出血。

对于病情紧急的有症状的患者，血管内治疗方法是其主要的治疗手段。急性视力丧失、鼻出血、蝶窦动脉瘤和精神状态恶化都是急诊介入手术的指征。部分不能进行血管内治疗的有症状患者可以考虑采取经颅底海绵窦填塞治疗。有些研究机构正试图将立体放射外科学应用于治疗 CCF。尽管初步的数据提示放射外科治疗对于间接型的 CCF 可能有效，但目前仍存在短期无法起效、复发率较高、不能处理急症及外伤性 CCF 等缺陷。

五、血管内技术

CCF 的血管内治疗操作方法较多，其目的就是闭塞动脉和海绵窦之间的交通，尽可能保证血管的通畅。可供选择的治疗方法有:使用可脱性球囊、栓塞材料和覆膜支架的经动脉栓塞,经静脉栓塞以及 ICA 闭塞。治疗的选择应根据瘘口的解剖学特点、动脉缺损的类型和尺寸、手术者的喜好进行个体化选择。

1. 可脱性球囊 经动脉可脱性球囊栓塞是直接型 CCF 血管内治疗最常用的方法。3D-血管造影可以显示瘘口周围复杂的解剖结构,有助于球囊进入瘘口。术中球囊通过血流漂浮经瘘口直接流入海绵窦,随后用等渗造影剂充盈球囊,让球囊紧紧压住瘘口球囊尺寸应比瘘口大,避免脱入 ICA。往往单个硅树脂球囊就能治疗大多数 CCF,但有时也需要使用多个球囊。球囊到位、充盈后,需再次造影检查以确保瘘口闭塞和 ICA 的通畅。

应用这种技术栓塞瘘口并不是每次都可行。瘘管周围的复杂解剖结构可能阻碍了球囊漂浮进入海绵窦,增加血流压力可以辅助球囊进入海绵窦。早期球囊移位、缩小或被骨片刺破都可能导致不完全的栓塞。随着球囊缩小之后,之前球囊充盈的地方可能形成一个静脉囊。大多数这样的病例中都能自愈,很少发展并出现症状。

2. 弹簧圈和其他栓塞材料联合栓塞 经动脉的 CCF 栓塞和动脉瘤栓塞技术一样。微导管通过 ICA 进入海绵窦,然后通过填塞弹簧圈来闭塞海绵窦,达到治疗 CCF 的目的。在 ICA 缺损较大时,为了防止弹簧圈脱入血管,可以通过支架辅助避免其发生。其他的栓塞材料还有 NBCA、ONYX 等。这一技术的难点与通向海绵窦的小动脉旁路有关,导致微导管超选瘘口非常困难。

3. 经静脉的栓塞 经静脉栓塞主要用于治疗间接型的 CCF,常通过后方或前方入路完成。后方入路通过股总静脉到颈内静脉、岩下窦,然后进入海绵窦,这种入路最常用。前方入路是通过面静脉到达眼上静脉,再进入海绵窦。通过侧翼丛、岩上窦、皮质静脉及眼下静脉的方法很少使用。只要微导管成功超选进入海绵窦,随后的栓塞便类似于经动脉的方法。弹簧圈、NBCA 和 ONYX 均可用于此项技术(图 18-8)。

这一方法的优点是可以一次性治愈 CCF、比经动脉栓塞更简单及长期效果好。但在 CCF 发生的早期因为静脉壁还没有动脉化,静脉壁较薄,经静脉栓塞可能比较危险。微导管能否成功超选进入海绵窦是这一方法的关键所在。

4. 覆膜支架 据报道,PTFE 或者 Gore-Tex 覆盖的支架已应用于直接型 CCF 的治疗。在 ICA 缺损处置入这种非通透性屏障能够闭塞瘘口,同时可保持 ICA 的通畅。关于有覆盖的支架的成功应用,目前仍缺乏研究,也缺乏长期的随访结果。尽管这是一种很有前景的介入技术,但在它成为 CCF 治疗的成熟方法之前,还需要更多的循证医学依据。

5. 颈内动脉闭塞 ICA 的血管壁损伤可以导致直接型 CCF。在危及生命的急诊情况下,对于大的瘘口,需要闭塞动脉才能达到治疗目的。在次紧急的临床情况下,临时的球囊闭塞试验证实侧支循环代偿足够后,再行颈内动脉闭塞。闭塞颈内动脉治疗 CCF 可使用弹簧圈,也可使用可脱球囊。弹簧圈闭塞 ICA 应从瘘口远端向近端填塞,这样可以防止床突上段的 ICA 逆行灌注进入瘘管。可脱球囊闭塞颈内动脉,球囊应置放在瘘口处,或分别瘘口远端和近端各置放一枚球囊,必要时可再置入一枚保护球囊,防止球囊移位。

六、治疗预后

DSA 随访结果显示,CCF 血管内治疗的长期预后良好。直接型 CCF 的闭塞成功率在 82%~99%,间接型 CCF 则在 70%~78%。Higashida 等研究发现,206 例血管内治疗的直接型 CCF 患者,血管造影栓塞率为 99%,ICA 通畅率为 88%。Gupta 等人对 89 例经治疗的直接型

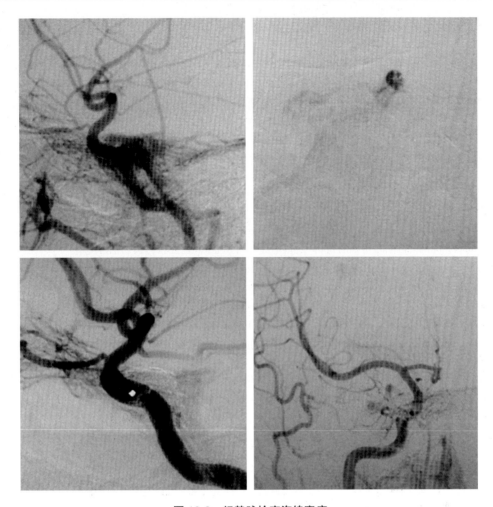

图 18-8　经静脉栓塞海绵窦瘘

CCF 患者进行随访,显示临床有效率为 89%。主要的并发症是动眼神经麻痹加重及同侧的 ICA 闭塞,其发生率为 10%~40%。

(张　鑫　刘新峰)

参 考 文 献

1. Currie S,Mankad K,Goddard A. Endovascular treatment of intracranial aneurysms:review of current practice. Postgrad Med J,2011,87(1023):41-50.

2. Henkes H,Fischer S,Weber W,et al. Endovascular coil occlusion of 1811 intracranial aneurysms:early angiographic and clinical results. Neurosurgery,2004,54(2):268-280.

3. Jane JA,Kassell NF,Torner JC,et al. The natural history of aneurysms and arteriovenous malformations. J Neurosurg,1985,62(3):321-323.

4. Linn FH,Rinkel GJ,Algra A,et al. Incidence of subarachnoid hemorrhage:role of region,year,and rate of computed tomography:a meta-analysis. Stroke,1996,27(4):625-629.

5. van Gijn J,Rinkel GJ. Subarachnoid haemorrhage:diagnosis,causes and management. Brain,2001,124(Pt 2):249-278.

6. Dovey Z,Misra M,Thornton J,et al. Guglielmi detachable coiling for intracranial aneurysms:the story so far.

Arch Neurol, 2001, 58 (4): 559-564.

7. Qureshi AI, Janardhan V, Hanel RA, et al. Comparison of endovascular and surgical treatments for intracranial aneurysms: an evidence-based review. Lancet Neurol, 2007, 6 (9): 816-825.

8. Henkes H, Fischer S, Liebig T, et al. Repeated endovascular coil occlusion in 350 of 2759 intracranial aneurysms: safety and effectiveness aspects. Neurosurgery, 2008, 62 (6 Suppl 3): 1532-1537.

9. Henkes H, Fischer S, Liebig T, et al. Repeated endovascular coil occlusion in 350 of 2759 intracranial aneurysms: safety and effectiveness aspects. Neurosurgery, 2006, 58 (2): 224-232.

10. Ross IB, Dhillon GS. Complications of endovascular treatment of cerebral aneurysms. Surg Neurol, 2005, 64 (1): 12-18.

11. White PM, Lewis SC, Nahser H, et al. HydroCoil Endovascular Aneurysm Occlusion and Packing Study (HELPS trial): procedural safety and operator-assessed efficacy results. AJNR Am J Neuroradiol, 2008, 29 (2): 217-223.

12. Qureshi AI, Vazquez G, Tariq N, et al. Impact of International Subarachnoid Aneurysm Trial results on treatment of ruptured intracranial aneurysms in the United States. J Neurosurg, 2011, 114 (3): 834-841.

13. Scott RB, Eccles F, Molyneux AJ, et al. Improved cognitive outcomes with endovascular coiling of ruptured intracranial aneurysms: neuropsychological outcomes from the International Subarachnoid Aneurysm Trial (ISAT). Stroke, 2010, 41 (8): 1743-1747.

14. Raper DM, Allan R. International subarachnoid trial in the long run: critical evaluation of the long-term follow-up data from the ISAT trial of clipping vs coiling for ruptured intracranial aneurysms. Neurosurgery, 2010, 66 (6): 1166-1169.

15. Bakker NA, Metzemaekers JD, Groen RJ, et al. International subarachnoid aneurysm trial 2009: endovascular coiling of ruptured intracranial aneurysms has no significant advantage over neurosurgical clipping. Neurosurgery, 2010, 66 (5): 961-2.

16. van Rooij WJ, Sluzewski M, Beute GN, et al. Procedural complications of coiling of ruptured intracranial aneurysms: incidence and risk factors in a consecutive series of 681 patients. AJNR Am J Neuroradiol, 2006, 27 (7): 1498-1501.

17. Hartmann A, Mast H, Choi JH, et al. Treatment of arteriovenous malformations of the brain. Curr Neurol Neurosci Rep, 2007, 7 (1): 28-34.

18. van Rooij WJ, Sluzewski M, Beute GN. Brain AVM embolization with Onyx. AJNR Am J Neuroradiol, 2007, 28 (1): 172-177.

19. Stapf C, Mast H, Sciacca RR, et al. The New York Islands AVM Study: design, study progress, and initial results. Stroke, 2003, 34 (5): e29-33.

20. Hartmann A, Pile-Spellman J, Stapf C, et al. Risk of endovascular treatment of brain arteriovenous malformations. Stroke, 2002, 33 (7): 1816-1820.

21. ApSimon HT, Reef H, Phadke RV, et al. A population-based study of brain arteriovenous malformation: long-term treatment outcomes. Stroke, 2002, 33 (12): 2794-2800.

22. Spetzler RF, Martin NA. A proposed grading system for arteriovenous malformations. J Neurosurg, 1986, 65 (4): 476-483.

23. Abud DG, Riva R, Nakiri GS, et al. Treatment of brain arteriovenous malformations by double arterial catheterization with simultaneous injection of Onyx: retrospective series of 17 patients. AJNR Am J Neuroradiol, 2011, 32 (1): 152-158.

24. Loh Y, Duckwiler GR. A prospective, multicenter, randomized trial of the Onyx liquid embolic system and N-butyl cyanoacrylate embolization of cerebral arteriovenous malformations. J Neurosurg, 2010, 113 (4): 733-741.

25. Pierot L, Januel AC, Herbreteau D, et al. Endovascular treatment of brain arteriovenous malformations using onyx: results of a prospective, multicenter study. J Neuroradiol, 2009, 36 (3): 147-152.

26. Gemmete JJ, Ansari SA, Gandhi DM. Endovascular techniques for treatment of carotid-cavernous fistula. J

Neuroophthalmol,2009,29(1):62-71.

27. Pollock BE,Nichols DA,Garrity JA,et al. Stereotactic radiosurgery and particulate embolization for cavernous sinus dural arteriovenous fistulae. Neurosurgery,1999,45(3):459-466.

28. Teng MM,Chang CY,Chiang JH,et al. Double-balloon technique for embolization of carotid cavernous fistulas. AJNR Am J Neuroradiol,2000,21(9):1753-1756.

29. Kwon BJ,Han MH,Kang HS,et al. Endovascular occlusion of direct carotid cavernous fistula with detachable balloons:usefulness of 3D angiography. Neuroradiology,2005,47(4):271-281.

30. Moron FE,Klucznik RP,Mawad ME,et al. Endovascular treatment of high-flow carotid cavernous fistulas by stent-assisted coil placement. AJNR Am J Neuroradiol,2005,26(6):1399-1404.

31. Archondakis E,Pero G,Valvassori L,et al. Angiographic follow-up of traumatic carotid cavernous fistulas treated with endovascular stent graft placement. AJNR Am J Neuroradiol,2007,28(2):342-347.

32. Gupta AK,Purkayastha S,Krishnamoorthy T,et al. Endovascular treatment of direct carotid cavernous fistulae: a pictorial review. Neuroradiology,2006,48(11):831-839.

第十九章

锁骨下动脉、无名动脉狭窄的介入治疗

虽然锁骨下动脉和无名动脉狭窄性病变的发病率显著低于颈内动脉分叉处,但弓上大动脉病变也是缺血性脑血管病发生的重要病因。而且由于主动脉弓分叉处病变不易采取外科手术治疗,因此血管内介入治疗已成为其最主要的治疗方式。

第一节 弓上大动脉狭窄与锁骨下动脉盗血综合征

锁骨下动脉(subclavian artery,SCA)、无名动脉(innominate artery,INA)和颈总动脉(common carotid artery,CCA)统称为弓上大动脉(supra-aortic arteries)、主动脉弓动脉(aortic arch arteries)或头臂动脉(brachiocephalic arteries)。弓上大动脉是头颈部和上肢血液供应的起始部位,这些血管的严重病变可以出现血流动力学异常,表现为锁骨下动脉盗血综合征(subclavian steal syndrome,SSS),甚至引起缺血性心脑血管事件。

一、流行病学

弓上大动脉病变的发生率明显低于颈动脉分叉部和椎动脉开口。无名动脉狭窄很少见,锁骨下动脉狭窄虽也比较少,但比起无名动脉和颈总动脉狭窄来说则相对较多。动脉血管造影研究显示脑动脉粥样硬化的患者,约17%累及无名动脉和锁骨下动脉。加州大学旧金山分校(UCSF)总结了1961个颈动脉分叉和弓上大血管手术,结果弓上大动脉病变仅占7.5%,其中无名动脉狭窄1.7%,锁骨下动脉狭窄4.5%,且左侧明显较右侧多见。Labropoulos等总结了7881个有症状和体征的脑血管病人的颈部血管超声检查和双上肢血压测量结果,检出锁骨下动脉狭窄病人512个,其中82%位于左侧。另外四个包含124例锁骨下动脉狭窄支架治疗的系列研究中,左锁骨下动脉狭窄有104例(83.9%)。

二、病因和病理

动脉粥样硬化是弓上大动脉狭窄的最常见原因,多见于老年患者。无名动脉和锁骨下动脉的粥样硬化性狭窄的发生年龄比其他脑血管相对年轻,平均为49~69岁,这些患者通常合并其他血管病变,其中合并冠状动脉狭窄约50%,合并椎动脉或颈动脉狭窄约29%,同时存在周围血管疾病约 27%。

其次是大动脉的炎症,如多发性大动脉炎、结节性动脉周围炎、感染性动脉炎等,多为年轻患者,常有多处弓上大血管的严重病变(图 19-1)。随着临床上肿瘤放射治疗的增多,由放射诱发的弓上大动脉狭窄或闭塞也并不罕见。纤维肌性发育不良(Fibromuscular dysplasia,FMD)也可累及弓上大血管。此外,胸主动脉夹层动脉瘤行血管内带膜支架置入成形术时,经常会影响左锁骨下动脉开口,引起供血障碍。

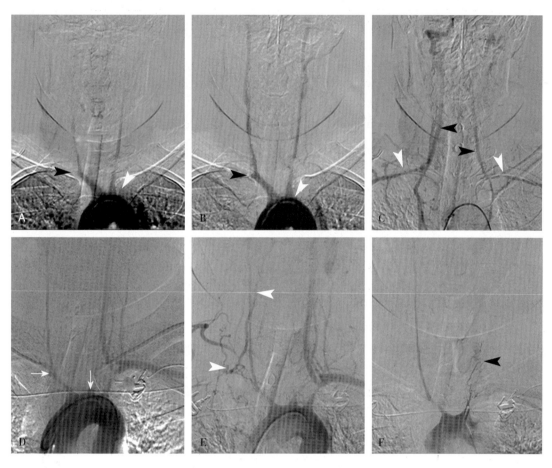

图 19-1　多发性大动脉炎常合并多发弓上大动脉病变

上排:患者,女,35 岁,反复头晕伴阵发性视物模糊 5 年,加重半年。
A 和 B. 主动脉弓上造影,示 LSA(黑箭头)、RSA 起始处闭塞(白箭头),无名动脉、左右颈总动脉管径变细,其中左颈总动脉下段严重狭窄;C. 主动脉弓造影动脉中晚期,示经颅内侧支代偿后的左、右椎动脉逆向血流(黑箭头)和左右锁骨下动脉椎动脉开口以远显影(白箭头)
下排:患者,女,24 岁,进行性右上肢乏力 3 年余,右上肢血压不能检测。
D. 主动脉弓造影,示 RSA 开口,LCCA 下段闭塞(箭头),LSA 的椎动脉近心端重度狭窄,RCCA 管径纤细;E. 主动脉弓造影动脉中晚期,示 RVA 逆向血流和颈部肌支向 RSA 的椎动脉开口以远供血;F. LCCA 开口处超选造影,示其下端闭塞,闭塞处周围可见新生小血管(箭头)

不同于椎动脉开口处的狭窄病灶比较光滑、紧密,无名动脉和锁骨下动脉的粥样硬化病灶溃疡、钙化多见,在血管造影中多表现为管壁毛糙,不规则,容易出现斑块碎片脱落,导致栓塞事件。颈总动脉的粥样硬化病灶与颈动脉分叉处不同,较少出现溃疡性病变。双侧椎动脉在颅内汇合成基底动脉是锁骨下动脉盗血现象的解剖基础。

三、弓上大动脉狭窄的分类

美国介入放射学会 - 实践标准委员会(SIR-SOP)将锁骨下动脉、无名动脉的病变分为4类(表19-1),该分类主要用于指导外科搭桥手术,对血管内治疗也有一定的指导意义。

表 19-1 SIR-SOP 无名动脉和锁骨下动脉狭窄病灶分类

I.	孤立性病灶,长度 <3cm,未累及右颈总动脉和椎动脉开口
II.	孤立性病灶,长度大于 3cm
	IIa. 斑块未累及右颈总动脉和右椎动脉开口
	IIb. 狭窄处扩张可作为搭桥血管流入通道
	IIc. 搭桥处血管狭窄,发生脑栓塞风险比较低
III.	<5cm 的短病灶,通常累及锁骨下动脉和无名动脉开口
IV.	病灶累及右颈总动脉和右椎动脉开口,或长度 >5cm

四、临床表现

弓上大动脉粥样硬化性狭窄的不稳定斑块可出现栓子脱落,导致动脉 - 动脉栓塞,表现为缺血性脑血管事件,但其更常引起血流动力学异常,表现为盗血综合征。盗血综合征(steal syndrome)是指各种原因引起的动脉血管严重狭窄或闭塞时,其远端动脉压力明显降低,因虹吸作用,使邻近动脉的血液流入灌注压较低的动脉系统以代偿其供血,正常被盗动脉的供血区域血流减少,引起缺血,出现相应的临床症状或体征。

无名动脉或锁骨下动脉近端狭窄引起锁骨下动脉盗血综合征(subclavian steal syndrome,SSS),指一侧锁骨下动脉或无名动脉在其发出椎动脉前的近心端重度狭窄或完全闭塞时,患侧椎动脉血液逆流,盗取对侧椎动脉部分血液,至锁骨下动脉远心端供应患侧上肢,引起椎 - 基底动脉供血不足的症状或体征(图 19-2,图 19-3)。此外,锁骨下动脉近心端重度狭窄时,除了从对侧椎动脉盗血外,还可经内乳动脉从冠状动脉盗血,即冠状动脉-内乳动脉(胸廓内动脉)盗血综合征。

SSS 的临床表现:①后循环缺血:眩晕、晕厥、视物模糊、复视、共济失调、构音障碍、吞咽困难、头痛、肢体感觉或运动异常等;②上肢缺血:上肢活动后无力而休息后好转、发冷感、疼痛、感觉异常、皮肤苍白或发紫,上肢抬高时加重;患侧桡动脉、肱动脉或锁骨下动脉搏动减弱或消失,患侧血压较健侧低20mmHg 以上;上肢远端动脉栓塞时可出现手指缺血、坏疽;③心肌缺血症状:胸闷、胸痛,严重者可引起心肌梗死,甚至猝死;④其他:锁骨上区、锁骨下区可闻及收缩期血管杂音。

多数弓上大血管狭窄可无明显临床症状。Labropoulos N 等检出的 512 个锁骨下动脉狭窄患者中,只有 38 个病人有症状,其中后循环缺血 32 例,上肢缺血 4 例,心肌缺血 2 例。双上肢血压差异越大,出现症状的可能性也就越大。锁骨下动

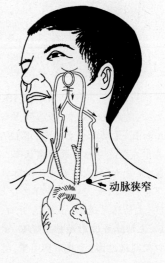

图 19-2 锁骨下动脉盗血现象的解剖基础

如出现明显临床症状,则对侧流入道可能存在严重狭窄

动脉狭窄

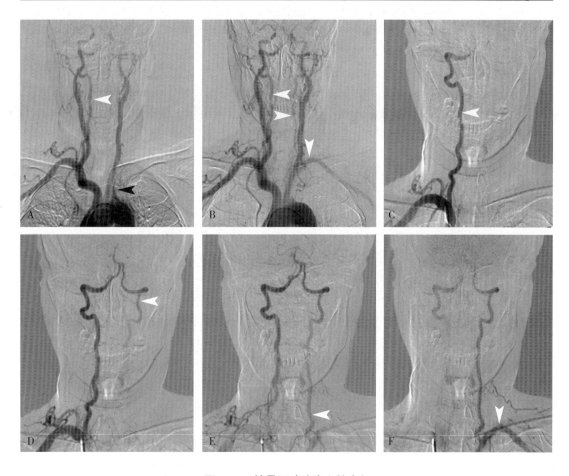

图 19-3　锁骨下动脉盗血综合征

患者,女,55 岁,反复发作性活动后头晕。

A. 主动脉弓造影,左锁骨下动脉闭塞,见鼠尾征(黑箭头),右椎动脉显影(白箭头),左椎动脉未显影;B. 主动脉弓造影,血液由右侧椎动脉逆流向左椎动脉供血(箭头);C～F. 右椎动脉超选造影,更清楚显示血液经左椎动脉逆流,左锁骨下动脉清晰显影(箭头)

脉盗血导致后循环缺血症状时,对侧椎动脉也经常存在狭窄性病变。

五、诊断和检查

物理体检的诊断价值相对较小,颈部锁骨下动脉听诊区的血管杂音提示有弓上动脉狭窄;锁骨下动脉搏动消失常提示血管闭塞。双上肢血压差异反映同侧无名动脉或锁骨下动脉狭窄或闭塞。手指溃疡或皮肤改变可能提示溃疡病灶脱落的粥样栓子引起的栓塞。经颅多普勒超声(transcranial Doppler,TCD)、彩色多普勒超声、CTA 等有助于诊断,主动脉弓的血管造影是弓上大血管狭窄诊断的金标准。近期文献报道,3.0T 的 CE-MRA 具有与 DSA 类似的诊断价值。

六、治疗

动脉粥样硬化引起的弓上大血管狭窄,药物治疗主要包括抑制血小板聚集、他汀类药物调节血脂、稳定斑块,以及控制血压、血糖等常见动脉粥样硬化危险因素。动脉炎引起的弓上大血管狭窄,可用皮质类固醇激素或免疫抑制剂控制血管炎症的活动性,待病情稳定后行介入或手术干预治疗。放射因素引起的狭窄,药物治疗通常无效,主要采用介入或手术干预治疗措施。

　　传统的外科手术治疗技术要求较高,技术成功率可以接受,但围手术期的并发症和死亡率不容忽视。目前倾向于用血管内技术处理这些弓上头臂血管。有关血管内治疗的具体内容将在本章后面的内容中详细介绍。

第二节　弓上大动脉病变的介入治疗

一、发展简史

　　1856 年 Savory 首次报道了症状性锁骨下动脉闭塞的病例。1944 年,Martonell 报道了一例所有大血管完全闭塞的病例,即所谓的"Martonell 综合征"。1954 年,Davis 进行首例经胸无名动脉血管内膜剥脱术。1958 年 DeBakey 开展人工血管搭桥术,但这些手术死亡率非常高。1967 年,Diethrich 对休斯敦 127 例颈动脉 - 锁骨下动脉搭桥术的经验进行分析,并把它推广;1969 年 Crawford 报道该手术使死亡率由经胸重建的 22%,降至 5.6%,显示外科手术治疗弓上大血管闭塞的明显进步。1980 年 Mathias 等引入了经皮腔内成形术治疗弓上血管狭窄,并将之发展成安全有效的治疗方式;同年 Bachman 等首次报道锁骨下动脉的球囊血管成形术。20 世纪 90 年代初,介入学者开始用支架处理锁骨下动脉和无名动脉狭窄,以提高血管成形的成功率,减少栓子脱落等并发症。目前血管内球囊扩张成形和支架术的材料和技术经验均有了明显进步,长期效果和安全性也较理想。

二、适应证和禁忌证

　　正如前文所述,弓上大动脉狭窄性病变中,锁骨下动脉狭窄或闭塞的发生率明显多于无名动脉和颈总动脉,且主要位于左侧。多数锁骨下动脉狭窄无明显临床症状,不一定要进行介入干预或手术。Gorich 等的研究结果表明,78% 的锁骨下动脉狭窄的患者没有任何症状,有些无症状者双上肢血压比最低可达 0.36。临床实践中,有时胸主动脉带膜支架置入不得不覆盖左锁骨下动脉开口,即使不进行左锁骨下动脉开口重建手术,患者也不一定出现后遗症。不过,美国血管外科协会最新指南建议除了急诊胸主动脉支架术患者外,对此类患者术前应常规行左锁骨下动脉成形术。

　　因此,不能把血流动力学改变作为介入治疗的唯一依据。对弓上大动脉狭窄进行干预的一般原则是对症状性的病灶才进行处理,但也有一些非症状性病灶需要干预。锁骨下动脉、无名动脉和颈总动脉狭窄或闭塞的介入治疗指征见表 19-2。传统的外科治疗技术要求较高,技术成功率尚可以接受,但围手术期的并发症和死亡率不容忽视。目前主要倾向于用血管内技术处理弓上大动脉狭窄,锁骨下动脉狭窄尤其适合血管内介入治疗。因为锁骨下动脉管腔粗、血流速度快,闭塞性病变多较局限(长度短);血管内治疗的路径较便捷,逆血流入路和顺血流入路均可采用。

　　禁忌证主要包括:多数无症状性的中度以下狭窄、穿刺入路有活动性感染、活动性血管炎、支架放置会覆盖重要分支(如椎动脉、内乳动脉)开口的病灶为相对禁忌证。

表 19-2　弓上大动脉狭窄的干预指征

症状性狭窄

◇ 有明显的同侧上肢静止时或活动后缺血症状、远端肢体栓塞
◇ 出现任何与病变相关的后循环缺血、TIA、一过性黑矇或脑卒中
◇ 内乳动脉（IMA）- 冠状动脉搭桥术后，出现反复心绞痛

无症状性狭窄

◇ 无名动脉、颈总动脉或锁骨下动脉狭窄 >80%
◇ 既往有或将行内乳动脉（IMA）- 冠状动脉搭桥术
◇ 以前有透析动静脉造瘘（AVF）的锁骨下动脉或头臂动脉病灶，需维持 AVF 的功能

三、术前准备

弓上大动脉狭窄的介入治疗多数可在局麻下进行，术前无需禁食，不用镇静，如果病人精神较紧张，可给予苯巴比妥或地西泮镇静；少数病人如果需要麻醉，那么术前应充分准备。充分输液可以减少造影剂的毒性。应常规检查血常规、凝血功能、肝肾功能等生化指标。术前药物治疗与颈内动脉起始部粥样硬化的介入术前准备类似，主要是控制血压、血糖，他汀类调脂稳定斑块，以及双联抗血小板聚集。当然，签署知情同意书是必不可少的。

四、入路选择

弓上大动脉病变的介入治疗可以采用股动脉穿刺入路（顺血流法），或经肱动脉入路（逆血流法），或联合使用股动脉、肱动脉入路；少数情况下，可能需要用切开皮肤经颈总动脉逆行入路。经股动脉穿刺入路是大多数弓上大血管病变最常用的经典入路，但有些病变可能更适用于另一种入路，此外某些病变可采用两种入路相结合的方法。具体采用哪种入路主要取决于狭窄病变的部位和特点，以及其他相关血管的情况（图 19-4）。

股动脉穿刺入路特别适用于主动脉弓解剖结构良好、病变部位离动脉近心端开口有一

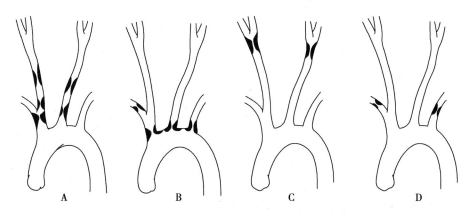

图 19-4　弓上大动脉病变血管内治疗入路的选择

A. 无名动脉及颈总动脉起始部至中段的病变可用顺血流处理；B. 锁骨下动脉、无名动脉和左颈总动脉起始部病变采用逆血流入路治疗既简单又安全；C. 靠近颈动脉分叉处的病变适于用顺血流入路；D. 锁骨下动脉非开口处病灶可用顺血流或（和）逆血流入路

定距离,指引导管头端可安全地稳定于病变部位或其近端的情况(图 19-4)。经股动脉入路的缺点包括:①Ⅱ b 或Ⅲ型主动脉弓,经股动脉插入的指引导管头端需插入血管数厘米以维持导管头端稳定,这使得无名动脉或颈总动脉近端病变的处理非常困难;②指引导管头端到位过程中,导丝及造影导管需多次越过病变部位,增加了斑块脱落及栓子发生的风险。

锁骨下动脉、无名动脉或颈总动脉起始处的病变,指引导管头端缺乏安全的附着点,经股动脉入路操作可能有一定困难,这些开口处病变的治疗可以考虑采用逆血流入路(图 19-4B)。经肱动脉或颈动脉穿刺的逆血流入路对主动脉弓解剖复杂的患者特别有效,由于逆血流的特点,指引导管不需通过病灶,引起栓子脱落的机会可明显降低。经颈总动脉的逆血流入路必要时还可临时阻断血流,防止术中栓子进入脑内循环。行颈动脉内膜切除术的患者,若同时存在主动脉弓分叉处闭塞性病变,也可采用逆血流入路联合处理。经颈总动脉逆血流入路的主要缺点包括:①必须采取开放性动脉插管(尽管切口非常小);②穿刺点和病灶间的距离较小,操作空间有限;③如果颈动脉分叉部也存在狭窄性病变,则不适合使用(除非同时施行颈动脉内膜切除术)。

闭塞病灶倾向于用肱动脉入路。但肱动脉直径较小,一般只能使用 35cm 鞘管(5F 或 6F),如果超过 6F,须行动脉切开安置鞘管。此外,近端动脉的严重狭窄常使肱动脉搏动微弱,甚至无法触及,需要借助超声引导进行穿刺。不过,如果闭塞部位近心端距开口还有一小段空隙,也可采用股动脉入路。一些较难的病例,需联合使用这两种入路,如球囊或支架尺寸较大时,可将导引导丝从肱动脉进入,逆行穿过闭塞病灶,到达腹主动脉,被从股动脉插入的捕捉器捕捉后,从股动脉鞘穿出,再经此导引导丝从股动脉入路送入球囊和支架,这种推送技术可提供双重支撑,在严重迂曲和钙化的闭塞病灶中,也有助于支架的准确放置。

五、常用器材

股动脉入路的介入治疗可能用到的材料见表 19-3。单轨球囊(快速交换)直径最大可

表 19-3 弓上大动脉病变经股动脉入路的常用器材

导丝
260cm 0.035in 可控超滑 J 型导丝
260cm 0.035in Stiff 超硬导丝,软头端的长度可变(1~6cm)
造影导管
100cm 5F 单弯造影导管
100cm 5F 复杂弯曲造影导管
指引导管或长鞘
指引导管通常用 6F 或 8F,甚至 9F;有时也用 90cm 定位长鞘,头端不透射线;
球囊
最大到 7mm,0.014 或 0.018in 快速交换系统
最大到 12mm,120cm 0.035in 非快速交换同轴导管系统
支架
直径 6mm、7mm、8mm 球囊扩张支架,120cm 长输送导管
直径 8mm、10mm、12mm 自膨式支架,120cm 长输送导管
直径 8mm、10mm 球囊扩张支架,120cm 长输送导管
直径 8mm、10mm、12mm、14mm 自膨胀式支架,120cm 长输送导管

达 7mm;直径更大的球囊多为同轴球囊(非快速交换),其直径可达 8~12mm 或更大。颈总动脉病变多采用 8mm 同轴球囊,无名动脉病变通常需使用 12mm 的同轴球囊,采用 0.035in 导丝输送系统。若需使用远端保护装置时,常采用有较细导丝的输送系统。无论是球囊扩张支架还是自膨式支架置入都可以通过顺血流入路完成。

肱动脉入路多选用 35cm 鞘、Bernstein 多功能导管。经颈动脉逆血流入路的器材见表 19-4。这一入路通常需作颈部切口并暴露颈动脉,可和颈动脉内膜切除术联合实施。径路非常简单,选择最短的鞘以获取最大操作空间。选用最短的导丝和导管可简化操作过程,无需超硬交换导丝。应用曲棍形或鱼钩形导管操纵导丝进入胸主动脉降部。因为不使用远端保护装置或小球囊,无需 0.014in 的输送系统;因为路径短,0.035in 的输送系统比较方便。无论是采用球囊扩张支架或自膨支架,鞘的直径由选用的支架决定。

表 19-4　弓上大动脉病变逆血流入路所需器材

导丝
　150cm 0.035in 可控超滑 J 型导丝
　145cm 0.035in 可控 Wholey 导丝
导管
　40cm 或 65cm 5F 单造影导管
血管鞘
　8cm 或 12cm 6F 或 7F 直鞘,头端不透射线
球囊
　长 40cm 或 75cm、直径 6~8mm 的 0.035in 同轴球囊
　长 40cm 或 75cm、直径 8~12mm 的 0.035in 同轴球囊
支架
　直径 6mm、7mm、8mm 球囊扩张支架
　直径 8mm、10mm 球囊扩张支架
　直径 8mm、10mm、12mm、14mm 自膨支架,80cm 长输送导管

六、弓上大动脉介入治疗的操作过程

(一) 股动脉入路

弓上大动脉顺血流入路介入治疗的操作流程大体相同,其中的差异主要与个体的主动脉弓解剖特点和病灶的位置和性质有关。图 19-5 示部分介入治疗技巧。左锁骨下动脉介入治疗见图 19-6、左颈总动脉介入治疗分别见图 19-7,图 19-8。

1. 造影评估　Seldinger 法穿刺右股动脉,安置 6-8F 血管鞘,术中常规肝素化,ACT 维持在 250~300 秒。以 5F 猪尾巴管(pigtail catheter)采用左前斜位 30°~45°(LOA)行主动脉弓造影,观察主动脉弓的形状和弓上血管的形态。然后用普通单弯造影导管超选造影,评估动脉狭窄或闭塞的具体情况(表 19-5),并全面了解脑循环情况。

对于锁骨下动脉的狭窄性病变,明确病变与主动脉弓、椎动脉和内乳动脉的解剖关系是必需的。主动脉弓造影时曝光时间(图像采集时间)必须足够长,以利于观察可能出现的椎动脉盗血现象;由于椎动脉逆流,锁骨下动脉选择性插管造影有时不一定能显示椎动脉;注射造影剂过程中要求患者尽可能屏住呼吸。选择性插管过程中,患者不可能也没有必要始

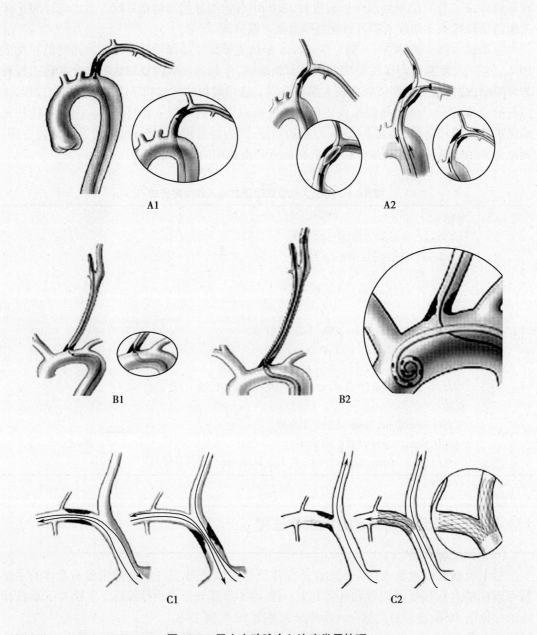

图 19-5 弓上大动脉介入治疗常用技巧

A1. LSA 近端病灶,0.035 支撑导丝,穿越病灶,放置于锁骨 LSA 远端或腋动脉;A2. LSA 近端病灶球囊扩张成形,顺血流或逆血流在左椎动脉预先放置一微导丝以防栓塞并发症;B1~B2. LCCA 开口病变支架成形治疗,支撑导丝置于 LECA 分支,保护伞置于 LICA 近端,指引导管进行适当塑形以保持稳定性;有时需从对侧股动脉穿刺,置入猪尾巴造影管至主动脉弓,以便治疗时随时造影观察;C1. RSA 和 IA 病变顺行和逆行入路示意图;C2. RSA 支架成形术,为保护 RCCA,可预先置入一微导丝,甚至同时放置支架

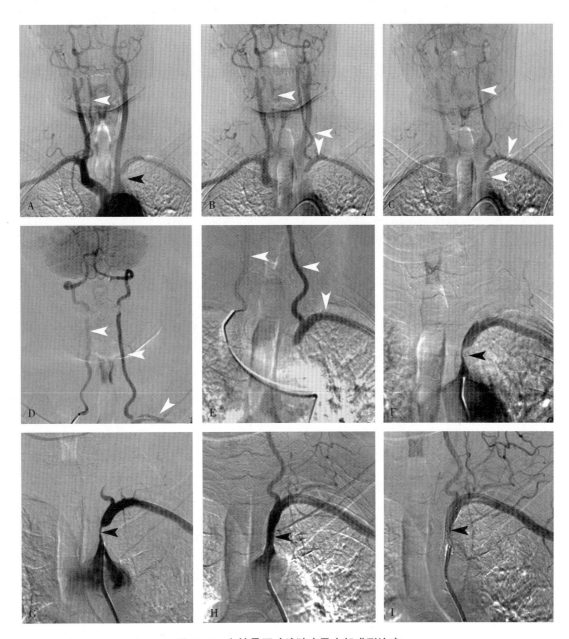

图 19-6　左锁骨下动脉狭窄及支架成形治疗

患者,男,57 岁,活动后左侧自体不适感 15 个月。

A. 主动脉弓造影早期,左锁骨下动脉近端狭窄(黑箭头),左椎动脉未显示;B 和 C. 主动脉弓造影中晚期,左椎动脉血液逆流,左锁骨下动脉显影(白箭头);D 和 E. 右椎动脉超选造影,血液经左椎动脉逆流供应左锁骨下动脉(白箭头);F. 左锁骨下近端超选造影,清楚显示 LSCA 重度狭窄(黑箭头);G. 0.014 微导丝穿越病灶(黑箭头);H 和 I. Viatrac 7mm×30mm 球囊预扩后,压力 8atm,置入 EV3 10mm×30mm 自膨式支架,血管成形理想(黑箭头),左椎动脉正向血流恢复

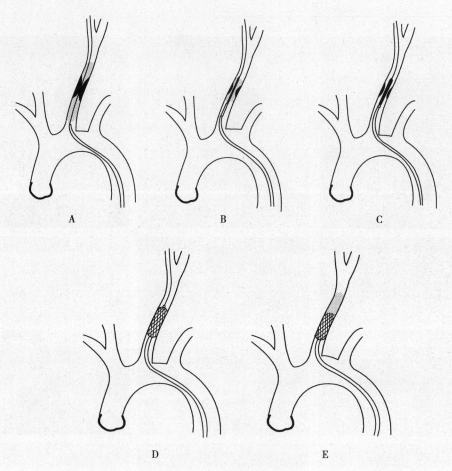

图 19-7　颈总动脉支架置入术

A. 导丝置于颈外动脉，指引导管进入颈总动脉起始部；B. 对狭窄进行预扩；C. 支架沿着导丝送入并定位于病变部位，支架放置前，接近病变的指引导管尖端必须精确定位；D. 球囊扩张支架释放；E. 最后复查血管造影

表 19-5　弓上大血管病灶的造影评估

形态
- 狭窄病灶在技术上比闭塞病灶容易
- 在血管成形和支架术中，粥样斑块有可能沿着血管壁移位，引起邻近的侧支闭塞
- 严重钙化的闭塞病灶导丝很难通过，球囊和支架扩张也很困难

部位
- 锁骨下动脉或无名动脉起始部的病变从股动脉入路很困难，降低了技术成功的可能性
- 紧邻椎动脉的病灶球扩或放置支架时可能使椎动脉受影响
- 锁骨下动脉或腋动脉的近段或远端的病灶导丝一般较容易通过

狭窄两侧的压力差测定
- 跨狭窄两侧的压力测定反映病灶对血流动力学影响大小
- 目前没有资料显示测定这个压力有任何预后价值

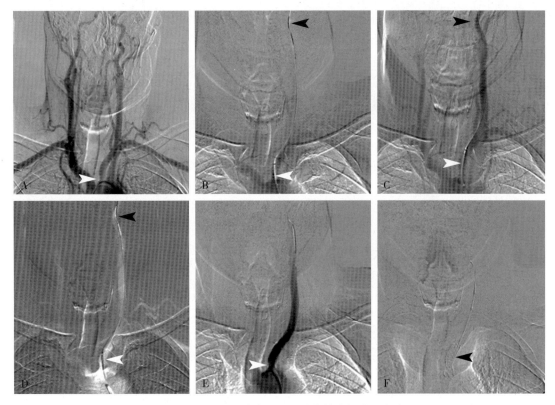

图 19-8 左颈总动脉近开口病变的支架成形治疗

患者,男性,53 岁,头晕言语不清半个月。

A. 主动脉弓造影,示左颈总动脉近开口处狭窄(箭头);B~D. 8F 指引导管到位,0.014 微导丝穿越病灶,保护伞置于颈内动脉 C1 远端;E. 球囊扩张后释放 EV3 PROTÉGÉ 10mm×30mm 支架;F. 支架扩张较满意(箭头),回收保护伞

终屏住呼吸,因此路图的价值不大。通常将单弯造影导管送至狭窄病灶近端开口处造影,有时可能要穿过病灶以确定狭窄远端血管的解剖结构;或者使用多孔直导管(5F Beacon)跨越狭窄造影,同时显示主动脉弓和狭窄远端血管。任何跨越狭窄的操作都要非常小心的,造影剂的注射压要调低或采用手动推注方式。

2. 球囊和支架的选择 早期的介入治疗大多采用单纯球囊扩张成形术,球囊直径一般用 8~12mm,支架仅用于球囊成形不理想的病人。目前则推荐常规使用支架,但对于牛角型主动脉弓的无名动脉病变,放置支架可能很难避开左颈总动脉开口,所以可考虑行单纯 PTA 或开放式手术。球囊和支架管径的选择要点表 19-6。

表 19-6 PTA 球囊和支架的选择原则

- 如果预计仅作 PTA 治疗,那么球囊的直径与病灶远端的血管管径相符。
- 如果最初的目的是放置支架,或 PTA 失败后改用支架,那么选用的支架直径应与病灶近段的管径匹配。
  - ◇ 对于球扩性支架,直径应与近端管径相同
  - ◇ 对于自膨式支架,支架释放后直径应比近端管径大 1~2mm。
- 如果局部动脉不太可能受外力压迫,且必须准确放置,通常倾向于用球扩支架;
- 如果经常有受外力压迫的可能,必须用自膨式支架。

球囊扩张支架比较容易准确放置,有较好的径向支撑力,适合于开口处病变,因为近开口处病灶常有钙化,且要求支架放置准确,不能凸入弓内太多。球囊扩张支架的缺点是较短(覆盖距离较短)和较僵硬(对于过度迂曲的动脉有时难以通过),通常只用于短的病灶。球囊扩张支架的直径与释放后希望达到直径误差必须控制在 2mm 以内,最初释放时支架直径必须足够大,以免使用另一个球囊进一步扩张它前不会发生移位;如果最初选择的直径过大,可能会导致动脉撕裂,而且没有方法收回支架。锁骨下动脉的狭窄比较短,钙化常相当明显,椎动脉的开口很小,不能被挤压,患者对于无论远端或近端的误放耐受性均比较低。因此,对于锁骨下动脉狭窄的支架选择,一般倾向于用球囊扩张支架,尤其是锁骨下动脉起始段的病灶。

自膨式支架柔顺性好,更适合扭曲的锁骨下动脉或椎动脉起始之后的锁骨下动脉病灶,它可以适应局部的血管迂曲,长期治疗效果也很好,在锁骨下动脉和其他弓上血管的治疗中,逐渐变得有吸引力。自膨胀支架的规格较易选择,但较难精确放置。即使自膨胀支架的直径相对血管过大,释放后支架受血管直径限制而自动调节与管径匹配。自膨胀支架由"尖端到中心"方向释放,支架头端可非常精确地定位,但近端则不好定位。采用经股动脉顺血流入路时,支架头端是支架的远心端,然而支架近心端则无法精确估计。如果病变距主动脉弓很近,支架放置过低则支架悬入主动脉弓;而放置过高则可能无法完全覆盖病变部位。因为大部分患者的无名动脉病变相对而言较短,且病变多靠近动脉起始部,所以自膨胀支架很少用于无名动脉。

3. 指引导管到位 指引导管到位对于左锁骨下动脉的介入治疗不是很难的问题,但当病灶位于开口时,指引导管可能没有附着点,常须穿越病灶。首先是造影导管在超滑导丝引导下越过病灶,退出超滑导丝,然后插入 Stiff 硬导丝,送至腋动脉远端以增强其支撑作用,撤去 5F 造影导管,在 Stiff 导丝引导下送入指引导管至狭窄近端。另一种方法是将造影导管套在指引导管内,在 Stiff 导丝的强力支撑下送入,待指引导管到位后再退出造影导管。指引导管的头端应尽可能接近开口,一方面保证球囊或支架顺利输送到位,另一方面保证足够的造影剂通过病变部位,清楚显示狭窄部位的解剖形态,这对球囊及支架的定位非常重要。

指引导管的放置难易程度与主动脉弓的类型有关。Ⅰ型、Ⅱa 型主动脉弓时,指引导管一般不难到位,在超滑导丝(通常选用长 150cm 的 0.035in 可操控超滑 J 型导丝)引导下将 6~8F 指引导管准确放置在病灶近端的血管内,并力求保持稳定。Ⅱb、Ⅲ型主动脉弓则通常很难到位,此时可以先插入指引导管至胸主动脉降段,然后将单弯造影导管套在指引导管内,以超滑导丝引导,将造影导管送至目标血管,然后跟进指引导管,并使指引导管头端到位,最后撤出造影导管;如果上述方法仍难以到位,则可以采用交换导丝技术(同前面章节介绍);有时指引导管虽能放置到位,但不稳定,容易滑落,此时可以采用双导丝或多导丝技术,将 0.014 的导丝放在右锁骨下动脉或颈外动脉的远端,与颈内动脉的保护伞导丝(如果有使用保护伞)起协同稳定指引导管的作用。

无名动脉或左颈总动脉开口处狭窄介入治疗的难点主要在于如何在主动脉弓内实现指引导管位置的稳定。如果病灶不在开口,指引导管的放置和稳定则会容易得多,病灶位置是影响指引导管能否到位和稳定性的重要因素。无名动脉开口狭窄又比左颈总动脉开口处狭窄更有挑战性。指引导管的选择主要取决于这些血管发出点在主动脉弓上的成角,距主动脉弓上缘的距离,以及主动脉弓的深度或直径;可选用 H1、JR4、多功能管和 Amplatz 导管,Amplatz 管通常需用沸水进行预塑形。由于在开口处缺乏稳定的附着位置,长鞘已很少使用。

注意无名动脉和颈总动脉狭窄性病变采用股动脉入路的介入操作过程中，超滑导丝、单弯造影导管、交换导丝、保护伞、微导丝等可能需多次越过病灶，要特别小心防止斑块脱落导致栓塞。无名动脉和左颈总动脉近心端开口的严重狭窄病灶常使指引导管无处附着，有时只能强行穿过狭窄病灶，明显增加栓子脱落的风险，此时最好采用肱动脉或颈动脉逆血流入路。整个操作过程应尽量避免指引导管通过病变，因为这将增加狭窄处的机械扩张增加斑块脱落的风险。由于椎动脉血液的逆流作用，锁骨下病灶在介入操作时，栓子进入椎动脉的机会很少。

4. 穿越病灶　微导丝或保护伞输送导丝穿越病灶是神经介入治疗狭窄或闭塞性病变成功的关键。狭窄病灶在技术上比闭塞病灶容易通过，不严重的狭窄，穿越病灶可能很容易，但对于严重狭窄或闭塞性的病变，穿越病灶则是一个严峻的挑战。就无名动脉和左颈总动脉而言，狭窄性病灶采用顺行入路或逆行入路均可以穿越，一般来说，从管径小的动脉（即右肱动脉或左颈总动脉上端）逆行入路比较容易穿过。此外，从肱动脉入路穿过无名动脉的病灶较少导致相关的血栓并发症。如果没有应用远端保护装置，应将微导丝置于颈外动脉或右锁骨下动脉。

闭塞性病灶通常由慢性斑块所致，这些病灶很结实，常合并钙化，导丝很难穿过，为了通过病灶，可能需要同时从股动脉和右肱动脉两个入路进行操作。闭塞动脉处的内膜层可能在病变过程中遭破坏，导丝可能穿过动脉壁的中膜层。导丝无法穿越病灶是锁骨下慢性闭塞病变治疗失败的主要原因。

5. 栓子保护装置　无名动脉和颈总动脉介入操作过程中脱落的栓子很容易进入脑循环，因此放置栓子保护装置（embolism protection devices，EPD）是必需的。对于颈总动脉，顺血流入路时，可以将脑保护装置置于颈内动脉的近端，逆血流入路则可以直接在穿刺点远端将颈总动脉夹闭。无名动脉病灶的保护装置一般放在颈内动脉破裂孔段，无论是使用远端阻塞球囊或过滤装置，它们的规格取决于颈内动脉的管径。远端保护装置释放后需小心固定，因为不管是何种类型远端保护装置，都应尽可能避免移动，否则易造成血管内膜损伤。通过股动脉入路的指引导管放置 EPD 时，由于指引导管稳定性不如颈内动脉起始部的介入治疗，释放球囊和支架的操作很容易使 EPD 移动，因此可经右肱动脉入路放置 EPD，这样可以不要穿越病灶，更重要的是使 EPD 有很好的稳定性，但这种方法在治疗左 CCA 时明显不能采用。

锁骨下动脉的血管内治疗一般不需要脑保护措施，因为椎动脉的逆向血流起了重要的保护作用。Ringelstein 等证实，锁骨下动脉近端血管成形后，椎动脉的逆向血流可以持续一段时间，几分钟以后顺向血流才会恢复。无名动脉严重狭窄时，右锁骨下动脉血流明显减少，甚至出现右椎动脉血液逆流现象（即盗血），栓子进入右椎动脉的可能性小，所以右椎动脉也一般不用栓子保护。如果一定要进行保护，操作起来也很简单，可预先在椎动脉内置入一根微导丝，或在椎动脉起始处放置一个 2~3mm 的堵塞球囊或颈动脉滤器。

6. 球囊和支架的放置

（1）预扩：放置支架前有时可能需球囊预扩，但一般不推荐在开口处的病灶使用，因为 PTA 可明显增加动脉夹层的风险，颈总动脉和主动脉弓的夹层可能会带来灾难性的后果，应该避免。闭塞或重度狭窄的病灶可能一定要预扩，以便在病灶内形成一个放置支架的通道，重要的是预扩时球囊不能过大，通常预扩后狭窄部位直径达 4mm 左右即可。直接放置支架可减少血管夹层。

(2) 股动脉入路放置球囊扩张支架的过程见图 19-6、图 19-7 和图 19-8。放置时需小心，支架不能突入主动脉弓太多，应控制在 2mm 以内；此外还需注意避免支架遮盖椎动脉或左颈总动脉开口，尤其是遇到牛角型主动脉弓时。支架输送导管到位后，未释放状态下确认支架的近端和远端标记与病变相吻合，并确认支架近心端标记未进入主动脉弓。球囊扩张支架扩张时所用的压力、速度和持续时间取决于球囊的特点和病灶的性质。

若使用自膨式支架，在放置前需对狭窄进行扩张，使管腔直径基本符合成形要求。自膨胀镍钛记忆合金支架释放时，支架远心端可能会前跳数毫米，必要时将支架输送导管略退一些以做调整。也可在支架最初几个环从导管释放后，确认支架远心端的定位，停留 20~30 秒使镍钛记忆合金支架膨胀并稳定；这种方法通常可保证支架平稳地放置而避免其前跳。准备完全释放支架时，必须确认支架近心端的位置，避免支架后撤过多。支架释放后，如果管腔仍存在明显的狭窄，可进行后扩。最后复查动脉造影。

如果支架不足以覆盖病灶，则应再放一个支架，两个支架间重叠至少 1cm。如果放置球囊扩张支架，最安全的方法是释放支架前，使支架的鞘通过病变，然后在释放支架前退回鞘，可降低损伤、支架丢失和栓塞的危险，然而随着新的装置出现，后撤支架现在使用的越来越多。一旦认为球囊或支架的位置合适，立即通过鞘注射造影剂加以确认。PTA 或支架置入前后再次血管造影很重要。

(二) 逆血流入路

逆血流入路相对较少采用，主要用于锁骨下动脉、无名动脉和左颈总动脉开口处的病变。肱动脉逆血流入路治疗锁骨下动脉和无名动脉的狭窄病变有助于微导丝穿过复杂病灶，且指引导管无需通过病灶，可明显减少栓子形成。在放置支架时，无名动脉的近心端为支架的远端，也有利于准确定位。其缺点是较股动脉容易出现穿刺点并发症，用 7F 以上的鞘时须行动脉切开。使用最新的外形较小的球囊和顺应性好的支架可以避免这些问题。另一种办法是从肱动脉或腋动脉入路穿过病灶，将导丝送至股动脉，捕捉到导丝后，球囊或支架从股动脉入路沿导丝穿过病灶（图 19-9）。

经皮切开颈总动脉穿刺逆行入路在文献报道中没有围手术期脑卒中发生，取得很好的成功率。类似的情况也有报道用于无名动脉或颈总动脉与颈动脉分叉存在串联病变的病人。锁骨上横向或纵向小切口暴露颈总动脉。手术者站在手术台的头端，放置导丝和导管的无菌工作台也置于手术台的头端。用标准穿刺针进行颈总动脉穿刺，穿刺部位离分叉处至少要数厘米，以避免对颈动脉球部的影响。因为穿刺点离病变非常近，导丝送入后立刻采用 LAO 位透视；导丝通过病变部位送入主动脉弓。置入短鞘（如果没有短鞘，可剪短标准鞘），因为短鞘既短又缺乏皮下组织的固定，短鞘置入后应缝合固定。导丝应避免进入升主动脉以及心脏，必要时可通过曲棍形或鱼钩形导管引导导丝进入降主动脉。

通过短鞘的侧臂进行逆血流颈动脉造影。如颈总动脉起始部次全闭塞，颈总动脉主动脉弓开口处的病变很难显示清楚，因为通过狭窄处的极少量造影剂立刻被主动脉弓处高速血流所稀释。这种情况下有两种选择：①用直径 4~6mm 的球囊进行预扩，然后再次造影。预扩为逆血流注射的造影剂提供足够的腔隙。由于主动脉弓处血流的流速和流量极高，造影时需采用较高的图像刷新率。此外球囊部分充盈时狭窄沿球囊的压迹就如同路图一样，可用来定位病变；②通过股动脉穿刺插入猪尾巴导管至主动脉弓。如果还没有行主动脉弓造影，那么首先进行主动脉弓造影。主动脉弓造影后立即选择逆血流入路处理颈总动脉或无名动脉开口处病变，留置猪尾巴导管用以术中造影。

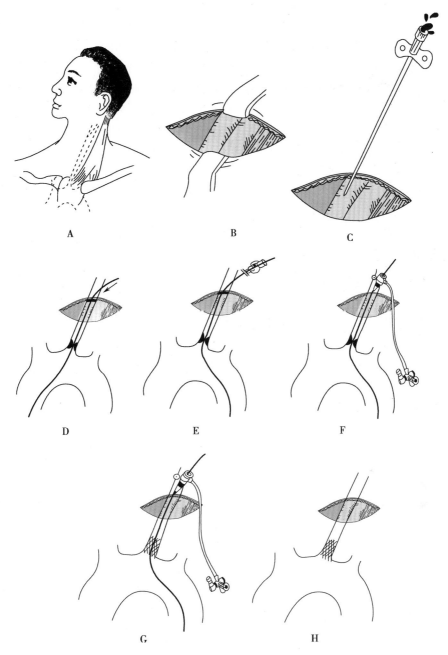

图 19-9　逆血流入路治疗颈总动脉或无名动脉开口处病变

A. 锁骨上横向或纵向切口；B. 暴露颈总动脉；C. 逆血流穿刺颈总动脉；D. LAO 位透视下插入导丝，导丝进入升主动脉；E. 使用曲棍形或鱼钩形导管引导导丝进入降主动脉；F. 撤出定向导管，经导丝逆血流置入标准短鞘；G. 颈总动脉近端狭窄部位置入球囊扩张支架；H. 撤出导丝和短鞘，缝合穿刺点

除操作空间较小外，支架放置的原则与股动脉入路相同。开口病变用球囊扩张支架治疗。如果用自膨式支架，在放置前应估计支架的长度，确保有足够的空间以免支架的上端嵌入鞘内。可应用最短的导管和支架输送装置，支架放置后，必要时可后扩。撤出鞘后可通过颈动脉切开术进行颈动脉冲洗，最后缝合颈动脉切口。

(三)颈动脉内膜切除术和支架置入术的联合应用

颈动脉分叉部病变需要行颈动脉内膜切除术的患者中,仅极少数的患者(约占 1%~2%)同时存在主动脉弓流出道病变。这种情况下,联合应用颈动脉内膜切除术和逆血流球囊血管成形及支架置入术,可同时处理分叉部及主动脉弓流出道的病变。如果患者没有症状,狭窄也不严重,可不予处理,否则可在 CEA 术同时,逆行介入处理。

图 19-10 简述了联合方法的技术路线。患者手术位平卧,移去患者头、颈及上胸部的导管、导线和铅屏,确保患者这一部分位于透视视野内。按颈动脉内膜切除术常规切开并暴露颈动脉,然后静脉给予肝素。颈动脉分叉部病变的远端夹闭颈内动脉,由于血管成形及支架置入时将夹闭颈内动脉,为尽可能缩短颈内动脉夹闭时间,因此颈内动脉夹闭前需做好相应准备。手术者站在手术台的头端,放置导丝和导管的无菌工作台置于手术台的头端操作者

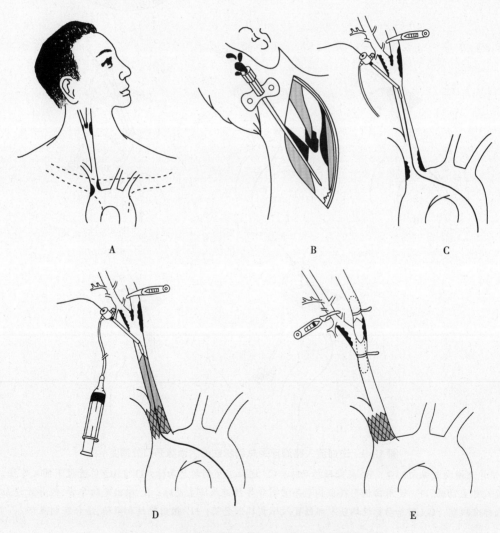

图 19-10 联合颈动脉内膜切除术和近端支架置入术

A. 主动脉弓造影显示无名动脉起始部及右侧颈动脉分叉处狭窄;B. 切开暴露颈动脉分叉处,于动脉切开处的下方逆血流方向进行颈总动脉穿刺;C. 经穿刺针插入导丝至降主动脉,撤除穿刺针后经导丝插入短鞘。动脉夹夹闭颈内动脉以防止栓塞;D. 无名动脉的起始部置入球囊扩张支架,通过短鞘逆血流注射造影剂完成造影;E. 撤出短鞘和导丝。阻断颈总动脉和颈外动脉血流,颈动脉分叉处行颈动脉内膜切除术

的右侧。尽可能使用最短的导管和导丝。于颈动脉内膜切除术的下方、靠近颈动脉分叉处逆血流穿刺颈总动脉,LAO 位透视下通过鱼钩形导管插入导丝至胸降主动脉。撤出鱼钩形导管,经导丝置入 7F 短鞘并缝合固定,进行逆血流颈动脉造影。重度狭窄可用小球囊进行预扩,然后经鞘管送入球囊扩张支架,通过短鞘侧臂逆血流冒烟确认支架位置后,释放支架;经短鞘侧臂推注造影剂造影,如果残余狭窄明显,可用大一些的球囊进行后扩。复查造影确认成功后,撤除鞘和导丝;经穿刺点自发引流部分血液后于穿刺点的近端夹闭颈总动脉,并沿穿刺点向远端延长切口进行颈动脉内膜切除术。如果需要可按常规首先建立分流,如果使用的分流管过长,可能会影响支架上端,因此颈总动脉内的分流管如果遇到阻力时切忌继续插入。颈动脉内膜切除术的操作步骤和单纯颈动脉内膜切除术相同。

七、弓上大动脉介入治疗的常见并发症及处理

弓上大动脉介入治疗的围手术期并发症主要包括:急性支架内 /PTA 血栓形成、缺血性脑卒中或出血性脑卒中、上肢栓塞、穿刺部位血肿,罕见而严重的并发症是血管撕裂或夹层。针对不同的并发症可分别采取以下处理措施:

1. 急性支架内或 PTA 后血栓形成可以用取栓、溶栓或外科搭桥。
2. 脑卒中可以是出血或缺血,应行 CT 或 MRI 检查:
(1) 超急性期栓塞性脑卒中应考虑溶栓。
(2) 逆转抗凝。
(3) 出血性脑卒中的病人中止抗血小板药物。
3. 上肢远端的栓子一般没有症状,如果有症状,可以用阿司匹林治疗或取栓。
4. 支架移位或脱入主动脉弓:弓上大动脉开口处病灶选用。

避免并发症主要在于熟练的介入操作技术,围手术期充分药物治疗,有效的术前计划和准备,不治疗形态学差,不适合 PTA/ 支架的病人。

八、弓上大动脉介入治疗的效果和安全性

血管内介入治疗特别适用于那些不适合外科开放性手术的患者,如放疗后血管狭窄以及其他各种类型的动脉炎。弓上大动脉的介入治疗长期随访结果大多很好,首次治疗一年后维持再通率均 >85%,更重要的是大多数病人获得长期症状缓解,但术后 4 年症状性再狭窄率最高可达 40%。再狭窄后可再次行短球囊扩张或放置支架治疗,仍可获得很好的效果。

无名动脉血管内治疗的报道多数病例数比较少,最多的只有 89 例,其技术成功率 96.6%~100%,临床成功率 93%,没有围手术期死亡的报道。Huttl 的报道中出现一例大卒中,TIA 发生率 4%,需手术处理的穿刺点血肿发生率 2%;长期随访血管的通畅率也非常好,10 年保持首次治疗和再次治疗的通畅率分别为 93% 和 98%。Allie 等报道 34 个月通畅率达 100%。

锁骨下动脉狭窄和闭塞病变的血管内治疗技术成功率有明显差别。狭窄的技术成功率 >90%,而完全闭塞的成功率只有 60%~80%。狭窄时,围手术期并发症罕见,经常是些轻微的并发症。初次介入治疗时直接放置支架是减少严重的夹层并发症出现的有效措施,不过再次血管成形时,也可能出现象主动脉夹层一样威胁生命的并发症。狭窄病灶治疗后的长期再通率也优于闭塞病灶。由于闭塞性病变单纯球囊成形后复发率高得无法接受,因此均需采用支架成形治疗。有报道在内乳动脉 - 冠状动脉搭桥术前或术后进行锁骨下动脉的

血管内治疗,1年以后的血管通畅率在80%左右。

(李永坤 樊小兵)

参 考 文 献

1. Labropoulos N,Nandivada P,Bekelis K. Prevalence and impact of the subclavian steal syndrome. Ann Surg, 2010,252(1):166-170.

2. Guidelines for percutaneous transluminal angioplasty. J Vasc Interv Radiol,2003,14(9 Pt 2):S209-217.

3. Brountzos EN,Malagari K,Kelekis DA. Endovascular treatment of occlusive lesions of the subclavian and innominate arteries. Cardiovasc Intervent Radiol,2006,29(4):503-510.

4. Matsumura JS,Rizvi AZ. Left subclavian artery revascularization:Society for Vascular Surgery Practice Guidelines. J Vasc Surg,2010,52(4 Suppl):65S-70S.

5. Peeters P,Verbist J,Deloose K,et al. Endovascular treatment strategies for supra-aortic arterial occlusive disease. J Cardiovasc Surg(Torino),2005,46(3):193-200.

6. Lee MJ,Morgan RA,Watkinson AF,et al. Handbook of angioplasty and stenting procedures,London,UK. Springer. 2010:195-206.

7. Saw J,Exaire J,Lee DS,et al. Handbook of complex percutaneous carotid intervention. Totowa,New Jersey. Human Press,2007:317-328.

第二十章

慢性闭塞病变的介入治疗

脑血管发生动脉粥样硬化后,随着病情的进一步加重,最终可能导致血管完全闭塞。脑血管病的其他原因也可以导致血管闭塞,如动脉加层、血栓形成、血管炎等。脑血管的急性闭塞往往会导致急性脑梗死。而缓慢发生的闭塞由于发生的时间较长,其间可以形成侧支循环系统,因此症状往往不如急性闭塞严重。许多慢性闭塞的血管临床上没有再通的价值,但当患者有低灌注现象,或者侧支循环无法代偿相应脑区供血时,也可以考虑实施血管内介入治疗。

第一节 颈动脉完全闭塞概述

一、慢性完全闭塞的定义

慢性完全闭塞病变的定义目前还不统一,有人认为闭塞时间大于 1 个月,有人把闭塞时间大于 3 个月的定义为慢性闭塞。但也有些作者把闭塞时间小于三个月(2 周到 3 个月)的病变,也定义为慢性完全闭塞病变。临床上有时很难判断病变血管闭塞的确切时间,这可以根据患者的临床表现(如脑卒中发生的时间、脑卒中加重的时间或脑卒中再发的时间)和系列影像学的检查来估计。

二、颈内动脉闭塞的流行病学资料

颈内动脉闭塞的发生率不清楚,这是由于部分患者是无症状性的。颈内动脉闭塞发生率在有症状(脑缺血或视网膜缺血)颈动脉狭窄的人群中约占 15%,无症状性颈内动脉闭塞可能占颈内动脉闭塞的一半以上。Nicholls 等研究表明,颈内动脉闭塞早期有高达 25% 的脑卒中发生率,随后闭塞侧发生脑卒中的概率与早期的临床表现有关,有症状的患者脑卒中发生率为 27%,无症状的患者脑卒中发生率为 0~5%。基于人群的调查显示,症状性颈内动脉闭塞每年的发生率为 6/100 000,也就是说,在美国每年发生症状性颈内动脉闭塞的有 15 000~20 000 人,男性发生率高。当然,这可能低估了症状性颈内动脉闭塞的发生率,其原因为:部分发生短暂性脑缺血发作或小卒中的患者由于症状轻微而没有就医;有些虽然去医院就医但没有颈动脉影像学资料。

颈内动脉闭塞的原因有：

1. 重度狭窄颈动脉病变部位血栓形成导致血管闭塞。

2. 颈动脉粥样硬化斑块内出血。

3. 颈内动脉动脉粥样硬化性斑块破裂。

4. 血栓形成也可因颈内动脉夹层引起。彩色多普勒超声可以通过观察颈动脉粥样硬化斑块形态及管腔内填充物的回声准确鉴别继发血栓形成、斑块内出血及颈内动脉夹层等。对于由于斑块内出血、斑块破裂或动脉夹层导致的颈内动脉闭塞，部分患者可能出现自发性再通。

三、颈动脉闭塞的分类

根据血管造影结果，颈动脉闭塞病变分为三型：

1. 颈动脉次全闭塞，血流缓慢延迟，但能正向充盈远端颈内动脉。

2. 颈内动脉在分叉处完全闭塞，通过颈动脉近端非典型的侧支循环（脑血管造影不一定能发现）使颈内动脉颈段和虹吸段正向显影，但显影延迟。

3. 颈动脉颈段不显影，若颈动脉虹吸段和岩骨段通畅，可通过 Willis 环和（或）眼动脉逆向显影。1 型又叫假性闭塞，2 型和 3 型为节段性闭塞。在造影时，1 型和 2 型有时很难区分开来。

四、颈内动脉闭塞发生脑卒中的机制和侧支循环

伴有颈内动脉闭塞的短暂性脑缺血发作或小卒中的患者，每年脑卒中再发的风险大约为 5%~6%，亚群分析发现，存在血流动力学损害的患者，每年再发脑卒中的风险为 12%。Person 对 117 症状性颈内动脉闭塞患者进行了 10 年的随访研究，共计 23 例患者出现了再次脑卒中，每年脑卒中再发的发生率为 2.4%。Flaherty ML 研究发现，症状性颈内动脉闭塞患者在 30 天内脑卒中再发的风险为 8%，1 年的风险是 10%，5 年的风险为 14%。颈内动脉闭塞患者 5 年死亡率为 19%。无症状颈动脉狭窄脑卒中的风险约为 2%~2.5%，并且多数病人伴有冠心病、高血压等并存病。

对于无症状到有症状的患者，其颈内动脉闭塞的原因是很难确定的，可能为：在动脉硬化性狭窄处急性血栓形成；急性栓塞行颈内动脉闭塞（主动脉弓到动脉栓塞）；症状发生前存在无症状性颈内动脉闭塞；与脑卒中无关。Ogata 等通过对 5 例脑梗死后死亡的患者进行尸检后发现，颈内动脉闭塞是由于颈内动脉起始部动脉粥样硬化纤维层破裂所致。经超声检测发现颈动脉不同程度狭窄的 592 例患者，对其进行随访发现，18 例（3%）进展为颈内动脉闭塞，狭窄程度超过 80% 占 72%（13 例），这类病人发生脑卒中的风险也高。

在颈内动脉闭塞后，闭塞动脉远端动脉内压力降低，为了保证脑内有足够的血流量以满足代谢需要，Willis 环在颈动脉闭塞后起着重要的代偿功能。颈动脉闭塞后神经功能损害程度很大程度上取决于侧支循环的建立，大约有 60% 的颈内动脉闭塞的患者建立有效的侧支循环，侧支循环建立的主要代偿模式有：颈外动脉主要通过眼动脉或颌内动脉吻合；通过对侧大脑前动脉充盈（前交通动脉）；通过后循环代偿（后交通动脉）；通过原始三叉动脉代偿；通过脑膜动脉代偿；新生血管（烟雾样血管）。症状性颈内动脉闭塞的患者，常由于侧支循环代偿不够而导致脑组织血流减少。几项研究显示，对于颈内动脉闭塞的患者，颈外动脉侧支循环能够防止脑部血供不足的加重。相反，有一项研究显示，颈外动脉侧支循环是无作用的，

其他研究却显示,通过颈外动脉代偿提示血流动力学受损。对于颈内动脉闭塞患者来说,血流动力学损害可能是其脑卒中发生的主要机制。在晕厥或心功能不全的患者中更容易出现。其他诱发因素有:降血压药、大量出汗、利尿剂等。脑分水岭区位于脑主动脉灌流的最远区域或皮质支和深穿支的交界区域,颈内动脉闭塞导致脑灌注压下降,从而容易继发脑分水岭区出现低灌流性脑梗死。在有后交通动脉代偿的情况下,脑分水岭区梗死发生率低,尤其在后交通动脉血管直径大于 1mm 的情况下更明显。

除了血流动力学损害之外,动脉-动脉栓塞也是脑卒中的发生机制之一。在血管闭塞后,血流冲击导致血栓栓塞的可能性小。但是血管闭塞后血流动力学紊乱,闭塞残端的血栓可能通过颈外动脉而导致脑梗死的发生,这叫做残端综合征(stumps syndrome)。同时,闭塞远端的血栓脱落可以导致远端血管的栓塞。

第二节　颈内动脉闭塞的诊断和血流动力学评价

鉴别颈内动脉完全闭塞与次全闭塞是有难度的,但是这非常重要。颈内动脉次全闭塞可以行颈内动脉内膜剥脱术(CEA)或颈内动脉支架置入术,并且患者能够获益;而颈内动脉完全闭塞则不适合行颈内动脉内膜剥脱术治疗,并且患者经过外科治疗是否能够获益也还不清楚。目前诊断颈内动脉闭塞的主要手段有超声、CTA、MRA、DSA,前三种检测是无创的,常作为筛选的手段,尤其是颈动脉超声检查,不仅无创,而且费用低,重复性好。DSA 是一种有创的检查,是诊断颈动脉闭塞的金标准,同时也能够了解闭塞血管的长度、侧支循环的建立情况。因此对于首次诊断颈动脉闭塞的患者,建议行 DSA 检查。

一、超声

超声检查常作为症状性颈内动脉病变的首选检查手段。B 型超声能够精确评价颈动脉狭窄程度,能将正常动脉或非严重性动脉粥样硬化性斑块病变与严重狭窄病变(狭窄 >70%)区别开来。但它很难区别病变是完全闭塞还是次全闭塞。B 型超声加连续式和脉冲式多普勒复合系统能够对血流动力学参数提供定性和定量信息。

二、MRI 和 MRA

时间飞跃法 MRA 可能是最流行的颈内动脉闭塞的最初筛查工具,与缺血性脑血管病的金标准 DSA 相比,传统超声诊断颈动脉假性闭塞的阳性率是 100%,特异性是 93%,经口超声诊断颈动脉假性闭塞的阳性率是 100%,特异性是 98%。因此,传统彩超和经口超声诊断颈动脉假性闭塞均有很高的精确性。以前研究显示 CTA 和钆增强三维 MRA 诊断颈动脉闭塞的精确性为 90%。现在研究表明,对于有经验的超声诊断者,超声诊断与 CTA、增强 MRA 在诊断颈动脉闭塞的精确性是一致的。而且超声诊断可以在床旁完成,而且很容易重复,没有任何禁忌证。但是超声不能评价颈内动脉远端的病变,即使是经口超声,也不能观察到颈动脉颅内段病变。

各个侧支循环通路的实际贡献是很难评价和量化的。MRA 和 TCD 能够显示侧支血流,但不能显示其对脑灌注的实际作用。van Laar PJ 等通过对 30 例小卒中或 TIA 且有颈内动脉闭塞的患者进行研究,通过颈总动脉 DSA 造影,将颈外动脉侧支循环分为三级:0 级,眼动脉不显影,1级,颈内动脉虹吸段显影,2级,闭塞侧大脑前、大脑中动脉显影。这些患者还进行了选择性动脉自旋标记(selective arterial spin labeling)MRI 检测以评价颈外动脉对脑血流的灌注,结果发现,对于症状性颈内动脉闭塞患者,闭塞侧颈外动脉侧支与脑局部灌注区域存在明显依赖性,2级和3级侧支循环对脑血流代偿无明显差异。

三、局部脑血流和代谢检测

对于颈内动脉闭塞病变患者,除了明确诊断和了解详细的解剖结构外,还需要进一步评价局部脑血流(rCBF)和代谢检测。通过这些检查可以了解侧支代偿情况和脑局部的血流情况,为制订治疗策略提供重要依据。局部脑血流检测原理是通过静脉注射分子量小、不带电荷且脂溶性高的显像剂,显像剂能通过正常血脑屏障进入脑细胞,随后在水解酶或脂解酶作用下转变为水溶性物质或经还原型谷胱甘肽作用分解成带电荷的次级产物,从而滞留在脑组织内;显像剂进入脑细胞的量与局部脑血流(rCBF)量成正相关。由于 rCBF 一般与局部脑功能代谢平行,故本检查在一定程度上亦能反映局部脑功能状态。目前有许多方法用来检测脑血流量,其中包括:^{133}Xenon CT、^{99}Tc-HMPAO(^{99}Tc- 六甲基丙烯胺肟)SPECT、PET 和 MR。

1. ^{133}Xe ^{133}Xe(氙 ^{133})为脂溶性惰性气体,进入血循环后能自由通过正常血脑屏障,通过弥散方式被脑细胞摄取,继而迅速从脑组织清除,其在脑组织的清除率与 rCBF 成正相关,测定各区域脑组织 ^{133}Xe 的清除率,可以计算 rCBF 和 CBF。根据局部脑血流量分为3类:低危组(rCBF>30ml/100g/min)、中危组(rCBF15~30ml/100g/min)和高危组(rCBF<15ml/100g/min)。中危组和高危组需要行闭塞血管再通或颅内外血管吻术治疗。

2. ^{99m}Tc HMPAO Tc HMPAO 是一种脂溶性示踪剂,在开始十分钟内很容易通过血脑屏障进入脑组织,示踪剂进入脑组织后转变成水溶性物质而在脑内滞留几个小时,因而可被 SPECT 检测。HMPAO SPECT 只能对两侧半球不对称性行定性评价,不能进行定量评价。差异大于 10% 可认为是阳性。

3. 激发试验 常规脑血流灌注显像往往不能发现脑血流储备下降,通过负荷试验观察脑血流和代谢的反应性变化可以提高缺血性病变特别是潜在的缺血性病变的阳性检出率。常用的负荷试验方法有:乙酰唑胺试验、CO_2 吸入试验、运动刺激、Wadas 试验、Matas 试验等。乙酰唑胺(Diamox)试验可使血管扩张,如果血管已经最大限度地扩张,在注射乙酰唑胺后没有额外的血管反应,这显示血管舒缩储备能力差。血管舒缩储备能力差的患者容易发生脑卒中事件。

4. 代谢试验 通过直接测定脑局部血流氧摄取分数(regional oxygen extraction fraction,rOEF)来测量,如果发现 rOEF 增高,提示局部脑血流量相对不够。Powers 等用 PET 检测 rCBF,rCBV 和 rOEF,并根据测试结果分为三期:0 期:rCBV,rCBV:rCBF 比值和 rOEF 都正常;1 期:在脑灌注轻度降低的情况下,血管扩张以维持脑血流量,rCBF 正常或轻度降低,rOEF 正常;2 期:脑灌注进一步下降超过以血管扩张以维持脑血流量的能力,rCBF 开始下降。rCBV,rCBV:rCBF 比值和 rOEF 均升高;进入 2 级的患者,出现缺血性脑损伤的风险将明显增加,Baron 将这一期命名为"贫困灌注"(misery perfusion)。总之,在安静状态下,rCBF 低的患者血管储备能力差,存在低代谢区,对其进行血管再通患者可能获益。

第三节 颈动脉闭塞的外科治疗

血管内治疗症状性或无症状性颈动脉狭窄的疗效已经得到大家认可,并且其技术也比较成熟。血管内溶栓治疗超早期脑梗死也得到了广泛的应用,并且取得了比较好的效果。但是,由于受溶栓时间窗的限制,只有很少一部分患者能够得到溶栓治疗。因此,如何处理亚急性期或慢性血管闭塞是我们需要思考的问题。

一、颈内动脉闭塞的血管内膜剥脱术治疗

早在 1965 年,De Bakey 指出,在颈内动脉闭塞 24 小时后,由于血栓向颅内血管延伸和不同程度的机化,完全闭塞的血管恢复血液循环的可能性明显下降,因此,他首次用颈内动脉内膜剥脱术治疗颈内动脉闭塞患者。随后,外科治疗颈内动脉闭塞得到了广泛的开展。1970 年,Thompson 等完成了一个具有里程碑式的试验,这个实验纳入了 592 例颈内动脉内膜剥脱的手术患者,其中 118 例是颈内动脉完全闭塞,在这个亚群患者中,仅有 41% 患者血流得到了恢复,死亡率为 6.2%。因此 Thompson 等认为,不应该对所有颈内动脉闭塞患者进行手术治疗,而是应该有选择性的。

在 20 世纪 80 年代,一项前瞻性、随机对照试验比较了颈内动脉剥脱术与药物治疗颈内动脉狭窄的结果出来后,颈内动脉剥脱术给患者带来的利益遭到质疑。不幸的是,除了这个里程碑式试验外,颈内动脉剥脱治疗颈内动脉完全闭塞的疗效也是不理想的。

二、颅内外血管吻合术

在 20 世纪 60 年代,已经有了记录用颅内外血管吻合术来治疗颈内动脉或颅内血管闭塞,这仍然是处理颈内动脉完全闭塞的一种选择。几项非随机实验结果显示,颅内外血管吻合术能使有症状的患者获益,这与标准的颅外段颈动脉外科手术得到的结果不一致。随后,颅内外血管吻合术治疗颈内动脉闭塞得到了支持。然而,在 1985 年由美国国立卫生研究院发起的一项前瞻性、多国参与的、随机、与药物进行对照的试验,得到的结果却不一致。该实验纳入了 1377 例患者,其中包括症状性颈内动脉闭塞、颈内动脉剥脱术不能完成的颈内动脉狭窄、大脑中动脉狭窄或闭塞。以是否发生致死性或非致死性脑卒中为主要终点事件,随访 5 年后发现,两组之间结果无明显差异。因此,颅内外血管吻合手术治疗脑血管病变几乎被放弃。但是,除了抗栓治疗和控制危险因素治疗外,颈内动脉闭塞没有有效的治疗手段。随后分析认为,可能有部分患者是不适合行血管吻合术治疗的,因此应该有选择性的对颈内动脉闭塞患者再次进行试验。

第四节 颈内动脉闭塞的血管内治疗

随着介入器材的改进和手术者经验的积累,近几年来,部分慢性完全闭塞性颈动脉病变介入治疗的获得成功(见图 20-1 和图 20-2),其成功率在 63% 左右。由于介入治疗慢性闭塞颈动脉病变还处于起步阶段,目前还没有大样本试验证明其疗效和安全性,也没有建立起规范的操作程序。因此,对于慢性闭塞病变的血管内治疗应该慎重。

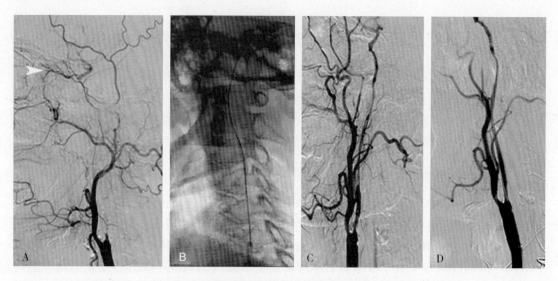

图 20-1　颈内动脉闭塞的球囊成形和支架置入术

A. 左侧颈内动脉窦部闭塞,通过同侧的眼动脉向颅内少量代偿供血;B. 微导丝通过病变部位;C~D. 通过球囊成形和支架置入后,实现了血管重建

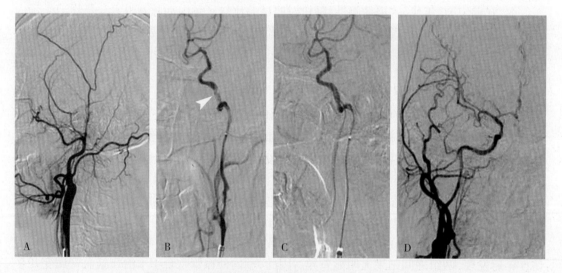

图 20-2　分阶段的联合技术重建亚急性颈内动脉闭塞

A. DSA 提示右侧颈内起始部闭塞,未见侧支向颅内代偿供血;B. 微导丝通过病变部位,予球囊扩张后血管部分再通,同时发现病变远端血管(C2~C4 段)存在血栓;C. 尿激酶动脉内溶栓;D. 溶栓术后第 5 天,经球囊成形和支架置入后基本实现了血管重建

一、术前准备

由于颈内动脉慢性闭塞病变介入治疗成功率只有 63% 左右,并且手术操作时间长,潜在的风险大,因此术前全面仔细的评估是非常必要的。另外,加强与患者及其家属沟通,这对维持良好的医患关系、尽可能避免医疗纠纷是必不可少的。闭塞血管介入治疗的术前准备与其他介入治疗相似,主要包括如下内容:

1. 血液学检查　血液学检查包括血常规、凝血功能、肝肾功能、传染病检查等。

2. 影像学检查 影像学检查包括彩超、CTA、MRA、灌注 CT、灌注 MRI、PET、SPECT、DSA，根据患者情况确定检查方法，除了明确诊断外，还需要评价脑血流储备能力，评价手术的必要性和手术风险。

3. 签署知情同意书 所有开展血管内介入治疗的患均应详细告知患者或监护人手术的风险和获益性，解答患者提出的问题。在充分知情的情况下签署知情同意书。

4. 抗血小板治疗 术前予以阿司匹林、氯吡格雷抗血小板聚集治疗，至少 3 天。术后联用阿司匹林和氯吡格雷至少 3 个月，后改为单抗治疗。

二、术中操作

一般采用局部麻醉。常规经股动脉穿刺放置动脉鞘，全身肝素化。导引导管置于颈总动脉或颈内动脉，尽可能靠近闭塞病变近心端。在微导丝引导下将微导管送入到血管闭塞处，然后小心操控微导丝，通过"钻"（drilling）和"穿"（penetrating）技术将微导丝小心穿过闭塞病变，如果导丝不能穿过闭塞病变，可以逐步换用较硬的微导丝，在确认微导丝到达闭塞远端的正常血管后，通过微导管交换较软微导丝以进行后续操作，以防硬导丝损伤血管。随后经软微导丝输送球囊导管到达闭塞病变远端，由远端向近端依次扩张球囊行血管成形，每成形一次行一次造影检查以了解血管情况，了解最狭窄病变的位置和长度，了解闭塞段是否存在血栓等，根据情况决定是否继续进一步治疗。如果病变内血栓长或弥漫性病变，建议采用分阶段治疗，暂时终止进一步行血管成形治疗，以免血流量增大后增加血栓栓塞的风险。术后予以肝素抗凝治疗，经过治疗复查造影明确狭窄病变后再进一步处理。如果血管再通后，狭窄病变比较局限，无弥漫血栓形成，可以直接行支架置入治疗。

在介入治疗颈动脉慢性闭塞病变中，微导丝穿过闭塞病变进入远端血管真腔是手术成功的关键。因此，提高微导丝的通过率可以增加手术的成功率。因此，微导丝的操控是至关重要的。

三、术中注意的事项

1. 放置导丝进入内膜下 确定微导丝和微导管进入闭塞病变血管的真腔，其方法有：多角度投照了解微导丝的走形方向。在微导丝前进的过程中，单纯依靠触觉反馈来判断微导丝是否位于血管真腔有时并不可靠；尤其是在使用超强硬度导丝和亲水涂层导丝时，多角度造影是必需的，微导丝每前进一定距离，尤其是在微导丝即将穿过闭塞病变进入远端血管真腔时，微导丝每前进 1~2mm，均应进行多角度造影，随时了解微导丝的位置，调整微导丝方向，避免盲目操作导致较大的血管夹层或血管穿孔；通过导引导管或微导管造影；若前交通动脉或同侧后交通动脉开放，通过对侧颈动脉或椎动脉造影，沿观察血流逆行灌注闭塞病变血管远端，以了解微导丝是否进入血管真腔；微导丝头端的灵活性和阻力感：该方法应结合多角度冠脉造影来综合判断；由于大部分患者颈动脉血管是对称的，必要时可以对侧颈动脉走形为参照，但是应该综合判断。

2. 防止血管穿通 运用微导管加强支撑力，利于微导丝的更换；也有利于微导丝方向的调整。间断通过微导管或导引导管造影，随时了解微导丝和病变血管的情况，以防导丝穿破血管壁。如果反复操控微导丝，微导丝不能穿过闭塞病变到达远端正常血管，应该勇于放弃。

3. 球囊扩张 球囊血管成形是应该从小球囊应用开始，然后逐步更换较大球囊，每次球囊成形后均应行造影检查；球囊血管成形应该从闭塞血管远端逆行向近端成形。

4. 造影剂　控制造影剂的剂量,尤其对于老年患者,剂量不要超过 300ml。

四、术后处理

术后应该进入重症监护室,严密观察患者生命体征和神经功能情况。同时应该观察患者颈部和眼睛情况,以防导丝穿破血管继发出血。颈部血管出血可能出现血肿;海绵窦段出血可能继发颈动脉海绵窦瘘,可以出现头痛、眼球突出、结膜水肿、搏动性杂音、压迫同侧颈动脉后杂音减弱或消失等。为了防止术后高灌注综合征的出现,控制血压是必需的,具体参见颈动脉支架置入章节。术后予以肝素抗凝治疗,尤其对于病变处存在血栓或只是部分再通患者,抗凝治疗更应该使用,我们常规使用肝素 500U 每小时静脉泵入,同时注意定时检测出凝血时间以调整肝素剂量。抗血小板治疗与颈动脉支架置入术后相同。

五、颈内动脉闭塞血管内治疗的并发症

颈内动脉闭塞血管再通术中,主要应该考虑的并发症是过度灌注综合征和血栓栓塞。在有血管反应性受损的患者中,过度灌注发生的可能性高,控制血压有利于防止过度灌注的发生。在血管闭塞后,由于血流量下降,继而血管塌陷,血管内血栓可能存在不同程度的机化,血管再通后塌陷的血管限制了血流速度,因而不仅降低了血栓栓塞的概率,也降低也过度灌注综合征和颅内出血的发生率。为了防止血栓形成,有人用近端保护技术、血液逆流技术、近端 - 远端联合血栓保护技术(安全带 - 空气袋技术,safe-belt airbag technique)。同时,在治疗过程中,微导丝可能穿破血管导致颈部血肿、颈动脉海绵窦瘘等的发生,因此,术中谨慎操作、正确判断微导丝的走行方向并进行及时适当的调整是预防这类并发症发生的有效方法。

六、展望

由于血管内治疗颈动脉闭塞还处于起始阶段,其临床疗效、安全性还有待大样本、多中心临床试验进一步评价,其操作程序也有待进一步规范。

第五节　颈内动脉闭塞病变的常用介入材料

一、导引导管的选择

考虑术中可能使用各种介入材料,常使用内径较大的导引导管,一般用大于 8F 的导引导管。为了保证足够的支撑力和较大的导管内径,有作者用 8F JR 指引导管。如果使用血流反流技术或使用 Moma 血栓保护装置以防止术中血栓栓塞时间的发生,需要使用 10F 导引导管或球囊导引导管。

二、微导管的使用

在治疗闭塞病变时,合理使用微导管是非常重要的。通过微导管可以调整微导丝的方向,加强对微导丝的支撑力。更换不同类型的微导丝及进行高选择性造影。慢性闭塞病变介入治疗中所需的微导管外径要尽可能小,其通过病变或者血管通路的能力要强。体外研究表明,微导管的跟踪能力与其头端外径成反比。另外,微导管对微导丝操作的影响要尽可

能小。因此,为了提高微导管穿过闭塞病变的能力,其头端外径应在不影响微导丝操作的前提下尽可能小。我们常用微导管主要是 Exceisior 和 Prowler。根据冠脉闭塞病变的治疗经验,Finecross 微导管是目前综合性能最佳的微导管之一,该微导管头端柔软性较小,在遇到阻力时不易弯曲,并且是锥形结构,其尾端结构为 2.6F,头端仅 1.8F,所以在目前所有微导管中,Finecross 微导管的病变通过能力最强。我们常用 Prowler 和 Exceisior 微导管。

三、微导丝的分类

目前常根据微导丝表面涂层的特性、微导丝头端设计和头端硬度进行分类。根据表面涂层特性分为亲水性和聚合物涂层微导丝和非亲水性微导丝。常用的亲水性微导丝 PT Graphix、Choice PT、PT 2、Conquest 等,亲水涂层微导丝易于发现闭塞病变中的微通道,并以较小的阻力通过微孔,从而能够提高手术的成功率,但这类导丝触觉反馈较差,术者不易觉察导丝是否进入血管假腔,同时导丝头端的形状不易维持。亲水涂层导丝常用于闭塞病变近端血管迂曲和纤维钙化性闭塞病变。近年来心血管介入常用来治疗慢性闭塞病变的 Conquest 及 Conquest pro 微导丝同时兼具了亲水性特性、锥形头端和超强硬度,因此,这种导丝一般不主张用于闭塞血管迂曲和闭塞段较长的病变。非亲水涂层可为术者提供较好的触觉反馈,操控性能好。

根据导丝头端设计可以分为非锥形头端设计和锥形头端设计微导丝。锥形头端设计的导丝对病变的穿透能力更强,能够提高慢性闭塞病变介入治疗的成功率。

根据导丝头端硬度可以分为软微导丝、中等硬度微导丝和超硬微导丝。软微导丝通过慢性闭塞病变的可能性小,主要用于闭塞处近段血管严重弯曲成角,为了尽可能防止较硬微导丝损伤血管壁,术中联合使用软微导丝和微导管,当微导管通过扭曲血管段后,通过微导管更换较硬或超硬微导丝。一旦超硬微导丝通过闭塞病变进入远端血管真腔,建议通过微导管或 OTW 球囊更换软微导丝,以避免远端血管穿孔。

四、微导丝的选择

由于慢性闭塞病变不同于急性闭塞病变和狭窄病变,因而在介入治疗时所选介入材料也应有所不同,其中主要不同可能表现在微导丝的选择上。在介入治疗闭塞病变的过程中,微导丝穿过闭塞病变并到达远端正常血管是手术的关键,因此微导丝的选择是至关重要的。选择微导丝时,应综合考虑到头端硬度、扭控性能、触觉反馈、头端直径和头端塑形保持能力。治疗慢性闭塞病变时,一般选择头端有一定的硬度,在闭塞段内扭控性能比较好的微导丝。由于闭塞病变时间、长度、性质的不同,在选择导丝时还应该考虑这些因素。同时,目前还没有一根导丝可以满足各种慢性闭塞病变的治疗,因此在治疗过程中需要更换不同类型的微导丝。

慢性闭塞病变介入治疗时微导丝的选择应该根据闭塞病变的时间和解剖结构来进行,但目前这方面经验还不足。建议开始使用较软的微导丝,然后逐步更换成超硬微导丝。我们常先使用 PT Graphy 或 PT2 微导丝(Boston Scientific),若导丝不能通过病变再换用 Miracle 或 Conquest 系列导丝(Asahi Intec)。对于闭塞病变长,病变血管迂曲者选用 Miracle 系列微导丝,对于病变较短的选用 Conquest 系列微导丝。

五、微导丝的操作

微导丝头端的塑形:正确的微导丝头端塑形是确保微导丝通过闭塞病变的重要条件之

一。在慢性完全闭塞的介入治疗中,微导丝头端塑形不宜过大,头端塑性过大,微导丝的前进方向不易掌控,不易进入闭塞病变,而且其前向推送力容易被分解,降低手术成功率。在使用超硬微导丝时,头端塑形过大容易损伤血管壁。一般情况下,微导丝塑形为:角度大约为 45°,弯曲长度为 2mm 或更短。在使用较硬微导丝时,头端塑形角度应小 45°。同时,在微导管塑形时,还应该考虑血管的解剖结构。

慢性完全闭塞病变微导丝的基本操作是旋转和推送。在慢性闭塞病变的处理中,微导丝旋转要慢,旋转角度不宜过大,一般建议使用旋转器缓慢旋转。在旋转微导丝时,不宜过于施加前向推送力,以缓慢增加推送力为宜。同时,慢性闭塞病变的处理也是考验操作者的耐心,尤其考验其对微导丝操作的耐心。同时,在微导丝操作过程中,一定要多角度投射或造影以确定微导丝的方向。导丝前进速度不宜过快,尤其在颈动脉迂曲的时候更应该注意。如果导丝进入假腔,可以通过微导管调整微导丝方向,或采用平行技术或跷跷板技术。

六、球囊的选择

当微导丝穿过闭塞病变后,首先选用较小外径的球囊导管(如 1.5~2mm)扩张闭塞病变,然后再使用较大球囊导管再次扩张。对于球囊不能通过闭塞病变时,可以通过增强导引导管支撑力或选用更小球囊来解决。

七、血栓栓塞保护系统

为了防止颈动脉血管成形术中发生血栓栓塞事件,各种血栓保护装置得到发展和应用。目前,用于颈内动脉血管成形术的血栓栓塞保护装置主要有:远端保护装置和近端保护装置。远端保护装置主要是滤网保护,如:Angioguard、Filterwire、Accunet 等,远端球囊保护目前已基本不用。近端保护主要是球囊保护,如:MOMA 系统。考虑远端血栓保护系统不能防止介入材料通过闭塞病变时产生血栓栓塞事件的发生,Terada 等用近端球囊保护技术治疗颈内动脉慢性闭塞患者[1],其操作如下:双侧股动脉和右侧股静脉穿刺,左侧置入 10.5F 动脉鞘,右侧置入 10.5F 动脉鞘,4F 血管鞘置入右侧股静脉以从闭塞侧颈总动脉的导引导管内回抽血液。5F 导引导管和 10.5F 双腔球囊导管(Lilic;ArteriAMedical Science,Inc.,San Francisco,CA)置于闭塞侧颈总动脉上端,球囊导管置于颈外动脉开口近端以中断血流,10.5F 球囊导管置于颈总动脉上端并扩张球囊。10.5F 导引导管通过有 100μm 孔的滤器与 4F 导引导管相连接以将颈动脉血分流到股静脉。同时闭塞侧颈动脉血流从远端反流向近端。微导丝通过闭塞病变,在血液反流技术下,将 PTA 球囊输送到闭塞病变远端,从闭塞病变远端向近端依次行球囊血管成形术。在血管成形术通过颈总动脉导引导管回抽球囊血管成形术中产生的碎片。然后回抽球囊开通血管。因此,目前很多作者认为,在治疗慢性闭塞病变时使用 MOMA 血栓保护系统是比较合适的(见本书相关章节)。但是,目前报道的文献大部分使用的是远端滤器血栓保护系统,其血栓栓塞事件并没有增加。

八、支架的选择

闭塞病变再通后,根据病变情况决定是否行支架置入治疗。具体支架的选择与颈动脉狭窄病变血管成形术治疗一致,在此不再赘述。

(岳炫烨　刘新峰)

参 考 文 献

1. Terada T, Yamaga H, Tsumoto T, et al. Use of an embolic protection system during endovascular recanalization of a totally occluded cervical internal carotid artery at the chronic stage - Case report. Journal of Neurosurgery, 2005, 102:558-564.

2. Thomas AJ, Gupta R, Tayal AH, et al. Stenting and angioplasty of the symptomatic chronically occluded carotid artery. American Journal of Neuroradiology, 2007, 28:168-171.

3. Vagal AS, Leach JL, Fernandez-Ulloa M, et al. The acetazolamide challenge: techniques and applications in the evaluation of chronic cerebral ischemia. American Journal of Neuroradiology, 2009, 30:876-884.

4. Kajimoto K. Amino Acid uptake predicts the vascular remodeling in patients with misery perfusion in chronic carotid artery occlusion. Stroke, 2010, 41:E306-E306.

5. Takagi T, Yoshimura S, Yamada K, et al. Angioplasty and stenting of totally occluded common carotid artery at the chronic stage -case report. Neurologia Medico-Chirurgica, 2010, 50:998-1000.

6. Kobayashi N, Miyachi S, Hattori K, et al. Carotid angioplasty with stenting for chronic internal carotid artery occlusion: technical note. Neuroradiology, 2006, 48:847-851.

7. Kajimoto K, Moriwaki H, Yamada N, et al. Cerebral hemodynamic evaluation using perfusion-weighted magnetic resonance imaging - Comparison with positron emission tomography values in chronic occlusive carotid disease. Stroke, 2003, 34:1662-1666.

8. Rutgers DR, van Osch MJP, Kappelle LJ, et al. Cerebral hemodynamics and metabolism in patients with symptomatic occlusion of the internal carotid artery. Stroke, 2003, 34:648-652.

9. Cheung RTF, Zou LY, Yueng KMA, et al. Chronic ischemia in patients with unilateral occlusion of the internal carotid artery or intracranial stenosis study. A dynamic computed tomographic study. Stroke, 2004, 35:E261-E261.

10. Moriwaki H, Kajimoto K, Sugiyama Y, et al. Long-term outcome in patients with misery perfusion in chronic carotid artery occlusion. Stroke, 2006, 37:699-699.

11. Thomas AJ, Gupta R, Tayal AH, et al. Stenting and angioplasty of the symptomatic chronically occluded carotid artery. AJNR Am J Neuroradiol, 2007, 28:168-171.

12. Flaherty ML, Flemming KD, McClelland R, et al. Population-based study of symptomatic internal carotid artery occlusion: incidence and long-term follow-up. Stroke, 2004, 35:e349-352.

13. Terada T, Okada H, Nanto M, et al. Endovascular recanalization of the completely occluded internal carotid artery using a flow reversal system at the subacute to chronic stage. Journal of Neurosurgery, 2010, 112:563-571.

14. Thanvi BRobinson T. Complete occlusion of extracranial internal carotid artery: clinical features, pathophysiology, diagnosis and management. Postgrad Med J, 2007, 83:95-99.

15. Brott TG, Halperin JL, Abbara S, et al. 2011 ASA/ACCF/AHA/AANN/AANS/ACR/ASNR/CNS/SAIP/SCAI/SIR/SNIS/SVM/SVS Guideline on the management of patients with extracranial carotid and vertebral artery Disease. Stroke, 2011.

第二十一章

静脉性脑血管病的介入治疗

脑静脉系统血栓形成（cerebral venous thrombosis, CVT）包括静脉窦血栓形成和脑静脉血栓形成，是指由于多种原因导致脑静脉系统发生血栓形成，造成静脉回流障碍，产生脑组织水肿、淤血及颅内压增高，从而出现一系列的症状和体征。

第一节　脑静脉系统的解剖

脑静脉系统分为颅外静脉和颅内静脉，后者又分为硬脑膜静脉窦、大脑浅静脉和大脑深静脉（图 21-1）。

一、脑静脉窦

1. 上矢状窦　上矢状窦位于矢状沟内大脑镰的上缘，前方起自盲孔，向后流入枕内隆凸附近的窦汇。上矢状窦主要接受大脑背外侧面和内侧面上部的血液，与大脑浅、深静脉以及横窦相通。

2. 下矢状窦　下矢状窦位于大脑镰下缘，与大脑大静脉汇合开口于直窦。下矢状窦主要接受大脑内侧面、大脑镰及胼胝体的部分静脉血。

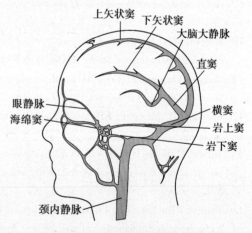

图 21-1　脑静脉系统结构

3. 直窦　在大脑镰与小脑幕相接处，由大脑大静脉与下矢状窦汇合而成，向后通窦汇。

4. 横窦　为颅内最大成对的静脉窦，位于小脑幕后外侧缘附着处的枕骨横沟内，连于窦汇与乙状窦之间。正常人可有一侧横窦阙如。

5. 乙状窦　成对，位于乙状沟内，为两侧横窦的延续。向前内于颈静脉孔处延续为颈内静脉。

6. 海绵窦　位于颅中窝、蝶鞍两侧，为硬脑膜两层间不规则腔隙，形似海绵。接受眼静脉的血液。其后部通过岩上窦与横窦交通，经岩下窦与乙状窦或颈内静脉交通。海绵窦内有动眼神经、滑车神经、三叉神经和颈内动脉通过。两侧海绵窦绕垂体沟形成环，称为环窦。

7. 岩上窦、岩下窦　岩上窦和岩下窦分别位于颞骨岩部的上缘和后缘,将海绵窦的血液引向横窦和颈内静脉。

二、脑静脉窦内的血液流向

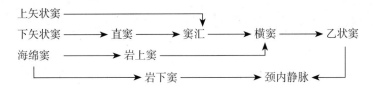

三、脑部的静脉

1. 浅静脉　脑的浅静脉包括大脑上静脉、大脑中静脉及大脑下静脉,收集大脑皮质及皮质下髓质的静脉血。大脑上静脉流入上矢状窦,大脑中静脉流入上矢状窦及海绵窦,大脑下静脉流入横窦及海绵窦。

2. 深静脉　脑的深静脉收集大脑深部的髓质、基底核、间脑、脑室脉络丛等处的静脉血,最后汇合成大脑大静脉(又称 Galen 静脉),此静脉位于胼胝体压部的下方,引流血液进入直窦。大脑深静脉与大脑浅静脉之间是相通的。

第二节　CVT 的病因

CVT 的病因多达 100 余种,但仍有 20% 以上的病因不明。分类方法也较多,按发病的主要机制可分为不同种类。

一、高凝状态

高凝状态约占 CVT 病因的 70%。各种因素造成凝血功能、纤溶系统及血小板功能的异常,使血液处于血栓前状态。常见于产褥期、妊娠期、口服避孕药、血液病、白塞病、系统性红斑狼疮、肾病综合征、肿瘤等。通常认为,发展中国家 CVT 多发生于产褥期女性,而发达国家以口服避孕药多见,在中东地区,白塞病是最常见的病因。

二、血流动力学改变

血流动力学改变约占 CVT 病因的 5%,见于严重脱水造成的血流缓慢和血浆渗透压的增加、心力衰竭、硬脑膜窦梗阻等。

三、炎性或感染性疾病

炎性或感染性疾病约占 CVT 病因的 12%,包括各种引起硬脑膜、静脉或静脉窦壁感染的疾病,如鼻窦炎、乳突炎、急慢性脑膜炎等。

四、其他病因

如高半胱氨酸血症、遗传性因素如抗凝血酶Ⅲ缺乏症、蛋白 C 和蛋白 S 缺乏症、凝血因子 V Leiden 基因突变、凝血酶原 G20210A 基因突变可能是 CVT 的主要危险因素。头部和颈静脉的直接外伤、腰椎穿刺也可导致 CVT 的发生。

另外根据部位可分为局部和系统性病变;有无感染分为感染性和非感染性。

第三节　CVT 的诊断

一、起病形式

与动脉血栓不同,CVT 的起病形式变化多样,有以下几种:

1. 急性起病　症状在 48 小时内突然出现或加重。有些表现为剧烈头痛,类似蛛网膜下腔出血。

2. 亚急性起病　症状的发展超过 48 小时,但小于 30 天。

3. 慢性起病　病情超过 30 天。临床有少数 CVT 病例,表现为慢性头痛,病程可超过数年。

二、临床表现

1. 常见的临床表现

(1) 颅内压增高:颅内压增高是CVT最常见的临床表现,表现为头痛、呕吐、视盘水肿等。其发生机制包括颅内血管扩张、脑脊液吸收受阻、脑及脑膜水肿、蛛网膜下腔出血、脉络膜丛充血等。CVT 头痛的出现较脑动脉血栓发生率高,约 80% 患者发生,并且可以作为唯一的临床表现。头痛可以是局限性,也可以是全头痛,常呈亚急性起病,也有少部分急性或慢性起病。有的突然起病,剧烈头痛,易被误认为单独的蛛网膜下腔出血。凡是在产后出现的持续较长的头痛,都应该怀疑 CVT,做进一步检查排除。对于慢性头痛进行性加重,尤其是年轻女性,也要考虑为 CVT 的可能。有些 CVT 儿童临床没有症状,他们可能在学校的常规眼底检查中发现视盘水肿。

(2) 癫痫:CVT 累及到皮质,就会引起癫痫发作,常见于上矢状窦或大脑浅静脉血栓。

(3) 局灶性神经功能缺损:最常见的是运动和感觉障碍,通常为单瘫、轻偏瘫,以下肢为主,也可出现双下肢瘫,酷似脊髓病变。其他症状和体征包括失语、脑神经麻痹。不同的脑神经麻痹可提示一些特殊部位的血栓,如Ⅲ、Ⅳ、Ⅵ、V_{1-2}脑神经麻痹提示海绵窦血栓,Ⅸ、Ⅹ脑神经麻痹提示颈内静脉血栓。

(4) 意识及精神障碍:颅内压增高到一定程度可导致昏迷,还可以出现精神错乱、躁动、记忆力减退等。

2. 不同部位脑静脉血栓的临床特点

(1) 上矢状窦血栓:CVT 最常见的发生部位是上矢状窦血栓,约占 70%,原因与上矢状窦解剖结构有关,再加上大脑大静脉注入窦内血流与窦内相反,使窦内血流减慢易于形成血栓。大多为非感染性,产褥期妇女易发病,多在产后 2~3 周发生,主要临床表现是颅内压增高,癫痫发作及不同程度的意识障碍。

(2) 乙状窦血栓:乙状窦血栓最常见的原因是化脓性中耳炎或乳突炎,婴儿和儿童最易受累。临床多见发热、寒战及血白细胞增高。血栓延及上矢状窦或对侧横窦时,出现进行性脑水肿和颅高压症状。

(3) 海绵窦血栓:海绵窦血栓多继发于眶部、鼻窦及面部的局部感染,非感染性血栓形成罕见。化脓性血栓形成常起病急骤,临床表现有高热、眼部及眶部疼痛、剧烈头痛、呕吐及意识障碍。眼静脉回流受阻出现眼球突出、眼睑及球结膜水肿、眼睑不能闭合。Ⅲ、Ⅳ、Ⅵ、V_{1-2}脑神经受累出现眼睑下垂、眼球运动受限和复视等。可并发脑膜炎、脑脓肿。垂体受累出现水盐代谢紊乱、垂体功能减退。

（4）大脑大静脉与直窦血栓：大脑大静脉与直窦血栓约占 CVT 的 15%，由于血栓位置位于脑深部，累及间脑和基底节，病情严重，临床以颅高压为主要表现，甚至出现昏迷、高热、去脑强直等。预后较其他静脉窦和大脑浅静脉血栓差。

（5）大脑浅静脉血栓：大脑浅静脉血栓常见于产褥期、脱水、菌血症等，发病突然，表现为局限性或全身性癫痫发作、肢体瘫痪等，而颅高压少见。

三、辅助检查

1. 脑脊液　脑脊液压力可正常或增高，最高可达 400mmH₂O 以上。脑脊液外观清亮或微黄色，合并蛛网膜下腔出血红细胞大量增加。非感染性 CVT，常有少量白细胞，蛋白量可增加。感染性 CVT 白细胞数明显增多。

2. 影像学　影像学对 CVT 诊断起关键作用，包括以下几种类型。

（1）CT：CT 表现分为直接和间接征象，但不是诊断 CVT 敏感的工具。

直接征象包括条索征（常规扫描在皮层静脉、直窦、大脑大静脉处有高密度）、高密度三角征（常规扫描时上矢状窦呈现为高密度，图 21-2）、Delta 征或空三角征（增强扫描后在上矢状窦后部、直窦及横窦可见中心低或等密度、周围高密度现象，图 21-3），具有诊断价值，但阳性率低。间接征像比直接征象常见，包括弥漫性脑水肿、出血性梗死（图 21-4）、脑膜强化（图 21-5）等。其与动脉出血性梗死不同，表现为梗死部位与阻塞的静脉有关，与脑动脉分布区域常不一致，可伴有形态不规则的多发点状出血。

CT 静脉成像（CT venography，CTV）可作为诊断 CVT 的有效检查手段。CTV 可以显示受累静脉的形态和部位。有研究者认为 CTV 的诊断价值等同于甚至优于磁共振静脉成像（Magnetic resonance venography，MRV）。临床上，CTV 特别适用于对 MRI 检查有禁忌的患者，以及急诊筛查。

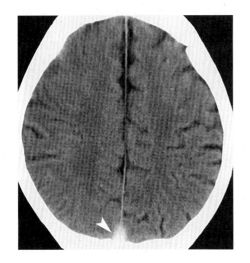

图 21-2　头颅 CT 扫描

箭头所指为高密度三角征

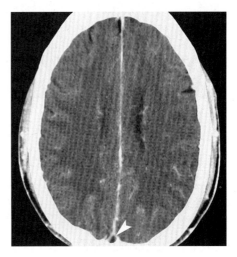

图 21-3　头颅 CT 扫描

箭头所指为 Delta 征

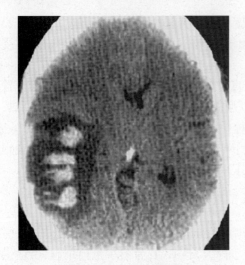

图 21-4 CT,出血性梗死

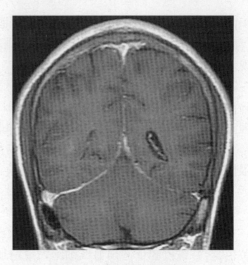

图 21-5 增强 CT,脑膜强化

(2) MRI:MRI 是诊断 CVT 的首选方法,其特异性征象为相应的静脉窦内,血液流空现象消失,而呈现随不同时期变化的血栓信号。

急性期(发病 1 周内),T_1WI 等信号,T_2WI 低信号;

亚急性期(发病 2~4 周),T_1WI、T_2WI 均呈高信号(图 21-6,图 21-7);

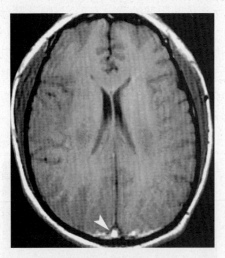

图 21-6 MRI

上矢状窦 T_1WI 高信号

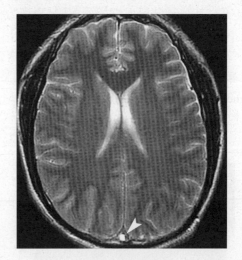

图 21-7 MRI

上矢状窦 T_2WI 高信号

慢性期(发病 1 个月后),此期血栓信号变化不定,若血管再通后则流空现象重新出现;无正常流空现象,表示持续闭塞。

怀疑 CVT 者,对静脉窦部位要针对性阅片防止遗漏。我们在工作中遇到 CVT 患者,当地医院 MRI 报告正常,仔细阅片后发现病灶。MRI 对上矢状窦、下矢状窦、直窦血栓诊断较为可靠,但对乙状窦和横窦血栓不敏感,对这类病人可进一步行 MRV 检查。

（3）MRV：MRV 能无创、全面、便捷显示脑静脉结构，是目前诊断 CVT 最好的无创方法，表现为病变的静脉窦高血流信号缺失，或表现为边缘模糊且不规则的较低的血流信号（图21-8）。与常规 MRI 比较，MRV 具有不受血栓形成时间的影响，可经不同方向、角度旋转来观察静脉窦病变的优点。但 MRV 伪影的存在（或正常情况下出现信号丢失）会影响诊断的精确性。因此 MRV 必须与 MRI 相结合，是目前诊断 CVT 的最佳选择。

（4）磁敏感加权磁共振成像：磁敏感加权磁共振成像（Susceptibility weighted imaging，SWI）是一种新近发展的 MRI 技术。它基于血氧合水平的依赖效应和不同组织间磁敏感度的细微差异，对血液代谢产物顺磁性的含铁血黄素、脑内静脉结构、铁蛋白的沉积高度敏感。近来研究发现 SWI 对诊断急性皮层静脉血栓具有重要价值。

（5）DSA：DSA 一直是确诊 CVT 的金标准，能够清楚地显示相应静脉窦或静脉闭塞的部位、程度、侧支循环，并可测定动静脉循环时间的延长情况等。其直接征象表现为静脉或静脉窦部分或完全充盈缺损（图21-9），间接征象为皮质静脉增粗扩张，动静脉循环时间明显延长（>11 秒），主要以静脉期为主（>5 秒）。DSA 尤其适用于 MRI/MRV 不能确诊的情况，如皮层静脉血栓或深静脉血栓。需要注意的是，部分患者横窦发育不全，常左右不对称，甚至一侧阙如，这种情况有可能被误诊为横窦血栓形成。

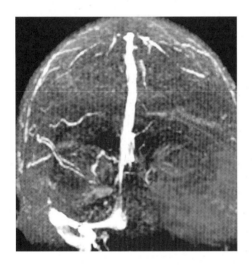

图 21-8 MRV
上矢状窦充盈缺损、左侧横窦、乙状窦消失

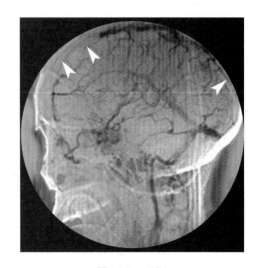

图 21-9 DSA
上矢状窦充盈缺损

3. 血液学检查

（1）D- 二聚体：研究认为血 D- 二聚体检测有助于 CVT 的诊断，大多数 CVT 的 D- 二聚体水平 >500ng/mL。但对于 D- 二聚体检查阴性也不能排除 CVT 的诊断。

（2）部分患者血白细胞及中性粒细胞增高，血小板计数异常。合并免疫系统疾病患者可有血免疫球蛋白增高，血沉增快。另外，抗磷脂抗体、蛋白 S、蛋白 C、抗凝血酶Ⅲ等检测可为 CVT 的诊断和治疗提供依据。

四、诊断

CVT 多发生于年轻女性和儿童，临床表现多样，必须结合病因、临床表现、脑脊液及影像学改变,尤其是 DSA 结果,才能作出明确的诊断。

五、鉴别诊断

1. 动脉性脑梗死　动脉性脑梗死多见于具有脑血管病危险因素(高血压病、糖尿病、高脂血症等)患者,急性起病,梗死部位符合某一血管支配区域。而 CVT 起病变化多样,多数呈亚急性起病,梗死病灶不符合动脉血管分布的特点。影像学检查(CT、MRI、MRV、DSA)有助于鉴别。

2. 良性颅内压增高　又称为假脑瘤综合征,是一种发展缓慢、可能自行缓解的颅内压增高。病因主要有:①内分泌失调;②神经系统中毒或过敏反应。脑脊液压力增高,细胞数、生化正常。脑电图及 CT、MRI 正常。有研究表明少数良性颅内压增高与静脉窦的狭窄有关。

3. 颅内占位病变　颅内占位病变到晚期可造成静脉窦尤其是上矢状窦的阻塞,产生与 CVT 相同的症状与体征,易误诊。病史、影像学检查、脑脊液病理学检查有助于鉴别。我们曾接诊 1 例产后发病、表现为一侧肢体麻木及言语不清的年轻女性,MRI 示左侧额、顶、颞叶及左侧基底节区见大片状异常信号,T_1WI 为等低信号,T_2WI 高信号,DSA 示左侧横窦严重狭窄,左侧乙状窦以下完全闭塞,拟诊为 CVT,抗凝治疗无效,转神经外科行脑组织活检为脑胶质瘤。

4. 颅内炎性病变　脑炎或脑膜炎患者也可表现为头痛、癫痫发作、意识障碍、发热等,尤其是结核性脑膜炎与 CVT 临床相类似。结核性脑膜炎伴有脑膜刺激征,而 CVT 较少出现。脑脊液检查是鉴别两者的重要工具,前者脑脊液细胞数明显增高,糖含量下降,结核菌培养可以阳性。结核性脑膜炎 DSA 检查虽然动静脉循环时间延长,但多数是在颅内压增高的背景下发生的,并且以脑动脉期显影时间延长为主,与 CVT 主要以静脉期延长不同。

5. 脑静脉血管畸形　又称为脑静脉血管瘤,是静脉结构发生畸变的一种病理情况。源于畸形的小静脉,最终汇合于一条粗大、畸形的引流静脉。可发生颅内出血,临床表现为癫痫、神经功能缺损、颅高压症状等。CT 显示有混杂密度的病灶,伴有钙化(不同时期出血),MRI 为高低信号混杂。DSA 表现为三联症:表浅静脉阙如;深静脉汇集(形成"蟹爪"或"水母样");粗大引流静脉。尤其是深静脉汇集和粗大引流静脉是 CVT 所不具有的。

第四节　CVT 的传统治疗方法

一、对症治疗

包括降低颅内压、脱水、维持水电解质平衡等治疗。脱水治疗应适量,防止大量脱水后加重静脉血液黏滞,增加血栓形成。

伴有癫痫发作者给予抗癫痫治疗,躁动明显者给予奋乃静、地西泮类药物。对昏迷患者应加强护理,保持呼吸道通畅,预防肺炎、泌尿道感染、压疮等并发症。对于海绵窦血栓形成导致眼球突出、球结膜水肿,以及角膜反射消失导致的角膜溃疡、球结膜破溃者,应使用眼罩和抗生素眼膏保护眼睛。

二、病因治疗

1. 对于感染性病因造成的 CVT,应进行足量的抗感染治疗。

2. 对于心功能不全者,需改善心功能。

3. 对于严重脱水或长期营养不良者,加强营养,维持水电解质平衡。

4. 伴有自身免疫性疾病,如 SLE、肾病综合征、白塞病者,给予激素治疗,必要时行甲泼尼龙冲击治疗。

5. 伴有血液系统疾病者进行相应的治疗。

6. 伴有血液黏度增高者,给予降低血黏度、改善微循环治疗。

三、抗凝

目前研究表明抗凝有效,是 CVT 的一线治疗方法。即使患者存在出血,也会受益于抗凝治疗。

1. 肝素　肝素化首次剂量 80~100U/kg 静脉推注,再以 15~18U/(kg·h)持续静滴,每日监测活化部分凝血酶原时间(APTT)2 次,控制 APTT 在 70~90 秒。肝素维持 7~10 天后,改用华法林维持治疗。应用期间应注意血小板及凝血检查,密切观察皮肤、消化道、泌尿道等部位的出血。

2. 低分子肝素　低分子肝素 4000U,皮下注射,2 次/日。华法林应与低分子肝素重叠使用 3 天,INR 达标后停用低分子肝素。低分子肝素对凝血及纤溶系统影响小,出血并发症低。

3. 华法林　华法林首次剂量为 5mg,1 次/日,根据国际标准化比率(INR)调整剂量,目标值为 INR 在 2~3,疗程 6 个月。对有遗传性或发生两次以上 CVT 的患者需长期口服华法林抗凝。

四、溶栓

目前尚无科学的证据支持溶栓治疗作为 CVT 的一线用药。在充分抗凝治疗的条件下,血栓仍在进展,病情进一步恶化,可考虑采用溶栓治疗。CVT 的溶栓方法有:全身静脉溶栓、局部静脉内溶栓、局部动脉内溶栓。

第五节　CVT 的介入治疗和手术治疗

抗凝是治疗 CVT 的首选方案,肝素是其一线用药。但是,由于抗凝治疗是防止血栓进一步延伸、加重,已形成的血栓主要是靠机体自溶。对于重症 CVT 患者,抗凝治疗可能不能挽救患者的生命。因此,对于危重症患者或抗凝治疗无效的患者,采取介入或手术治疗 CVT 是有必要的。介入治疗包括局部溶栓和机械性取栓,由于介入治疗能够加快血栓溶解,尽快恢复静脉回流,越来越多的试验证明了局部溶栓治疗 CVT 可以取得好的治疗效果(Ⅳ类证据),但目前介入治疗或外科手术治疗 CVT 的病例主要是选择性的,而且是小样本的,还没有随机对照试验证明系统性或局部溶栓治疗 CVT 的安全性和有效性。

一、介入治疗指征

到目前为止,CVT 的介入治疗或手术治疗的指征还不明确,主要根据患者临床情况来决定。血管内介入治疗临床试验的入选标准有:

1. 肝素治疗无效,病情仍在恶化。

2. 临床预后可能差的患者。预后差的因素有:入院时有昏迷、精神异常、深静脉血栓形成、伴有脑出血,这些因素增加了患者的死亡率和致残率。

二、介入手术操作流程

1. 术前准备　术前检查血常规、凝血功能、肝肾功能、传染病四项、心电图、胸片、头颅CT,建立静脉通道,碘过敏试验,腹股沟区备皮。

2. 介入操作技术　在局麻下或全麻下手术,经股动脉脑血管造影明确诊断,根据动静脉循环时间延长程度,是否累及皮层静脉、深静脉、导静脉、头皮静脉扩张以及静脉窦充盈情况确定CVT的范围和程度,为进一步的治疗提供依据。经股静脉穿刺置入6F血管鞘,全身肝素化,将6F导引导管置于颈内静脉,导管头端位于颈静脉球部,在微导丝引导下将微导管头端插入血栓部位,小心转动微导丝,在血栓内探出一条隧道,尽可能把微导管送到病变部位:上矢状窦远端(上矢状窦血栓形成)或窦汇处(横窦或乙状窦血栓形成),随后经微导管灌注溶栓药物:尿激酶或重组组织型纤溶酶原激活物(rt-PA)。一般建议先在血栓内团注溶栓剂,尿激酶25万单位,或rt-PA每间隔1~2分钟团注1mg,随后经微导管持续灌注溶栓剂(尿激酶4~8万单位/h,或rt-PA 1~2mg/h),复查造影显示闭塞的静脉窦基本通畅后即可撤出微导管,终止溶栓治疗(图21-10)。若予以球囊导管碎栓或取栓,在微导管到位后需通过交换技术将3m微导丝送入到上矢状窦,撤下微导管,将球囊导管或其他介入材料输送到位,然后再进行后续操作。

3. 术后处理　术后停用肝素改用华法林持续抗凝治疗,抗凝药物使用时间根据病因而定。

三、血管内局部溶栓进展

1988年,Scott等首次局部使用溶栓剂治疗CVT。1例33岁男性患者,表现为进展性头痛,他的状况迅速恶化至昏迷,DSA发现患者上矢状窦、直窦、双侧横窦广泛血栓形成。予以额骨去骨瓣减压治疗,同时经过小切口将导管置入到上矢状窦持续尿激酶灌注治疗,持续8小时后,CT扫描发现颞叶出血。但是患者症状得到缓解,仅有轻度言语困难和短期记忆力损害。因此尽管怀疑出血转化与溶栓有关,但这为CVT治疗提供了新的途径。

随后报道了一些小样本研究。Frey等采用rt-PA联合肝素连续治疗12例CVT患者,这12例患者均有严重的症状但无恢复的迹象,MRI显示伴有脑出血7例。治疗包括:肝素抗凝,APTT延长至2倍;经股静脉的静脉窦血栓内局部灌注rt-PA,每间隔1~2cm团注1mg,然后局部1~2mg/h持续灌注。经治疗后6例患者血流完全通畅,3例部分通畅,3例没有改善。临床症状5例完全恢复,6例好转,1例无效。Wasay和他的同事们进行一项多机构回顾性分析,目的是比较尿激酶局部溶栓与肝素系统化抗凝治疗。每组分别纳入20例病人,治疗前有7例出血性梗死(肝素组4例,尿激酶组3例)。两组治疗前的基线资料没有差异。出院时尿激酶组神经功能状况较肝素组好,尿激酶组16例完全恢复,而肝素组只有9例完全恢复($P=0.0019$)。虽然尿激酶组有1例出现硬膜下血肿和1例腹膜后血肿,但是没有神经功能恶化和新发的颅内出血。Yue等通过动静脉联合灌注尿激酶并结合球囊碎栓治疗6例重症CVT患者,1例死亡,其余患者得到了很好的恢复。

这些结果令人鼓舞,但Stam等进行的一项前瞻性研究的结果却不完全一致。这项试验纳入了20例可能预后差的患者。入选患者中,12例存在昏迷,14例有出血性脑梗死。除1例外,其他患者均在诊断当天或第2天开始肝素治疗。溶栓时首先团注尿激酶12万~60万

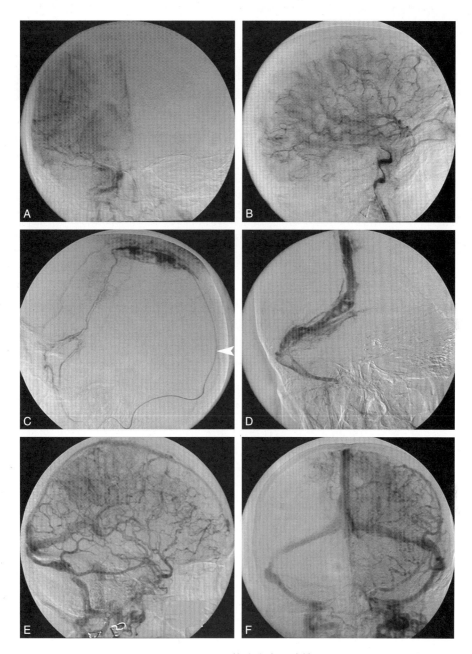

图 21-10　经静脉窦介入溶栓

患者,女性,22 岁,孕 2 个月。因头痛恶心呕吐 10 天,发作性肢体抽搐 3 天入院。诊断颅内静脉窦血栓形成。

A 和 B. 术前造影示上矢状窦、大脑大静脉、直窦、双侧横窦、乙状窦未显影,皮层静脉迂曲、扩张,循环时间明显延迟;C. 微导管到上矢状窦后经微导管造影;D. 局部灌注尿激酶并结合球囊碎栓后经微导管造影;E 和 F. 为持续灌注尿激酶 5 天后造影,结果显示上矢状窦、下矢状窦、大脑大静脉、直窦双侧横窦、乙状窦、海绵窦均已显影,但仍有静脉迂曲、扩张单位,随后 10 万单位 /h 持续灌注。15 例联合接受了机械除栓术。结果 9 例患者完全恢复,3 例轻度致残,2 例重度致残,6 例死亡。明显与死亡相关的因素有:恶性肿瘤、颅内大出血、中线明显偏移、开始治疗前延误的时间。溶栓后,5 例出现了颅内出血增加,其中 4 例死亡。这项结果与前面两项结果相矛盾。结合其他资料考虑,一些学者认为伴有颅内出血的患者可能是溶栓的禁忌证。虽然下这种结论太过简单,但我们认为,伴有颅内出血的患者行血管内溶栓治疗应该慎重。

Canhao 等对 CVT 溶栓治疗进行了综述,72 项研究中获得了 169 例患者的相关资料。146 例患者进行了局部溶栓治疗,127 例使用的是尿激酶。出院时,114 例患者预后较好(mRS,1~2 分),10 例不能生活自理(mRS 3~5 分),9 例死亡。用药途径与预后没有明显相关。18 例患者有颅内出血,仅有 5 例出现神经功能恶化,出现颅外出血并发症有 23 例。Cochrane 协作组也对治疗 CVT 的溶栓剂进行了综述,由于没有符合其入选标准的试验而不能得出结论。总之,有证据表明,对于部分重症患者,局部溶栓治疗有利于患者的恢复。

四、血管内机械取栓术

机械取栓术不仅是一种治疗方法,也是药物溶栓的一种补充手段。机械取栓术最早在 1990 年开始用于治疗 CVT。这种方法不依赖于溶栓药物,不仅能够清除血栓,而且能降低出血的风险。机械取栓术包括球囊辅助的取栓和导管血栓切除术。Soleau 和他的同事们回顾性分析了 1992 年到 2001 年他们治疗的 31 例 CVT 病例,8 例病人在抗凝治疗的基础上采用 Fogarty 球囊导管行血栓切除术,其中 7 例(88%)病人有临床改善,1 例病人死亡。与之相比较,10 例病人用了药物溶栓治疗,6 例病人得到了改善,4 例病人有明显神经功能恶化或濒临死亡。随后,Kirch 等报道了 4 例患者,除了肝素化治疗外,使用 Rheolytic 导管行血栓切除术。4 例病人中 3 例获得临床恢复,围手术期未出现手术并发症。第 4 例病人 CVT 是弥漫性的,所有硬脑膜静脉窦和深静脉系统均被累及,清除这样的血栓在技术上是不可行的,这例患者后来死亡。

Merci 机械取栓装置已被用于去除脑静脉系统的血栓。此技术需要将导管直接送到静脉窦,将小螺旋形装置送出导管头端并推送进血栓内,然后将附着的血栓缓慢地拉回到导管内。目前尚处在经验阶段无对照研究。Penumbra 系统是新一代神经系统血栓去除装置,能起到去除和抽吸急性血栓的作用,它采用一个内有能破碎血凝块和有助于抽吸的再灌注导管。目前有证据表明其治疗 CVT 有效。

资料显示,在联合药物治疗的基础上,机械取栓是合理的、安全的。因此,它可以作为药物溶栓治疗伴有出血性脑梗死的 CVT 的一种选择方法。

五、外科血栓清除术和减压术

在处理 CVT 上外科手术的主要作用是降低颅内压,包括去骨瓣减压和血肿清除,被认为是挽救生命的措施。Coutinho 和他的同事在处理即将发生脑疝形成的患者,其他方法作用非常有限,这驱使他们采用去骨瓣减压术来处理这类病人。他们报道了 3 例去骨瓣减压术治疗这类患者,其中两例完全恢复,由于第 3 例患者在手术前已经昏迷了很长时间,因而这例患者虽然行了去骨瓣减压术治疗,但最后未能挽救生命。因此,这种方案主要是用来处理其他方法不能控制的颅内高压患者。

六、CVT 处理流程

　　虽然介入治疗 CVT 取得了很好的效果,但是病例都是小样本、非随机试验。欧洲神经病学联盟(EFNS)指南建议:在肝素抗凝治疗后无效或神经功能进行性恶化且排除其他引起恶化的原因,在无大面积及出血性脑梗死或即将发生脑疝形成的情况下,可以考虑血管内治疗。但由于伴有颅内出血时,血管内局部溶栓是否能增加出血还不确定,因此有人建议在这种情况下用血栓切除术治疗。因此,我们建议颅内静脉窦血栓形成的处理流程如图 21-11。

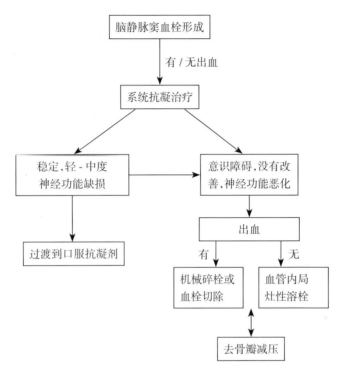

图 21-11　静脉窦血栓形成的处理流程

七、待解决的问题

　　血管内溶栓治疗 CVT 迫切需要多随机对照试验来验证其有效性和安全性,但是由于重症 CVT 发生率很低,单中心研究很难完成,尤其在能够早期确诊的单位。因此,这可能需要多中心乃至多个国家参与才可能完成。同时,CVT 介入治疗方案的选择,即哪些患者应该局部溶栓治疗,哪些患者应该机械取栓,哪些患者应该药物溶栓与机械取栓相结合、药物剂量的根据、微导管留置的时间等,这些问题都有待进一步解决。

第六节　CVT 的预后

　　相对于脑动脉血栓,CVT 预后较好,约 80% 的 CVT 患者经治疗后预后良好。预后的关键在于早期诊断、早期治疗。目前为止最大规模的研究,一组跨国多中心(21 个国家、89 个中心)624 例 CVT 患者发病后 16 个月的调查结果显示,57.1% 痊愈,8.3% 死亡,其他为不同程度的神经功能缺损。脑疝形成是死亡发生的主要原因,昏迷、精神障碍、深静脉血栓,以及合并颅内出血、后颅凹病变被证实具有独立预测死亡的价值。预后差的因素为年龄过大或过小、昏迷、重度颅高压,出现控制不好的癫痫、肺栓塞和严重感染等并发症。Baumgartner等对CVT患者发病后12个月进行MRI、MRV检查和神经功能评分,结果神经功能评分良好,未再次形成脑静脉血栓。

(朱武生 岳炫烨)

参 考 文 献

1. Saposnik G, Barinagarrementeria F, Brown RD, et al. Diagnosis and management of cerebral venous thrombosis: a statement for healthcare professionals from the American Heart Association/American Stroke Association. Stroke, 2011, 42: 1158-1192.

2. Yue X, Xi G, Zhou Z, et al. Combined intraarterial and intravenous thrombolysis for severe cerebral venous sinus thrombosis. J Thromb Thrombolysis, 2010, 29: 361-367.

3. Choulakian A, Alexander MJ. Mechanical thrombectomy with the penumbra system for treatment of venous sinus thrombosis. J Neurointerv Surg, 2010, 2: 153-156.

4. Einhaupl K, Stam J, Bousser MG, et al. EFNS guideline on the treatment of cerebral venous and sinus thrombosis in adult patients. Eur J Neurol, 2010, 17: 1229-1235.

5. Yesilot N, Bahar S, Yilmazer S, et al. Cerebral venous thrombosis in Behçet's disease compared to those associated with other etiologies. J Neurol, 2009, 256: 1134-1142.

6. Gratama van Andel HA, van Boven LJ, van Walderveen MA, et al. Interobserver variability in the detection of cerebral venous thrombosis using CT venography with matched mask bone elimination. Clin Neurol Neurosurg, 2009, 111: 717-723.

7. Coutinho JM, Majoie CB, Coert BA, et al. Decompressive hemicraniectomy in cerebral sinus thrombosis: consecutive case series and review of the literature. Stroke, 2009, 40: 2233-2235.

8. Medel R, Monteith SJ, Crowley RW, et al. A review of therapeutic strategies for the management of cerebral venous sinus thrombosis. Neurosurg Focus, 2009, 27: E6.

9. Gaikwad AB, Mudalgi BA, Patankar KB, et al. Diagnostic role of 64-slice multidetector row CT scan and CT venogram in cases of cerebral venous thrombosis. Emerg Radiol, 2008, 15: 325-333.

10. Girot M, Ferro JM, Canhao P, et al. Predictors of outcome in patients with cerebral venous thrombosis and intracerebral hemorrhage. Stroke, 2007, 38: 337-342.

11. Stam J. Thrombosis of the cerebral veins and sinuses. N Engl J Med, 2005, 352: 1791-1798.

12. Canhao P, Ferro JM, Lindgren AG, et al. Causes and predictors of death in cerebral venous thrombosis. Stroke, 2005, 36: 1720-1725.

13. Cumurciuc R, Crassard I, Sarov M, et al. Headache as the only neurological sign of cerebral venous thrombosis: a series of 17 cases. J Neurol Neurosurg Psychiatry, 2005, 76: 1084-1087.

14. José M. Ferro, Patrícia Canhão, Jan Stam, et al. Prognosis of Cerebral Vein and Dural Sinus Thrombosis. Stroke, 2004, 35: 664-670.

15. Baumgartner RW, Studer A, Arnold M, et al. Recanalisation of cerebral venous thrombosis. J Neurol Neurosurg Psychiatry, 2003, 74: 459-461.

16. 朱武生, 徐格林, 刘新峰. 儿童脑静脉窦血栓形成. 国际脑血管病杂志, 2010, 18: 670-673.

17. 朱武生, 石静萍, 刘新峰, 等. 脑静脉血栓形成诊断和治疗的临床分析. 中国神经精神疾病杂志, 2006, 32: 86-87.

第二十二章

非动脉粥样硬化性缺血性
脑血管病的介入治疗

动脉粥样硬化是颅内外动脉狭窄的最主要病因。除了动脉粥样硬化外，其他病因如大动脉炎、纤维肌性发育不良、外伤、动脉扭转、先天性动脉闭锁、肿瘤、放疗后纤维化等均可引起颅内外动脉狭窄或闭塞，进而引起缺血性脑血管病。这些病因中，由于发病率相对较低，目前还没有大样本的研究证实血管内治疗的有效性，仅有一些个案报道或小样本研究。本章对大动脉炎和肌纤维发育不良等少见病因引起的血管狭窄的介入治疗进行简要回顾。

第一节 多发性大动脉炎

多发性大动脉炎（takayasu arteritis, TA）是一种慢性非特异性炎性动脉疾病，主要累及主动脉及其主要分支如头臂干、颈动脉、锁骨下动脉、椎动脉、肾动脉、冠状动脉和肺动脉等血管。其主要症状是由动脉狭窄或闭塞引起的眩晕、昏厥、视力减退、头痛、无脉、偏瘫、失语等。此病名称较多，除了 TA 外，以前又称无脉症、主动脉弓综合征、突发性大动脉炎或不典型性主动脉缩窄症等。

一、病因及发病机制

TA 的病因及发病机制目前尚不清楚，涉及遗传、感染、细胞和体液免疫机制、性激素等多方面，目前遗传因素、免疫机制及感染在研究中备受关注。

本病是一种慢性血管炎，免疫病理证明浸润细胞主要由 γ2δT 细胞、α2βT 细胞以及 NK 细胞构成，浸润细胞可释放一种细胞因子——穿孔素（perforin），直接损伤血管细胞。病变部位热休克蛋白 65（heat2shock p rotein, HSP）及人类白细胞抗原（human leukocyte antigen, HLA）Ⅰ和Ⅱ表达增强，也支持 γ2δ 和 α2βT 细胞的致病作用，这些发现提示某种应激反应触发的自身免疫炎症可能是本病的发病原因。研究表明 HLA2B52 和 B39 分子通过结合不同的抗原肽引起不同部位炎症反应，可导致不同临床表现。

免疫系统异常在 TA 发病中起了重要作用，不具有动脉粥样硬化危险因素的 TA，患者并发动脉粥样硬化提示炎症可能是动脉粥样硬化致病危险因素之一。TA 伴有炎性疾病可分为几类：感染性疾病(结核感染、扁桃体炎、乙型肝炎)、皮肤病(坏疽性脓皮病、结节性红斑)、自身免疫性疾病(甲状腺炎)和不明原因的炎性疾病(克罗恩病、溃疡性结肠炎)等疾病。TA 与其他炎性疾病相关可能由于：TA 和其他炎性疾病之间有共同或相关抗原；炎性疾病可能刺激免疫系统因此导致自身免疫机制；炎症可能直接损伤血管和产生自身抗原。TA 和其他自身免疫性疾病共存提示在免疫系统出现异常，某些细菌或病毒感染后导致免疫调节失衡可伴有 TA 发病或进展。

二、临床表现

大动脉炎其病理改变为病变动脉全层慢性炎症及中内膜弹力纤维和平滑肌广泛破坏。近来临床上由于大动脉炎直接引起缺血者逐渐增多，很多病人不出现早期非特异性全身症状，就诊时已是血管狭窄，组织缺血，并且常以脑、心、肾等重要脏器受累症状为主。此时病变的动脉壁纤维化，呈弥漫性或不规则的增厚、缩窄和变硬，引起管腔不同程度的狭窄或闭塞，累及主动脉弓分支动脉引起脑部严重缺血，而又难以建立足够的侧支循环；或因狭窄的动脉壁常合并有血栓形成，一旦血栓脱落形成栓子阻塞脑动脉或脑动脉本身有血栓形成，造成颅内中小动脉的闭塞，形成脑组织的软化、坏死，均可导致大动脉炎合并脑梗死。

一般认为 TA 的发病主要经历非特异性炎症期、血管炎症期和静止期 3 个阶段。非特异性炎症期主要表现为发热、关节痛等全身症状，后两个阶段主要表现为一系列因血管狭窄造成的缺血症状。国内文献总结 TA 常见的临床表现有继发性高血压(60%)，脉搏减弱或无脉(37.2%)，肢体间歇性活动障碍(24.7%)，心悸气促(10.6%)及头昏(9.2%)。本组患者与之相比，头昏、脉搏减弱及肢体间歇性活动障碍等症状发生率较高。虽然一些特征性症状或体征对诊断有提示作用，但 TA 起病时症状轻微，且无特异性，早期诊断困难，极易误诊、漏诊。临床诊治过程中，对原因不明的头痛、发热、炎性指标增高的患者，应注意检查双侧脉搏、四肢血压、有无血管杂音等。对于青年起病的高血压，首发症状表现为脑梗死、脑出血、心力衰竭的患者，要考虑到 TA 的可能。

血管造影是目前诊断大动脉炎最有效的检查手段，它能确定受累血管的部位及范围，能显示大动脉及其主要分支的狭窄、阻塞和扩张性改变的程度以及侧支循环的形成情况等，从而有利于临床的早期诊断、准确分型、判断预后及指导治疗，因此，对临床上怀疑有 TA 者应及早进行血管造影检查。

根据血管造影病变受累部位 TA 分为五型(Ⅰ~Ⅴ)。Ⅰ型：累及主动脉分支，Ⅱa 型：累及升主动脉和(或)主动脉弓，主动脉弓分支可同时受累，主动脉的其余部分没有受累；Ⅱb型：累及降主动脉，升主动脉、主动脉弓及主动脉分支可同时受累，但腹主动脉没有受累；Ⅲ型：累及降主动脉、腹主动脉和(或)肾动脉，但升主动脉、主动脉弓及主动脉分支没有受累；Ⅳ型：只累及腹主动脉和(或)肾动脉；Ⅴ型：混合型，具有上述两种或多种病变特征。根据临床表现将 TA 分为五型(A~E)。A 型：脑缺血型；B 型：高血压型；C 型：肢体缺血型；D 型：动脉瘤型；E 型：心肺血管和内脏血管受累型。

三、常规治疗

大动脉炎在治疗方面分为药物治疗和手术治疗。在疾病的早期，药物治疗是非常必要而且是很有效的。激素是药物治疗的首选用药，在日本目前比较通行的方案是激素和小剂量的抗血小板药物如阿司匹林联合使用，而免疫抑制剂因为其副作用较大并不被列为治疗的常规药物。其他尚有一些对症治疗的药物如血管紧张素转化酶抑制剂、β2受体阻滞剂、强心剂、利尿剂、血管扩张剂和中药等。

四、手术和介入治疗

大动脉炎的手术治疗方法有:①动脉内膜剥脱加自体静脉片修补术;②血管重建、旁路移植术;③自体肾移植术和肾切除术。其术后并发症发生率及病死率均较高。目前经皮腔内血管成形术(percutaneous transluminal angioplasty, PTA)和血管内支架置入术已被医学界公认为是治疗血管阻塞性疾患的一项成熟的非外科治疗手段。PTA的主要适应证为:①静止期TA患者血管狭窄大于50%;②合并有明显血流动力学意义的血管狭窄性病变,尤其是临床合并有高血压的肾动脉狭窄和主动脉狭窄等;③TA旁路术后吻合口狭窄或移植血管狭窄等。

血管内支架置入术的主要适应证为:①PTA后残余狭窄大于30%者;②血管狭窄或阻塞经PTA术后瘤样扩张以及旋切或激光再通术后内膜撕裂或夹层瘤形成等;③血管狭窄性病变较局限且可避免重要血管分支因支架置入而闭塞者,狭窄长度小于7cm者疗效较佳。位于头颈部者,需行狭窄远端置滤器拦截,以防血栓脱落致颅内动脉栓塞。

介入手术一般于炎症控制之后进行,患者应无发热、全身酸痛等全身炎症表现,ESR、CRP正常并需稳定在6个月以上。早期报道显示,PTA和支架置入术能有效消除多发性大动脉炎所致大血管狭窄,临床症状缓解,疗效好。Sharma等报道20例存在肾动脉狭窄的多发性大动脉炎患者,33处肾动脉行PTA治疗,成功率为82%;平均随访8个月,通畅率为79%。Tyagi等报道45例多发性大动脉炎患者行PTA,成功率为89%,平均随访43个月,通畅率为79%。但Kerr等的结果则相反,11例共20处病变血管行PTA治疗,其中大部分病变位于锁骨下及肾动脉,手术成功率仅为56%,而且术后有45%的血管出现并发症(再狭窄、栓塞、感染)。近期的研究也显示PTA的远期疗效不佳,20处血管接受PTA治疗,其中18处成功(10处同时置入血管内支架),成功率为90%;术后所有患者均定期行血管造影,随访时间为4个月~10年(中位数3年),78%(14/18)的血管出现再狭窄。多发性大动脉炎的动脉狭窄与粥样硬化所致狭窄不同,前者为纤维增生所致,管壁增厚明显且弹性极差,PTA治疗的效果不佳,扩张后的动脉回缩明显,置入支架后易导致支架扩张不良或支架内血栓形成;此外在PTA治疗过程中,球囊扩张可导致血管内壁受损,诱发或加重炎症反应,导致管腔进一步狭窄。因此虽然PTA治疗的成功率高,临床症状缓解明显,但是远期再狭窄率高。由于冠状动脉粥样硬化性心脏病患者置入药物释放支架后的远期再狭窄率较置入裸支架明显下降,因此可考虑将适合大血管的药物释放支架用于治疗多发性大动脉炎引起的动脉狭窄。

多发性大动脉炎的病因尚未明确,药物治疗仅限于控制炎症反应,对抑制疾病进展无明显作用。血管旁路移植术效果好,且再狭窄率远低于介入治疗,但风险较大。血管内支架对大动脉炎引起的动脉阻塞性疾患的治疗,可简便有效地恢复血液供应,防止组织缺血的进一步恶化,是理想的治疗手段。

第二节　纤维肌性发育不良

纤维肌性发育不良(fibromuscular dysplasia,FMD)是一种非炎症性、非动脉硬化性动脉血管病。病理上以平滑肌细胞发生成纤维细胞样转化为主要特征,可出现纤维增生、胶原沉积、内弹力板分裂、动脉中层弹力纤维减少。既可导致动脉的狭窄和闭塞，又可引起动脉瘤或血管夹层。病变呈节段性，可单发或多发，主要累及全身中等大小的动脉，以肾动脉和颈内动脉最常见，常为双侧对称病灶。动脉造影可以发现特征性串珠样改变。患者多为青年人或中年人，女性多见。病因不明，个别患者有家族史。由于 FMD 在青年脑卒中中的重要致病作用，近年来受到重视。

一、FMD 的病因和病理

FMD 的病因尚未明确。少部分患者有家族史，尤其有些同卵双胞胎共同发病，提示遗传因素可能起作用。有些个案报道发现 FMD 与胶原的基因突变、皮肤松弛症、α1- 抗胰蛋白酶缺乏有关。FMD 患者中女性多于男性的现象也提示性激素或者是遗传因素在发病机制中起作用。但绝大部分患者为散发病例，并无显著的遗传倾向。病理改变在肾动脉中研究比较充分，颈动脉的病理特点与其类似。根据主要受累肌层的不同，病理上主要分为 3 种类型：内膜纤维组织形成、中膜纤维组织形成、外膜纤维组织形成。

二、FMD 的流行病学

FMD 患者多为青年人或中年人。一项动脉造影的病例组研究发现，患者年龄在 24~70 岁之间，平均年龄是 48 岁。儿童甚至婴儿期发病的个案也有报道。FMD 以女性多见。女性和男性患者之比为 3:1 到 4:1。85% 的头颈部动脉 FMD 是中年女性。目前关于 FMD 的死亡率、种族差异等未见报道。

三、FMD 的临床表现

FMD 是相对良性的疾病，只有少数 FMD 患者会出现症状。大多数 FMD 患者为造影中偶然发现。症状性 FMD 主要表现为器官缺血症状。查体以动脉听诊最为重要，可以闻及颈动脉、椎动脉、肾动脉、腹部动脉、髂动脉、锁骨下动脉的血管杂音。

1. 头颈部动脉 FMD　患者可表现为非特异性症状，如头痛、头晕、颈痛等。严重患者导致短暂性脑缺血发作和脑卒中。由于颈内动脉颅外段最常受累，因此前循环缺血最常见。轻瘫试验可以发现症状轻微的患者。

2. 颈动脉颅外段 FMD　最常见的症状是脑缺血症状和搏动性耳鸣。短暂性脑缺血发作和一过性黑矇比持续性的神经功能缺损更常见。查体可见单侧 Horner 综合征、血管杂音和局灶性脑缺血体征等。由于前循环受累的部位和范围不同，临床表现多样。

3. 椎动脉颅外段 FMD　椎动脉受累少见，可见于约 10% 的头颈部动脉 FMD 患者，经常与颈动脉病变同时存在。临床表现取决于后循环缺血的具体部位。

4. 颅内动脉 FMD　颅内动脉 FMD 见于 7%~20% 的头颈部动脉 FMD 患者。病灶主要位于颈内动脉岩段和虹吸段。基底动脉、大脑前动脉、大脑中动脉病变也有报道。患者主要表现为头痛和局灶性神经系统症状。也可以见到癫发作和智能下降等。

四、FMD 的影像学

DSA 是诊断 FMD 的影像学金标准，可以清晰地显示病变的各种形态。常见的病灶形态有串珠样，平滑管状和憩室样改变。CT 血管造影（CTA）和磁共振血管造影（MRA）同样能识别出动脉的串珠样改变。但 CTA 和 MRA 存在影像重建假象，不易与 FMD 病灶区分。超声可以发现动脉的异常。血管超声的优势在于不但可以观察管腔和血流特征,而且能对管壁特征进行描述,有利于鉴别病因;缺点是很多FMD病变位于颈椎第1、2椎体水平,不易探查,容易漏诊。

五、FMD 的诊断和鉴别诊断

凡怀疑 FMD 的患者均应进行全脑血管造影,以确定所有纤维肌性发育不良病变和合并的颅内动脉瘤或动脉夹层。有高血压的患者还要同时进行肾动脉造影,以确有无合并肾动脉病变。当影像学诊断困难时,仍需要活检病理才能确诊。实验室检查主要是为了筛查可能存在的结缔组织病和血管炎。检验项目包括血沉、抗核抗体、α1- 抗胰蛋白酶等。腰穿主要用于排除动脉瘤继发的蛛网膜下腔出血。

FMD 的鉴别诊断包括动脉粥样硬化、血管炎、Ehlers Danlos 综合征等。

六、FMD 的治疗

由于病因未明,无法对因治疗。治疗的主要方法是内科保守治疗、手术治疗和介入治疗。一般认为,症状性 FMD 患者,为避免日后发生脑卒中,应当服用抗血小板药物。但如果合并动脉瘤,抗血小板药物应当禁用。一旦出现脑梗死或出血,应当在脑卒中单元内接受脑血管病的正规治疗。如果血流动力学障碍非常明显,出现分水岭梗死时,应当采取扩充血容量、提高血压等治疗。如果内科治疗期间出现局灶性缺血症状及有高度血流动力学意义的狭窄或症状反复发作,可行外科手术治疗。常用的方法是逐渐腔内扩张术、血管搭桥术等。有动脉瘤和动脉夹层的患者也应采取手术治疗。近年来,经皮腔内血管成形术有逐渐替代外科手术的趋势。

(李达文　张仁良)

参 考 文 献

1. Seko Y. Takayasu arteritis: insights into immunopathology. Jpn Heart J, 2000, 41 (1): 15-26.
2. Kitamura H, Kobayashi Y, Kimura A, et al. Association of clini-calmanifestations with HLA-B alleles in Takayasu arteritis.Int J Cardiol, 1998, 66 (Supp l): 121-126.
3. Lupi-Herrera E, Sanchez-Torres G, Marcushamer J, et al. Takayasu's arteritis: Clinical study of 107 cases. Am Heart J, 1977, 93: 94-103.
4. 洪志鹏、陈福真. 大动脉炎的基础研究进展. 中华胸心血管外科杂志, 2000, 26: 60-62.
5. 戚跃勇, 邵利光, 孙清荣, 等. 大动脉点的血管内介入治疗. 介入放射学杂志, 2004, 13: 517-520.
6. Numano F, Okawara M, Inomata H, et al. takayasu arteritis. Lancet, 2000, 356 (9234): 1023-1025.
7. Hata A, Noda M, Moriwaki R, et al. Angiographic findings of Takayasu arteritis: new classification. Int J Cardiol, 1996, 54 (Suppl): S155-S163.
8. 杜万良. 纤维肌发育不良. 中国卒中杂志, 2007, 2 (6): 537-541.

第二十三章

脑血管介入的并发症及处理

随着技术的发展和器材的改良,血管内介入诊治的适用范围不断扩展,治疗病例的难度不断加大,与血管内介入相关的并发症种类也在不断增加。血管内介入法作一种临床新技术,其并发症的发生率和严重程度是决定其能否在临床广泛开展的一个主要因素。而对于具体病例来说,并发症的发生和处理是否得当,是评判介入操作成败的关键因素,因此,介入医生必须高度重视并发症的预防和处理,才能保证操作的成功和患者的安全。

根据发生部位和累及器官,血管内介入相关的并发症可分为四大类,即系统性并发症、穿刺点并发症,治疗局部并发症以及终末器官(神经系统)并发症(见表23-1)。系统性或穿刺点并发症也可发生于其他介入操作中。而治疗局部并发症和神经系统并发症是脑血管介入所特有的。相对于内膜剥脱术而言介入治疗的并发症发生率较低。但也有一些解剖因素和伴随因素会增加介入治疗的危险性。

表 23-1 脑血管介入治疗相关的并发症

系统性并发症	穿刺点并发症	治疗局部并发症	终末器官并发症
心动过缓	血肿形成	血管痉挛	中风
心搏暂停	穿刺点出血	颈外动脉闭塞	TIA
低血压	腹膜后出血	动脉内膜夹层	过度灌注综合征
心肌梗死	假性动脉瘤	动脉穿通	意识丧失
充血性心力衰竭	动静脉瘘	支架内血栓形成	脑出血
肾衰竭	动脉血栓形成	保护伞内血栓形成	癫痫发作
	感染	主动脉弓损害	多发梗塞性痴呆
		支架远端成角	
		支架展开不够	

第一节 系统性并发症

一、常见的系统并发症

SAPPHIRE 研究表明,脑血管介入治疗可以引起心脏并发症。围手术期心肌梗死的发生率为 2.6%。导管或导丝进入主动脉弓、心腔或颈动脉壶腹内均可诱发心律失常。由于在颈动脉分叉处实施球囊成形或支架置入术时对血管壁的牵拉和扩张，刺激压力感受器，导致迷走神经张力增加，可导致低血压、心动过缓、甚至心搏暂停。心律失常在治疗先天性颈动脉分叉部狭窄时更容易出现。这些系统性并发症在内膜剥脱术时也可发生，尤其在切开颈内动脉壶腹部的过程中，但其严重程度较轻，持续时间也较短。由脑血管造影或介入治疗诱发的心律失常有时可进一步导致充血性心力衰竭或心肌梗死。另外，过多使用造影剂引起血浆渗透压改变也可引起或加重充血性心力衰竭。过量使用造影剂还能诱发严重肾功能不全或肾衰竭。因此，实施颈动脉介入治疗或脑血管造影时，一次操作造影剂的总量最好不要超过 150ml。对于心肾功能异常的患者，造影剂的用量更应严格控制。

二、系统并发症的处理方法

1. 心动过缓和心跳骤停的防治方法　在早期颈内动脉介入治疗时，实施介入治疗前常为患者安置临时心脏起搏电极。Harrop 等研究表明，术前安置的临时心脏起搏电极，有 62% 在介入操作过程中启动。但这一应对措施本身也会带来并发症，有报道称临时心脏起搏电极穿通心壁后可导致死亡。因此，如有必要，应随时准备好临时心脏起搏器（包括血管鞘、临时心脏起搏电极及起搏器），以备及时启用。永久性心脏起搏器仅限于特殊病例（如本身有病窦综合征或心动过缓的患者）。如果心律失常能及时得到处理，很少需要实施心脏起搏。在球囊扩张前给予 0.5mg 或 1.0mg 阿托品往往能预防或减轻心动过缓的发生，一般建议使用 0.5mg 即可。阿托品应在球囊扩张前 1 分钟静脉推注。对于有心动过缓以及正在服用 β 受体阻滞剂或地高辛的患者，注射阿托品后有时会出现心率急剧增快的反应。而这些患者球扩后心率减慢的反应往往较为明显，因此应适当加大阿托品的用量（1.0mg）。内膜剥脱术后发生颈内动脉再狭窄的患者，由于手术已切断了血管壁上部分迷走神经分支，因此这些患者在球扩时一般不会出现严重心律失常和低血压反应。因此术前可不给予阿托品，但应将阿托品抽取备用。已经置入永久心脏起搏器的患者，不需要降低迷走张力，因此球扩前也无需给予阿托品。但这些患者有时会出现低血压，必要时应给予适当干预。

2. 围手术期低血压处理　颈内动脉介入治疗后发生的低血压大多与心动过缓有关。但在某些血管成形或支架置入病例，血压的下降可能较心率下降更明显，同时，低血压持续的时间也较心动过缓长。对于这些患者，可先用阿托品治疗心动过缓。另外，可以考虑加大输液量，因为低血容量往往使血流动力学反应更显著。根据情况，操作过程中或术后短期可使用血管收缩药物。常用的缩血管药物有去甲肾上腺素和多巴胺等，应根据血压的监测情况决定药物的使用剂量和使用时间。一般情况下，应使收缩压保持在 100mmHg 以上。如患者同时有其他症状（由于脑或心肌低灌注引起），可适当再调高血压。多数情况下，血管收缩药物仅需在术后数小时内使用，个别情况可能要延续到 24 小时或更长时间，笔者所做的颈动脉支架患者术后应用升压药物最长达 2 周左右。部分患者需要临时终止抗高血压治疗，或出院时减低抗高血压药物的剂量。在支架置入术后约 2 周血压一般会恢复到术前水平。因此，术后 2 周内定期血压监测、适时调整降压药物是非常重要的。

3. 术后高血压的处理　在内膜剥脱术中常见到剧烈而持续的血压升高，在颈动脉介入治疗中这种情况并不多见。如果出现血压急剧升高，需要积极干预。因为颈动脉介入治疗后颅内出血的发生率高于内膜剥脱术。应将收缩压控制在 150mmHg 以下。患者发生心动过缓或低血压一般多在操作过程中，术后如果血压仍高，也应积极予以控制。研究表明，术前基础血压偏高的患者围手术期并发症也较高。

4. 其他系统并发症的处理　介入操作还会出现其他一些系统并发症,包括感染和肾功能损害等。如果患者有全身感染的指征,应给予相应的抗生素。如果出现肾功能损害,可给予输液等处理。有关造影剂引起肾功能损害的处理,后面章节将有详细描述。

第二节　穿刺点并发症

一、概述

根据文献报道,脑血管介入治疗的许多并发症都与穿刺点有关。常见穿刺点并发症包括皮下出血(血肿)、假性动脉瘤、动静脉瘘、血管夹层形成、血管撕裂、下肢动脉血栓形成、腹膜后出血、神经损伤、穿刺点感染等。这些并发症的产生与介入操作的复杂程度有关,也与穿刺方法、穿刺血管、穿刺点选择、穿刺次数和器材等有关。常规血管造影的穿刺点并发症在 2.0% 左右,而颈动脉介入治疗的穿刺点并发症大约在 5% 左右。

早期介入治疗是采用血管切开法实施的。因为损伤大,切开部位并发症高,操作复杂等缺点,极大地限制了早期介入技术的发展。之后发展了针外导管法和针内导管法。1953 年,Seldinger 创立了安全穿刺技术(Seldinger 法)。这种技术显著减少了穿刺点的损伤程度,明显降低了穿刺点并发症。目前除了特殊大血管介入治疗外,基本采用这种穿刺法。

介入治疗入路的不同也会影响到穿刺点并发症的发生。由于股动脉管径较大,可放置较大管径的血管鞘,手术操作视野开阔而为绝大多数介入治疗所采用。而选择合适的穿刺点和娴熟的穿刺手法是减少穿刺点并发症的重要因素。选择正确的穿刺点应充分考虑患者的身高、体型、胖瘦、下肢有无畸形、血管的韧性等诸多因素。一般右利手操作者选择右侧股动脉为穿刺部位。操作人员必须在术前准备阶段触摸腹股沟动脉搏动情况,以排除明显的血管狭窄、硬化和闭塞。如怀疑穿刺点血管有病变,可考虑用 B 超进一步明确,也可选择对侧为入路。对于右侧下肢截肢、严重畸形、曾实施疝气修补术、穿刺部位有皮肤感染或血管明显硬化的患者,也应考虑经左侧股动脉或上肢动脉为穿刺点。

一般认为穿刺点并发症应控制在 10% 以下,而严重并发症更应控制在 5% 以下。这一比例是针对波立维充分抗凝并使用 6~8F 血管鞘而言。穿刺点血管正常、穿刺技术精确、穿刺点处理良好是介入治疗顺利实施的基本保证。有许多学者主张介入治疗后使用血管缝合器。尽管文献报道使用血管缝合器的并发症少,但这种器械有时会引起额外的并发症,严重时可能导致截肢。

对于脑血管介入操作而言,若血管没有异常,左右股动脉作为介入治疗的入路应该没有明显差异。如果患者有严重腹主动脉狭窄或双侧髂动脉狭窄,应考虑使用肱动脉作为介入入路。未经治疗的腹主动脉瘤也应使用肱动脉入路。使用交换导丝和无血流控制装置的大型号血管鞘容易引下肢动脉血栓。

经肱动脉入路实施颈动脉支架置入术已经有成功个案报道。这一入路虽然操作距离短,但操作角度往往不够理想。因此,必须仔细研究主动脉弓造影结果以判断肱动脉入路的可行性。一般选择没有锐角的入路。当对右侧颈动脉分叉部实施介入治疗时,左侧肱动脉一般为较好的入路,这样可以使导丝沿主动脉弓上缘先下行后上行进入右侧颈动脉,导管在主动脉弓内走行数厘米后进入无名动脉,这样导管可保持一定张力。肱动脉入路常采用渐进式球扩法以避免血管撕裂。左侧颈动脉狭窄的患者两侧肱动脉入路均可考虑。由于左侧颈总动脉开口与无名动脉或左锁骨下动脉开口之间距离较短,这样使进入左侧颈总动脉的通路形成一个发卡样迂回。当左侧颈总动脉发自无名动脉时,应考虑以右侧肱动脉为入路。

二、常见穿刺点并发症和处理方法

1. 穿刺点出血 穿刺点出血是经股动脉介入治疗最常见的穿刺点并发症。实施血管介入操作的患者,术后需要输血者在 1.8%~6.5% 之间。与穿刺点出血有关的常见因素见表 23-2。

表 23-2 影响穿刺点出血的因素

女性	体重过轻
高血压	肥胖
置鞘时间过长	肝素用量较大
血管鞘直径较大	同时使用溶栓药物
高龄	

在开展脑血管造影或介入治疗时,使用 6F 导管比使用 7F 或 8F 导管的穿刺点并发症要低(大约在 1：2 之间)。而一些研究报道,血管鞘的直径似乎与穿刺点并发症关系不大。在实施颈动脉成形或支架置入术后停止使用肝素一般对介入治疗的效果没有明显影响,但可显著降低出血的发生。因此,建议术后尽早拔除血管鞘。有些介入治疗术前或术中需要使用血小板糖蛋白 IIb/IIIa 受体抑制剂(如阿昔单抗,替罗非班),这时应适量减少肝素用量(70IU/kg)。

穿刺点附近如果出现了突出性包块,提示可能发生了血肿。然而,在较肥胖的患者,血肿发生后局部可能没有明显变化。穿刺点出血的治疗应根据出血量和有无继发血流动力学改变而定。少量出血可以使用机械压迫法处理,有的需要使用反转血液低凝状态(去肝素化)。如果在使用这些方法后穿刺点出血仍没有控制。应考虑进一步的介入治疗或用外科方法止血。

如果有出血并发症的患者正在使用阿昔单抗,可以输注血小板,一般这种新输注的血小板不受原先已经与血小板结合药物的影响。但这一原则不适用于小分子血小板糖蛋白 IIb/IIIa 受体抑制剂,如依替巴肽,替罗非班等。因为这些小分子是竞争性受体抑制剂而不是与受体紧密结合的受体。因此血液中存在的未结合药物可以再作用于输入的血小板。但这些药物的半衰期较短,其抗血小板的作用在数小时后即开始减弱。

2. 腹膜后出血 文献报道介入操作后发生腹膜后出血的发生率在 0.12%~0.44% 之间。股动脉高位穿刺(如穿刺点越过或接近腹股沟)或股动脉后壁穿通均明显增加腹膜后出血的几率。穿刺者熟悉腹股沟附近血管及其他解剖结构,对于选择合适的穿刺点并减低腹膜后出血的发生率是非常有益的。穿刺点应选择在股骨头中 1/3 对应的股动脉。

腹膜后出血的临床症状包括低血压、腹部膨隆和饱满、下腹部疼痛等。腹、盆腔 CT 扫描或 B 超探查往往能确诊腹膜后出血。如怀疑有腹膜后出血,应立即停止使用抗凝剂并使血液去肝素化。如患者有低血容量表现,应根据情况输注晶体液体、血液成分或全血。如果腹膜后出血引起明显血流动力学改变,可通过对侧股动脉行紧急血管造影以明确出血部位和程度。如造影中发现有活动性出血,可以使用球囊压迫止血,这一方法往往能使患者情况迅速稳定下来。如长时间球囊压迫仍然不能终止出血,可考虑放置带膜支架以封闭出血点。如以上方法均告失败,应及时用外科方法开放止血。

一旦确诊腹膜后出血要立即给予平卧位,腹胀严重者给予插胃管达到胃肠减压的目的,必要时可给予灌肠处理。可根据情况使用止血药物。同时及时行交叉配血、快速补液、以扩充血容量,并根据情况给予输血。如果有条件应该监测中心静脉压,而后根据监测结果调整输液、输血的量及速度。

腹膜后血肿可分为稳定型和扩展型,稳定型常是小血管破裂引起,易局限并停止。此型血肿大小无变化或逐渐缩小,血肿无波动。在给予输液或输血后生命体征可逐渐趋向平稳。稳定型血肿多采取保守治疗。扩展型血肿常由于大血管破裂,血肿迅速扩散到腹膜后间隙,动态观察时可见血肿逐渐增大,血肿呈现明显的波动性,患者生命体征不稳定,血压持续性下降,心率增快、脉搏减弱等。此种类型要尽快采取手术治疗。因腹膜后血肿压迫刺激腹腔神经丛,腹痛是最常见的症状,部分患者可有腹胀、腰背痛、肠鸣音减少,血肿巨大或有血液渗入腹腔者可有下腹部腹膜刺激征。在诊断时要注意与急腹症鉴别。同时因病情突然变化,患者常极度恐惧、紧张,应及时对患者做好耐心、细致的解释工作,尽量使患者情绪稳定。对一些过于恐惧和紧张的患者可适当使用镇静剂。但是要注意尽量使用对血压无影响或影响较小的药物。

3. 假性动脉瘤　如出血后血肿与管腔之间有血流交通,就形成一个假性动脉瘤。文献报道,介入操作后实施常规超声探查发现假性动脉瘤的发生率高达6%。股动脉低位穿刺(穿刺点位于股浅动脉或股深动脉)可明显增加假性动脉瘤的发生率。其他与假性动脉瘤相关的因素包括女性、年龄大于70岁、糖尿病和肥胖。

出现假性动脉瘤的患者往往在介入操作数天后有穿刺部位疼痛感。局部检查可以触摸到有波动的液性包块,听诊时可闻及收缩期血管杂音。假性动脉瘤的治疗方法要依据瘤体的大小、严重程度以及是否继续要抗凝治疗而定。对于直径小于2cm的假性动脉瘤,一般会自发消失,临床仅需密切观察其有无变化。较大的假性动脉瘤可采用超声定向压迫、经皮凝血酶/胶原注射、动脉瘤弹簧圈栓塞或带膜支架置入等方法治疗。这些方法无效时考虑用外科修补法治疗。下面介绍假性动脉瘤的处理方法。

(1) 延长压迫时间:轻微的假性动脉瘤,可以通过延长压迫时间进行治疗。压迫的过程中,要注意观察足背动脉的搏动情况。

(2) 超声定向压迫法:1991年,Fellmeth等报道了超声定向压迫法治疗股动脉假性动脉瘤。这种方法治疗假性动脉瘤的原理是,在超声定向下压迫动脉瘤颈部,使瘤体内形成血栓,达到阻断瘤腔与管腔之间交通的目的。据文献报道,这一方法的成功率在55%~90%之间。虽然多数病例都可用这种方法成功治疗,但这种方法也有局限性。实施这种操作耗时费力。压迫时间一般在10~300分钟之间,平均为30分钟。在实施过程中,因为会引起患者不适和疼痛,往往需要给予镇痛和镇静剂。如果操作后患者仍需抗凝治疗,则患者发生瘤体破裂和动脉瘤再发的可能性增加。因此必须密切观察治疗部位有无变化以及全身状况。影响治疗成功率的因素包括肥胖、瘤体过大、使用抗凝药物以及压迫时患者反应明显等。穿刺部位有感染、血肿压力高或下肢有明显缺血症状时不应使用压迫法。

(3) 超声定向凝血酶注射法:在超声引导下将凝血酶注射到假性动脉瘤内也是一种有效的方法。尽管这种方法早在1986年就已经被用来治疗假性动脉瘤,直到最近这种方法才被广泛认可。文献报道,在超声定向下注射牛凝血酶(500~10 000U)治疗股动脉假性动脉瘤的成功率约在86%~97%之间。凝血酶注射法的一个潜在危险是注射的凝血酶可能进入到循环血液中引起肢体远端血栓形成。文献中已见到多例患者在凝血酶注射后发生了肢体远端血栓形成。在注射时将针头背对着瘤颈可以降低凝血酶进入血管腔的可能性,从而减少下肢动脉血栓发生的几率。另一种能有效减少下肢动脉血栓形成的方法是,在注射时用球囊临时封闭动脉瘤在血管上的开口。用这种方法治疗假性动脉瘤也有多例报道。其操作过程是,经对侧股动脉穿刺成功后,将与治疗血管管径相当的球囊释放到动脉瘤开口处,这时股动脉内的血流被阻断,进出动脉瘤的血流也同时被阻断。然后再将凝血酶注射到瘤腔内而不会发生远端血栓形成。另外,球囊对血流的阻断也有利于瘤腔内血栓形成,减少凝血酶的用量。在实施凝血酶注射法治疗假性动脉瘤时,对于曾使用过凝血酶或牛血清蛋白的患者有发生交叉过敏反应的可能。这些过敏反应可表现为低血压、心动过缓、凝血因子抑制因子形成等。因此有牛血清蛋白应用史的患者应作皮试以排除发生严重过敏反应的可能。

(4) 胶原蛋白降解物注射法:经皮注射胶原蛋白降解物治疗股动脉假性动脉瘤是一项新技术。2002年Hamraoui首次报道了经对侧股动脉造影指导下,将牛胶原蛋白注射到假性动脉瘤的瘤腔内。这一技术的成功率高达98%。这一方法的优点是瘤颈部胶原栓子脱落发生的比例很低,也没有发生交叉过敏反应的报道。缺点是要经对侧股动脉造影,而且需使用较大的血管鞘。

(5) 带膜支架法:用带膜支架法封闭股动脉假性动脉瘤也有多项研究报道。Weigand报道了用带膜支架法成功治疗32例假性动脉瘤患者。Thalhammer等报道了用带膜支架法成功治疗16例假性动脉瘤患者。当假性动脉瘤发生在股动脉分叉处时,一般不适合使用带膜支架治疗。因为这一部位释放支架有导致其中一支血管闭塞的可能。在股动脉放置支架后,这个部位以后将不能再作为介入治疗的入路。带膜支架置入后有发生支架内血栓形成及血管闭塞的可能,对于股动脉血流量小的病例这种可能性更大。

(6) 弹簧圈栓塞法:用弹簧圈栓塞法治疗假性动脉瘤也有成功的病例报道。Waigand等报道了12例用弹簧圈封闭动脉瘤与动脉之间的通道。对于窄颈动脉瘤,可通过3F的Tracker导管释放0.014in的弹簧圈(3mm×40mm),瘤颈较宽大时,可用较大的弹簧圈(0.35in,6mm×30mm)通过5F造影导管释放。弹簧圈栓塞法是一种有效治疗股动脉假性动脉瘤的方法,缺点是操作过程有时很耗时。另外,如果弹簧圈填塞不紧密,在弹簧圈之间还会有一定血流。如果弹簧圈放置很浅,有时会引起填塞局部的不适和表面皮肤坏死,部分病例弹簧圈逸出可导致远端血管的栓塞。

(7) 外科修复:目前用外科方法修复假性动脉瘤已大多被非手术方法所替代。外科手术尽管非常有效,但常常会伴随一些外科性并发症,如术后治疗部位不适、瘢痕、伤口感染、费用增加以及住院时间延长等。目前国外一般在非手术法失败后才采用外科法进行修复。

4. 动静脉瘘 动静脉瘘的产生是由于穿刺针同时穿过股静脉和股动脉,当拔出血管鞘后在动脉和静脉之间形成了瘘道。文献报道血管内介入操作后动静脉瘘的发生率约为0.4%。穿刺点过高、过低或偏内侧,多次穿刺尝试以及凝血时间过长均会增加动静脉瘘的发生几率。动静脉瘘形成后可能于术后数天后才出现临床症状。动静脉瘘在临床上一般表现为穿刺部位持续存在的来回性血管杂音。在有些情况下,由于静脉扩张,下肢出现水肿或压痛,个别严重情况下,会发生供血不足或盗血现象。彩色多普勒血流检查可辅助确诊动静脉瘘。

大多数由穿刺引起的动静脉瘘都较轻,不会对血流动力学产生明显影响,并可自行缓解。有症状的动静脉瘘需封闭治疗,以防止血液分流加重,引起下肢水肿、疼痛和坏死等症状。用超声定向压迫法或带膜支架封闭瘘道开口均为可行的方法。1994 年,Uhlich 报道了一例用带膜支架成功封闭严重动静脉瘘。Waigand 也报道了用带膜支架治疗 21 例动静脉瘘患者。带膜支架治疗动静脉瘘的一个明显并发症是支架内血栓形成的比例较高(12%~17%)。

也有用弹簧圈栓塞技术治疗动静脉瘘的小样本报道。但是,这方面的技术还不很成熟。在经皮介入治疗不成功的情况下,可以考虑用外科手术的方法修复动静脉瘘。

5. 下肢缺血 穿刺的股动脉或其分支血管发生血栓形成的比例很低,文献报道一般不超过 1%。发生下肢动脉血栓的危险因素包括在相对较小的动脉使用较大的血管鞘和导管(导管动脉不匹配),患者有原发性血管疾病、高龄、心肌病以及存在血液高凝状态(如血液中蛋白 C 或蛋白 S 缺乏,存在狼疮性抗凝物)等。另外,血管夹层或痉挛也会诱发下肢动脉血栓形成。

下肢动脉血栓形成的典型临床表现为下肢缺血症状(五 P 症):疼痛、皮肤苍白、麻木、无脉、皮温低。通过详细体检常常能发现下肢缺血,双功能多普勒往往能确诊下肢动脉血栓。如果患者在介入操作后出现下肢缺血症状,应及时行血管造影以明确下肢缺血的解剖学基础。如发现有动脉血栓形成,可以实施球囊扩张术以使血流恢复再通,在球囊扩张后可选择注射溶栓药物、置入支架或血栓旋切等方法。同样,如果这些介入方法失败,也可考虑用外科的方法切除血栓并行血管再建。

6. 血管夹层形成 介入操作后发生医源性股动脉或髂动脉夹层形成的发生率在 0.01%~0.4% 之间(图 23-1)。穿刺部位动脉夹层形成也可诱发下肢远端缺血、假性动脉瘤和动脉血栓形成。如怀疑有动脉夹层形成,最好是行血管造影以明确夹层形成的部位和程度。动脉夹层形成的治疗方法包括球囊血管成形术和血管内支架置入术。如果较为明显,限制了局部血流通过,也可考虑用外科修复法进行治疗。穿刺造成的向夹层如远端未穿通可不予特殊处理,短时间内观察如破裂口附近无血栓形成,夹层一般可自行闭合。

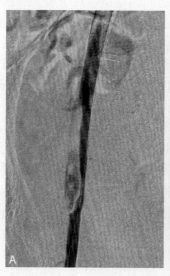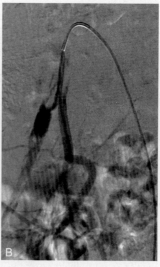

图 23-1 股动脉夹层

A. 股动脉夹层; B. 股动脉夹层导致髂外动脉次全闭塞

7. 感染　文献报道介入操作后,穿刺点感染的发生率在 1% 以下。穿刺点感染最常见的病原微生物是金黄色葡萄球菌和表皮葡萄球菌。热源效应一般在介入治疗数小时后出现,表现为发热、寒战和昏睡。有感染指征时,应根据患者情况选用合适抗生素进行治疗。必要时应行病原微生物培养和药敏试验。

8. 上肢穿刺相关的并发症

(1) 桡动脉穿刺相关的并发症:桡动脉穿刺的优点是操作后很容易止血,因为桡动脉较为表浅,短时压迫后患者即可正常活动。在行桡动脉穿刺前,必须做 Allen 试验(Allen 试验可用来判断手部的桡尺动脉循环情况,具体操作是:嘱患者用力握拳,术者在腕部以上 2cm 处同时用力压迫桡动脉及尺动脉,然后嘱患者快速松开握紧的拳头,此时患者手部因缺血而呈苍白状,然后术者松开对患者尺动脉的压迫,开始观察患者手部皮肤恢复红润所需时间,>10 秒则为 Allen 试验阳性,说明手部的尺动脉 - 桡动脉循环不足,Allen 试验阳性者不合适行同侧上肢的桡动脉穿刺及置鞘),以排除介入治疗时由于桡动脉血流阻断引起手坏死的可能。桡动脉作为脑血管介入治疗的缺点是动脉管径太小(只可置入 6F 及 6F 以下的血管鞘)。因此可作为脑血管造影、椎动脉及颅内段血管介入治疗的入路,在做颈动脉介入治疗时使用较少。

(2) 肱动脉穿刺相关的并发症:早期的心脏介入操作多采用肱动脉切开法进行。自从 Seldinger 技术在临床开展以来,以肱动脉为入路的方法多为股动脉穿刺所替代。目前只是在髂动脉或下腔动脉有病变时才采用肱动脉入路。文献报道肱动脉入路较股动脉入路的穿刺点并发症约高 4 倍(0.96% vs 0.22%)。肱动脉穿刺最常见的并发症包括出血、血栓形成、假性动脉瘤形成及臂丛神经受压等。与股动脉穿刺相比,肱动脉穿刺血栓形成相对于出血的比例更高。如果介入操作后发现患者脉搏消失或有其他缺血表现,应及时行超声或造影检查。确诊有血栓形成的患者可行血管内溶栓或血栓旋切术。如造影发现有内膜夹层形成,需行球囊血管成形术或支架置入术以恢复血流。同样,如果介入手段不能解决,也需要外科修复。

9. 血管吻合设备相关的并发症　应用血管吻合设备的目的是促进介入的后止血,缩短患者制动时间,减少住院日期。根据文献报道,目前所使用的血管吻合设备均能达到上述目的。然而,这些血管吻合设备并不能降低穿刺点并发症,此外,还会带来一些额外并发症。

在美国弗吉尼亚州 Lynchburg 总医院所作的一项大样本研究表明,股动脉穿刺后使用血管吻合设备的技术失败率为 8%,出血发生率为 0.2%,假性动脉瘤发生率为 0.5%,动脉狭窄发生率为 1.4%,感染发生率为 0.2%,需要外科修复者为 1.6%。其他大样本研究也表明使用血管吻合设备的止血效果与手工压迫的效果相当,而使用血管吻合系统的并发症较高。

10. 压迫设备相关的并发症　目前国内介入治疗多采用人工压迫的方法,个别医疗机构使用了机械压迫法。常用的机械压迫法有 C 型钳压迫法和充气囊压迫法。机械压迫法优点是解放了医生及费用相对血管缝合装置低廉,缺点是压迫物随病人的活动易移位,同时压迫后不方便观察出血情况。而且研究表明机械压迫的局部出血发生率较高,有时还需要转换为传统的压迫方法,而且压迫时患者往往有明显的不适症状。

第三节　介入治疗局部和周围血管的并发症

目前报道的脑血管病介入治疗局部的常见并发症有十多种,这些并发症有的无关紧要,如颈动脉分叉部位支架置入术后出现的颈外动脉闭塞,一般不会产生明显的不良反应。而有一些治疗局部的并发症则会产生严重的后果,有的甚至是致命性的,如颈动脉穿通或远端动脉夹层形成。

1. 颈外动脉闭塞 在接受颈动脉分叉部支架置入术的患者,由于支架跨过颈外动脉开口,因此许多患者术后会出现颈外动脉闭塞。目前还没有关于颈外动脉闭塞后有任何不良反应的报道。不过,颈外动脉闭塞后,如果将来本侧的颈内动脉需要介入治疗,导引导丝将无法再放置在颈外动脉内。由于不产生明显的不良反应,颈外动脉闭塞无需任何治疗。

但有种情况例外,处理同侧的颈内动脉窦部病变时,支架需覆盖颈外动脉开口,而对侧的颈总动脉已发生闭塞,同侧的颈外动脉通过面部血管及对侧眼动脉为对侧颈内动脉颅内段提供血供时,需注意保护同侧的颈外动脉免发生闭塞,一旦发生同侧颈外动脉的严重狭窄或闭塞,这时可通过颈内动脉支架的网孔行颈外动脉的球囊成形术或支架术。临床上有患者因双侧颈外动脉发生闭塞后相应供血组织出现缺血的表现,如牙龈萎缩、舌部的味觉减退、面部特别是鼻尖在寒冷天气易发生冻伤等。

2. 血管痉挛 一般血管痉挛多发生于介入操作的血管或其远端分支。最常见的血管痉挛发生于颈内动脉(图23-2)。容易发生血管痉挛的部位包括支架释放处的远端,在一些严重情况下,这种血管痉挛会导致血流的完全阻断。血管痉挛也可由于导管末端的刺激引起,但这种情况相对较为少见。另外,脑保护装置放置的部位也是血管痉挛发生的常见部位。一般放置支架处不会发生血管痉挛。如果判断支架置入处发生了血管痉挛,往往是将其他情况如血管夹层形成等误判为血管痉挛。

血管痉挛有时会引起严重的后果。严重的痉挛有时需和动脉夹层形成,脑保护装置内血栓形成以及支架内血栓形成相鉴别。因此当判断一旦有严重的血管痉挛发生且介入治疗还需继续进行,必须立即进行处理。可直接经导管将硝酸甘油注射到颈动脉内(500μg硝酸甘油溶解于10ml生理盐水中,取2ml含100μg硝酸甘油一次注射)。每隔5分钟可以追加一次注射。注射前后必须对患者的血压和心率情况进行监测,以防止低血压的发生。如果痉挛的动脉血流明显减少,可考虑额外给予肝素或使用血小板糖蛋白Ⅱb/Ⅲa受体抑制剂。如果血管痉挛发生时介入治疗已经结束,应及时退出脑保护装置,一般由于脑保护装置刺激血管壁导致的血管痉挛,脑保护装置撤除后血管痉挛可逐渐自行缓解。

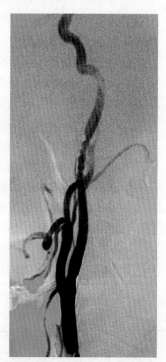

图23-2 颈动脉支架置入后出现血管痉挛

3. 颈动脉穿孔 在介入治疗过程中发生动脉穿孔的情况比较少见。发生动脉穿孔往往是由于对治疗血管的过度扩张。由于颈动脉分叉部位的狭窄往往都伴有明显的钙化,有大块的斑块,有的形如硬板。因此这种狭窄血管在实施较高压力的球囊扩张时,有发生破裂和穿孔的可能。因此,多数的介入医生在执行支架置入术后扩时,在允许的范围内,一般选用稍小的球囊。这种选择一方面可以减少支架处斑块的脱落,另一方面也可减低血管撕裂或穿通发生的几率。一旦发生严重的血管破裂或穿通,可置入带膜的自膨胀支架,或行外科的开放修补。

4. 动脉内膜夹层形成 动脉内膜夹层形成的好发部位与血管痉挛的好发部位基本相同。内膜夹层形成发生的可能原因包括对治疗血管的过度扩张,治疗部位远端未被支架覆盖的斑块受到挤压,以及由于脑保护装置释放以后移位引起的血管损伤。轻度的动脉内膜夹层如果不引起明显的管腔狭窄,在动脉内壁没有明显的造影剂滞留现象,可以不需要特殊处理。如果判断有轻度的动脉内膜夹层形成,应暂停介入治疗,数分钟后行动脉造影,以判断夹层有无变化。如果造影提示管腔内流受到影响,应考虑给予额外的抗凝治疗或血小板糖蛋白Ⅱb/Ⅲa受体抑制剂。如在颈动脉分叉部发生了严重的动脉夹层,应考虑使用支架治疗。一般选择直径稍小,长度稍短的支架放置在夹层发生处。一般不采用较长的支架覆盖原先的支架。在跨过颈动脉分叉部释放支架后,由于支架贴壁性欠佳,在作评估造影时往往会看到类似于动脉夹层形成的血流现象。对于这种情况应从不同角度进行造影详细评估,以免引起误诊。

5. 颈动脉支架内血栓形成 如果颈支架释放后没有充分展开,则支架内容易发生血栓形成。因此,在多数情况下支架置入后要进行后扩,以保证支架扩张到最低的限度。引起支架内血栓形成的其他原因包括支架近端或远端的结构性异常,或患者存在血栓形成的诱因。颈动脉支架内血栓发生率很低,国外有零星报道,可能和一些术者在颈动脉支架术中选用的球囊直径偏小有关,但笔者在>2000例的颈动脉支架经验中,未发生颈动脉支架内血栓。如果血栓发生,应立即再次测定凝血时间,根据测定结果调整肝素的用量,必要时使用血小板糖蛋白Ⅱb/Ⅲa受体抑制剂。如果是在脑保护装置已经释放的情况下发生支架内血栓形成,脑保护装置也可能是引起血栓形成的原因。这时,应将脑保护装置放在原位,将一根长100cm或125cm的5F直端或弯端导管放置到支架近端对支架内段和保护装置近端进行抽吸。可将抽吸导管沿着0.014in导丝推进。如果完全抽吸后血栓仍然存在,可将2mg t-PA溶于5ml生理盐水中冲洗血栓。也可以考虑用机械溶栓的方法进行治疗。

6. 支架移位 支架移位主要与支架和扩张压选择不当有关。选择的支架过小,或扩张压力不足,使支架展开不充分,未完全贴壁,这时支架容易移位。另外在治疗串联病变放置多个支架时,若先放置近端支架,在放置远端支架时介入材料通过近端支架时可能会引起近端支架移位。

7. 血流过缓 血流过缓的发生几乎无一例外的与支架的形态异常有关,不管是近端还是远端。解决问题前应保证管道通畅。血流过缓可能是由于支架的近端或远端发生了内膜夹层,血管痉挛,血管闭塞,支架内发生了不完全血栓形成或有较大的栓子。

8. 保护伞内血栓形成 常用的脑保护装置有两种,一种是球囊保护装置,一种是滤过保护装置。球囊保护装置在释放支架或扩张血管时需要阻断血流。而滤过装置在介入治疗过程中打开但不阻断正常血流。因此,如果滤过装置(保护伞)释放后,出现血流阻断或血流缓慢,则可能发生了保护伞内血栓形成。如果明确保护伞内有血栓形成,应该保持保护伞在原位,和处理支架内血栓一样,将抽吸导管放置到血栓的近端进行抽吸。需要注意的是抽吸必须彻底以致保护伞内完全没有有形物质被吸出为止。在充分抽吸后回收保护伞。如果抽吸后需要球囊扩张或放置支架,应该重新使用一个新的保护伞。如果抽吸物主要由新形成的血栓组成,而很少有动脉粥样硬化斑块,这应考虑抗凝和抗血小板药物的剂量是否充足。

9. 支架远端成角 支架释放后,在其远端形成一个尖锐的角度,这种情况往往是由于术前对于颈动脉系统血管扭曲程度的估计不足造成的。支架释放后治疗血管的潜在成角由于支架的张力作用而向远端移行,因此在支架的远端形成一个锐利的夹角。最糟糕的情况是在支架的紧邻部位形成夹角。轻度的成角可以暂不予处理。没有血流动力学改变的中等程度成角应作定期随访，并进行超声检查，随访中如发现成角加大或管腔狭窄达到一定程度则应该考虑外科开放修复。对于引起血流动力学明显改变或造成血流缓慢的成角，则应给予治疗。在成角部位再释放一个支架的做法可能成为一个陷阱，因为再次释放的支架远端有可能形成更大的成角，随着治疗部位向上不断延伸，最后患者可能失去了外科手术所能到达的可能性。因此在决定是释放额外的支架还是外科修复必须慎重考虑。有时，非常局限的血管痉挛可以表现得很像血管成角。这种情况也必须通过不同的角度进行造影后，方可进行鉴别。

10. 主动脉弓损伤　处理主动脉弓损伤的最佳:方法是预防它的发生。发生主动脉弓损伤的原因往往是因为某些弓上血管入路困难。因此在进入某一血管之前，应充分评估血管的解剖走形和结构以排除发生主动脉弓损伤的可能。损伤也可能发生在原先有病变的部位，尤其是在介入治疗前的造影或其他检查未发现的病变。如果在做颈动脉介入治疗之前发生了主动脉弓损伤，如主动脉夹层形成，应及时中断介入治疗并中和肝素。这个部位的血管损伤的处理没有多少选择，往往需要外科急诊开放修复。主动脉弓的损伤最常发生在左颈总动脉开口的附近，可能和左颈总动脉与主动脉弓的相对成角较大有关，再加上常有潜在的血管狭窄、扭曲、成角或钙化斑块，在送入指引导管时易发生主动脉弓损伤。这个部位发生损伤可以考虑置入支架。如果受损部位位于血管的开口处或有明显的钙化，应考虑放置球囊扩张支架。究竟是在导管到达受损部位就行修复治疗，还是在做完颈动脉介入治疗后再修复近端的损伤目前还没有权威的观点可供参考，一般建议如发生损伤后短时间内患者生命体征不发生变化可考虑先处理颈动脉介入再处理主动脉损伤，因一旦先处理了左颈总动脉，由于指引导管再次通过左颈总动脉会很困难，想再处理同侧颈内动脉病变也会变得很困难。

11. 脊髓损伤　经股动脉穿刺行动脉造影术后发生截瘫比较少见，但是国内外均有报道。多数学者认为造影剂的毒性反应可引起脊髓血管痉挛以致脊髓缺血，或椎动脉内注射高浓度造影剂，致脊髓脱水损伤。脊髓血供以颈段最丰富，主要来源于脊髓前动脉，第一支根动脉起源于椎动脉的根髓动脉，第二支起源于颈深动脉，第三支起源于肋颈干或第一肋间动脉，一旦发生动脉主干闭塞，还可由椎动脉肌支，颈深动脉肌支，颈升动脉，枕动脉及小脑后下动脉，甲状腺上、下动脉等形成侧支吻合网。在造影过程中有可能引起脊髓前动脉痉挛，加上有些患者原有椎 - 基底动脉供血不足，椎 - 基底动脉较细，有可能颈髓供血区侧支循环不充分，容易受损伤；一些伴有椎间盘突出，椎管狭窄，有效容积减少，颈髓供血不足后发生水肿，造成颈髓压迫，导致截瘫。如果出现上述情况可给予激素如强的松或地塞米松、甲泼尼龙以及扩血管改善微循环、神经营养剂等治疗，同时给予功能锻炼以及高压氧治疗。

第四节　神经系统和终末器官的并发症

一、概述

神经系统并发症是脑血管病介入治疗的独特并发症。这一并发症的存在曾严重影响介入技术在脑血管病防治方面的应用。尽管脑保护装置的效果还没有被直接的比较研究所证实，在支架释放时使用脑保护装置预防脑栓塞这一理论已经极大推动了支架治疗的临床应用。表 23-2 列出了与支架治疗相关的神经系统常见并发症。

要防止神经系统并发症,必须执行严格的患者筛选标准,这一标准必须充分考虑患者的神经系统状况和颈动脉的解剖特点,介入治疗时必须维持合适的血液低凝和抗血小板状态,严格的将血压控制在合理水平,对介入治疗中出现的生命体征变化迅速做出反应,避免脑栓塞的发生。

除了对神经系统损害的临床特点进行充分考虑之外,评估再次发生中风的大概时间对于决定是否实施介入治疗以及决定介入治疗的时机都非常重要。介入治疗急性期的不良事件大约有一半发生在介入治疗后 6 小时内,在 24 小时后发生的不良事件仅占三分之一。在介入治疗过程中当发生新的局部神经系统损害、癫痫、意识状况变化时,应立即对支架治疗部位、脑血流量、抗凝状态等进行评估。在治疗过程中没有可靠的方法判断是否发生了脑出血,有时造影可见到造影剂外漏或有占位效应,但这些情况常常发生在出血早期。如果在球囊扩张的过程中发生并发症,这可能是由于治疗血管的灌流区缺乏有效的侧支循环。如果介入治疗后发生了新的神经系统损害,往往提示有脑出血或过度灌注发生,这些情况下必须紧急行 CT 扫描。支架释放后也可能发生迟发性栓子脱落引起脑栓塞。

二、常见的神经系统并发症和处理方法

1. 一过性脑缺血发作或急性脑梗死 介入治疗时出现新的神经系统症状、意识改变或癫痫发作往往提示有脑缺血或中风发生(图 23-3)。这时应检查治疗部位和远端血流情况以排除器质性损害导致血流阻断的可能。如果检查中发现局部性神经系统损害,往往提示某一血管受损。个别需要全身麻醉的患者,可能无法判断是否有神经系统损害发生。如果没有局部血栓形成的证据,就应该考虑发生广泛栓子雨的可能。这一现象在造影时表现为脑血流普遍减慢(包括大血管和小血管)。处理栓子雨的措施包括加大抗凝药物和抗血小板药物的剂量,使血压保持在较高水平等。也可以考虑使用化学溶栓药物,不过目前这方面还缺乏可靠的参考资料。

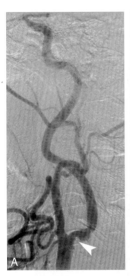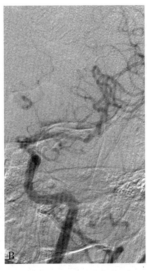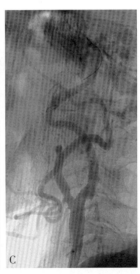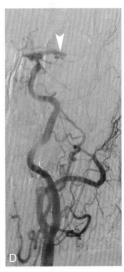

图 23-3 颈动脉支架置入术术中并发同侧大脑中动脉栓塞

患者,男性,80 岁。因"突发右侧肢体无力 5 天"入院,诊断为急性脑梗死。

A. 左侧颈动脉窦部重度狭窄伴溃疡斑块;B. 术前左侧大脑中动脉正常显影;C. 左侧颈动脉窦部支架置入;D. 支架置入后造影提示左侧大脑中动脉 M1 栓塞

2. 脑出血　如果患者在头痛之后突然出现意识改变,往往提示发生了脑出血。术中可见造影外渗(图23-4 和图23-5)。如果新出现的神经系统损害找不出直接原因,应在完成介入治疗后立即行头颅CT扫描。一旦发生脑出血,应迅速停止所有抗凝及抗血小板聚集药物,控制血压并进行适当的药物治疗。介入治疗中发生脑出血与以下因素有关:实施治疗的血管为次全闭塞,过度抗凝治疗,过度抗血小板治疗,血压控制不良,新近发生的脑梗死。据文献报道,定期使用血小板糖蛋白Ⅱa/Ⅲb受体抑制剂也是介入时发生脑出血的危险因素。而且这种情况下发生脑出血预后不佳,往往是致命性的。

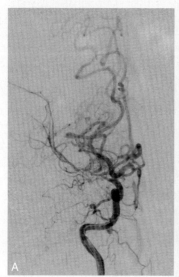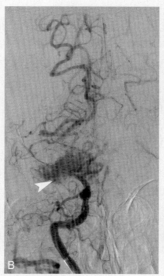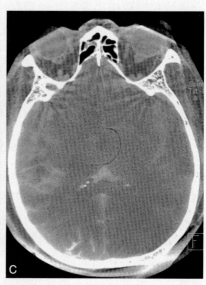

图 23-4　大脑中动脉次全闭塞实施球扩支架置入,术中并发血管破裂

患者,女性,65 岁。因"突发左侧肢体无力一周"入院,诊断为急性脑梗死。

A. 右侧大脑中动脉M1段次全闭塞,局部伴新生血管形成; B 和 C. 球扩支架置入,术中并发血管破裂

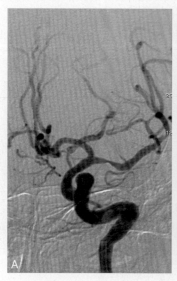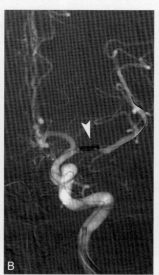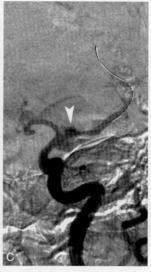

图 23-5　大脑中动脉重度狭窄实施 Wingspan 支架系统重建,术中并发血管破裂

患者,男性,69 岁。因"发作性右侧肢体无力半年"入院,诊断为短暂性脑缺血发作。

A. 左侧大脑中动脉M1段严重狭窄; B 和 C. Gateway 球囊成形过程中并发血管破裂

3. 过度灌注　脑水肿和过度灌注在介入治疗中不多见,但可以发生在治疗 2 周后。介入治疗后发生过度灌注的几率高于内膜剥脱术。患者常表现为局部头痛以及难以控制的高血压,头颅 CT 提示弥漫性脑水肿(图 23-6)。治疗前脑缺血的症状越严重,治疗后发生过度灌注的可能性也就越大。这是因为血管的自身调节功能往往在血管修复后的 2 到 3 周才改善。如果没有及时发现并给予治疗,患者可能出现意识障碍和脑水肿,导致永久性神经功能损害。过度灌注综合征发生后,目前还没有特效的治疗方法。日本研究者曾报道使用自由基清除剂等可以改善预后。

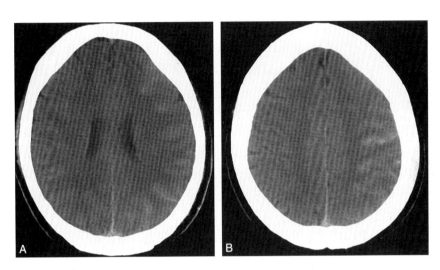

图 23-6　左侧大脑中动脉次全闭塞实施重建后并发颅内高灌注

4. 脑保护装置相关的并发症　使用远端脑保护装置的目的是防止在血管成形和支架置入过程中,动脉粥样硬化斑块脱落运行到远端血管形成脑栓塞。介入治疗中发生脑栓塞与脱落斑块的大小和数量有关。经颅多普勒(TCD)可用于探测介入操作过程中脱落栓子的数量,并可评估不同治疗策略对栓子形成数量的影响。尽管目前还没有比较使用和不使用保护装置的随机对照研究,但有很多相关研究表明使用脑保护装置尽管不能完全避免介入相关的脑栓塞的发生,却可以使其发生率明显降低。这些研究大多采用前后对照的研究方法,即早期的介入治疗一般未使用脑保护装置,晚期的介入治疗则使用了脑保护装置。因此除了保护装置以外,不能排除手术经验,支架和输送器材改良等因素的影响。因此目前还不知道脑保护装置在减少介入相关的神经系统并发症方面发挥了多大作用。另外,不同的脑保护装置对神经系统所起的保护作用可能也有所不同。

应该注意的是,脑保护装置本身会带来一些并发症。大样本队列研究表明,颈动脉支架置入术总的并发症发生率为 3.4%。但是大约有 30% 的严重并发症与远端保护设施有关。这些并发症包括颈内动脉远端闭塞,动脉内膜夹层形成以及内膜损伤等。在使用球囊保护设施的患者中,约有 15% 患者难以耐受这种操作并在球囊扩张时出现了神经系统功能损害的症状。尽管脑保护装置的整体尺寸已经明显减小(例如有的已经小到 3Fr 以下),但严重的血管狭窄常使残留管腔非常狭小。这种情况往往需要预扩或使用"强力"使保护设施通过狭窄血管,这些方法均会诱发栓子产生。关于滤过性保护设施的最佳网格大小目前也没有定论。有时当脱落栓子填满滤网时,多余的栓子会溢出或发生血栓形成。如果保护伞的贴壁性能不好或孔径太大,都会影响到其预防栓子的作用。随着脑保护设施的不断改良,相信其性能会越来越好。

5. 器材和操作相关的并发症

(1) 导管扭结:头端柔软的导管容易发生扭结,特别是复合弯曲导管。一旦发现导管扭结,应立即停止操作,但不要急于退出导管。首先应严格按常规定时用肝素生理盐水灌洗导管,同时在透视下确定导管打结的方向、结的松紧和所在血管,以确定解决方法。若结扣较松可尝试用可控导丝解结。可控导丝的前端插到导管扭结的近端弯曲处,使导管在可控导丝上缓慢后退,结扣松解,然后推进导丝,增大结扣,直到管尖完全自结扣中脱出。在此过程中应注意:①定时冲洗导管,防止导管内发生血栓形成;②避免扭转的导管尖进入分支血管或刺破血管;③扭结的导管应尽量退到较粗的血管内进行解结。若结扣较紧,无法解开则应考虑手术取出。只要谨慎操作,紧密监视导管进程,注意插管长度,导管扭结是完全可以预防和避免的。

(2) 导管及导丝折断:多见于操作动作粗暴、过度旋转头端制动的导管导丝、导管导丝质量存在问题等情况。所以在术前必须认真检查,发现硬度不均、表面不光滑或有皱褶痕迹的导管或导丝,都应予以废弃。当预计操作过程中旋转较多时,应选择强扭力导管及安全导丝。操作过程中动作要轻柔,忌粗暴拉扯。一旦发生导管导丝折断,应尽快取出,避免严重的并发症。可以利用环圈导管套取断端。从导管前端伸出 1 个环圈,将折断的导丝、导管套入环内,收紧环圈,拉到周围血管,然后切开取出。环圈导管的外套管选择大号导管(10~12F),环圈用细钢丝或小号导管(小于 4F)对折后送入外套管,从导管前端伸出后即形成环圈。目前也有专用的环圈导管可供选用。若导管导丝折断位置较深,或无法用环圈取出时,则应考虑手术治疗。

(3) 导管内血栓形成:也是介入操作过程中可能遇到的问题。所以导管到位后,必须先抽吸,发现有新鲜血液回流后,再注射肝素盐水或造影剂,以避免将导管内的血凝块推入血管内。如果回抽没有回血,决不容许盲目推注液体。可用 50ml 注射器与导管尾端接头相连,稍用力抽吸,一般新鲜血栓多可以吸出。如果仍然无血液回流,应在保持管腔持续负压下缓慢退出导管,寻找原因。

(4) 气体栓子:往往由于操作过程中排气不充分,或注射的肝素盐水或造影剂中混有气体,另因手术时间太长或灌注肝素盐水滴注速度太快而导致输液瓶中液体用完后残余空气进入血管。因此每次注射前都应检查管道系统中有无气泡。用注射器推注时应将注射器尾端抬高,静置数秒钟待液体中溶解的气体上升到尾部后再注射,注射时不应将注射器推进到底,注射前要回抽。在连接导管和高压注射器时,也应先回抽注射器,这样,一方面可观察导管内是否有血栓形成;另一方面,可在导管接头处形成半月形液面,在高压注射器连接管末端也推注少许肝素盐水或造影剂以形成半月形液面,二者对接时可减少空气进入导管接头的可能。一旦有空气进入脑血管,根据气量多少和累及血管可出现不同后果,有的可能出现严重并发症。当确定有气体栓子形成并有临床症状时,应立即进行高压氧治疗。

第五节 造影剂相关的并发症

一、心血管反应

脑血管造影和心血管造影一样,均需要将较大剂量造影剂迅速注射到血管内。注射造影剂时注射局部的血管腔内的流体性质发生变化,这一变化依所使用造影剂的渗透压和注射剂量而不同。在冠状动脉造影时,由于冠状动脉内的血液突然被造影剂所替代,这样会影响到心肌的供氧使心肌收缩力下降。尽管这种现象在使用碘比率为 3.0 的离子型造影剂中很少见,而在使用碘比率为 3.0 的非离子型造影剂中几乎没有。而且这些变化病人常常可以耐受。但是对于本身心肌收缩力差或心室充盈压高的患者可能会出现肺水肿。因此术前应对患者心脏功能作系统评估,根据患者的具体情况选择合适的造影剂,术前还应作一些相应的抢救准备。脑血管造影时,由于进入冠状动脉的造影剂量很少,发生心肌收缩力改变的可能性较小。但脑血管造影时,当较大剂量造影剂注入较细血管如椎动脉时,患者可能会出现该动脉灌流区缺血的表现,尤其当这些血管的侧支循环不发达时。因此在做选择性造影前,应先做主动脉弓造影,对脑血管的大体情况进行评估后,再制订选择性脑血管造影的方案。

当注射剂量较大、造影剂渗透压较高时,会出现血管扩张现象。血管扩张可以导致一过性收缩压下降,尽管下降的程度可能很小。随着血管内造影剂随循环进入细胞外液并最终由肾脏排出体外,其影响将逐渐消失。造影剂在体内的半衰期约为 25 分钟。

二、电生理反应

造影剂可以对心肌的电活动产生明显影响。碘比率为 3.0 的离子型或非离子型造影剂对心电活动的影响比碘比率为 1.5 的高渗离子型造影剂要小得多。最严重的心电反应是造影剂引起室颤阈值降低。但在冠状动脉造影时发生室颤很少见,而在脑血管造影时几乎没有。有研究表明,心室颤动的发生可能与离子型造影剂中钠含量有关。使用含有钙结合 EDTA 的造影剂可降低心室颤动的发生。其他常见的良性心电反应还包括对心肌再极化的影响,在心电图上表现为 QT 间期延长。在颈动脉壶腹部注射较大剂量造影剂时,有引起血压下降和心率减慢的可能。这主要是由于迷走神经张力反射引起。因此操作前应准备好阿托品等急救药品。

三、过敏样反应

使用造影剂后发生速发性过敏样反应已经有文献报道。这种反应是由于系统性大剂量释放血管活性物质和组织胺引起的。临床症状根据反应的程度不同差异很大。轻度的过敏反应症状包括对环境温度升高的敏感、颜面潮红、多汗、阵发性皮肤瘙痒和鼻粘膜分泌物增多等;中度过敏反应包括恶心、头痛、头面部水肿、腹痛、轻度支气管痉挛、呼吸困难和心悸等;重度过敏反应包括心律失常、低血压、严重的支气管痉挛、喉头水肿、肺水肿、癫痫发作、甚至死亡。在过敏反应严重的患者可出现过敏性休克的各种表现。虽然这种反应被称为过敏样反应,一般认为并不是由免疫反应所介导。也没有关于对动物蛋白过敏与这种反应有任何相关性的报道。

过敏样反应的治疗应根据其严重程度而定。轻度过敏反应除了严密观察患者症状外,一般无需特殊处理。中度过敏样反应一般要经皮下或静脉注射肾上腺素,经静脉注射苯海拉明。如果有支气管痉挛症状,应经鼻吸入支气管扩张剂(如沙丁胺醇气雾剂),并给予吸氧。重度过敏样反应除了上述抢救措施外,往往需要快速补充液体,必要时行气管切开以保持气道通畅。

发生造影剂过敏样反应的危险因素包括:既往有造影剂过敏史、哮喘史、接触性过敏史、最近使用过 β 受体阻滞剂、充血性心力衰竭、曾使用过白介素 -2 等。一般认为使用低渗性和非离子型造影剂发生严重过敏样反应的比例较低。Katayama 等所作的大样本研究表明,使用离子型造影剂的严重药物不良反应发生率为 0.2%,而非离子型造影剂的发生率为 0.04%。一项评估 80 年代造影剂反应的荟萃分析表明,高渗造影剂的严重不良反应发生率为 0.157%,而低渗造影剂的严重不良反应发生率仅为 0.031%。

发生造影剂过敏反应后,再次使用造影剂发生反应的几率为 15%。Lasser 的研究表明,对于有造影剂过敏史的患者,在使用碘比率为 1.5 的离子型造影剂之前 12 小时及 2 小时,各给予 32mg 甲泼尼龙治疗,可明显减少其全身反应的发生率。对这种有造影剂过敏史的患者,目前普遍接受的方法是,预先联合使用苯海拉明、口服皮质激素和 H_2 受体阻滞剂,并且最好使用非离子型造影剂。

四、肾功能异常

造影剂由体内排泄的唯一途径是通过肾脏。在西方发达国家,造影剂引起的肾损害是住院患者发生急性肾衰竭的第三位原因。这些患者占急性肾衰竭患者的 10% 左右。如果细心测量就会发现,所有使用造影的患者血肌酐水平均会有所升高。幸运的是,在没有糖尿病和基础肾脏疾病的患者中使用小剂量造影剂(<125ml),一般极少发生肾衰竭。

有关造影剂相关的肾功能损害的文献报道很多。但由于这些研究采用了不同的诊断标准和分类方法,造影剂使用的方法和剂量也不相同,以及跟踪采样的时间各异,因此其研究结果缺乏可比性。目前普遍接受的造影剂相关的肾功能损害的诊断标准是:对于基础血肌酐水平低于 1.5mg/dl 的患者,使用造影剂 72 小时内血肌酐水平增加超过 25%;对于基础血肌酐水平在 1.5mg/dl 及以上的患者,血肌酐浓度增加超过 1.0mg/dl。发生造影剂相关的肾功能损害的原因目前还不完全清楚,但有研究者认为可能是由于造影剂诱导的肾血管收缩使肾髓质发生缺血,以及造影剂对肾小管上皮细胞的直接损害引起。由造影剂引起的肾功能损害往往是非少尿性的,因此一般无需透析治疗。大多数基础肾功能正常的患者升高的血肌酐水平可在 2~7 天内恢复到基础水平,而不出现明显的临床症状。

使用造影剂后出现肾功能损害的危险因素主要包括本身存在肾功能损害和大量使用造影剂。对于基础血肌酐水平在 2.0mg/dl 的患者,使用不超过 125ml 造影剂后发生肾功能损害的几率为 2%,但如果使用的造影剂超过 125ml,则发生肾功能损害的几率可增加到 19%。如果在使用 72 小时内再次使用造影剂,发生肾功能损害的几率也会明显增加。其他发生造影剂相关的肾功能损害的危险因素还有低血容量、糖尿病和低心排出量、年龄在 70 岁以上,肾血流减少,正在使用影响肾血流的药物(如血管紧张素转换酶抑制剂)等。存在这些危险因素的患者发生肾功能损害的几率可达 40%。与造影剂相关的其他并发症不同,临床研究表明 1.5 碘比率的造影剂和 3.0 碘比率的造影剂对肾功能的影响似乎没有明显差异。

针对造影剂引起的肾功能损害,可选的治疗方法包括静脉输液,使用呋塞米(速尿)、甘露醇、钙通道阻滞剂、腺苷拮抗剂和多巴胺等药物。Solomon 等做的对照研究表明,使用造影剂前后各 12 小时联合应用呋塞米、甘露醇并输液的方法并不比单纯输生理盐水效果好。一般观点认为对于高危患者术前一天晚上就应该给予一定处理并在术前 8 小时给予输生理盐水。如果可能,术前应停用肾毒性药物和非甾体类抗炎药物。

一项研究证明非诺多泮(Fenoldapam),一种多巴胺 1 型受体拮抗剂在高危患者中应用可以增加肾皮质和实质的血流量,减轻造影剂引起的肾血管收缩。同时它对于有心功能不全的患者可以在不增加心脏负荷的情况下发挥作用。另外据报道,口服抗氧化药物乙酰半胱氨酸(600mg,每日 2 次,连服 2 天)可显著减低造影剂诱导的肾毒性反应。

　　介入操作后发生肾功能损害的另外一个机制是肾动脉血栓形成。在心脏内介入治疗后其发生率约为 0.15%。血栓发生后的全身性表现有皮肤网状青斑、腹部和足部疼痛、系统性嗜酸性细胞增多伴足趾发紫(蓝趾综合征)等。与由造影剂引起的肾毒性损害不同,血栓形成性肾功能损害往往进展缓慢(数周或数月),而且约有一半的患者发展为肾衰竭。血栓形成性肾功能不全可经过肾组织活检得以确诊。一旦确诊应积极治疗。

五、胃肠道反应

　　碘比率为 1.5 的离子型造影剂最常见的胃肠道反应是恶心和呕吐。这些反应常出现在首次注射造影剂时。而当再次注射造影剂时,往往不再出现类似反应。使用碘比率为 3.0 的离子型造影剂这种恶心反应的发生率明显下降,而使用非离子型造影剂一般没有这种反应。

六、血液系统反应

　　有关造影剂对凝血功能的影响报道很多。但针对与造影剂是促进凝血还是降低凝血功能目前存在很大争议。而造影剂引起的凝血功能的改变有时会导致严重并发症,甚至危及患者生命。因此造影医师必须高度重视这一问题。

　　1987 年,Robertson 观察到当血液进入造影剂连接管时,与非离子型造影剂混合后形成凝血块,这一现象使研究者考虑这种造影剂可能具有促凝血作用。为了进一步探讨这一问题,此后设计了几项体外试验,但这些试验得出了不同结果。目前广泛认为,所有造影剂均具有内在抗凝血功能。将体内应用浓度的造影剂与血液混合可明显延长凝血时间。碘比率为 1.5 和 3.0 的离子型造影剂可将凝血时间由 15 分钟延长到 330 分钟以上。尽管碘比率为 3.0 的非离子型造影剂也能延长凝血时间,但其作用要小得多(从 15 分钟延长到 160 分钟)。

　　尽管体外试验对于支持和验证理论基础帮助很大,但体外试验的结果往往与在体反应和临床结果不同。体外试验曾报道离子型和非离子型造影剂对凝血功能的影响差异很大,但临床研究并没有发现这两种造影剂对介入后血栓形成的影响存在差异。在进行 PTCA 患者中比较不同造影剂(威视派克和海赛显)的试验 COURT(Contrast media utilization in high risk PTCA)表明,非离子型造影剂威视派克与离子型造影剂海赛显相比较,可以使严重并发症降低约 45%。而这种差异主要来自正在接受阿昔单抗的患者。因此研究者认为海赛显能中和阿昔单抗促血小板活化和去颗粒化的作用。

　　介入治疗选择造影剂时,不仅要考虑到造影剂的显影效果和副作用大小,还要考虑到造影剂的价格。已经有多项研究探讨了不同造影剂的效价比并提出了减少费用的策略。一般来说,便宜的造影剂如泛影葡胺等毒副作用较大。尽管绝大多数副作用如恶心、呕吐、心动过缓和充血性心衰等都是非致命性的。但在实施复杂介入治疗时会使本来就难以预料的结果变得更为复杂,因此在实施复杂介入治疗时一般应选用副作用较小的造影剂。

　　目前,开发显影效果更好,副作用更少的造影剂的努力还在继续。而造影剂的发展也极大地推动了介入技术的发展,拓宽了造影技术应用的领域。但在造影剂应用方面,也还存在着许多尚未解决的问题,有待今后进一步的研究。

第六节　如何减少介入相关的并发症

一、选择合适的患者

对于脑血管病患者来说,介入治疗只是其他治疗的一个补充,因而不可能完全替代其他治疗。决定介入治疗的医生们必须对患者的病情和治疗史有充分的了解,认真评估介入治疗的风险和效果,将介入治疗与传统治疗相比较,全面权衡介入治疗的利弊得失,并考虑不同治疗方法的花费和患者的社会经济状况,才能做出有利于患者长久健康的治疗决策。错误的决策可能导致患者增加并发症的危险,或使本该从介入治疗中获益的患者失去治疗机会。因此,介入医生必须对脑血管病的传统治疗和疾病的预后有充分认识。如果介入治疗的预后与传统治疗相当甚至较之更差,这种患者就要避免选择介入治疗。如果患者行介入治疗的风险很高,也不应该选择介入治疗。因此在选择患者时要执行严格的适应证标准。颈动脉狭窄的另外一个治疗方法是内膜剥脱术。这种方法已经有 50 年的临床应用历史,其疗效已为循证医学所验证。但其缺点是有一定的并发症,在某些患者中不能开展。另外,我国开展内膜剥脱术的时间较晚,能够开展这项手术的医疗机构很少。因此在制订治疗方案时也应考虑到中国的实际国情。

二、选择合适的介入治疗方案

对某一患者在决定实施介入治疗后,还应根据患者的病情特点和是否有其他伴随疾病,选择合适的介入治疗方案。选择治疗方案的原则是治疗方案是否为最简单,治疗针对的问题是否能得到充分解决。对于大多数狭窄来说,目前采用的方法是球囊扩张后再选择性地置入支架。其他的介入技术如经皮腔内斑块旋切术、复合动脉内溶栓术、多支架置入术等也可考虑。

三、选择合适的入路

在选择合适的介入治疗方案后,还要选择合适的介入入路。脑血管造影和介入治疗目前一般选择右侧股动脉为介入操作入路。但对于腹主动脉或髂动脉有严重病变的患者,应考虑以肱动脉或桡动脉为入路。文献也有报道直接以颈动脉为入路进行介入治疗者。因此在实施介入手术前,应对穿刺动脉进行初步评估。简易的方法是对要穿刺的动脉进行触诊,如发现动脉有明显的硬化、搏动减弱或消失,应选择其他动脉进行穿刺。如怀疑动脉有问题,也可进行超声检查。选择穿刺的动脉最好位于主要操作者的正手侧。穿刺过程中,如果遇到困难或多次尝试不成功,应考虑改从对侧或其他血管进行穿刺,而不应反复尝试。一般穿刺是不应穿通血管后壁。术后的按压应该力量适中,既不导致穿刺点出血,也不引起血流完全阻断。

四、选择合适的器材

目前能够做脑血管介入治疗的设备有很多种。选择合适的介入设备往往不是介入医生所能掌控。有些造影设备安装在专门造影室,有的安装在手术室。不管哪种情况,在实施介入操作前,操作者必须对造影设备和造影室的环境有所了解,并参考这些情况制订患者的抢救方案。

五、及时发现复杂的血管病变

随着介入技术的发展和介入器材的改良,能够治疗的血管病变的复杂程度越来越高。当然对这些复杂病变进行介入治疗的并发症也要高得多,而且对复杂病变介入治疗的远期结果目前还没有定论。因此对复杂血管病变进行介入治疗时,更要小心血管撕裂、急性闭塞和血栓形成等严重并发症的发生。血管撕裂很少发生,其发生主要是由于过度扩张。因此扩张时不要追求形态上的完美。血管的急性闭塞往往是由于动脉夹层形成引起,可以用另外的支架进行治疗。或者进行紧急手术,预后也不一定很差。急性血栓形成也许不都是致命性的,但也许是介入治疗中最严重的并发症。这方面的治疗方法非常有限,而且往往有终末器官的损害。对于有发生栓子脱落可能的病变,必须使用脑保护装置。

六、根据情况及时调整治理方案

并不是所有的血管狭窄都应该用介入方法进行治疗。当发现介入治疗的危险性较高,或者技术成功的可能性很低时,应考虑用其他方法进行治疗。这一原则在决定患者是否实施介入治疗时优先考虑。这也是为什么应该由对脑血管病患者熟悉的神经科医生实施介入治疗的主要原因。追求技术上的完美对于许多操作者具有极大的诱惑力。但完美的技术并不等同于完美的结果,却往往带来灾难性的并发症。每一个介入医生都必须熟知技术的缺陷和不足,学会在某些情况下放弃,这一观念能减少不必要的麻烦。在决定介入治疗时,还应该以患者的整体预后作为考虑中心,而不是仅仅重视血管狭窄的程度。

第七节　介入操作的学习曲线

学习曲线又称经验曲线,是由美国心理学家 Wright 于 1936 年发表。他的观察表明随着个体操作累计量的增加,操作效率和成功率不断提高。这种现象叫做学习效应。描述操作总量和操作效率之间关系得曲线图称为学习曲线。颈动脉支架置入术作为一种新建立的正在发展的技术,同样存在学习曲线。颈动脉介入治疗的理论和操作基础大多来源于心脏介入治疗和外周血管介入治疗。因此,如果具有其他血管球囊成形术、支架置入术经验的操作者其学习过程可能较短。开展脑血管造影时所获得的技术和理论知识对于学习脑血管介入治疗是非常有益的。通过脑血管造影可以学会一些对脑血管介入治疗非常有用的技术和方法,如评估主动脉弓的方法,导管进入目标血管的方法,颈内动脉超选择性造影的方法,以及用造影技术评估脑血管的状况。掌握这些技术是学习脑血管介入技术的最基本技能要求。

（殷　勤　徐格林）

参 考 文 献

1. Schneider PA. Endovascular Skills, Guidewire and Catheter Skills for Endovascular Suigery. 2^(nd) ed, New York: Marcel Dekker Inc, 2003.

2. Almen T. Contrast agent design. J Theor Biol, 1969, 24:216-226.

3. Brooks B, Intra-arterial injection of sodium iodide. JAMA, 1924, 82:1016-1019.

4. Danetz JS, McLafferty RB, Schmittling ZC, et al. Predictors of complications after a prospective evaluation of

diagnostic and therapeutic endovascular procedures. J Vasc Surg, 2004, 40 (6): 1142-1148.

5. Davidson CJ, Laskey WK, Harrison JK, et al. A randomized trial of contrast media utilization in high risk PTCA: the COURT trial. Circulation, 2000, 101: 2172-2177.

6. Gabrielli L, Baudo A, Molinari A, et al. Early complications in endovascular treatment of abdominal aortic aneurysm. Acta Chir Belg, 2004, 104 (5): 519-526.

7. Kadkhodayan Y, Derdeyn CP, Cross DT 3rd, et al. Procedure complications of carotid angioplasty and stent placement without cerebral protection devices. Neurosurg Focus, 2005, 18 (1).

8. Lasser EC, Berry CC, Talner LB, et al. Pretreatment with corticosteroids to alleviate reactions to intravenous contrast material. N Engl J Med, 1987, 317: 845-849.

9. Osborne E, Sortherland C, Sholl A, et al. Roentgenography of the urinary tract during excretion of sodium iodide. JAMA, 1923, 80: 368-373.

10. Qureshi AI, Suri MF, Ali Z, et al. Carotid angioplasty and stent placement: a prospective analysis of perioperative complications and impact of intravenously administered abciximab. Neurosurgery, 2002, 50 (3): 466-473.

11. Robertson HJ. Blood clot formation in angiographic syringes containing nonionic contrast media. Radiology, 1987, 162: 621-622.

12. Ross IB, Dhillon GS. Complications of endovascular treatment of cerebral aneurysms. Surg Neurol, 2005, 64 (1): 12-18.

13. Schwab SJ, Hlatky MA, Pieper KS, et al. Contrast nephrotoxicity: a randomized controlled trial of a nonionic and an ionic radiographic contrast agent. N Engl J Med 1989, 320: 149-153.

14. Shehadi WH. Contrast media adverse reactions: occurrence, recurrence, and distribution patterns. Radiology, 1982, 143: 11-17.

15. Solomon R, Werner C, Mann D, et al. Effects of saline, mannitol, and furosemide to prevent acute decreases in renal function induced by radiocontrast agents. N Engl J Med, 1994, 331: 1416-1420.

第二十四章

脑血管介入治疗的围手术期处理

为了提高介入治疗的效果,减少相关并发症,做好围手术期处理非常重要。介入操作前应对术中可能出现的情况进行判断并作出相应准备,术中发生紧急情况时要有条不紊的进行救治,术后应对患者的神经系统功能和全身状况进行评估和随访,这样才能不断提高介入治疗的水平。

第一节　常规脑血管介入治疗术前准备

脑血管造影及介入治疗的术前准备包括患者的心理和生理准备,完成相关辅助检查,针对术中及术后可能出现的紧急情况、并发症和不良反应制订预防措施和抢救方案,准备好术中和术后可能用于抢救和急救的药品和器械,针对患者的病变特点准备介入器材和相关设备。

一、患者术前心理准备

1. 术前交流　介入医生应在术前一天与患者及时沟通,认真倾听患者的陈述和要求,了解其心理状态、对自身疾病的认识和对介入治疗的预期。应耐心解答患者提出的有关问题,客观分析介入治疗的预后。

2. 消除患者术前的紧张恐惧心理　耐心细致地给患者介绍脑血管造影检查或介入治疗的目的、方法、大致经过、可能并发症,以及术前、术中和术后的注意事项,尽可能地消除患者的顾虑。进行血管造影检查或介入治疗的患者大都意识清醒,部分患者可能会有恐惧、紧张心理。而紧张的心理往往伴随生理性反应,如血压升高、心率加快等。这些反应有可能会影响到介入操作的进程。可介绍成功的典型病例,教会患者做到精神放松,争取患者在术中和术后配合各种治疗。

二、辅助检查及术前处理

1. 常规检查　术前常规检查应包括血常规、尿常规、粪常规、传染病相关检查、凝血功能、肝肾功能、心肌酶谱、血糖、血脂、血液电解质分析等测定。

2. 辅助检查　术前的辅助检查应包括心电图、胸片检查。既往有癫痫病史的患者应行脑电图检查。有心脏功能异常的患者,还应行心脏超声检查和动态心电图检查。

3. 碘过敏试验　目前所使用的非离子型造影剂一般不要求常规进行造影剂过敏试验。但术前应详细询问患者的过敏史,尤其是造影剂过敏史。对于有造影剂过敏或碘过敏史的患者,术前应作造影剂过敏试验。试验方法:取非离子型造影剂原液 1ml 直接行静脉注射试验,注射后观察 20~30 分钟。判断标准为:有球结膜充血、肢端麻木、荨麻疹、血管性水肿、头昏、心悸、血压下降、面色改变以及呼吸消化系统等一项或几项异常改变者为阳性。

4. 抗血小板聚集治疗　对于实施脑血管介入治疗的患者,术前至少 3 天给予阿司匹林(100~300mg /d)及氯吡格雷 75mg/d 口服。大量研究已经证实了双重抗血小板药物联合应用是有效且安全的,如无阿司匹林使用的禁忌证,指南推荐在阿司匹林基础上联合氯吡格雷。如果存在阿司匹林禁忌证,建议至少术前 6 小时给予氯吡格雷 300mg 的负荷剂量,和(或)脑血管介入治疗同时应用血小板膜糖蛋白 GPⅡb/Ⅲa 受体抑制剂。

5. 患者准备　对于无需全麻的患者,术前通常无需禁食,但应注意提醒患者不可过饱。术前 10 分钟排空大小便。对有认知功能障碍、不能配合手术的患者应行留置导尿或外接导尿,必要时使用镇静剂。对需要全麻的患者,术前 6 小时应禁食,防止全麻后出现误吸等意外情况。

6. 镇静　术前 30 分钟肌内注射苯巴比妥 100~200mg,如患者紧张焦虑情绪较明显,可给予地西泮 5~10mg 静注或咪达唑仑 10mg 静注。确保患者在手术过程中镇静,可减轻患者由于过度紧张而导致术中血压增高、心率增快等不良影响。

7. 青霉素皮试　如患者术后有可能使用青霉素类药物,应在术前完成青霉素皮试。

8. 全身麻醉　对于伴有认知功能障碍或因为其他原因无法配合的患者应考虑给予全身麻醉,对手术时间较长或较复杂的血管病变也可考虑全麻。对这些患者术前应做好全身麻醉的器材和人员准备。一般由麻醉科医生参与,常用异丙酚(propofol)动态静脉注射,必要时可给予肌松剂。

三、医师准备

1. 熟悉患者病情和相关检查结果　介入医生在术前应再次回顾患者的病史和相关检查结果。尤其是有关影像学检查如 CT、CTA、MRI、MRA、TCD、B 超等,结合患者症状和体征,分析术中和术后可能出现的紧急情况和并发症。根据这些评估做必要的准备,并制订针对性的治疗和抢救方案。有时还应制订技术失败的预备方案。

2. 技术评估　介入医生术前应对患者的适应证和禁忌证再次进行评估,并设计和讨论介入操作的具体方案及介入材料的选择。此外,由于患者的动脉硬化常为全身性,术前应做好双侧股动脉区备皮,细致评估患者的股动脉搏动状况,如股动脉触诊不清或听诊可闻及杂音,考虑股动脉有明显狭窄时,术前应行双下肢动脉 CTA 检查以明确病变的程度和性质,以减少穿刺引起的并发症的发生风险。

3. 制订急救预案　根据患者的病情和治疗方案,分析术中和术后可能出现的紧急情况,如低血压、心律失常、心跳骤停、脑栓塞、脑出血等,制订针对性的急救预案,准备相应器材和药品,并与相关科室和专业人员事前进行联系。

4. 准备器材　根据患者的病情特点和影像学检查结果,制订个体化治疗方案,根据方案准备器材(球囊、支架、导管、导丝、微导管等)。准备用于术中评估的用品,如钢珠、弹力橡胶圈等。

5. 术前神经功能评估 术前应进行详细的神经功能评估,以便术中万一出现新的神经系统体征和症状时,能及时发现并与病前比较。

6. 签署知情同意书 向患者或其家人讲述相关诊断结果,分析各种治疗的优缺点,告知其介入操作的可能并发症和各种紧急情况,并发症和紧急情况的处理方法和可能后果,技术失败后的弥补措施。在获得患者或家属完全理解的情况下,签署介入检查或治疗知情同意书。急症患者需紧急治疗者也应简要向患者及家属交代有关情况,并获得患者及家属同意,签署知情同意书。

第二节 脑血管介入治疗术中管理

一、肝素化

术中肝素化是预防血栓形成的有效手段。因此,目前的脑血管造影和介入治疗均要使全身肝素化。血液肝素化的程度需根据患者体重、肝肾功能、凝血功能、有无出血倾向和出血性疾病以及有关伴随疾病做到个体化。对于特殊患者,如有凝血功能异常或血液系统疾病的患者有时要进行术中凝血功能监测,根据监测结果调整肝素用量。对于一般的脑血管介入治疗,决定肝素使用剂量的原则是使活化凝血时间(ACT)保持在 250 秒以上。对于多数实施脑血管介入治疗的患者来说,肝素用量在 60~90U/kg 之间。若患者因静脉窦血栓形成等疾病术前已行肝素化者,可无需推注负荷剂量肝素,根据活化凝血时间(ACT)调整肝素用量即可。常用方法是,穿刺成功后,静脉推注肝素 3000~5000U(70U/kg);若操作比较复杂,操作时间超过所用肝素半衰期(肝素的半衰期与剂量有关,一般为 90 分钟,剂量越大,半衰期越长),应适当追加肝素剂量。也可采用简单的计算方法:对于一般患者如操作超过 1 小时,则应在第二个 1 小时再给予首剂量的 1/2。应尽量争取在 1 小时内完成介入操作。导管内必须保持肝素生理盐水持续灌注,力求做到管腔内无血操作,导管冲洗最好是采用与高压三通相连接的加压输液器完成,以约 10U/(h·kg)的速度持续灌注。

由于脑血管造影和介入治疗操作时间、使用器材、操作方式等不同,血液肝素化程度也不相同。目前多数中心采用半肝素化的方式。对于凝血功能正常,血小板计数在 10 万以上的成人患者,脑血管造影时可首次给予 2000U 的肝素,术中同样用持续肝素生理盐水灌洗[10U/(h·kg)]。若操作时间超过 60 分钟,可视情况追加 1000U 肝素。

二、去肝素化

血液肝素化后,凝血时间明显延长。因此在介入操作过程中或结束短时间内,如怀疑患者有脑出血或内脏出血,应及时对血液行去肝素化。去肝素化一般采用静脉注射鱼精蛋白的方法。鱼精蛋白的用量要根据体内肝素残余量而定,正常人一次 4000U 静脉注射的肝素半衰期约为 90 分钟,肝肾功能异常的患者半衰期会有所延长。每 1mg 鱼精蛋白可中和 100单位(1mg)肝素,但鱼精蛋白一次用量不宜超过 50mg。在 10 分钟内注入量以不超过 50mg为度。一次注射后,如需要可重复给予,但 2 小时内不宜超过 100mg。由于鱼精蛋白可能与含碘造影剂反应并引起沉淀,因此不应通过造影导管注射。给药后即需作凝血功能检测。应用鱼精蛋白时应注意:①有蛋白过敏史者慎用;②静注速度过快可致心动过缓、低血压、胸闷、呼吸困难、颜面潮红等;③妊娠及哺乳妇女应用鱼精蛋白必须有明确指征;④鱼精蛋白与某些抗生素(如青霉素、头孢菌素等)理化性质不相容,一般不同时使用。

三、脑血管痉挛的处理

在导管及导丝输送过程中,血管受机械刺激容易诱发血管痉挛。当确定发生血管痉挛后(通过透视或造影)。除及时去除刺激因素外,可经动脉导管给予罂粟碱或硝酸甘油。钙离子拮抗剂也可有效缓解血管痉挛。罂粟碱 60mg 加生理盐水 250ml 静脉滴注,滴注数度为 15 滴 / 分。也可直接经导管将硝酸甘油注射到相应动脉内(生理盐水稀释,浓度为 50μg/ml,每次 2ml)或尼莫地平持续微量静脉泵入(速度 0.8mg/h)。使用上述药物时,应监测血压和心率,并根据监测结果及时调整用药速度。

四、低血压和心律失常的预防和处理

在颈动脉分叉部行球囊扩张或支架置入时,经常会出现血压降低和心动过缓的情况,严重时可发生心跳停搏。因此在操作过程中应作适当准备。有心律失常的患者或本身血压较低的患者,行球囊扩张前或支架置入前可预防性给予阿托品(0.5~1mg)静脉推注。另外,操作前必须做好心脏起搏的准备工作。

五、气体栓塞的预防

防止气体栓塞是介入操作过程中应始终注意的一个问题。采用半月 - 半月技术能有效防止注射器与导管衔接时的气泡进入。在向导管内注入肝素盐水或造影剂时应首先回抽注射器,这样,一方面可观察导管是否通畅,另一方面,可在导管接头处形成半月形液面,在高压注射器连接管末端也推注少许肝素盐水或造影剂以形成半月形液面,二者对接时可减少空气进入导管接头的可能。一旦有空气进入脑血管,根据气量多少和累及的血管可能会产生不同程度的症状。严重的气体栓子形成可采用高压氧舱治疗。

六、造影剂过敏

术前应仔细询问有无过敏史,必要时行碘过敏试验。个别患者在术中可能出现皮疹、瘙痒、恶心、呕吐等,严重者出现喉头水肿、喉头痉挛、支气管痉挛、呼吸性窘迫、急性肺水肿、低血压及心功能不全等危象。出现上述症状立即给予静脉推注地塞米松及肾上腺素。并给予组胺受体抑制剂(氯丙嗪、苯海拉明等)以及吸氧、补液及升压药物等对症治疗。

第三节 脑血管介入治疗术后管理

一、术后生命体征的监测

患者返回病房后应观察意识状况、呼吸、血压、心率、瞳孔、体温的变化以及排尿量等情况,并常规行动态心电监测,做好血压管理。必要时复查头部 CT、MRI 等。

二、动脉鞘拔除

根据患者术中、术后肝素应用情况决定拔鞘时间。拔鞘前应询问患者有无特殊不适,检查置鞘局部有无异常,如肿块、出血等。拔鞘前应再次测量血压、心率、心律等。如有血

压过高或过低,心率过缓,均应给予对症处理后再拔鞘。拔鞘过程中有少数患者可能会出现明显的迷走神经反射,特别是使用大型号鞘、长鞘或置鞘时间较长时,拔鞘前应做必要的抢救准备。

三、术后压迫和制动

拔鞘后股动脉穿刺点的压迫十分重要。压迫的技巧突出体现为"点"和"力"。"点"是指压迫点要准确。用二到三指并拢,按压于血管进针点的近心端。由于穿刺时是斜角穿刺,皮肤进针点一般都在血管进针点远端,切忌压迫血管进针点以远。"力"是指按压时力度适中,刚开始稍微重压,以每5分钟减少一点按压力度,总共压迫15~20分钟。最后5分钟以手指感到血管搏动为度,避免用力过度和突然松手。术后患者应保持平卧位,压迫止血后局部以弹力绷带加压包扎,穿刺侧髋关节伸直位6小时。应定时观察下肢足背动脉搏动及皮温、色泽情况,明确有无下肢缺血发生。另外,还应观察穿刺局部有无血肿和出血。嘱患者72小时内限制活动,活动动作不宜太大,咳嗽时用手加压伤口处,以防出血;1周内避免过度负重。目前已有血管吻合器和血管压迫器等辅助穿刺点止血及压迫,可根据具体情况选用。

四、观察神经系统体征和症状

术后应及时进行神经功能评估并与治疗前进行对比,以判断治疗效果、及时发现有无新的神经系统症状。当怀疑有新的神经系统损害时,应及时行头颅CT或MRI扫描。

五、预防感染

一般介入治疗或造影患者无需抗感染治疗。如有必要可选用口服二代头孢类抗生素3天以预防感染。如患者有发热或局部感染表现,可根据情况选用合适抗生素。由于脑血管病患者多为高龄、卧床、抵抗力下降及本身有气道病变,因而易并发肺部感染。因此,治疗后应做好呼吸道护理,保持是室内空气流通以及温度和湿度适宜,减少探视人员,指导患者正确咳嗽、咳痰,协助翻身,叩背,雾化吸入。若出现肺部感染,在经验治疗的同时,留取痰液标本进行病原微生物检查,并根据痰培养的结果,合理调整抗菌药物等。

六、术后抗血小板聚集和抗凝

支架置入术后,一般无需持续抗凝。术后主要以抗血小板治疗为主。如无禁忌证,术后一般采用氯吡格雷(75mg/d)和阿司匹林(100mg/d)双联维持3~6个月。以后终身服用阿司匹林。

七、术后心理问题

患者对介入手术不了解,对手术中可能出现的并发症顾虑,对手术的期望值过高,担心手术疼痛等均可导致心理问题。表现为精神紧张、失眠、血压升高、心率增快、尿频、腰酸背痛、情绪低落或烦躁等恐惧、焦虑、抑郁症状,容易引起不良后果,影响术后恢复。应注意观察并及时和患者进行沟通,建立和谐医患关系,解除心理负担,必要时辅以镇静、抗焦虑、抗抑郁治疗。

第四节 围手术期的抗血小板治疗

一、阿司匹林在脑血管介入治疗中的应用

阿司匹林作为目前循证医学证据最充分、应用最广泛的抗血小板药物,不仅具有良好的经济效益,而且在心脑血管事件一级预防中的地位不可被取代,是一切抗血小板治疗、防止心脑血管事件发生的基石。一项颈动脉内膜剥脱术(CEA)的应用阿司匹林作抗血小板治疗的研究表明,每天服用阿司匹林 75mg 与安慰剂比较,其术中及术后症状性脑卒中的发生率降低,甚至其死亡率也有下降趋势。同时,应用阿司匹林治疗并未出现较安慰剂组更高的出血发生率。在以经颅多普勒超声(TCD)检测微栓子时发现,安慰剂组微栓子的发生率是阿司匹林组的 7 倍。阿司匹林和颈动脉内膜剥脱术研究比较了不同剂量阿司匹林的使用,发现服用阿司匹林的剂量以 81mg 或 325mg 时脑卒中的发生率较低,提示使用低剂量的阿司匹林可能更好。

二、ADP 受体拮抗剂在脑血管介入治疗中的应用

许多大型临床试验显示噻氯吡啶和氯吡格雷均能明显降低 PCI 患者心脑血管事件的发生。然而由于噻氯吡啶副作用(包括皮疹、腹泻、中性粒细胞减少症等)发病率相对较高,目前难以作为一线用药。氯吡格雷副作用较少且不会引起中性粒细胞减少,目前在阿司匹林基础上联合氯吡格雷的抗血小板治疗已被临床广泛应用。研究表明,联用阿司匹林和氯吡格雷比单用阿司匹林能更有效的降低脑梗死及 TIA 的发病,减少症状性血管栓塞。某临床随机试验比较了阿司匹林 +24h 肝素与阿司匹林 + 氯吡格雷在 CAS 术中的作用,结果表明双联抗血小板聚集(双抗)能更有效的减少神经系统并发症且不增加出血风险。双抗给药目前普遍应用于 CAS 围手术期,冠脉支架的临床试验也提示 CAS 中双抗将同样获益。PCI-CURE 研究证实的 PCI 术后联合应用阿司匹林和氯吡格雷成为目前标准的治疗方案。氯吡格雷作为首选的血小板膜 ADP 受体拮抗剂在脑血管介入术中的应用地位已经明确,但临床上对该药应用的近、远期疗效和负荷剂量等问题还存在一定争议,一直是近年的研究热点之一,因此更具规模的大型随机试验结果是解决争议的关键。

1. 氯吡格雷的负荷剂量 基于大量的临床研究(CREDO、CLASSIC、CURE、PCI-CLARITY等)2006 年更新的指南提出 PCI 术前应该给予 300mg 负荷剂量的氯吡格雷(Ⅰ类适应证;证据级别为 A 级)。负荷剂量的氯吡格雷可以使在阿司匹林应用基础上,血小板活力得到充分抑制的进程加快。如果给予负荷剂量的氯吡格雷则可以在给药半小时左右起效,并在 2 小时便能达到稳态。理论上大于 300mg 的负荷剂量可以达到更快更强的抗血小板作用,因此研究者们尝试进行了一些研究以获得负荷剂量下的最佳血小板抑制作用。如 ISAR-REACT试验、ISAR-SWEET、ISAR-CHOICE 以及 ARMYDA-2 试验均显示出 600mg 负荷剂量的氯吡格雷相对 300mg 所能带来的更快更强的血小板抑制作用。此结果尚须大样本临床试验进行验证,因此新的 PCI 指南认为相比氯吡格雷 300mg 更高的负荷剂量(Ⅱa 类适应证;证据级别为 C 级)其有效性和安全性还缺乏临床证据。此外还有试验对氯吡格雷的治疗是否需要负荷剂量以及需要多大的负荷剂量存在着争议。COMMIT 的研究者指出:氯吡格雷即使在没有负荷剂量的情况下,75mg 剂量口服仍可以在数小时内就发挥部分的抗血小板效果,而

Sabatine 还指出,氯吡格雷在老年溶栓患者中的安全性数据仅局限在那些未给予负荷剂量的人群。然而,根据药效学特性,理论上认为氯吡格雷 75mg,1 次 /d 重复给药,从第 1 天开始明显抑制 ADP 诱导的血小板聚集,且抑制作用逐渐增强并在 3~7 天达到稳态。总体来看,多数研究结果同意 PCI 术前给予负荷剂量氯吡格雷,至于最佳给药时间,2007 年公布的美国心脏病学会 / 美国心脏学会 / 心血管造影与介入联合会(ACC /AHA /SCA I)更新经皮冠脉介入指南中指出 PCI 术前给药,300mg 者至少术前 6 小时,600mg 者至少术前 2 小时。

2. 氯吡格雷在介入治疗术后的应用时间与经济效益比　PCI-CURE 和 CREDO 研究的结果一致显示了氯吡格雷长期治疗的益处。Mahoney 等研究指出 PCI-CURE 试验结果提示 PCI 术治疗后持续应用氯吡格雷 1 年可以获得良好的经济 / 效益比。但近期研究者们重新对 PCI-CURE 和 CREDO 研究的结果进行分析后,对术后长期合并用药(超过 1 个月)能使患者更多受益这一观点提出了质疑。研究者指出无论在 CREDO 试验还是 PCI-CURE 试验中,只有治疗组在 PCI 治疗前和术后几个月均接受氯吡格雷治疗,而对照组在 PCI 治疗术前并没有给予氯吡格雷负荷剂量,仅于 PCI 术后服用 4 周的氯吡格雷随后便采用安慰剂治疗。因此:

(1) 试验设计存在着明显缺陷,无法区分获益是源于长期(超过 1 个月)还是短期的合并用药。

(2) 氯吡格雷组在 PCI 术 4 周后发生死亡或 MI 事件的情况与安慰剂组间并无显著性差异。

(3) 在 CREDO 试验中,氯吡格雷组中患者需要接受再次介入治疗的发生率与安慰剂组比较没有差异。

(4) 远期获益可能来源于 GP Ⅱ b/Ⅲa 受体拮抗剂的应用。因此反对者们指出 PCI 治疗几个月后使用氯吡格雷效费比不高。

3. 其他 P_2Y_{12} 受体拮抗剂与氯吡格雷疗效的比较　研究表明,新开发的 P2Y12 受体拮抗剂坎格雷洛(cangrelor),普拉格雷(prasugrel)和 AZD6140 的疗效均与氯吡格雷相当,能够提供稳定的血小板抑制效果。研究者指出,在接受 PCI 术的患者中坎格雷洛的安全性和耐受性良好,普拉格雷的疗效与氯吡格雷相当,但出血率可能增加,AZD6140 较氯吡格雷具有更强更持久的血小板抑制作用。目前临床应用证据较多的为普拉格雷,2009 年 7 月普拉格雷已被美国 FDA 批准上市,但此药禁用于有 TIA、脑卒中及活动性出血史的患者。

三、血小板膜糖蛋白Ⅱb/Ⅲa 受体抑制剂在介入治疗中的应用

血小板膜糖蛋白Ⅱb/Ⅲa 受体抑制剂通过与纤维蛋白原结合调节血小板聚集。一些研究表明颈动脉血管成形术及支架术后应用血小板膜糖蛋白Ⅱb/Ⅲa 受体抑制剂可减少缺血并发症。同时另一些研究认为应用血小板膜糖蛋白Ⅱb /Ⅲa 受体抑制剂增加并发症。Wholey 等比较了使用血小板膜糖蛋白Ⅱb/Ⅲa 受体抑制剂或单用肝素的颈动脉介入治疗患者,发现使用血小板膜糖蛋白Ⅱb/Ⅲa 受体抑制剂者脑卒中及死亡率明显增高,其中并发 2 例严重的致死性颅内出血。还有研究比较了 CAS 术中阿昔单抗(Abciximab)与肝素的使用情况,发现应用阿昔单抗的患者有 5% 并发颅内出血,而肝素组无出血并发症。在冠脉支架的相关研究中,EPIC、CAPTURE、EPISTENT、ADMIRAL 和 EPILOG 等研究均证实了阿昔单抗与其他抗血小板药联合应用可使行 PCI 的高危 ACS 患者(如肌钙蛋白 T 阳性、急诊 PCI、富血栓病变等)获益。IMPACT-Ⅱ、ESPRIT、PURSUIT 试验和 RESTORE 试验也发现埃替非

班和替罗非班可改善 PCI 术患者预后。目前,GPⅡb/Ⅲa 受体拮抗剂主要被推荐应用于早期介入干预治疗的患者,指南并未推荐此药作为 PCI 术后序贯治疗。同时,此药更多的的被作为选择性用药。脑血管病中此类药物的应用还需要大样本临床试验来进一步明确。

四、增加血小板内环磷酸腺苷的药物在介入治疗中的应用

西洛他唑是一种选择性磷酸二酯酶Ⅲ抑制剂。某项择期支架置入治疗患者的试验中纳入 642 例受试者,均接受 100mg/d 阿司匹林治疗,然后被随机分配到西洛他唑 200mg 或噻氯吡啶 200mg 治疗组,支架置入后的用药疗程至少 6 个月,复查结果发现再狭窄、靶血管再血管化或其他不良事件的发生率两组间没有显著差异。但西洛他唑组亚急性血栓症的发生率显著高于噻氯吡啶组(2% vs 0.3%,$P=0.02$)。而在我国进行的一项单中心研究结果显示随访 3 年后,西洛他唑组的死亡、心肌梗死、支架血栓形成、任何血运重建和脑卒中的复合主要终点明显少于噻氯吡啶组(其发生率分别是 16% vs 36%,$P=0.023$)。西洛他唑组最明显的益处是非致死性缺血性事件的发生率降低。研究结果提示,PCI 后的患者应用西洛他唑治疗可以显著减少长期的不良心脏和脑血管事件、明显改善患者的生活质量。研究者们也评估了西洛他唑和氯吡格雷在成功置入支架患者中的应用:608 例患者接受支架术成功后随机分配接受西洛他唑(344 例,612 处病灶)或氯吡格雷(345 例,628 处病灶)的治疗,随访 30 天,结果提示西洛他唑在支架置入术后防止血栓并发症的疗效与氯吡格雷相当。而一项来自日本的回顾性研究表明,服用西洛他唑的颈动脉支架术后患者其再狭窄发生率更低。

五、其他

既往研究结果表明缓释双嘧达莫合用阿司匹林具有优势。间接的比较分析甚至显示两药合用在减少脑卒中、心肌梗死方面的作用优于氯吡格雷。但目前指南对不能耐受阿司匹林的 PCI 患者,不推荐使用潘生丁作为阿司匹林的替代物。

六、药物联合应用

CAS 中双抗治疗的随机化临床研究目前已经得出结论较少,2009 年发表的 ESVS 指南上列出的其中一项研究比较了 CAS 术前阿司匹林 75mg+ 肝素化 24 小时和阿司匹林 75mg+ 氯吡格雷 300mg(术前 6~12 小时)两种治疗方式,发现双抗可明显降低神经系统并发症的发生率,并且不增加出血风险。此外,该研究认为术前三天适宜的阿司匹林用量为 75~325mg/d,氯吡格雷用量为 75mg/d。急诊手术时,术前 6~12 小时应服用氯吡格雷 300mg。术后双抗治疗至少持续 1 个月,推荐维持 3 个月。

虽然 CAS 术后抗血小板治疗的随机化临床研究很少,但 CURE 和 CREDO 等试验证实了氯吡格雷和阿司匹林短期联合应用较单独应用阿司匹林,可进一步降低 PCI 患者不良血管事件(如脑卒中、TIA、症状性血栓形成等)的发生率。只是针对试验的设计、试验亚组分析结果、经济学效益目前还存在着质疑,且有研究者指出试验结果显示的远期获益甚至可能来源于 GPⅡb/Ⅲa 受体拮抗剂的应用。PCI 相关的大量研究已经证实了双重抗血小板药物联合应用是有效而且安全的,尤其在阿司匹林基础上联合噻氯吡啶或氯吡格雷的抗血小板治疗已成为部分患者的标准治疗手段。2007 年公布的美国心脏病学会 / 美国心脏学会 / 心血管造影与介入联合会(ACC /AHA /SCA I)更新经皮冠脉介入指南推荐:PCI 术前可接受阿司匹林 + 氯吡格雷或阿司匹林 + GPⅡb/Ⅲa 受体抑制剂(Ⅱ类适应证;证据级别为 A 级)。同

年欧洲心脏病协会指南推荐,高危患者可在阿司匹林 + 氯吡格雷治疗(Ⅰ类适应证)基础之上联用 GPⅡb/Ⅲa 受体抑制剂(Ⅱa 类适应证)。现有指南指出,如果存在阿司匹林绝对禁忌,建议至少术前 6h 给予 300mg 负荷剂量的氯吡格雷,和(或)PCI 术同时应用 GPⅡb/Ⅲa 受体抑制剂。正在接受近距离放疗的患者每日建议服用氯吡格雷 75mg 和阿司匹林 75~325mg(Ⅱa 类适应证;证据级别为 C 级)。

有研究评估了冠脉支架术后患者接受三联用药:阿司匹林,氯吡格雷合用噻氯吡啶或者西洛他唑的安全性和疗效,结果显示三联抗血小板用药能有效防止支架置入术后的血栓并发症,且不良反应小。虽然研究者们指出在高危 ACS 患者中,还需要更多试验证实加入 GPⅡb/Ⅲa 受体拮抗剂是否会提高疗效,但对于高危支架内血栓形成的患者而言三联用药可能是安全理想的治疗措施。

七、特殊人群脑血管介入治疗围手术期抗血小板药物的应用

1. 阿司匹林过敏的患者　脑血管介入围手术期阿司匹林的应用的重要性毋庸置疑,但有患者可能存在阿司匹林过敏或类过敏反应。对于此类患者,可借鉴 PCI 术相关脱敏方法,例如采用快速脱敏的方法,脱敏后可长期安全地应用阿司匹林 75~100mg。但由于可能出现迟发严重的过敏反应,建议在重症监护室中进行严密观察。

2. 阿司匹林抵抗和氯吡格雷抵抗的患者　阿司匹林抵抗可能导致不良的临床结果,目前 PCI 指南建议存在阿司匹林抵抗的患者换用其他抗血小板药物治疗,首选氯吡格雷。由于胶原在动脉粥样硬化性斑块破裂后形成的动脉血栓中发挥关键作用,有研究发现对经实验室测定阿司匹林的抗血小板作用最小的那部分患者,氯吡格雷能发挥对胶原诱导的血小板聚集的最大抑制作用,所以对于经阿司匹林治疗而血小板不完全抑制的患者,氯吡格雷可能有特殊的治疗作用。而最近《美国心脏病学会杂志》上有报告提出,存在阿司匹林抵抗的患者经常也存在氯吡格雷抵抗,因此尽管已采用了双重抗血小板治疗,但仍可能没有得到充分的抗血栓保护作用,故而需要开发和研究作用于其他靶目标的血小板抑制剂(除外环氧合酶 -1 和 P_2Y_{12} 受体拮抗剂)。

3. 合并肾功能不全的患者　肾衰竭患者血小板功能的异常易导致这类患者出血风险性的增加。而接受介入治疗的患者由于会接受多种抗血小板治疗,出血的风险性会更高。一项纳入了 1184 例行 PCI 治疗患者的回顾性研究,将患者根据肾功能被分为 5 组,在围手术期接受氯吡格雷、阿司匹林和 GPⅡb/Ⅲa 受体拮抗剂的治疗,随后每天氯吡格雷和阿司匹林治疗直至 12 个月后,研究终点为主要或严重出血事件的发生、再狭窄、住院时间和生存率,结果发现接受 PCI 术后微小的或主要的出血可能引起肾功能的不断恶化。

4. 长期口服抗凝药物治疗的患者　某项纳入 2436 例患者的研究发现,接受口服抗凝药物与阿司匹林合用,与单纯口服阿司匹林组比较(随访 30 天)后发现:联用可使死亡、心肌梗死和需要接受再血管化通过抗血小板治疗显著降低,支架内血栓形成的相对危险(相对危险为 0.26)性和主要出血事件(相对危险为 0.36)的发生在两组间没有显著差异。结论认为在长期必须使用抗凝药物治疗且又接受 PCI 治疗的患者中联合应用抗凝药物和阿司匹林是可以接受的。

第五节 介入治疗围手术期的血压管理

对于单纯行脑血管造影的患者来说,由于手术并不改变患者血流动力学,因此对血压的管理并无特殊要求。但对于行动脉内介入治疗的患者来说,如球囊扩张术、动脉内支架置入术,均改变原有的动脉管径,引起血流动力学改变,影响脑组织灌流,对血压应做严格监控。

一、术前血压管理

患者术前应当常规测量血压,准确记录患者基础血压。术前血压通常应维持在较为理想的血压水平,目前认为合并心血管疾病的患者目标血压为 140/90mmHg 以下,合并糖尿病或者尿蛋白阳性的慢性肾病患者目标血压为 130/80mmHg 以下,而只要是高危患者,则血压应控制到 130/80mmHg 以下。需要注意的是在控制血压时不可忽视患者的个体差异,应依据患者病情适当调整。对于有严重双侧颈动脉狭窄或颈动脉闭塞的患者,其脑组织的灌流依赖于较高的血压,降低血压反而会加重脑缺血甚至引起脑梗死,此时应视具体情况确定。在实施降压治疗过程中,应密切观察血压的变化。

二、术中及术后血压管理

脑血管介入术中需要严密监测血压,测压频率通常设定为 5 分钟 1 次,在进行球囊扩张血管成形及支架置入术时应随时测量血压,必要时可手动测量血压。患者进入手术室后,常常出现血压增高、心率增快,明显与术前基础血压及心率不同,应仔细分析其原因,排除疼痛、体位或其他不适时,多考虑为情绪紧张焦虑所致,此时应适当安慰患者,分散其注意力,必要时使用镇静药物稳定其情绪,此时对于已存在心功能不全的患者尤为重要,可避免诱发快速性心律失常及急性心力衰竭。

脑血管介入治疗术后常常引起血流动力学改变,包括低血流动力学状态和高血流动力学状态,前者主要包括低血压(通常定义为收缩压 <90mmHg,对基础收缩压 <90mmHg 的病人定义为收缩压下降 >30%)和心动过缓(通常定义为心率 <50 次 / 分);后者主要表现为高灌注综合征。考虑到过度灌注或低灌注损伤问题,术后血压控制非常重要。因此两者的管理各有特点。

1. 低血压和心动过缓

(1) 病理生理机制:低血压和心动过缓通常出现在颈动脉支架术后。颈动脉支架术后出现血压变化通常被认为是因为术中的操作及术后支架持续扩张刺激颈动脉窦压力感受器引起。压力感受器位于颈动脉外膜,以窦部分布最为密集。压力感受器反射的传入神经是舌咽神经,到达延髓孤束核,传出神经为迷走神经,抑制外周血管的收缩,导致低血压,同时抑制窦房结产生心动过缓,进一步加重低血压。

(2) 低血压的分类及预测因素:低血压通常分为两类:一类是短暂性低血压,指的是在治疗过程中因为球囊扩张和(或)支架置入后血压降低,但通过压力感受器的自身调节机制,血压很快恢复到收缩压 >90mmHg,或者虽然不能通过压力感受器的自身调节快速恢复,但通过药物辅助后 3 小时内血压即恢复并维持在收缩压 >90mmHg 以上;另一类是持续性低血压,即患者术中或术后出现低血压,持续时间超过 3 小时,仍然需要药物维持,持续时间最多可达十余天。其中持续性低血压易引起心脏和神经系统的并发症。对持续性低血压的危险因素目前有较多的文献进行了研究,认为如下因素易引起持续性低血压:斑块长度在 10mm 以内且位于颈动脉后部的偏心斑块、严重钙化斑块、使用球囊扩张且球扩压力较大持续时间较长、双侧颈动脉支架等。

(3) 血压的监测:患者术前应当常规测量血压,准确记录患者基础血压。术中对患者的右上臂接心电监护仪监测血压,如果脑血管造影发现右侧锁骨下动脉存在严重狭窄,可能影响血压测量的准确性可以改为左侧测压,测压频率通常设定为 1 次 /5 分钟,在进行球囊扩张血管成形及支架置入术时应随时测量血压,必要时可手动测量血压。术后患者应当进行常规心率、血压监测,对于无低血压的病人可维持在 1 次 /5~15 分钟,血压稳定 3 小时后可改为 1 次 / 半小时,持续 24 小时。对于存在低血压的病人,尤其是持续性低血压的病人,应当随时进行测量,根据药物的调整对测量频率进行动态调节,做好机器测量与手工测量相结合,待血压平稳 3 小时后再改为 1 次 / 半小时,持续 24 小时。

(4) 血压的管理:心动过缓的病人可以通过自主神经的自身调节作用自主恢复,对于不能恢复的病人,可予阿托品静脉注射,通常为 0.5mg,如果仍不能奏效,可以等量重复一次,大部分病人心动过缓可以缓解。对于本身即存在自主神经功能异常的病人,以上方法可能仍不能缓解,可请心脏科行起搏器对症处理。因此我们建议在术前可以对患者进行自主神经功能检查,防止出现这样的少见情况。随着心动过缓的纠正及压力感受器调节作用增加,部分病人的血压会在较短时间内恢复到基础血压水平或稍低水平,因此对这部分病人不需要特殊处理。对于收缩压持续不能恢复到 90mmHg 以上或基础水平(指基础血压之收缩压 <90mmHg)时可予盐酸多巴胺静脉泵注射维持,滴速常在 10ug/(kg·min)以上,将血压调整至收缩压低于基础水平 20mmHg 左右维持,根据血压变化动态调整多巴胺滴速。如果多巴胺用量较大仍不能有效调节血压,可加入适量间羟胺。所有术中术后出现低血压病人,在血压没有恢复并稳定在术前基础血压水平者不宜服用降压药物。适量使用人参类制剂有助于患者血压的回升。

2. 高灌注综合征与高血压

(1) 高灌注的定义:脑血管狭窄解除后同侧脑血流超过正常水平一倍或以上,临床上表现为头痛、癫痫发作、谵妄、局灶性神经功能障碍及颅内出血。

(2) 危险因素及发病机制:研究表明,颈动脉或颅内血管支架术后出现高灌注综合征的危险因素有脑血管储备功能下降、术后高血压、高灌注状态持续超过数小时。其发病机制如下:在狭窄解除后术侧(偶为对侧)颅内血流量明显增加,特别是脑血流量超过平时一半以上时,毛细血管床的灌注压急剧增加,破坏了血脑屏障,导致脑水肿,进而出现临床症状体征。

(3) 治疗方法:从上述发病机制可以看出脑灌注的明显增加是最主要的危险因素,而脑灌注是压力依赖性的,因此控制高灌注综合征最重要的方法就是控制血压。治疗高血压的药物中血管扩张剂(如硝普钠等)及钙离子拮抗剂均可扩张血管,进一步增加毛细血管床的灌注,因此不能使用。临床上最常使用的药物是 α 受体或 β 受体拮抗剂,这类药物不仅可以降低血压,且不扩张颅内毛细血管床,对颅内压无明显影响,因此适宜使用。乌拉地尔为苯唑嗪取代的尿嘧啶,具有外周和中枢双重降压作用。外周主要阻断突触后 α1 受体,使血管扩张显著降低外周阻力。同时也有较弱的突触前 α2 阻滞作用,阻断儿茶酚胺的收缩血管作用;中枢作用主要通过激动 5- 羟色胺 -1A(5-HT1a)受体,降低延髓心血管中枢的交感反馈调节而降压。在降血压同时,本品一般不会引起反射性心动过速。其使用方法是在出现血压升高时或出现高灌注综合征临床表现时予 25mg 乌拉地尔静推,约 5 分钟后可见血压下降;如果效果不佳,可用上述剂量重复一次。血压的持续控制方法是:20ml 注射液(相当于 100mg 乌拉地尔)用生理盐水、5% 或 10% 的葡萄糖、5% 的果糖(任选其一)稀释到 50ml,使用输液泵维持剂量。推荐初始速度为每分钟 2mg,维持速度为每小时 9mg 或根据血压变化动态调节。在血压平稳后可逐步降至滴速,直至撤药。

第六节　急诊脑血管介入治疗的处理

急性脑梗死患者介入治疗包括动脉内溶栓、动静脉联合溶栓和溶栓联合支架置入术等,其目的主要是尽快恢复缺血组织的血供、抢救半暗带内濒死的脑细胞,联合支架置入术更有减少溶栓药物用量、防止直接溶栓后再狭窄导致的血管重新闭塞等优点,其主要的并发症是症状性脑出血和再灌注损伤,在围手术期管理中应注意根据急性脑梗死患者的特殊的病理生理特点,作出相应的调整。

一、急诊介入治疗的血压管理

脑梗死后数小时内血压通常会升高,研究表明急性脑卒中时 60% 的患者血压升高 >160mmHg,血压过度增高或降低均提示预后不良。当血压 >180mmHg 时,每升高 10mmHg,其发生神经功能缺失的风险增加 40%,预后不良的风险增加 23%。血压增高可继发于脑卒中后情绪紧张、膀胱充盈、恶心、疼痛、缺氧、颅内压增高等多种情况,进行相应对症处理后血压会有所下降。研究表明,血压增高并非完全是坏事,急性脑卒中数天内的血压增高对预后反而是有利的。而收缩压与舒张压之间的压差过大与脑卒中后 3 个月的预后不良密切相关。降低血压可以减轻脑水肿的形成、降低出血风险、防止血管损伤、预防急性期再发脑卒中,同时可以治疗高血压脑病、心肌梗死、急性肾衰、主动脉夹层、急性肺水肿。然而,脑卒中早期降压治疗也可使缺血脑组织灌注压降低从而使得神经功能损伤加重。对大多数急性脑卒中患者来说,当他们来到安静的病房得到休息、膀胱排空、疼痛缓解、高颅压被控制后,其血压会自行下降。由于相关研究缺乏血压管理的确切数据,目前急性脑卒中的血压管理标准尚存在争议。2007 年 AHA/ASH 脑卒中急性期管理指南中推荐行 rt-PA 静脉溶栓时收缩压 ≤ 185mmHg,舒张压 ≤ 110mmHg(1 级 B 类证据)。当患者需要降低血压才能进行溶栓时,应确保血压稳定,维持收缩压 ≤ 180mmHg,舒张压 ≤ 105mmHg 至少至溶栓后 24 小时。此外,目前研究并未发现急性脑卒中患者快速降压后能够获益,反而有研究表明快速大幅度降压对其有害。当需要溶栓时,降低血压应该小心谨慎。有研究表明脑卒中首日血压下降水平不应超过 15%~25%,医生应该选择合适的药物逐步降低血压。而 rt-PA 溶栓后血压与预后的关系,取决于血管是否再通。

二、急诊介入治疗的抗栓或抗凝药物

2007 年 AHA/ASH 脑卒中急性期管理指南中推荐,溶栓后 24 小时内不宜使用口服抗血小板聚集或者抗凝药物。然而,不论静脉溶栓或者动脉溶栓均无法完全解决血管再通的问题,尤其是大脑中动脉这样的大血管。研究表明,rt-PA 溶栓完全再通率约为 30%,部分再通率为 48%,再栓塞率为 27%。尿激酶动脉溶栓完全再通率约为 20%,部分再通率为 63%,再栓塞率为 10%。研究者们认为,静脉 rt-PA 溶栓的低完全再通率与高再栓塞率与 24 小时内禁用阿司匹林不无关系。因此一些研究已经开始观察静脉途径抗栓药物(如血小板膜糖蛋白Ⅱb/Ⅲa受体抑制剂)单用或者联用其他静脉途径药物在脑梗死急性期的作用。一项多中心研究观察了动脉 rt-PA 溶栓联合阿昔单抗(47 例)治疗急性椎基底动脉闭塞的疗效,发现其完全再通率(45% vs 22%)、好转率(34% vs17%)及存活率(62% vs 32%)与单用动脉 rt-PA 溶栓相比均有明显提高。另一项研究比较了阿昔单抗联合动脉尿激酶溶栓(10 例)与单用动脉尿激酶溶栓(16 例),结果发现其完全再通率(90% vs 44%)、好转率(50% vs 80%)均有提高,出血率无明显区别(25% vs 30%)。这些研究提示静脉联用溶栓药物可能增加患者获益,早期研究结果认为其单用时安全性较为可靠,而联用的安全性有待临床进一步研究验证。

(郭芮兵　张申宁)

参 考 文 献

1. Burton KR, Lindsay TF. Assessment of short-term outcomes for protected carotid angioplasty with stents using recent evidence. J Vasc Surg, 2005, 42(6):1094.

2. Cayne NS, Faries PL, Trocciola SM, et al. Carotid angioplasty and stent-induced bradycardia and hypotension: Impact of prophylactic atropine administration and prior carotid endarterectomy. J Vasc Surg, 2005, 41(6):956-961.

3. Green DW, Sanchez LA, Parodi JC, et al. Acute thromboembolic events during carotid artery angioplasty and stenting: etiology and a technique of neurorescue. J Endovasc Ther, 2005, 12(3):360-365.

4. Bewlay MA, Laurence AS. Sedation for neuroradiology revisited: comparison of three techniques for cerebral angiography. Eur J Anaesthesiol, 2003, 20(9):726-730.

5. Fiorella D, Albuquerque FC, Deshmukh VR, et al. In-stent stenosis as a delayed complication of neuroform stent-supported coil embolization of an incidental carotid terminus aneurysm. AJNR Am J Neuroradiol, 2004, 25(10):1764-1767.

6. Nonaka T, Oka S, Miyata K, et al. Prediction of prolonged postprocedural hypotension after carotid artery stenting. Neurosurgery, 2005, 57(3):472-477.

7. Qureshi AI, Luft AR, Sharma M, et al. Frequency and determinants of postprocedural hemodynamic instability after carotid angioplasty and stenting. Stroke, 1999, 30(10):2086-2093.

8. Chao AC, Chern CM, Kuo TB, et al. Noninvasive assessment of spontaneous baroreflex sensitivity and heart rate variability in patients with carotid stenosis. Cerebrovasc Dis, 2003, 16(2):151-157.

9. Taha MM, Toma N, Sakaida H, et al. Periprocedural hemodynamic instability with carotid angioplasty and stenting. Surg Neurol, 2008, 70(3):279-285.

10. McKevitt FM, Sivaguru A, Venables GS, et al. Effect of treatment of carotid artery stenosis on blood pressure: a comparison of hemodynamic disturbances after carotid endarterectomy and endovascular treatment. Stroke, 2003, 34(11):2576-2581.

11. Bussière M, Lownie SP, Lee D, et al. Hemodynamic instability during carotid artery stenting: the relative contribution of stent deployment versus balloon dilation. J Neurosurg, 2009, 110(5):905-912.

第二十五章

脑血管内介入相关的护理问题

介入诊断和治疗要涉及很多护理问题,包括术前患者的生理和心理准备,术中监护、抢救,术后相关的护理和评估,导管室的管理等方面。只有做好这些工作,才能保证介入治疗的安全实施。

第一节　介入前后的护理

神经血管介入治疗是近年来开展的新技术,护理人员的理论知识、护理水平、工作责任心对患者的预后起着重要作用。通过积极开展理论学习、技术实践、一对一临床帮带,培养专业导管护士,提高护理水平。按照护理计划详细地对患者进行术前护理评估,填写护理评估表,识别高危人群,如高龄、大面积脑梗死、心功能不全、糖尿病,以及合并其他重要器官疾病等患者,确立护理重点,记录并熟悉患者的体重、病史、目前体温、血压、心率、心律、大动脉搏动情况,便于术中、术后出现情况时能及时提供信息,配合治疗和抢救。建立并完善术中术后护理流程,提高护理效率,改善患者预后,提高患者生活质量。

一、术前护理

1. 护理评估

(1) 患者基本情况:姓名、性别、职业、文化程度、住院原因和要求、医疗诊断、主要临床表现、经济状况、家属情况等。

(2) 患者及家属的心理状态:有无焦虑和紧张,是否开朗和放松,护士应知道患者对自己病情的了解程度,分析影响患者情绪的心理因素,评估是否要进行保护性护理。

(3) 患者体检情况:包括身高、体重、神志、瞳孔、体温、脉搏、呼吸、血压、有无水肿,穿刺部位皮肤情况、双侧足背动脉搏动等;术前心、肺、肝、肾功能,血常规,出凝血时间,凝血酶原时间、心电图、颈部血管的超声等检查是否完善。对患者的神经功能进行简要评定。

(4) 既往史:患者过去健康状况、所患疾病(有无高血压、糖尿病、脑梗死等)、手术史、药物过敏史以及是否发生过严重的不良反应,尤其是注意患者以前是否使用过造影剂。

(5) 患者生活习惯:饮食、睡眠、排尿便、生活自理程度等。

(6) 女患者月经情况:介入手术应避开月经期。

2. 介入治疗前后常见的护理问题

（1）焦虑恐惧：表现为紧张、失眠、烦躁不安等。这些不良情绪反应常常与患者对介入手术方法不了解，担心手术不成功、手术所致疼痛，以往手术的不良经验以及高昂的手术费用等有关。

（2）排尿改变：表现为尿潴留、尿失禁与患者紧张、害羞或排尿环境习惯改变有关。

（3）血压升高：与情绪紧张或环境改变有关。

（4）睡眠障碍：担心手术、情绪紧张或环境改变有关。

（5）知识缺乏：缺乏介入相关知识。

3. 护理措施

（1）健康教育：责任护士、导管护士向患者介绍病区情况，使患者尽快适应周围环境；讲解介入手术的目的、意义、优点、操作过程、以往成功的病例，特别要强调患者在术中的注意事项，消除患者思想顾虑，使患者平静或愉快的接受介入放射学的诊断和治疗。要保持各个工作人员对患者的解释教育的一致性和规范性。操作过程介绍应简明扼要。告诉患者麻醉的方法，阐述穿刺股动脉、插管以及造影剂注入时患者可能体验到的感受是很重要的。预先告知患者这些反应能消除患者的恐惧心理，使患者更默契地配合。重要的是向患者指出运动伪影可降低血管造影的质量，向患者简述保持一定体位不动或屏息不作吞咽动作的道理。向患者描述注射造影剂前医务人员常用的指令词，并在导管置入血管前练习 1~2 次是十分有用的，同样重要的是这些指令词应当每次相同，例如在第一次注射时使用指令：深吸一口气，呼出，在吸一口气然后屏住气，以后注射时均使用同一指令。建立起标准常规后，就可减少由于误传指令或患者运动而重复注射，这样可减少造影剂的用量，缩短导管留置时间，从而减少脑血管造影、治疗的并发症。对术后注意事项也应详细介绍，可给予书面材料并逐条讲解。集中手术时可采用集中教育，制作通俗易懂直观的多媒体教材很受患者家属欢迎。

（2）协助患者完成术前必要检查：常规检查血、尿、便三大常规，传染病四项，肝肾功能，出凝血时间，乙肝二对半，摄 X 线胸片，做心电图等；特殊检查有 B 超、颈部 B 超、TCD、CT、MRI、ECT、PET 等影像学检查和相关实验室检查。完成神经功能的评定及记录好双侧足背动脉搏动情况以便与术前术后对比。

（3）需绝对卧床的患者，应向患者说明术后卧床制动的意义，术前 2 天训练患者在床上排尿便。

（4）按医嘱给药，支架术前 3~5 天给予口服阿司匹林 300mg/d 和氯吡格雷（波立维）75mg/d，高血压患者术前用药将舒张压控制在 110mmHg 以下。

（5）做抗生素、碘过敏试验（如有非离子型造影剂过敏史，直接使用该造影剂静脉注射 1ml 作过敏试验）

（6）检查手术野的皮肤，按穿刺部位做好双侧腹股沟、腋部和腕部的毛发处理（备皮范围同外科手术），注意检查穿刺部位远端动脉搏动情况，便于手术中、术后对照。

（7）一般患者术前一日洗澡、按医嘱进食。

（8）术前排空大小便，根据病情必要时给予术前导尿或灌肠。更换干净的病号服，取下项链、义齿和其他饰物以防术中伪影影响判断。

（9）为使患者安静的接受检查治疗或减少迷走神经反应，术前 30 分钟肌内注射苯巴比妥 100~200mg。

（10）术前做好 DSA 室器材、药品、敷料和 1.5kg 重沙袋等相应准备。

(11) 提供费用咨询,增加安全感,由于手术在神经血管介入室完成,由管床医生全程陪同,免除患者及家属的后顾之忧。

4. 护理评价

(1) 患者是否能接受各种术前检查。

(2) 患者是否顺利完成各种术前准备。

(3) 患者是否能接受介入治疗。

(4) 患者和家属是否能减轻心理压力。

(5) 患者是否能得到充足的睡眠和休息。

二、术中监测和护理

1. 患者进入介入手术室后的常规护理 患者进入介入手术间后,导管护士要根据检查治疗申请单核对患者的姓名、年龄、性别、治疗部位,再次询问患者是否需要排尿便,老弱患者要陪同到洗手间,男患者给予外接尿,女患者准备好尿布或给予导尿。多数患者可在病房做好这些准备。安排患者躺在电动手术床上,防止坠床,防止患者头颈过伸。询问患者环境温度是否合适。再次检查患者病历的碘过敏试验是否阴性,查看穿刺部位是否备皮。护士要对患者进行心理护理,帮助消除恐惧心理,指导患者练习吸气屏气动作。检查静脉留置针,采用有足够流量、合理大小的针头,以便供给静脉内流体、镇静剂及止痛药,这一条静脉通道在患者生命危急时也是一条生命线。建立连续心电图、氧饱和度监测及间隙性自动血压监测设置。特殊患者还要行 TCD 检测。准备好氧气装置、负压吸引装置、抢救车处于良好状态备用。护理人员 1~2 名。在整个操作过程中,有受过良好训练的医生、导管护士在现场监测患者的生命体征、神经功能临床状态,使手术医生专注于介入操作。

2. 血管性介入治疗常规药物准备

(1) 肝素:在介入治疗过程中,导管内外与导丝表面可能有血凝块形成,为避免血凝块形成后脱落造成血管栓塞,需要配制肝素盐水,导管插入血管后,加压输液袋给予肝素等渗盐水输入,肝素浓度一般为 500u/500ml 等渗盐水,输液压力为 $250cmH_2O$。

(2) 利多卡因:1% 利多卡因用作局部浸润麻醉。

3. 器械准备 介入治疗前,导管护士要根据患者年龄、病变部位、手术医生习惯准备相应型号的穿刺针、导管、导丝、血管鞘等常规器械。准备介入包一套,其中包括小杯两个、弯盘一个、小碗一个、蚊式止血钳一把、四号手术刀片一个、消毒巾一包、无菌手术衣两套。

无菌操作台要符合神经血管造影及治疗需要,长、宽合适,为方便快速容易地取到他们,医生常常放置部分器材在电动手术床或手术架上,由于简单的错误即可造成患者严重的损伤,因而必须对每一个细节谨慎从事,以保证安全。作为预防措施,在进入体内前,应用肝素盐水冲洗动脉鞘管或导管,这可以保证将操作中产生的碎屑从导管腔内冲洗出去而不致造成栓塞。此外,也应检查导丝是否匹配,能否通过动脉穿刺针及导管。导管护士应监督医生及其助手是否执行无菌操作流程。

保证各种抢救器材均处于良好备用状态。常备药物包括抗凝剂(肝素)、造影剂(以非离子造影剂为宜)、抗过敏药物(如地塞米松、异丙嗪、肾上腺素、氢化可的松)及急救药(阿托品、硝酸甘油、去甲肾上腺素、异丙肾上腺素)以及鱼精蛋白、罂粟碱、维生素 K、尼莫地平、尿激酶、地西泮、苯巴比妥钠、硝苯地平、卡托普利等。

4. 术中护理

（1）监测神志、瞳孔、生命体征、神经功能，B超、TCD脑血流速度及栓子脱落情况，及时发现问题及时汇报处理。导管护士要求非常熟悉术中可能发生的各种并发症的处理方法。做好患者的心理护理。

（2）每次造影后，护士要及时进入机房询问患者有无不良反应，并观察患者皮肤有无潮红、丘疹，以便及时发现造影剂副作用并进行处理。

（3）术中要经常观察患者静脉通道是否通畅，尤其注意加压输液袋有无滴空。肝素注入时间、适时提醒给予追加肝素，高压注射器中造影剂的量等。

（4）根据治疗需要，按介入医师要求准备好各种更换器材，并及时做好物流管理。导管护士能熟悉手术步骤及医生的习惯动作以便显得更加灵活。

（5）在介入治疗过程中，护士要监督操作者及参观者遵守无菌操作原则。

（6）对重点患者及突发情况给予急救处理。

三、术后监护和护理

1. 护理评估

（1）身体各器官功能情况：神志、生命体征、神经功能有无异常，有无烦躁不安，剧烈疼痛、面色有无发绀、有无胃肠道反应，有无排尿异常、有无脊髓损伤症状。

（2）穿刺部位和穿刺侧肢体的情况：穿刺点有无渗血、血肿、感染、皮肤破损、术侧肢体温度、感觉、颜色、动脉搏动。

（3）各种引流管是否通畅。

（4）心理情况：有无焦虑、恐惧等异常情绪。

2. 介入术后常见的护理问题

（1）发热：术后1~2天出现，一般在38度左右，与介入手术后造影剂反应有关。

（2）疼痛：表现剧烈头痛、肾区疼痛、腹痛、胸痛、肢体痛及牵涉痛等。

（3）胃肠道发应：恶心、呕吐、腹胀、呃逆、食欲不振等。

（4）排尿困难：尿潴留与患者不习惯床上排尿有关，尿少血尿于术中大量造影剂和化学药物毒性反应有关。

（5）焦虑：与担心疗效和术后不良反应有关。

（6）生活自理能力下降。

（7）潜在并发症：拔鞘管反应、皮下血肿、心动过缓、低血压、高灌注综合征、梗死、出血、血尿、造影剂反应、支架相关并发症等。

3. 介入术后的护理目标

（1）维持各器官正常生理功能。

（2）减轻疼痛，促进患者休息。

（3）预防和减少并发症。

（4）加强营养，维持正常生理需要，促进正常排泄。

（5）给予患者和家属心理支持。

4. 血管性介入手术后患者的护理

（1）患者术后返回病房，重视穿刺点护理：①股动脉穿刺点护理：拔管后压迫止血15~30分钟，松手不出血后盖上5~8层纱布，十字交叉绷带加压包扎，髂关节应处于伸直位24小时（患侧制动），沙袋加压6~8小时，观察双侧足背动脉搏动，了解穿刺侧股浅动脉有无发生闭塞,穿刺部位有无红肿、渗血、皮下血肿等情况发生。24小时后可以解除绷带和纱布,患者下床活动。②股静脉穿刺点护理:股静脉压力较低,拔管后可直接盖上5~8层纱布,加压包扎,12~24小时即可,不可双侧同时拔鞘。有动静脉同时受损时要延长按压时间。③颈静脉穿刺点护理:颈静脉穿刺拔管后,直接盖上4~6层纱布,患者取半卧位,6小时后去掉纱布。④锁骨下动脉、肱动脉、桡动脉穿刺点术后护理:拔管后加压包扎24小时,患者不需卧床,但必须注意观察手指末梢循环情况,如末梢循环差则提示压迫过紧。

(2) 注意穿刺点远侧肢体的血管搏动情况,1/15分钟×2,1/30分钟×2,1/1小时×6;与术前作对比同时注意其皮肤颜色、温度及感觉和运动功能等,如发现肢体冷、苍白、无脉搏或脉搏弱可能有血栓形成,应及时通知医师处理。

(3) 注意管插穿刺部位的出血与肿胀情况:一看:看有无血肿及范围,伤口敷料有无出血;二摸:摸血肿肿胀情况。三听,听血管杂音,判断有无假性动脉瘤危险。出血或血肿立即用消毒纱布指压穿刺部位上方一指处的动脉,同时报告医师及时处理;术后3天发现穿刺部位有红肿,则可能是感染或迟发血肿,可用50%的硫酸镁湿热敷,利多卡因局部封闭以减轻局部疼痛和血肿。如确定为假性动脉瘤,则可能需手术解决(详见第二十三章)。

(4) 记录患者24小时尿量,观察尿色及肾区疼痛情况:术后注意大量补液进行水化,鼓励患者多饮水以利于造影剂的排出,24小时尿量应在2000ml以上,若术后2小时仍未排尿,应及时向医师联系,尿潴留者行导尿术。如肾区疼痛剧烈,则需考虑有无出血可能,及时汇报处理。

(5) 术后24小时监测患者神志、生命体征、神经功能变化,发现异常者及时报告医师及时处理。

(6) 胃肠道反应时给予对症处理:①恶心、呕吐可给予20~40mg甲氧氯普胺肌内注射或用欧贝8mg静脉推注,②轻度呃逆患者可给予地西泮或山莨菪碱肌内注射,顽固性呃逆用中医针灸治疗可逐渐缓解。

(7) 给予饮食指导,术后半小时可进食清淡易消化食物,少食多餐。

(8) 坚持服用抗血小板聚集药物,禁忌作头颈部按摩,注意保持情绪稳定,劳逸结合,注意监测出、凝血时间,注意有无出血倾向,定期作B超、TCD检查。

四、介入治疗的并发症与护理

由于介入性诊治术是创伤性诊断和治疗方法,护理人员增加风险管理意识,预防和处理好各种可能并发症可增加手术的安全性,最大限度的提高患者生活质量。现就常见并发症及护理概述如下。

1. 血管迷走神经反射 患者表现为头晕、胸闷、出汗、恶心、呕吐、无力、面色苍白、四肢厥冷、心率小于50次/分、血压下降。发生原因:拔管时患者紧张,疼痛刺激、牵拉血管及压迫过重反射性兴奋迷走神经,使血压下降;术后患者卧床、憋尿、膀胱括约肌扩张排空加强;制动肢体弯曲,动脉鞘刺激动脉;术前休息不佳,禁食禁水使血液浓缩血液容量相对不足。处理:密切观察患者神志、心率、心律、血压、尿量变化,一旦发生面色苍白、血压急剧下降,立即遵医嘱给予阿托品1mg静推、补液增加血容量。与医生一起拔鞘管,备好抢救药品和器械,向患者做好解释工作以取得配合。压迫止血时按压力度以摸到足背动脉为宜,两侧股动脉同时有伤口时,严禁同时拔管按压,紧张、伤口剧痛的患者,必须使患者身心放松,同时可在伤口处皮下注射利多卡因5~100mg。拔管30分钟内观察患者神态、面色,询问有无头晕恶心等不适,一旦发生低血压症状,立即救治。术后护士鼓励患者早日排尿,协助穿刺肢体移动。鼓励患者及时进食,同时快速补液,尽快补充血容量,加快造影剂排出。

2. 皮下血肿 临床最为多见,与频繁穿刺、按压不充分、过早活动有关。手术医生提高穿刺技术;伤口包扎、按压应科学合理,绷带拉力紧、不松脱,被固定在伤口处的绷带不易滑脱,则加压止血效果肯定;1~1.5kg 沙袋压迫;为有效防止出血,对与肥胖者最好采用指压止血方法。按压力量以能接触到足背动脉搏动为宜;延长卧床时间,患者拔管 6~8 小时手术肢体完全制动,禁止屈髋屈膝;非手术侧减少活动减少联动运动,平卧 24 小时,48 小时内限制活动,可有效的降低出血率;密切观察腹股沟肿块硬度、范围、搏动情况及术后杂音,有助于及时发现并发症;对于局部血肿及淤血者,采用 50% 硫酸镁湿热敷、理疗。

3. 心动过缓及低血压 由球囊或支架刺激颈动脉窦压力感受器所致,严重狭窄伴硬化斑块需球囊反复扩张的患者多见,患者常表现为头昏,重者常表现为暂时性意识丧失,甚至抽搐。避免选用直径过大的支架是防止术后长时间心动过缓及低血压的关键。术中(球囊扩张或释放支架前)用阿托品,对于既往有严重心动过缓史的高危患者可置入心脏临时起搏电极,术后适当应用升压药物多巴胺及阿托品。

4. 脑过度灌注综合征 见于有严重狭窄和伴有高血压患者,由于狭窄脑动脉突然扩张,颅内血流量明显增多,可导致脑过度灌注综合征。临床表现主要有头痛、头胀、恶心、呕吐、癫痫、意识障碍,严重者可发生同侧颅内出血。处理要求严格控制血压,血压控制在 140~110/70~90mmHg,根据病情给予脱水和对症治疗(如给予止痛剂、抗癫痫药物、脑保护剂等)。

5. 血管痉挛、脑缺血发作 由于导丝、导管及造影剂的刺激,特别是应用脑保护装置可导致血管痉挛,可选用尼莫地平、罂粟碱治疗,应避免使用直径过大的脑保护装置。严重狭窄患者在球囊预扩张过程中,可出现一过性黑矇、意识丧失;应尽量缩短球囊扩张时间或采用灌注球囊可减少脑缺血发作。术后严密监测血压,血压维持在 140~110/70~90mmHg。

6. 缺血性脑卒中 可发生在手术的各个阶段,是较常见的严重并发症,动脉斑块的崩解脱落可导致缺血性脑卒中,甚至可导致死亡,应用脑保护装置、远段球囊、滤器可减少栓塞事件,早期的溶栓、脱水、解痉、给氧十分重要。另外,术前规范化给药和术中规范化操作是十分必要,包括全身肝素化、不间断地给导管冲水和排除空气等,可有效地降低栓子的脱落。术中、术后均须密切观察患者的神志、肢体活动等神经功能,及时发现及时汇报处理。

7. 出血性脑卒中 多见于脑血管高度狭窄的患者在支架置入术后,表现为患者突然昏迷,预后很差。如发生出血,立即给予去肝素化、降低血压,必要时行脱水、脑血肿穿刺引流或手术治疗。

8. 支架塌陷、变形、移位和再狭窄 支架释放前狭窄的预扩张是防止支架变形移位的最好办法,应避免在易受外力的部位置入球扩支架,此类支架一旦受外力容易引起变形、塌陷后无法恢复原状。颈总动脉或颈内动脉起始部支架置入的患者,应告知其不要行颈部按摩。

9. 肾功能受损 术中操作不当,某些造影剂的高渗性或化学毒性、抗凝剂的作用可造成血尿,尤其是高危患者(糖尿病、高血压、肾脏疾病等)护理:术前不使用大剂量脱水剂以减少肾脏负担,术后早期嘱患者多饮水和适量补液以促进造影剂排出,定时观察尿量、颜色并记录其变化,作常规尿液检查,禁止用肾毒性抗生素,尿少或血尿应及时检测尿常规、凝血 4 项、肌酐、尿素氮、及时调整肝素用量。

10. 穿刺点并发症 穿刺置鞘技术引起的不良反应,常见的包括穿刺部位血肿、假性动脉瘤、动静脉瘘等。为预防插管引起的并发症,不仅医师应提高操作水平,护士也应注意:①入患者术前应常规检查出、凝血时间,并遵医嘱术前用药。②入手术室护士在手术前根据患者的年龄、手术部位准备合适的导管、导丝等器械,并检查导管、导丝的质量、规格、表面光滑度、有无折痕,导管导丝不能反复使用,不能使用过期导管,以免老化的导管断裂,操作中会损伤局部血管内膜,使得局部血栓形成过多,从而引起早期闭塞。应进行充分的抗凝治疗,并按每 500ml 生理盐水内加入 5000U 肝素的比例配制肝素盐水,术中加强对患者的观察。

11. 其他并发症 其他可能的并发症包括损伤性动静脉瘘、假性动脉瘤、腹膜后血肿、尿储留、压疮形成、坠积性肺炎等,护理需早发现并及时处理,动态观察血压、心率、神志、神经功能、肾功能可以有效地防止并发症的进一步加重。

第二节　介入治疗前后的心理问题和护理

介入手术疗法具有微创性、可重复性、定位准确性、并发症低等特点,越来越广泛应用于脑血管病的治疗。护理人员重视患者的心理,加强心理护理可使其能顺利接受治疗,身心得到最大限度的康复。现就常见的心理问题作分析和护理概述。

一、介入治疗前后常见心理问题及原因

1. 恐惧 由于缺乏相关专业知识,对介入治疗不了解,担心手术疼痛,对术中可能出现的并发症顾虑重重,表现为精神紧张,食欲不振、主诉增多,睡眠欠佳等。

2. 焦虑 介入诊治手术所用耗材均为进口产品,价格较为昂贵,给患者及家属带来了一定的经济负担;患者对手术缺乏信心,在术前到处打听医生护士的资历、技术水平等,情绪不安。有的患者血压升高、尿频、尿失禁、心率增加、呼吸加快;术后患者产生焦虑不安多为卧床时间长,术侧肢体制动,表现为尿滞留、腰酸背痛等。

3. 抑郁 因少数脑血管病躯体不适,疾病缠身,担心脑梗死,在药物治疗不能达到预期疗效的情况下,迫切希望通过脑血管介入手术彻底治愈病痛,对手术的期望过高,一旦造影显示无法施行介入手术时,情绪发生极大的变化,表现为极端低落,万事不感兴趣,少言寡欢。

4. 濒死感 介入手术中刺激颈动脉窦,球囊扩张引起急性一过性脑缺血,患者可能出现短暂意识不清,面色苍白,心率血压下降等反应,个别患者有濒死的感受,术后仍然心有余悸。

二、介入治疗时的心理护理

1. 创造和谐环境,建立融洽护患关系 护士术前应加强与患者的交流,耐心听取患者的意见和要求,注意观察患者的行为举止,对患者的心理反应、手术动机等及时掌握,并采取正确处理方法,赢得患者的信任。

2. 及时有效的护患交流 医护人员通过权威性的解释,提供科学的介入信息,帮助患者建立合理的认知态度,确定适当的预期。术前主管医生、责任护士和导管护士应与患者进行面对面的交流。注意保护患者的隐私,除常规介绍外,对拟定的诊疗手术方案、手术时间、术中可能发生的不适及患者须给予配合的注意事项尽量加以详细说明。不同人员的介绍应使用一致的、通俗易懂的语言,使患者真正理解,并在有思想准备的心理下接受介入诊疗。

3. 解除心理负担 实施针对性的心理护理,告知介入相关费用,主动说明介入治疗的

目的和意义,说明一次性介入治疗费用虽高,但患者康复后医疗费用支出将比术前减少,使患者及家属认识手术治疗的重要性并取得其支持。对尿失禁、血压升高、心率呼吸改变者给予及时有效的处理。

4. 发挥家庭成员的作用　发挥家庭和社会的支持作用,术前有计划地指导患者进行深呼吸、放松疗法,请介入治疗恢复好的患者示范说法,请家属在探视时给予心理支持和安慰。

5. 术中安慰　术中导管护士充分考虑患者在陌生的环境的感受,患者在清醒状态下手术,操作的刺激、手术时间长,对造影剂、并发症的担忧,医务人员在手术台上的语言均会使患者心理发生变化。导管护士应尽量在患者身边,适当与患者交流并介绍操作的进度、告知手术注意事项及配合要点,轻拍患者的手臂,安排好舒适体位,做好尿便的管理,注意保护患者的隐私,使患者放心愉快,减少和避免不良情绪反应。术中保持安静,轻拿轻放,遇到意外,不可忙乱失措造成患者过度紧张。

6. 术后支持　术后护士主动热情接待患者,解释进入 ICU 进行监测的目的和必要性,解答患者及家属提出的各种疑问,消除紧张情绪。由于制动时间长产生焦虑不安,护士除语言关心、安慰、适当解释外,还应采取对应措施。腰背酸痛者给予双手抬高受压部位,按摩,腰下垫软枕;尿滞留给予听流水声、导尿等。多数患者经处理后,烦躁、焦虑情绪可得到缓解。在与患者交谈过程中,重点强调如何预防术后穿刺部位出血和预防并发症的发生,使患者真正明白并发症发生的原因及相关因素。只要采取正确措施就可预防和避免并发症,取得患者积极配合,消除紧张、焦虑心理。对不能进行血管成形术或支架置入术患者,主动安慰、关心,加强巡视,尽量表达有利方面,例如可通过药物改善,减少不良情绪反应。

总之,介入患者的心理问题存在个体差异,心理问题的存在与个人的经历、对疾病的认识、文化程度、经济状况、对手术的了解程度、手术实施情况等有关,只有通过个体化、针对性的全程心理护理才更有利于手术的成功,使患者尽早康复。

第三节　介入血管拔鞘和伤口护理

一、拔鞘

1. 拔鞘时间选择　根据患者术中、术后肝素应用情况以及病情,尽早拔出鞘管,可以减少和预防血管并发症的发生。

2. 拔鞘前评估
(1) 询问有无不适:恶心、呕吐等。
(2) 置鞘局部情况:肿块、出血等。
(3) 生命体征监测,如有血压过高或过低,心率缓慢,均应给予处理后再拔鞘。

3. 拔鞘物品准备
(1) 氧气、除颤仪、心电监护。
(2) 拔鞘盒准备:利多卡因、阿托品、多巴胺、生理盐水、空针、砂轮。

4. 拔鞘后压迫:拔鞘后股动脉穿刺点的压迫十分重要,压迫技巧突出体现为"点"和"力"。
(1) "点"是指压迫点要准确,用第 2、3 指并拢,按压于血管进针点的近心端。
(2) "力"是指按压时力度适中,刚开始稍微重压,以每 5 分钟减少一点按压力度,总共压迫 15~20 分钟。最后 5 分钟以手指感到血管搏动为度,避免用力过度和突然松手。

5. 使用血管缝合器的术后护理

(1) 回病房后取平卧位或半卧位,下肢制动 4~6 小时。

(2) 缝合成功后,用 1~2 块无菌纱布覆盖伤口,以便观察,注意渗血、血肿、腹股沟区血管杂音、足背动脉搏动情况。

(3) 活动指导:术后 4 小时如穿刺点无渗血、血肿以及血管杂音等异常情况,且生命体征平稳,指导患者先进行床上活动:穿刺侧肢体平直上抬(与创面成 30° 角)5~10 次,患者膝部向头部缓慢提拉(使大腿与躯干成 90° 角)5~10 次。然后坐起,5~10 分钟后下床活动。避免用力蹲起。

6. 并发症护理

(1) 血管迷走神经反射:患者表现为头晕、胸闷、出汗、恶心、呕吐、无力、面色苍白、四肢厥冷、心率小于 50 次 / 分、血压下降。一旦发生面色苍白、血压急剧下降,立即遵医嘱给予阿托品 1mg 静推、补液增加血容量。

(2) 局部出血和皮下血肿:观察伤口渗血情况,尤其注意大腿内侧皮肤,因此处皮下组织疏松,最容易出现。观察穿刺肢体血运情况:穿刺部位包扎过紧,压迫股动脉或者静脉回流受限,均会影响下肢血液循环,应密切观察下肢皮肤颜色,温度以及足背动脉搏动情况。一旦发生缺血应立即汇报医生采取对症措施。对于术前出凝血时间异常者,加强观察。

(3) 心动过缓及低血压:表现为头昏,重者常表现为暂时性意识丧失,甚至抽搐。避免选择直径过大的支架是防止长时间心动过缓及低血压的关键。

(4) 过度灌注综合征:表现为头痛、头胀、恶心、呕吐、癫痫、意识障碍,严重者可发生同侧颅内出血。处理主要要求严格控制血压,140~110/70~90mmHg,根据病情给予脱水和对症治疗。

(5) 假性动脉瘤:穿刺部位有搏动性包块,可触及波动感并可听到血管杂音,多普勒超声可明确诊断。

(6) 动脉血栓或栓塞:表现为肢体疼痛、苍白、脉搏消失、感觉异常或瘫痪。

(7) 动 - 静脉瘘:表现为伤口局部出现新的血管杂音或震颤,多普勒超声可明确诊断。

二、伤口护理

1. 拔出鞘管后保持平卧位,伤口局部用弹力绷带加压包扎,1.5kg 沙袋压迫穿刺部位 6~8 小时,注意沙袋不能移位,避免剧烈咳嗽、打喷嚏和用力大便,以防腹压剧增而导致穿刺口出血。

2. 尾骶部皮肤护理　术前常规菱形贴无边形美皮康 10cm×10cm 于尾骶部减压直至第二天去除弹力绷带。必要时导尿,保持皮肤清洁干燥。

3. 皮肤撕脱伤护理　运用伤口湿性愈合疗法,消毒皮肤后根据范围大小原则合适的安舒妥贴膜贴于患处,隔日换贴膜一次直至愈合。

4. 防止穿刺点感染　术后第二天去除弹力绷带后贴一张 6cm×7cm 美皮康敷于伤口处保护皮肤直至术后第三天。必要时遵医嘱使用抗生素。

5. 饮食护理　嘱患者多饮水,以利于造影剂排出。给予高热量、高蛋白、高维生素、清淡易消化食物,同时进高纤维素的食物。少量多餐。

第四节　介入患者的远期随访和康复指导

随着血管内导管技术的发展,将介入技术应用于脑血管病的预防和治疗成为临床研究的一个热点。要了解支架介入治疗的远期效果,需要对接受治疗的患者进行长期随访和康复指导。

一、建立脑血管病患者门诊随访系统

对实施介入治疗的患者进行长期随访,配合医生获取患者在介入治疗后的复发、死亡、危险因素控制等方面的信息。具体内容参考本书第二十七章。

神经内科脑血管病注册随访流程表

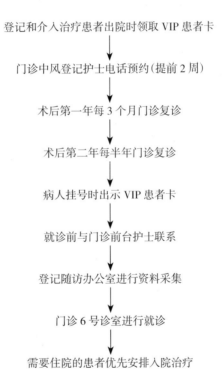

登记和介入治疗患者出院时领取 VIP 患者卡

门诊中风登记护士电话预约(提前 2 周)

术后第一年每 3 个月门诊复诊

术后第二年每半年门诊复诊

病人挂号时出示 VIP 患者卡

就诊前与门诊前台护士联系

登记随访办公室进行资料采集

门诊 6 号诊室进行就诊

需要住院的患者优先安排入院治疗

二、设立专职随访办公室和随访护士

对患者进行门诊、网络和电话随访注册,设计脑血管病(中风)患者的 VIP 卡(表 25-1)方便随访就诊。病区 VIP 卡的发放由专职随访护士在病区发放宣教登记,在患者出院前完成;另外专职随访护士按照脑卒中注册随访要求给予门诊、电话和网络随访登记和健康教育,我们的网站:www.chinaneurology.org;随访电话:025-80863481;预约门诊专家号:025-80861062。

表 25-1 脑卒中患者就诊卡

南京军区南京总医院神经内科 VIP 患者卡			
住院号： ID 号： VIP 编号			
姓名： 年龄： 性别			
手机号码： (* 请您提供多个电话号码,便于我们更好地为您提供服务)			
家庭电话：			
家庭地址：			
邮政编码：			
诊断：			
核心提示:1 挂号时出示本卡,就诊前与门诊前台护士联系。 2 为保证医疗病史资料齐全,请勿乱更换 ID 号。 3 当您身体出现不适,请及时来院就诊或电话咨询。(工作时间:周一至周五上午 8：00~12：00 ；下午 14：00~17：30 ;周六 8：00~12：00) 4 如有电话号码变更,请及时与我们联系。 5 咨询、联系、预约电话:025-80863481;80860413;80863383。			
首次介入治疗时间： 年 月 日 首次住院(注册)时间： 年 月 日		门诊 随访	电话随访
第二次随访时间	年 月 日		
第三次随访时间	年 月 日		
第四次随访时间	年 月 日		
第五次随访时间	年 月 日		
第六次随访时间	年 月 日		
第七次随访时间	年 月 日		
第八次随访时间	年 月 日		
第九次随访时间	年 月 日		
第十次随访时间	年 月 日		

三、建立神经血管介入患者手册

一对一发放手册;规范脑血管病(脑卒中)介入患者的康复指导:团体宣教和一对一宣教相结合。

四、服药指导

脑血管病(脑卒中)介入患者介入术后药物治疗的重要性不是降低了,其意义已超出了传统作用之外——即减少介入患者神经血管事件的发生及其所具有的神经血管保护作用。指导患者及家庭护理人员遵医嘱正确服用抗血小板聚集、降压、降糖、降脂药物。不要因为病情的好转就自行增减药物,甚至停止服用,或自行购药服用。一旦出现了病情反复,将增加治疗难度。阿司匹林是最早使用的也是目前在血管病治疗中应用最广泛的抗血小板制剂。阿司匹林通过抑制血小板聚集减少血栓形成的机会而使患者心血管死亡、心肌梗死及脑卒中等事件减少。接受经皮冠状动脉介入治疗患者,终身服用阿司匹林以降低心血管事件的发生率。长期使用阿司匹林治疗的最适剂量仍有争议。推荐剂量为每天 100~300mg。噻氯匹啶和氯吡格雷目前多用于动脉介入术患者,两种药都抑制 ADP 与血小板上的受体结合,使血小板功能被不可逆地抑制。噻氯匹啶较严重的不良反应现已少用。氯吡格雷在抑制血小板聚集疗效方面及降低不良事件发生方面和噻氯匹啶有同样的效力。与噻氯匹啶不同的是,大负荷剂量可被很好地耐受,很少发生中性粒细胞减少,在置入支架病人中氯吡格雷已经取代了噻氯匹啶。紧急时,首次给予氯吡格雷 300mg,2 小时后即可发挥作用,维持剂量75mg/d。对阿司匹林不能耐受的心血管病患者,氯吡格雷是抗血小板治疗的最佳选择,并有资料显示效果优于阿司匹林。目前资料显示,两者联合应用效果优于任何一种药物单独使用,上述两药在普通支架置入患者应连续使用 1~3 个月,而在药物涂层支架置入患者则需连续使用 9~12 个月或更长时间。

五、安全护理指导

对颈部支架置入患者禁忌做颈部按摩,在进行相关检查时告知医务人员避免对支架产生影响;对肢体偏瘫患者,应指导家庭护理人员做好安全保护工作。床铺要有保护性床栏;厕所要装有扶手;地面要保持平整干燥,防湿、防滑,去除门槛;活动场所要宽敞、明亮,没有障碍物阻挡,防止患者摔倒,穿防滑软橡胶底鞋,衣着宽松;对上肢肌力下降的患者,不要让其自行倒开水,以防止烫伤。

患者出院后,常伴有多种后遗症:如说话语言不清、肢体活动不便等。指导家庭护理人员帮助患者每天定时训练,并按顺序进行。主要包括转移动作训练、坐位训练、站位训练、步行训练、上肢功能锻炼、肢体按摩等。在帮助患者行走时,一定要专人扶持,防止摔跤。活动量以患者不感到劳累为宜。鼓励患者坚持患侧上肢锻炼,如每天定时肢体体操或手指操等作业运动。从而逐步恢复患肢和患手功能。偏瘫康复时间较长,应鼓励患者树立信心,循序渐进,坚持锻炼,增强自我照顾能力。

六、语言康复的护理指导

指导家庭护理人员为患者营造一种和谐的亲情氛围和轻松、安静的语言交流环境。循序渐进,坚持训练,并耐心、缓慢地帮助患者对镜校正发音。从而提高患者的听觉理解能力、语言表达能力、阅读理解能力、书写能力和手势表达能力,以恢复或改善患者的交流能力。具体方法应遵循从简单到复杂的程序。①发音练习:开始时让患者练习发单音,如:吃、喝、睡等,然后逐渐让患者复述简单的句子,如"早——上——好"。②复述单词练习:复述单词,可出示与需要复述内容一致的图片,让患者每次复述 3~5 遍,轮回训练,巩固效果。③物品命名练习:让患者说出常用物品的名称等。④日常会话练习。⑤书写练习:早期练习抄写数字1~10,逐渐抄写自己姓名、家人姓名等。⑥记忆力练习:每天安排适宜的数字记忆游戏训练。

七、饮食指导

指导家庭护理人员给予患者进食低盐、低脂、低胆固醇、充足蛋白质的清淡饮食,改变不良饮食习惯,多吃新鲜蔬菜、水果、谷类、鱼类、豆类;少吃糖类和甜食;忌辛辣、油炸食物和暴饮暴食;注意粗细搭配、荤素搭配;使能量的摄入和需要达到均衡,戒烟、酒。

八、心理护理

指导脑血栓患者由于偏瘫、语言沟通障碍,生活不能自理,而且偏瘫康复和语言康复都需要较长的时间,致残率较高等,导致心理变化复杂。常表现为焦虑、悲观、抑郁,甚至变得性情暴躁,好发脾气。指导家庭护理人员观察患者的心理特征和心理障碍,给予针对性的心理疏导和精神安慰,消除其孤独感,耐心细致地帮助患者树立战胜疾病的勇气和康复的信心,使患者按照护理要求,积极配合治疗。同时为患者营造一个和谐的亲情氛围和舒适的休养环境。

九、日常生活指导

家庭护理人员应指导患者改变不良生活方式,适当运动,合理休息。在起床、坐起或低头系鞋带等体位变换时动作宜缓慢,转头不宜过猛过急。帮助患者勤洗澡,洗澡时间不宜过长,勤换衣服,勤到户外活动,外出时有人陪伴,防止跌倒。气候变化时注意保暖,防止感冒。保持情绪的愉快稳定,避免大喜大悲。

十、预防复发的指导

脑血管病患者容易复发,指导家庭护理人员协助患者定期检查,了解血压、血糖、血脂变化和神经功能情况;预防并发症和脑卒中的复发。当患者出现头晕、头痛、一侧肢体麻木无力、讲话吐词不清或进食呛咳、发热等症状时,应及时协助就诊。

(李　婷　刘亚红)

参 考 文 献

1. Douglas M, Rowed S. The implementation of a postoperative care process on a neurosurgical unit. J Neurosci Nurs, 2005, 37(6): 329-333.
2. Armonda RA, Thomas JE, Rosenwasser RH. The interventional neuroradiology suite as an operating room. Neurosurg Clin N Am, 2000, 11(1): 1-20.
3. Evans V, Barr J. Case study: nursing care of the patient with vertebral artery aneurysm treated by endovascular stenting and coil implantation. J Neurosci Nurs, 1998, 30(5): 279-282.
4. 刘新峰. 脑血管病介入治疗学. 北京: 人民卫生出版社, 2006.
5. 曲晓婷, 王晓娜, 孙春梅. 老年患者冠脉介入术后应用经皮血管缝合器的护理. 护理研究, 2009, 16(15): 126-127.
6. 李芳. 冠状动脉介入术后应用血管缝合器的护理观察. 护理与康复, 2010, 13: 70-71.
7. 曹春风, 虞晓琴. 60例脑血管造影术患者的围手术期护理. 实用临床医学, 2010, 11(4): 101-102.
8. 孙霄云, 霍晓川, 罗俊生. 脑血管病介入治疗后动脉鞘管拔管时间与血管并发症. 辽宁医学院学报, 2008, 29(2): 128-130.

第二十六章

导管室的建设和管理

建立一个标准的导管室是开展神经血管介入的必要条件。导管室在运行过程中,必须对相关人员进行系统培训,建立导管室的管理制度和日常工作标准流程,这样才能保障介入手术有条不紊地开展。

第一节 导管室管理

神经血管介入诊疗离不开导管室的管理,其直接关系到手术的成败,各级人员需掌握导管室的基本要求。

一、导管室的建设要求

1. 环境要求 神经血管介入导管室必须是封闭独立的区域,选址既要方便病人的检查和治疗,又要充分考虑周围环境的安全,设立在专科病区安静、清洁的一端,最好能与监护病房相连,距离外科病房较近,通道便于手术平车自由运转和上、下电梯。其地面墙面、屋顶装修应采用光滑、无缝隙、容易擦洗,不易受化学消毒剂侵蚀的材料建造;拐角应设置为弧形,不易存留尘埃,五楼以下的不宜安排对外窗户;依靠空调、空气净化装置进行室内空气交换及温度调节;室内保持国家标准温度为 20~25℃、相对湿度为 40%~60%;内置物品设计便于清洁和维修;导管室的面积不宜过小,一般为操作床面积的 20~30 倍。

2. 布局的要求 神经血管介入导管室应配置导管手术间、监控间、设备间、准备间、导管存放间、无菌辅料间以及物品清洗处置间、阅片区、信息资料室等。严格区分洁净区和清洁区,医护人员、患者、物品的流动均应符合无菌流程。导管手术间只允许放置必须的器材和物品如:造影床、高压注射器、治疗台、除颤仪、抢救车和输液架等,减少 X 线扩散,不常用的仪器设备放置于设备间,以免损坏;无菌台放置在患者的右侧,紧邻护士治疗台,缩短无菌物品的传递路线,提高效率;空气净化层流装置是最理想的空气消毒方法,使用时应考虑空气的流向,无菌台应远离回风口,每 10~15 平方米安装消毒机,保证空气消毒;洁净区和清洁区分别设置卫生清洁设备,两者不能混用,可使用超声清洗机对卫生设备进行定期消毒。

二、导管室的人员配备

1. 医疗人员的配备 根据卫生部医政司1990年27号文件的放射导管室配备为蓝本,依据"有1名以上主治医师以上职称,具有正式医学院校毕业学历,经过正规的介入治疗培训(不短于3月),从事介入治疗2年以上"为选择条件,组建神经内科导管室医疗人员。①在高年资住院医师以上人员中进行选择,并能熟练完成常见病诊疗及危重疾病抢救工作,一个好的神经血管介入医师,首先应是一名好的神经血管常规诊疗医师。在介入工作中经常会遇到各种血管突发事件,良好的综合处理能力,涉及介入诊疗的成败。②曾进行医学影像(包括神经血管介入)培训3个月以上,行经皮动脉血管成形术(CTA)+支架置入术前需约有200例的脑血管造影(DSA)经验。建议血管介入医师在上岗之前需经过国家或行业考核,取得上岗证后方能手术。③每台血管介入手术应配备人员:台上2~3人,台下监护1人,仪器技术员1人。针对不同手术,使用仪器多少,适量增加人员,做到每项观察指标均能及时、准确的送达主刀医师,有利于介入手术的顺利进行。④医院能否进行血管介入治疗,应进行全面的评估,全面医疗技术的保证尤为重要。对于神经血管介入治疗的开展,必须有神经外科、血管外科的配合,一旦出现严重并发症,能及时处理。因此,神经外科、血管外科的技术力量是神经血管介入导管室建立的坚强基石。

2. 护理人员配备及培训

(1) 护理人员配备:根据导管室的大小、手术数量、手术种类、使用仪器的数量等配备护理人员。做到每台仪器设备设专人负责维护,每台手术有专门护理人员配合,做到人人明确职责,熟悉工作流程。

(2) 导管室护士应掌握的知识和技能:根据神经血管导管室开展的种类和数量,实时、适量准备好各种器械和设备,及时补充消耗的器材,更新和维修损坏的设备,保证各种介入手术按期完成。要精通各种器械和设备的性能特点,根据手术种类、患者临床特征和医师习惯,正确准备和传递器械。

熟悉术中常见严重并发症的临床表现、抢救药品及措施,如脑出血、急性脑梗死、低血压及休克、心力衰竭、严重室性心律失常、严重心动过缓、严重高血压、过敏反应、穿刺局部大量渗血及血肿、输液反应以及循环呼吸骤停等,以利于配合医师抢救。

导管室护士要根据患者病情的轻重、手术医师的时间、精力、体力状态及数字减影血管造影(DSA)机状态安排手术顺序。一般原则为先急诊,后平诊;先复杂手术,后简单手术;先完成术后需保留鞘管的手术。如患者为高龄、并有多器官疾病、术中出血较多造影剂超过400ml及对手术耐受性差者应建议医师分次手术。

为营造良好的工作环境,导管护士应要求工作人员保持安静,养成耳语习惯,机房内消灭与操作无关的声音,保持干净、无菌、有序、美观和安全。

规模较大医院导管室经常进行学术交流,需要与国外专家进行交流,且大多数设备、导管的说明书均是外文加之消耗性材料的物流管理和手术记录,已经计算机化和网络化,需要导管护士拥有良好的外文口语能力及电脑技术,因此,护士需努力学习新的理论知识及技能,与国际接轨。

随着医学模式的改变,对患者的心理护理越来越重要。护理工作不仅要保证手术顺利进行,还要尽可能满足患者的生理和心理需求,虽然与患者接触时间短,但进行整体护理的成效仍然显著。

三、无菌技术和感染控制的要求

1. 无菌技术 介入治疗的医护人员必须有极强的无菌观念。无菌技术是预防医院感染的一项重要的护理操作,护理人员应严格执行,同时应具有谨慎精神,不可疏忽草率。一名合格的导管室护士,除应做好本职工作外,还要监督有关人员的每一个操作环节,使介入治疗正常有序地进行。这就要求护士长经常组织学习无菌技术理论,加强无菌技术操作基本功训练,并定期考核。无菌持物钳的使用被认为是造成无菌物品污染的主要载体,因此取消无菌持物钳符合医院感染要求,效果可靠,值得推广,也是与国外手术室接轨的重要步骤。

2. 无菌物品的要求 无菌敷料包与器械包为灭菌包装,包装层数不少于两层,均采用十字包装,松紧应适宜。敷料包体积不得超过 30cm×30cm×25cm,重量不得超过 5kg,器械包体积不得超过 30cm×30cm×50cm,重量不得超过 7kg。包内均放置指示条,包装外粘指示胶带。灭菌物品应放于离地面 20~25cm,离天花板 50cm,离墙 5cm 处的载物架上,按有效期顺序排放,分类放置。储存的时间受包装材料、封口的严密性、灭菌条件、储存环境等诸多因素影响。一般温度 24℃ 以下有效期为 10~14 天,潮湿多雨季节应缩短天数。无菌罐、镊、钳等定期高压灭菌,其浸泡消毒液定期更换,一次性使用各种无菌导管、高压注射器、手术包和器械。

3. 灭菌物品的存放和消毒 导管室的手术包,器械和注射器等高压灭菌后设专柜存放,每件物品应有灭菌日期标签、有效期(夏季为 1 周,其他季节 2 周),到期后应重新灭菌,一次性导管应将种类、型号、有效期规整入册,便于使用和管理。每月下旬导管室内消毒前、后需行空气培养,空气中细菌总数不得超过 500 个 /m³,若不达标时,应重新消毒和做培养,仍然未达标,导管室应停止使用,仔细查找原因,彻底消毒后再使用。

4. 术者手部消毒 正确的洗手是阻断医务人员携带病原微生物的关键环节之一,也是控制感染的重要措施,术前以洗手液采用七步洗手法流水洗手,用 2% 碘伏消毒后做细菌培养,细菌菌落数应 ≤ 5cfu/cm²。导管室护士要严格执行洗手制度,接触患者前后均要洗手或消毒剂洗手,必要时戴一次性手套。提倡术者戴双手套具有双层保护作用。

5. 隔离措施 患者术前常规进行传染病检查,若结果为阳性,应提前通知导管室进行隔离准备。无菌介入与污染介入应分开,如在同一操作时间,无菌介入在前。进行污染介入时应划分清洁区,交界区和污染区,防止污染扩散。凡进入污染区人员一律穿隔离衣、鞋套,离开时用 1∶1000 含氯消毒液(或 0.2% 过氧乙酸)浸泡 30 分钟。术后操作间先进行空气消毒,再打扫卫生,一次性敷料、导管、垃圾等塑料袋分口送火井焚烧。术中所有物品均应高压灭菌或 3∶1000 含氯消毒液清洗(可根据污染的致病微生物选择高效消毒液,如乙肝病毒使用 0.2% 过氧乙酸),打扫卫生后再次紫外线空气消毒。

6. 医用废物的管理 医用废物若疏于管理或处理不当,不仅对其他病人及参加手术的医护人员可能带来污染,而且对空气、土壤、地下水及社会环境造成污染,成为社会公害的源头。根据《医疗废物管理条例》、《医疗卫生机构医疗废物管理办法》规定,将医疗废弃物分类集中,科学处理。

(1) 非锐利废弃物的处理:每台手术前分别标有感染性废物与非感染性废物的桶上套上黑和黄色塑料袋。凡未被病人血液、体液污染的废弃物(如一次性无菌物品包装袋、药品包装盒等)投掷套有黑色塑料袋的桶内;凡用于皮肤、黏膜消毒的棉球、染血的纱布,使用后的导管导丝,毁形的无针头输血器、引流袋、呕吐物、引流液或病人排泄物等均投掷套有黄色塑料袋的桶内;特殊感染的病人,如 HBsAg、HCV、HIV、TP、HGV 阳性病人,使用一次性手术包,术后废弃物用双层塑料袋盛装并贴标志。

(2) 锐利废弃物的处理:即介入手术后的一次性注射器、输液器、针头、介入穿刺针、手术刀片等锐利废弃物以及玻璃类废弃物,置入黄色专用锐器盒内。医疗废弃物均由保洁人员收取送医院污物处理中心处理。

7. 机房的清洁消毒 保持机房内医疗物品清洁整齐,每日治疗前后用专用抹布和专用清洁剂擦拭相关设备,擦净血迹,拖净地面,通风消毒;机房每周扫除一次,每月大扫除,大扫除后密闭消毒,做好空气培养;室内空气培养细菌数不得超过 500cfu/m³,不合格时,必须重新消毒,再做培养,合格后使用。

四、风险管理与风险监控

1. 完善制度 医院护理工作制度、应急方案、服务流程一一上墙,并且人手 1 册,护士应熟悉制度的内容并牢记。除建立风险管理制度、安全管理制度(水、电、门、氧气、吸引器、仪器设备处于良好状态)、严格执行规章制度和护理操作流程外,还要加强各项资料信息的收集和管理以及各级人员的出入管理,为患者手术治疗和护理提供安全保证。

对不合理的流程设计应予改进,强调规范性、持续性和系统性,从而实现优化流程和流程再造。改善环境分区管理:在介入室外提供一个空房间让家里等候,有电视、报纸等设施让家属有一个安静环境,缓解患者和医护人员心理压力,同时电视里可以播放相关术后医疗护理知识和健康教育,让家属知道术后如何护理患者,指导患者如何配合治疗。实施术区的分区管理:将手术区分为清洁区、污染区,清洁区内有治疗车、治疗台,污染区按照卫生部要求分类管理医疗废品,避免交叉感染。贵重介入耗材管理实施条形码计算机出入库管理,量出为入,物账相符,并按照型号、有效期的先后顺序存放在固定柜中。

合理使用人力资源。介入室建立时,让护士长对介入室进行管理并按手术室要求进行工作,请护理技术过硬、急救知识全面、责任心强的护士先在介入室工作,同时派有意向从事此项工作的年轻护士到各地大医院进修,学习新技术,补充不足。

2. 风险监控 制定重点科室质量评价标准,由感染控制科和护理部定期或不定期抽查工作,其结果在护士长会议和院周会上反馈。护士长日常质控:每天检查护理人员工作,重点查看环节质量和终末质量,确保安全工作,同时还要对手术医师进行监督。

护士长不定期对护士进行全程评价与重点评价,发现问题及时纠正,减少患者投诉。定期评价与不定期评价:护理部、医务科或感染控制科对介入室定期抽查。

3. 应急处置的培训 熟练掌握心肺复苏、气管插管、吸氧和吸痰技术和各种仪器设备的使用,保证急救质量。

定期进行专科知识培训,如神经血管介入手术、干细胞移植手术患者等不同的护理。手术前、中、后期的观察护理,训练规范并考试,按卫生部要求进行技术操作,同时对一些特殊疑难事件进行讨论和训练,提高护士的应急能力。请专家讲课提高业务素质和法律意识,培训合格护士。

五、放射防护

在 X 射线检查中,射线工作者、受检者和陪护人员是两个主要的防护群体,对二者的防护同等重要,但就目前看,两个主要防护群体防护意识存在很大差异。

1. 患者射线防护教育 受检者及陪护人员这一群体很大,应重视其对 X 射线的防护,真正体现"一切为了患者"、"以人为本"的医疗服务理念。具体措施如下:利用广播、报纸、电视、杂志、板报专栏、街头宣传等多种方式对公众进行 X 射线防护理论及相应的法律法规宣传,医院是宣传的主阵地。在导管室设置健康专栏介绍相关知识,让病人在等候检查时可学习相关知识。另外,在检查室门上设置警示灯和警示牌,以提醒受检者及陪护人员。

2. 医护人员射线防护教育 加强医院管理人员及医务工作者职业道德教育及相应的法律法规的培训,要时时处处把患者的健康放在首位。切勿在经济利益驱使下,把 X 射线诊断检查当成常规检查,淡化放射检查的适应证,人为地增加病人的照射剂量。努力提高放射工作人员业务素质,减少不必要的、重复的 X 线诊疗。在投照时,应当注意投照位置、范围及曝光条件的准确性。采取屏蔽防护、距离防护和时间防护三原则。屏蔽防护是指使用原子序数较高的物质,常用铅或含铅的物质,作为屏障来吸收不必要的 X 线。摄影时,尽量采用隔离室摄片,铅屏风避开射线照射,工作人员应合理穿戴防护衣具,对患者不需要检查的部位应穿戴防护用品(铅围裙、铅围脖、铅帽、铅眼镜、铅手套、牙科防护裙等);距离防护是指利用 X 线曝射量与距离平方成反比这一原理,通过增加 X 线源与人体间距离以减少曝射量,办法也很多,如:使控制室、操作台远离辐射源,采用长柄器械进行远距离操作等;时间防护即缩短照射时间,除非工作需要,应避免在电离辐射中做不必要的逗留。要求工作人员操作熟练、迅速,具有扎实的基本功。一般衡量 X 射线机输出量常用 mAs,而管电流、曝光时间降低的结果必然使 mAs 降低。为了防止病人辐射剂量增大,在不影响获得诊断信息的前提下,一般应采用和提倡"高 KV、低 mAs,厚过滤,小照射野"的原则来进行工作,并以摄影代替透视检查。

3. 定期开展射线防护的相关检查 随时关心放射工作人员的身体健康状况,定时组织放射人员进行身体检查,对有重大身体疾病人员要即时向上级卫生部门汇报,按相关法规作出相应处理。另外,要保证设备质量,淘汰旧设备,减少受检者的放射损害。

4. 各级放射防护监督机构要进一步加强 X 射线辐射的管理监督和考核力度。对存在放射安全隐患问题的场所,要立即进行整改。

第二节 设备和器材的养护更新

DSA 设备的保养与维护,对预防故障发生,延长机器寿命,保证机器与人身安全有重要的意义。DSA 的日常保养和维护,主要包括以下几个方面:电源和地线、安全空间、温度和湿度、清洁和防止污染、日常管理等。

注意电源和地线的维护。DSA 设备一定要专线专用,并定期请电力管理部门检测供电电路的性能。要严防突然断电和电源缺相。每半年检测一次接地电阻,发现偏差,及时纠正。

设备及其组件的运行,要有一定的安全空间。一旦设备开机运行,要立即清理设备及其组件周围的病人推车、椅子、脚凳、吸引器、高压注射器、多导电生理仪和其他辅助检查治疗设备,还要清理地面上的废弃针头纱布等杂物。如果有些辅助检查治疗设备必须留在设备安全空间内,则要密切注意设备的各种动作,切勿发生碰撞。同时还要注意机架、病人床、显示器吊架、防护铅屏风吊架等各个设备系统组件之间的相互空间位置,防止发生碰撞。

温度和湿度对设备的运行影响最大。根据大多数厂家的技术资料,机房的温度要求在15~30℃之间,湿度要求在 20%~75% 之间。在实际工作中通常要求空调设定在 18~22℃之间,湿度控制在 40%~60% 之间。机房内包括控制室、检查室和设备间都要配备温度计和湿度计,在日常工作中要随时监测机房的温度和湿度,发现偏差要及时调整。机房最好不要留窗户,如果考虑通风,可以安装排风扇,这样的机房相对比较密闭,房间的温度、湿度比较容易控制。机房内不要用暖气散热片,也不能有暖气供水管道,减少室温的波动。也不要使用中央空调,建议使用独立的柜式或壁挂式空调器,因为这种独立的空调器在制热制冷的同时还能够除湿。机房里要配置除湿机,要及时倒掉除湿机里的水。

清洁机房和设备。每天都要打扫机房,保持房间整洁,不留卫生死角。每天用中性清洁剂清洗设备表面,彻底及时清除留在设备上的血渍,造影剂和病人的呕吐物等污物。经常用吸尘器去除设备通风口滤网上和狭缝中的灰尘等。为了防止灰尘带入机房,最好让病人及进入机房的病人家属都穿上鞋套。为防止病人血液、呕吐物等污物和造影剂对设备的污染,要在近控台、管球和缩光器、影像增强器等组件上套上防护罩。

重视日常管理。实行专人负责,专人管理。制定设备日常操作管理规定,并严格执行。建立设备故障记录,详细地记录设备出现故障的时间,故障代码,各系统组件的故障表现,应急情况时所做的检查和维修。在每一次厂家工程师进行现场维修和保养后,要求他们写下维修和保养的工作内容,以及可能的隐患和进一步的改进措施。保管好设备的技术资料、系统软件和备份的系统配置参数,系统参数要经常备份,一次备份应该至少做两份系统参数,防止因光盘或软盘质量问题造成数据丢失。专门的日常管理人员要积极学习设备的基本工作原理和基本结构组成,以及一些日常保养方法,如水冷机加水,防尘滤网的清洁等,和简单故障的紧急处理方法如安全开关的复位,保险管的更换等。

另外,手术医生要严格遵守机器的操作规程,小心谨慎操作,避免强烈碰撞,造成机件受损;尽可能减少曝光时间,延长机器寿命。

DSA 是医院贵重大型设备,为保证设备的正常运行,作为设备的管理与维护人员,要努力学习设备的操作、日常保养和维护知识,以认真细致的工作态度和高度的责任心,严格执行科学的、系统的日常管理规定。

第三节 急诊介入的准备

急性脑梗死是最常见的脑血管疾病,如不能及时控制病情,许多患者会遗留严重的后遗症。在发病的早期的 6 小时内可采用溶栓治疗急性脑梗死,溶栓治疗可迅速恢复缺血脑组织的血供,缩小梗死面积,拯救濒死的神经细胞。介入溶栓是溶栓治疗的一种,介入溶栓疗法是建立在全脑血管造影术的基础上,通过造影确定血栓形成的部位,将导管选择性插入病变动脉,将溶栓药通过导管缓慢注射,充分发挥溶栓效力,局部药物浓度高,能迅速溶解血栓或建立侧支,改善脑循环。本节主要介绍急诊介入溶栓的准备。

一、与患者及其家属沟通

主治医生应仔细询问病人既往史与过敏史了解病人有无溶栓禁忌证,并与病人及其家属进行有效沟通,说明介入溶栓的目的及优越性、简述溶栓的操作步骤、术中术后的注意事项、可能出现的问题及应对措施,在病人及家属考虑并同意后让病人及家属签订介入溶栓知情同意书。

二、医务人员及时到位

因动脉溶栓多为急诊手术,相关的医务人员应保持手机处于开机状态,以便可以及时联系,接到通知后,迅速赶到导管室。

三、物品准备

当医生与患者家属沟通成功后确定实施动脉介入溶栓治疗时,介入室护士应迅速准备治疗所需的所有物品。准备有多种介入消耗材料,包括:各种穿刺针、造影导管、动脉鞘组件、一次性介入包、球囊、支架、微导丝、微导管、弹力绷带、肝素化生理盐水、明胶海绵、造影剂等,还应备齐用于介入治疗和抢救的药物如:对比剂、肝素、鱼精蛋白、止血剂、溶栓剂、抗生素、镇痛剂、升压药、皮质激素、镇静剂、硝酸甘油等。其他辅助设施,包括:给氧系统、负压吸引装置、心电监护仪、高压枪注射器、加压袋、麻醉机、除颤起搏器等。并确保物品的完整性能,以便可以正常使用。

四、环境准备

导管室应安静整洁,温湿度适宜,物品摆放整齐合理,并注意保护病人隐私。

五、病人准备

病人应常规会阴部备皮,并建立两组静脉通道,如是意识清楚病人应予心理疏导和相关的健康宣教。病人入院后应立即进行 CT 检查,确定梗死位置,并同时检查出血及凝血时间、部分凝血活酶时间,了解病人心、肾及神经系统有无严重疾病并应做碘过敏实验。根据病情予保留导尿,以防因使用甘露醇等脱水药物,尿量增加,患者难以坚持影响手术操作。常规术前肌注阿托品 0.5mg、地西泮 10mg,目的是减少唾液分泌,镇静催眠。进入导管室前应取下身上所佩戴的首饰及金属物品,有义齿的病人应取下。进入导管室后应安置合适体位,接通静脉通道,心电监护,视病情予吸氧、吸痰。

六、医生准备

手术医生应更换洗手衣,戴口罩帽子,常规外科洗手,进入导管室操作。

第四节　信息的储存和备份

造影患者的不断增多,会导致系统数据持续增加,这些大量数据的长期保存和及时更新是一项复杂的工作。此外,电脑数据时刻面临着因为突发断电或者硬盘的意外毁损而导致丢失及损毁的危险。所以,对于影像学数据信息的存储及备份极为重要,并已成为造影室信息化管理的核心部分。

一、介入诊疗信息储备的一般要求

造影室影像数据不同于传统的数据库管理,它具有数据更新快,数据储备量大,信息结构复杂,数据的安全性要求强,数据回放提取要求高等特点,因此对存储系统有下列要求。

1. 高效率　在内部局域网上分别存储当前病人的影像数据,通过控制磁带机实现磁头快速定位和数据高速读写,满足影像数据的快速更新。

2. 稳定性高 庞大的影像资料已经达到了 1T bit/s 级水平,数据量越大,系统越不稳定,高稳定的存储系统可随时备份数据,预防数据的丢失及磁盘长期运转造成的毁损。

3. 数据保护功能 通过加密、验证和数据压缩磁带库和虚拟磁带系统中的数据,保证数据写入安全。通过备份还原系统恢复丢失的数据。

4. 可扩展性 为满足脑血管造影室未来的发展要求,系统可根据新的需求及时扩充升级。

5. 兼容性 为方便脑血管造影室数据与放射科及医院信息科数据共享及交流,应保持医院数字化系统一致性,以便在同一时间及相同界面下实现数据同步的传输及调阅。

二、常用的信息化存储系统

1. 图像存储与传输系统 图像存储与传输系统(picture archiving communications system,PACS)使用全数化、无纸化、无胶片化方式采集、显示、存储、管理及信息化综合处理医学影像资料,实现了医学信息资源的高度共享及高级化管理,是目前医院图像信息化管理的主要发展方向。DSA 图像数据经过模 - 数转换后直接储存在 PACS 系统的硬盘内,数据通过网络压缩和传输到 PACS 控制器,经过数据服务器进行图像处理,相应的影像工作站进行图像显示,图像数据通过存档系统刻录保存(图 26-1)。

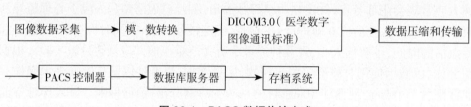

图 26-1 PACS 数据传输方式

2. 存储局域网 存储局域网(storage area network,SAN)是近年来新兴的存储技术,独立于服务器网络系统之外的高速存储网络。该网络使用了高性能的光纤通道传输媒体技术,其传输速率可以达到 100Mbit/s 甚至 8Gbit/s 级别,网络带宽也在不断地提高。并且通过光纤与多个光纤接口磁盘设备或磁带库设备相连,在接口容许的情况下可随意增加磁盘阵列的数量,使存储容量扩展性明显增强,可以达到几乎无限的存储能力。但是 SAN 多是通过光纤通道交换机与磁盘阵列、服务器相连,而光纤通道交换机的端口有限(一般为 8 个口),端口用完后就不能再通过增加磁盘阵列进行扩展,而需要增加光纤通道交换机,但是增加磁盘阵列和改变存储网络结构价格较贵,它的扩展就受到经济条件的极大制约。

3. 光盘刻录系统 刻录光盘是影响数据存储和备份的常用方法,它具有简单、经济、便于保存和调用等特点。但是由于刻录光盘有容量限制(CD-R 最大为 605M),需要按图像数据的容量来分配刻录患者的 DSA 图像数据。随着数据量的增加,需要的光盘不断增加,调阅时也要频繁的更换光盘。而且光盘经常调用容易造成光盘的磨损和丢失,造成备份资料的可靠性下降。因此这种备份方式往往用于少数极其重要的影像数据信息或需要随时调用或移动的影像数据。

4. USB 移动存储 随着近年来电子技术的发展,USB 移动硬盘容量已由过去的 64Mb

扩展到现在的 1T 甚至更大的海量硬盘存储,大容量的 USB 移动硬盘已经逐步得到普及,并已经成为 DSA 信息存储和备份的重要方式。USB 移动存储使用的 UBS 移动硬盘是由移动硬盘盒跟普通桌面式 IDE 硬盘组成,具有以下的几个特点:①无需安装驱动便可以进行各项存储数据的操作,即使在断电的情况下也不会丢失数据;②操作简单、携带方便;③传输速度快;④防潮防磁,耐高低温,抗震能力强;⑤使用寿命长,至少可擦除 1 000 000 次。

5. 存储及备份设备分级　存储设备划分为三级:在线存储设备(on store)、近线存储设备(near store)和离线存储设备(off store)。

(1) 在线存储设备:在线存储设备主要为磁盘和磁盘阵列等存储设备,存储介质为磁介质,具有读取速度快,存储量大等特点。存储设备和所存储的数据时刻保持"在线"状态,可随意读取和修改。目前较先进的在线存储设备包括光纤磁盘阵列或 SCSI 磁盘阵列等磁盘设备。在线存储价格相对昂贵,但性能最好。

(2) 近线存储设备:近线存储设备主要为磁带库和光盘塔,存储介质为磁带或光介质。将那些并不是经常用到,或者数据的访问量并不大的数据存放在性能较低的存储设备上。当需要的数据在这些离线的存储介质中时,需要把这些存储介质加载到驱动器里,与在线存储相比这往往需要较长的时间。近线存储对性能要求相对来说并不高,但又要求相对较好的访问性能。同时多数情况下由于不常用的数据要占总数据量的比较大的比重,这也就要求近线存储设备在需要容量相对较大。

(3) 离线存储设备:离线存储设备以磁带或磁带库为代表。存储介质为磁带。大多数情况下主要用于对在线存储的数据进行备份,以防范可能发生的数据灾难,又称备份级的存储。离线存储介质上的数据在读写时是顺序进行的。当需要读取数据时,需要把带子卷到头,再进行定位。当需要对已写入的数据进行修改时,很多情况下数据都需要全部进行改写。因此,离线存储的主要用于数据的备份和恢复。在大多数的情况下,磁带上的数据会尽量少的进行访问操作。磁带存储价格相对最低,但容量价格比最好。离线设备的数据传输速率在几类存储介质中是最低的,但其容量巨大,故主要用来满足对容量的要求,存储不常调用的数据。

6. DSA 数据恢复　由于病毒破坏或者操作过程中突然停电以及操作失误导致误删数据或系统突然崩溃等情况,可能导致在线存储数据库系统的文件丢失。影像数据的恢复有以下方法:

(1) 多种存储手段:通过在线存储设备,从分中心服务器中恢复近期影像数据,或从近线存储设备中恢复;近线存储数据的缺失,可以从在线存储设备中恢复部分数据,或从离线存储中恢复。

(2) 定期备份:定期定时对数据进行备份保存,如数据发生错误时,可恢复数据到特定位置。

(3) 恢复软件:采用硬盘数据恢复软件。从被病毒破坏或是已经格式化的硬盘中恢复数据。可恢复被破坏的硬盘中丢失的引导记录,分区表,FAT 表,引导区等。

7. 信息数据的管理　造影数据庞杂,且容量每日剧增,在工作中数据对工作人员及借阅人员开放,如果不加以管理,难免出现数据遗漏,变更或丢失,因此对数据进行如下管理。

资料室限制无关人员随意进入,如需查阅或拷贝数据应严格登记,并由专人操作或监督。每个光盘所存储数据应严格登记,光盘归档应按年份和日期归档,以便查阅。定期查阅光盘有无破损,数据有无遗失,借阅人员应严格登记,借阅后应检查数据是否完好。

第五节　导管护士的职责

导管护士负责导管室的日常管理,介入治疗前后的器材配合,药品准备,术中处理等工作。主要的职责可归纳如下。

1. 做好导管室各项日常工作,保持导管室整洁,肃静,保持适宜的温湿度。

2. 参加术前讨论,了解病情,熟悉手术过程,做好各项准备工作。

3. 术中严密心电监护,观察生命体征,及时发现病情变化,做好护理记录。

4. 严格执行工作规章制度和技术操作规程,监督参加手术人员的无菌操作,准备递送手术导管(器材)杜绝差错事故发生。

5. 保证各种抢救药品齐全,抢救仪器性能良好,执行口头医嘱应向医生复述。并保留安瓿备查并详细记录。

6. 术中特殊用药和抢救过程应向病房护士作口头和书面交班,必要时协助医生护送病人回病房。

7. 认真做好术后手术器械的清洗消毒和各种敷料,手术包的准备工作。

8. 做好导管室的消毒隔离工作,每月做空气培养和术者手部培养一次,防止交叉感染。

9. 定期核查各种手术器材,及时补充保证各种导管型号齐全并做好手术病人使用登记。

10. 认真业务学习,指导进修护士工作,协助医师做好有关科研工作,督促护理员打扫卫生,并及时取回手术衣。

(侯华娟　刘亚红)

参考文献

1. 诸葛海虹,邹莺,徐云.心导管室的管理.医学研究生学报,2005,5(18):96-97.

2. 覃玉霞.介入风险管理与流程优化.临床合理用药,2009,2(7):85-86.

3. GB 18871—2002.电离辐射防护与辐射源安全基本标准[S].北京:国家质量监督检验检疫总局,2002.

4. 刘克良,姜德智.放射损伤与防护.北京:原子能出版社,1995:161.

5. 李桂祥,李刚荣,王放.影像归档与存储系统中影像数据的长期保存.医疗设备信息,2005,20(3):17-19.

6. 林海波,宋玉全,李新春.数字减影血管造影图像数据备份存储方式探讨.现代临床医学生物工程学杂志,2007,13(2):102-104.

第二十七章

脑血管病介入治疗的规范化管理和随访
（南京脑卒中注册系统）

循证医学（evidence-based medicine，EBM）是近十余年来在临床医学实践中发展起来的一门新兴临床学科，是整合最佳研究证据、临床经验和病人价值观的一门学科。作为循证医学的关键，最佳证据是指与临床相关的研究证据。高质量的证据指采用了足够的措施，尽可能保证结果真实性并以患者为中心的临床研究。

缺血性脑卒中是一种对人类健康危害极大的疾病，其致残率及病死率均较高。循证医学的引入为缺血性脑卒中的机制、临床演变、预防及治疗等方面的相关研究提供了科学依据。作为循证医学最佳证据的提供平台，脑卒中注册（stroke registry）是一种介于传统病例分析和基于人群的研究之间的临床研究方法，是融合前瞻性研究及回顾性研究的混合型科研平台。脑卒中注册可将严格的临床研究和不断更新的计算机技术有效的结合，按照统一的数据格式收集各类临床信息，并在此基础上进行整理、分析，从而为临床研究提供最佳证据。

第一节　脑卒中注册研究的目的及分类

脑卒中注册研究始于 1971 年世界卫生组织脑卒中注册项目（WHO stroke register），至今世界上许多国家都建立了本国或地区的脑卒中前瞻性注册数据库，为了解脑卒中的疾病规律及临床干预试验的设计提供了重要依据。

一、脑卒中注册研究的目的

脑卒中注册的最终目的是采用循证医学的研究方法了解、预防并治疗脑卒中。进行脑卒中注册研究的具体目标有以下几个：

1. 了解脑卒中的自然病程和结局。
2. 提供能进行标准诊断的临床评估信息及分类研究信息。
3. 确定脑卒中预后的预测因素。
4. 为设计及实施干预措施提供基础数据。
5. 进行病因和危险因素分析。

6. 监测和改进脑卒中的医疗质量。虽然不同的脑卒中注册有很多类型,但每个脑卒中注册研究的共同目的都是为脑卒中相关研究提供最佳证据。

二、脑卒中注册研究的分类

按照脑卒中注册研究场所及研究机构组成分为四类:

1. 基于社区的单中心脑卒中注册研究 基于社区的脑卒中注册以牛津郡社区脑卒中项目(OCSP)为代表。此类研究场所主要在单个社区,包括了规定人群的所有脑卒中病例。其优点是结果不受入院或就诊偏倚的影响,能为当地医疗机构和卫生管理部门提供可靠的信息,以促进当地医疗资源的合理分配、改进当地人群的生存质量。缺点是此类数据仅代表当地人群,无普遍性。

2. 基于社区的多中心脑卒中注册研究 基于社区病例的多中心研究以世界卫生组织脑卒中注册项目(WHO stroke register)为代表。WHO 脑卒中注册是采用统一的研究方法,以社区为单位从世界不同地区收集脑卒中数据。该脑卒中注册自 1971 年 5 月持续至 1974 年 9 月,共纳入 2 亿人的病例资料参与研究。其研究结果被广泛地应用到各类人群,其研究方法也被后来建立的脑卒中研究所广泛采用。此类研究优点是数据代表性好,资料可靠全面。缺点是工作量太大,耗资耗人力多,需要各方面的密切配合,开展较为困难。

3. 基于医院病例的单中心研究 基于医院病例的单中心研究以瑞士洛桑注册(Lausanne Stroke Registry)为代表。该脑卒中注册系统始建于 1983 年,录入了所有就诊于该院神经科、且为首次发病的脑卒中患者,并完整记录了所有患者的相关影像学资料。此类研究投入少,易于控制质量且易操作,便于进行深入细致的研究,可行性好。但其存在就诊偏倚,病例数和代表性受限的缺点。

4. 基于医院病例的多中心研究 基于医院病例的多中心研究以美国国立卫生研究院神经与脑卒中研究所的脑卒中数据库(stroke data bank)为代表。此类研究在多个医疗机构同时展开,使用统一的数据库设计,能够在短时间内前瞻性的连续收集临床研究数据,对于疾病的结局及预后的评估具有较高价值。此类研究的缺点在于研究数据不能用来估计疾病的发生,研究组织协调工作量大,项目实施可行性差且研究数据可靠性欠佳。

第二节 南京脑卒中注册系统(2003 年版)

南京脑卒中注册系统(nanjing stroke registry program,NSRP)是一个基于医院病例为基础的研究平台,意在评估、追踪及提高脑卒中治疗质量,最终达到降低脑卒中死亡率及致残率的目的。通过进行跨学科的合作研究、建立高质量的神经介入医师理论培训平台、提供卫生管理机构决策的参考数据等方式,南京脑卒中注册系统创建了脑卒中注册研究的新模式。

一、南京脑卒中注册系统概况

南京脑卒中注册系统参考了欧洲和美国脑血管病注册研究的方法,并结合中国国情和本地的具体情况进行了较大的调整。系统以南京军区南京总医院为研究中心,对西方的脑血管病注册系统进行了改进,以先进的电子数据库方式对脑血管病患者进行注册管理。其中数据录入、校验、提取、分析和统计过程完全实现计算机化,并在数据录入过程中不断更新及改版,现已有超过 4000 例患者病例资料入组。

南京脑卒中注册系统在建设初期,设计了以医院为中心的注册体系。经过近 10 年的发展和改良,目前逐渐发展为多中心的全国性注册体系。注册患者的信息涵盖危险因素、临床特征、介入诊断和治疗、影像学结果、实验室检查结果及患者预后等。

二、南京脑卒中注册系统录入标准和随访程序

1. 首次脑卒中患者录入标准

(1) 确诊的首次脑卒中患者,年龄位于 18~80 岁,有较完善的临床资料,以足以明确临床诊断及病因诊断;

(2) 所有在南京总医院住院行脑血管检查或介入治疗的患者。

2. 注册患者的随访

(1) 时间随访:首次注册后定期通过门诊、电话或住院进行随访,完善相关资料后完成时间随访。

(2) 事件随访:所有注册患者再次发生脑血管病,确认后完成事件随访。

三、南京脑卒中注册的内容简介

南京脑卒中注册为基于医院内部网络的数据库系统。数据的录入、校正和提取完全为计算机化,目前已经实现了多中心录入联网功能(图 27-1)。其内容包括脑卒中患者的临床特点、社会经济状况、人口学特点、危险因素、影像学结果、介入治疗的主要参数等内容(图 27-2~ 图 27-18)。

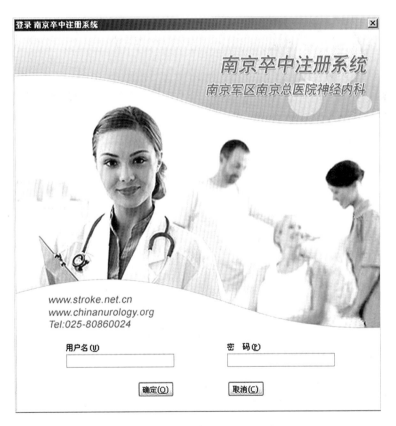

图 27-1 南京脑卒中注册登录界面

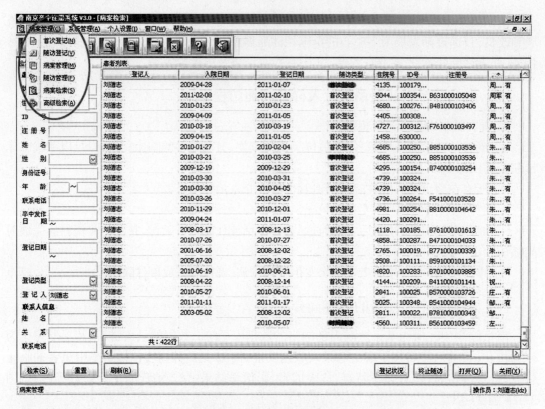

图 27-2 南京脑卒中注册首页

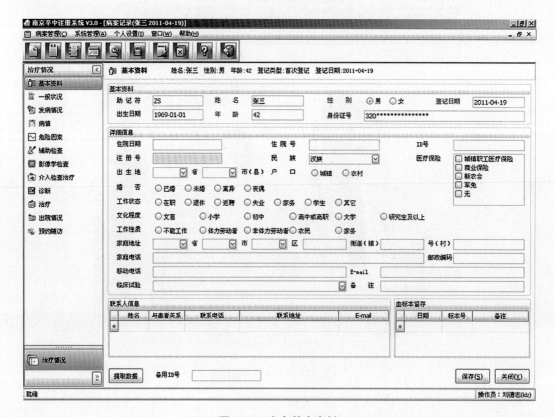

图 27-3 患者基本资料

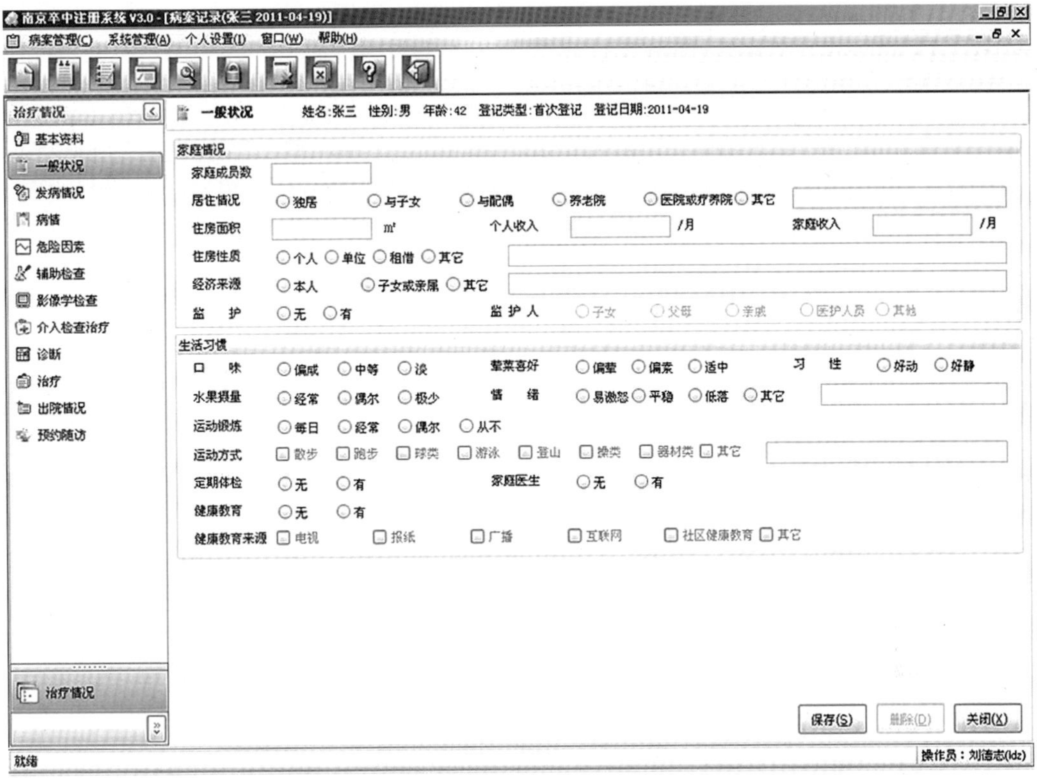

图 27-4　患者一般情况

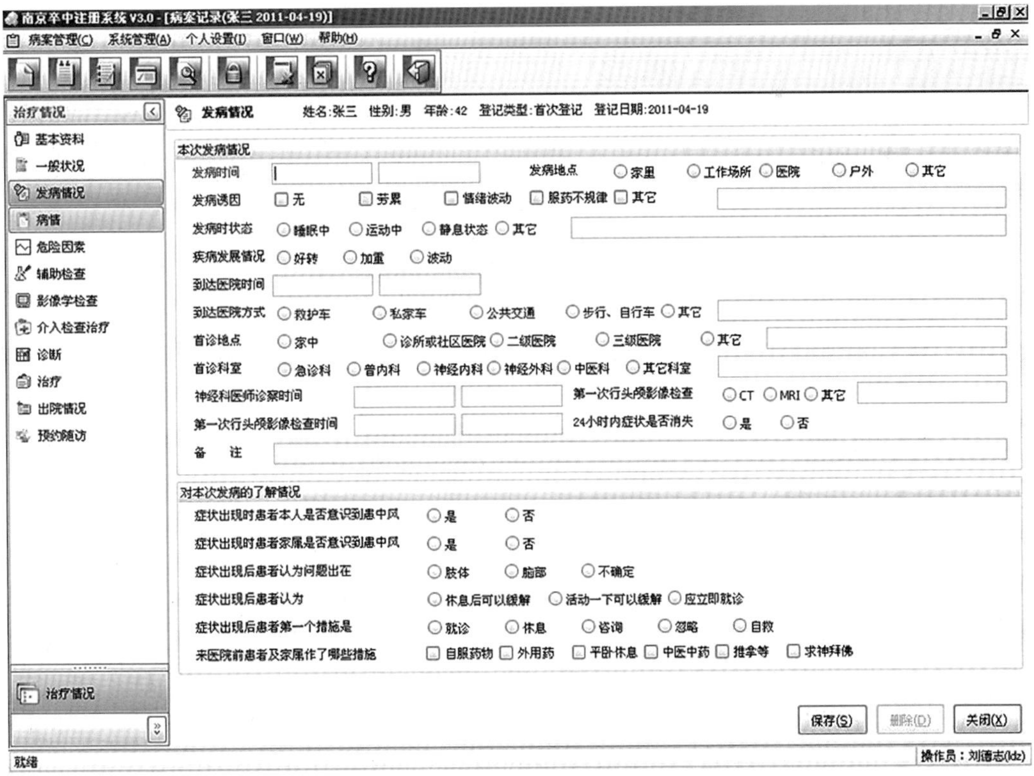

图 27-5　患者发病情况

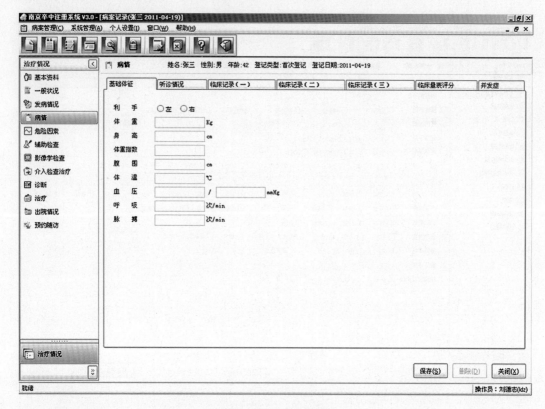

图 27-6 患者病情

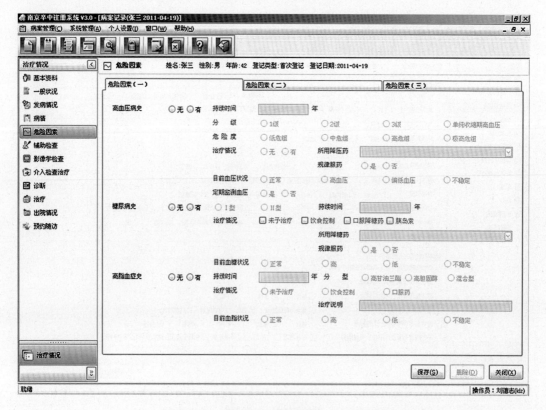

图 27-7 危险因素

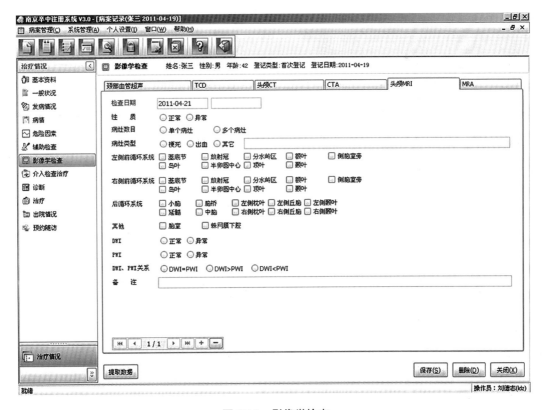

图 27-8　辅助检查

图 27-9　影像学检查

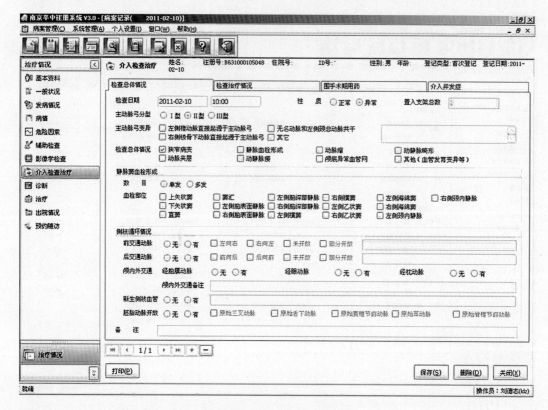

图 27-10　介入检查总体情况

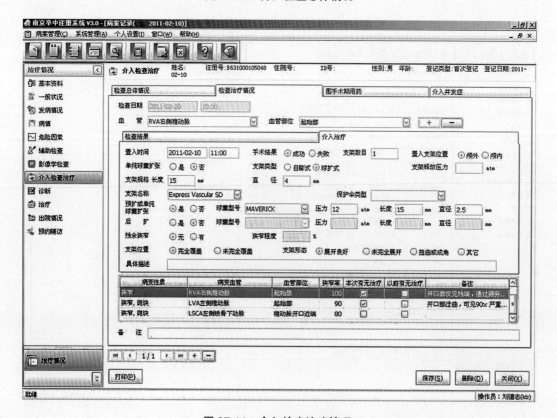

图 27-11　介入检查治疗情况

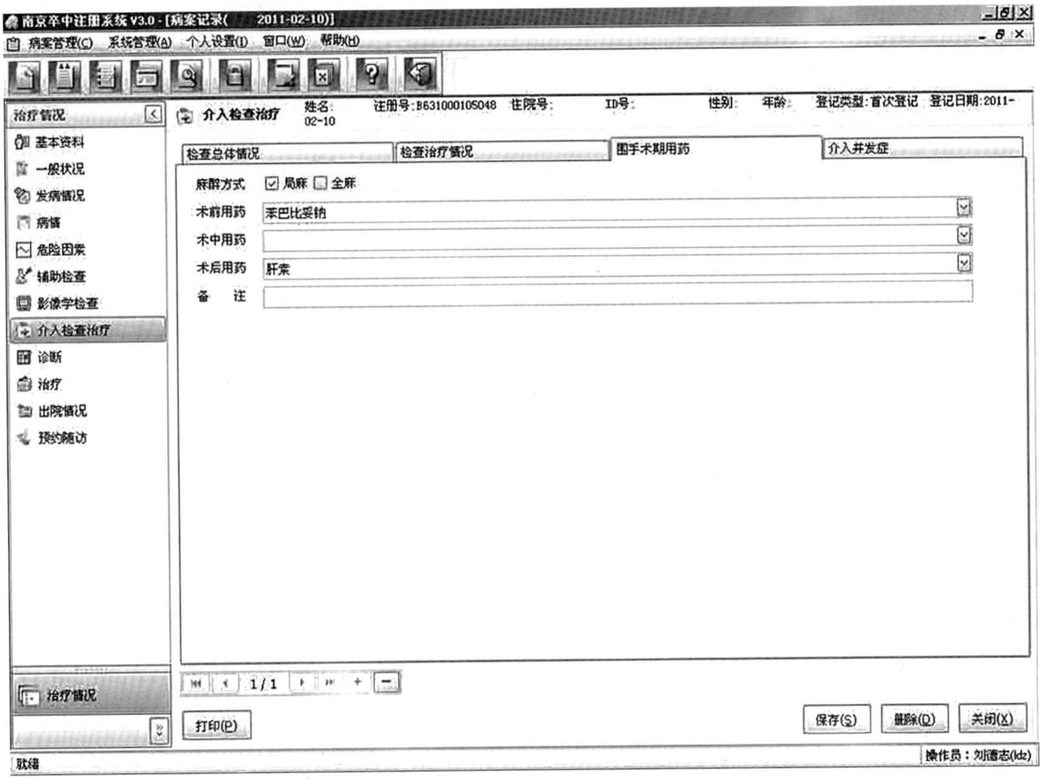

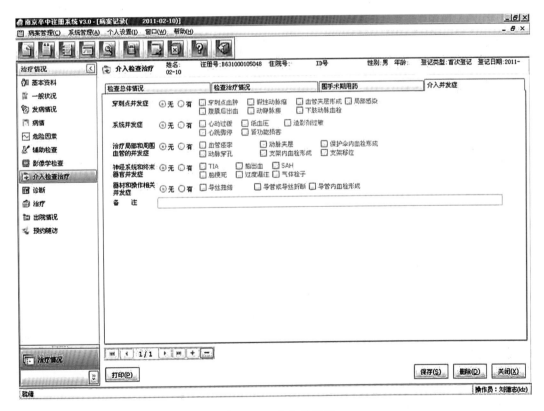

图 27-12 介入围手术期药物

图 27-13 介入并发症

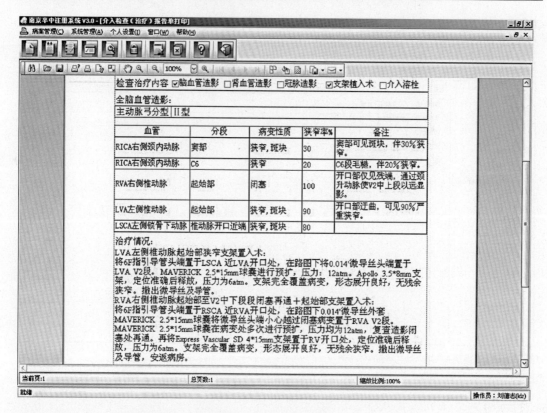

图 27-14　生成介入报告

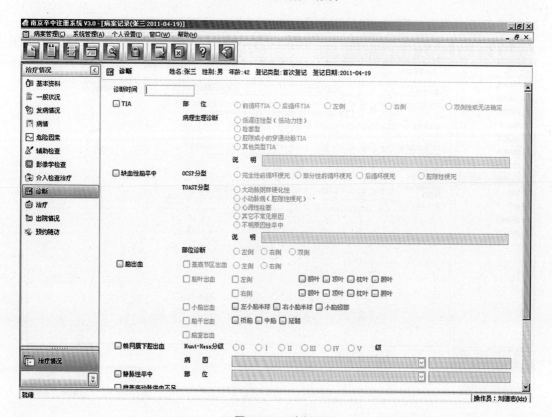

图 27-15　诊断

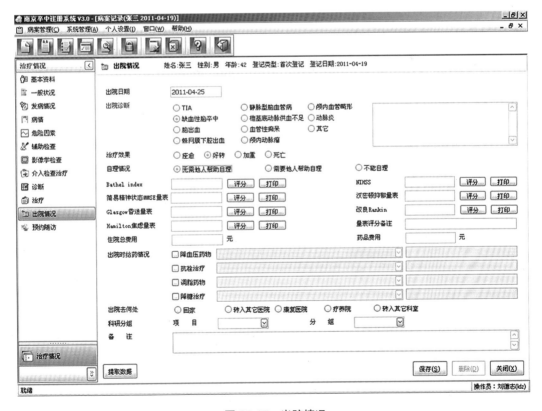

图 27-16　治疗

图 27-17　出院情况

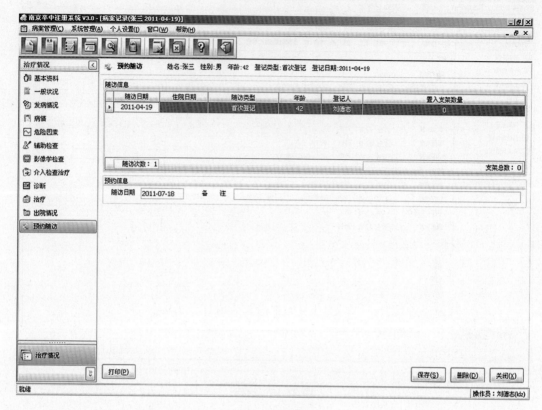

图 27-18 预约随访

四、南京脑卒中注册系统的特点

1. 具有强大的数据量和高度智能化设计,实现血管学资料输入、资料提取、血管学检查报告的生成系统化。

2. 实现了注册系统与院内电子病历系统、检验系统及 PACS 系统的无缝链接,可直接提取个人信息、发病情况、相关危险因素、临床表现、检验数据及影像检查结果。

3. 将注册研究、临床教学和技能培训进行系统结合,创建了脑血管病诊疗及脑血管介入规范化学习的平台。

第三节 脑血管病介入治疗注册网络平台
(www.r.stroke.net.cn)

脑血管病介入注册网络平台(以下简称网络平台,网址 www.r.stroke.net.cn)由刘新峰教授于 2010 年开始建立,平台以互联网为基础,将参与研究的多中心就诊患者作为研究对象,拥有独立的网络服务器及专用的网络域名。网络平台资料以血管学资料为主,目的在于建立国人脑血管病的精品化研究平台,并进一步形成脑血管病诊断及治疗的规范化培训平台。

一、脑血管病介入注册网络平台概况

基于国内脑血管病研究领域缺乏多中心流行病学数据的现状，刘新峰教授在做好南京脑卒中注册系统的同时，刘新峰教授将自己的优势资源与业内同道共享，着手建立多中心合作的科研平台——脑血管病介入注册网络平台。平台于 2010 年开始建立，初期租用服务器进行运转，将单中心版本进行压缩，主要着重于血管学资料，以介入诊断和治疗相关数据为主。经过多次测试、修改、更新，系统于 2011 年 10 月投入正式数据录入阶段。2011 年 10 月 15 日脑血管病介入治疗注册协作启动会在南京顺利召开，此标志着我国首个以互联网为基础的脑血管病介入治疗注册系统正式投入使用。为进一步保证了系统运行的安全性及稳定性，系统申请了专属域名，建立了独立的网络服务器，并有专业技术人员进行技术支持。截至 2012 年 4 月，已有近 50 家全国各地医院加入此系统，系统内已有超过 3000 例介入治疗患者的资料。

二、脑血管病介入治疗注册网络平台内容

脑血管病介入治疗注册网络平台数据的录入、校正和提取完全为通过分中心的终端通过互联网与服务器传输，其内容包括脑卒中患者的基本资料、危险因素、病情、实验室检查、影像学结果、介入诊疗、诊断及治疗等主要内容（图 27-19~ 图 27-34）。

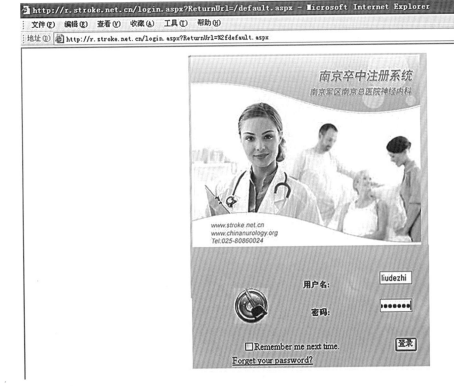

图 27-19　登录界面

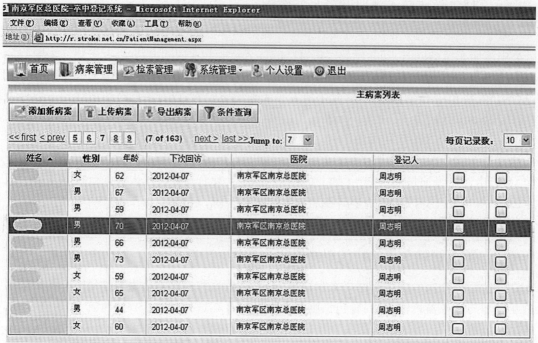

图 27-20 病案管理

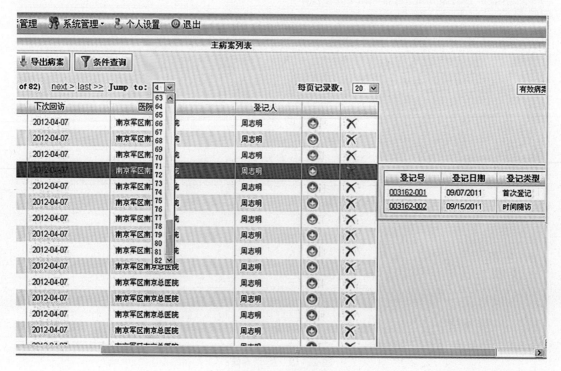

图 27-21 患者列表

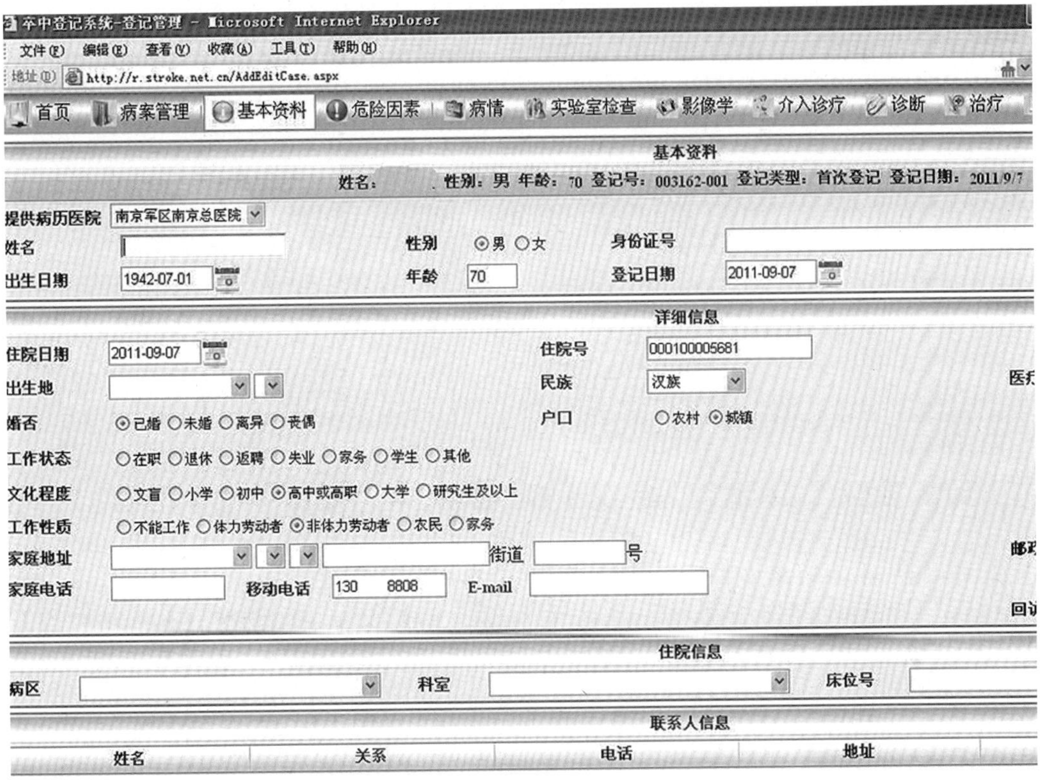

图 27-22　基本资料

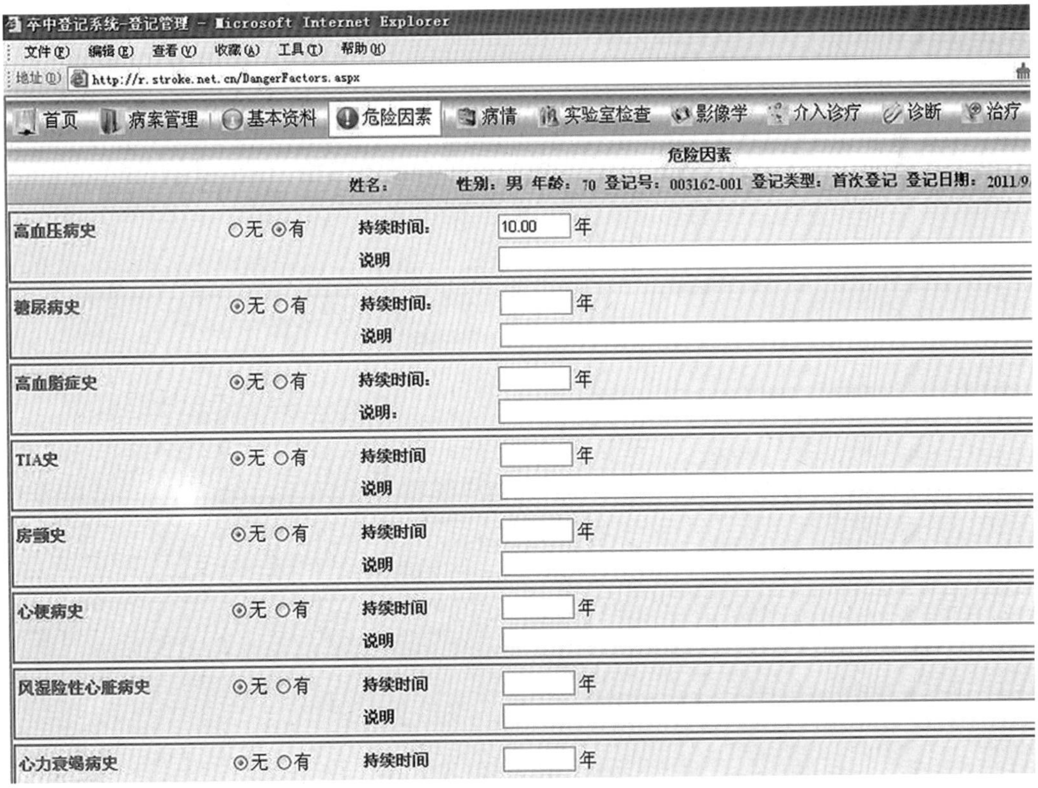

图 27-23　危险因素

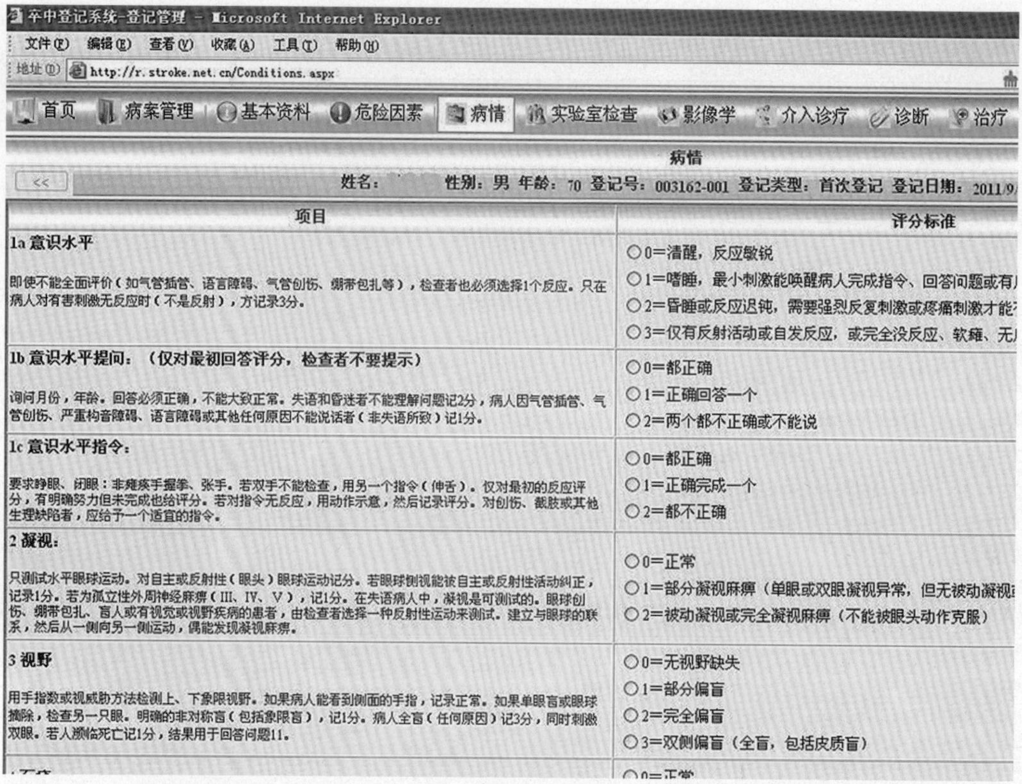

卒中登记系统-登记管理 - Microsoft Internet Explorer

文件(F) 编辑(E) 查看(V) 收藏(A) 工具(T) 帮助(H)

地址(D) http://r.stroke.net.cn/Conditions.aspx

首页 | 病案管理 | 基本资料 | 危险因素 | 病情 | 实验室检查 | 影像学 | 介入诊疗 | 诊断 | 治疗

病情

<< 姓名： 性别：男 年龄：70 登记号：003162-001 登记类型：首次登记 登记日期：2011/9/

项目	评分标准
1a 意识水平 即使不能全面评价（如气管插管、语言障碍、气管创伤、绷带包扎等），检查者也必须选择1个反应。只在病人对有害刺激无反应时（不是反射），方记录3分。	○0=清醒，反应敏锐 ○1=嗜睡，最小刺激能唤醒病人完成指令、回答问题或有... ○2=昏睡或反应迟钝，需要强烈反复刺激或疼痛刺激才能... ○3=仅有反射活动或自发反应，或完全没反应、软瘫、无...
1b 意识水平提问：（仅对最初回答评分，检查者不要提示） 询问月份，年龄。回答必须正确，不能大致正常。失语和昏迷者不能理解问题记2分，病人因气管插管、气管创伤、严重构音障碍、语言障碍或其他任何原因不能说话者（非失语所致）记1分。	○0=都正确 ○1=正确回答一个 ○2=两个都不正确或不能说
1c 意识水平指令： 要求睁眼、闭眼；非瘫痪手握拳、张手。若双手不能检查，用另一个指令（伸舌）。仅对最初的反应评分，有明确努力但未完成也给评分。若对指令无反应，用动作示意，然后记录评分。对创伤、截肢或其他生理缺陷者，应给予一个适宜的指令。	○0=都正确 ○1=正确完成一个 ○2=都不正确
2 凝视： 只测试水平眼球运动。对自主或反射性（眼头）眼球运动记分。若眼球侧视能被自主或反射性活动纠正，记录1分。若为孤立性外周神经麻痹（Ⅲ、Ⅳ、Ⅴ），记1分。在失语病人中，凝视是可测试的。眼球创伤、绷带包扎、盲人或有视觉或视野疾病的患者，由检查者选择一种反射性运动来测试。建立与眼球的联系，然后从一侧向另一侧运动，偶能发现凝视麻痹。	○0=正常 ○1=部分凝视麻痹（单眼或双眼凝视异常，但无被动凝视... ○2=被动凝视或完全凝视麻痹（不能被眼头动作克服）
3 视野 用手指数或视威胁方法检测上、下象限视野。如果病人能看到侧面的手指，记录正常。如果单眼盲或眼球摘除，检查另一只眼。明确的非对称盲（包括象限盲），记1分。病人全盲（任何原因）记3分，同时刺激双眼。若人濒临死亡记1分，结果用于回答问题11。	○0=无视野缺失 ○1=部分偏盲 ○2=完全偏盲 ○3=双侧偏盲（全盲，包括皮质盲） ○0=正常

图 27-24　病情

卒中登记系统-登记管理 - Microsoft Internet Explorer

文件(F) 编辑(E) 查看(V) 收藏(A) 工具(T) 帮助(H)

地址(D) http://r.stroke.net.cn/BloodBioChemistry.aspx

首页 | 病案管理 | 基本资料 | 危险因素 | 病情 | 实验室检查 | 影像学 | 介入诊疗 | 诊断 | 治疗

实验室检查

<< 姓名： 性别：男 年龄：70 登记号：003162-001 登记类型：首次登记 登记日期：2011/9/

检查日期	2011-09-13						
血常规	血红蛋白	111.000	g/L	红细胞计数	3.810	10^{12}/L	白细胞计数
	中性粒细胞	0.770	%	单核细胞	0.060	%	血小板计数
	红细胞压积	0.339	L/L	C反应蛋白		mg/L	
血液生化	总胆红素		μmol/L	直接胆红素		μmol/L	间接胆红...
	谷丙转氨酶	138.000	U/L	谷草转氨酶	79.000	U/L	谷丙/谷草...
	总蛋白	66.500	g/L	白蛋白	39.800	g/L	球蛋白
	白球比例	1.491		碱性磷酸酶	324.000	U/L	谷酰转肽酶...
	乳酸脱氢酶	448.000	U/L	胆碱酯酶		U/L	磷酸肌酸酶...
	CK-MB	45.000	U/L	尿素	5.200	mmol/L	肌酐
	尿酸	186.000	μmol/L	同型半胱氨酸		μmol/L	
血脂	甘油三酯	1.000	mmol/L	总胆固醇	4.300	mmol/L	HDL-胆固...
	LDL-胆固醇		mmol/L	载脂蛋白A1		g/L	载脂蛋白B...
	脂蛋白		mg/L				
电解质	钾	4.500	mmol/L	钠	139.000	mmol/L	氯
	钙	2.100		磷			

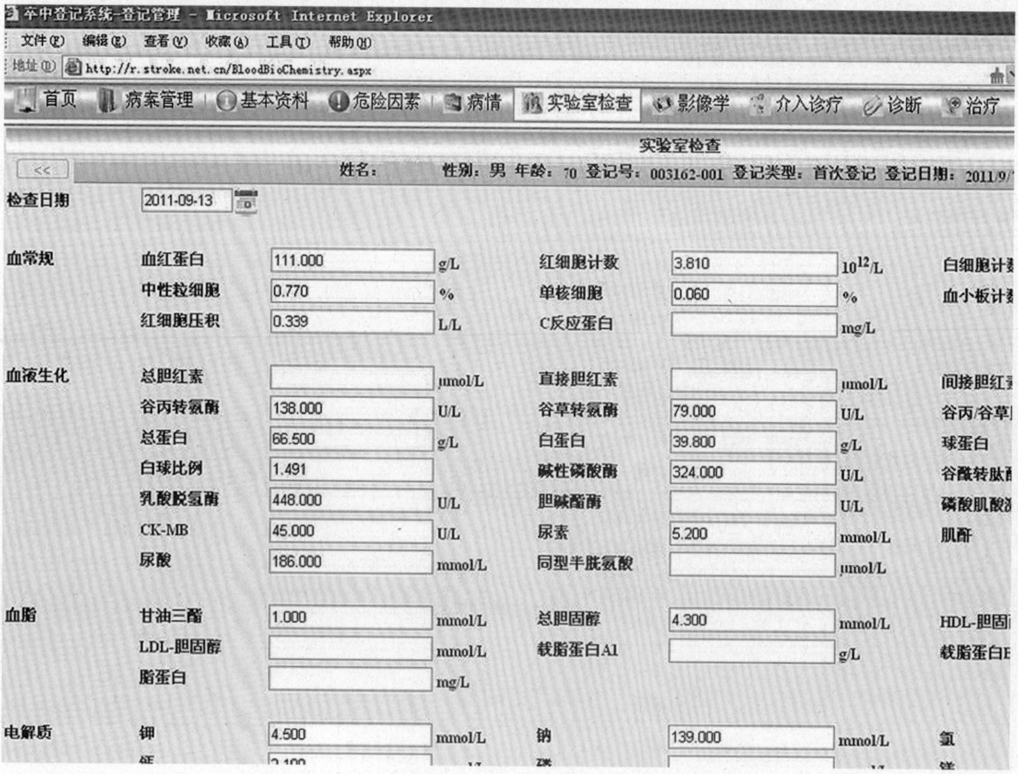

图 27-25　实验室检查

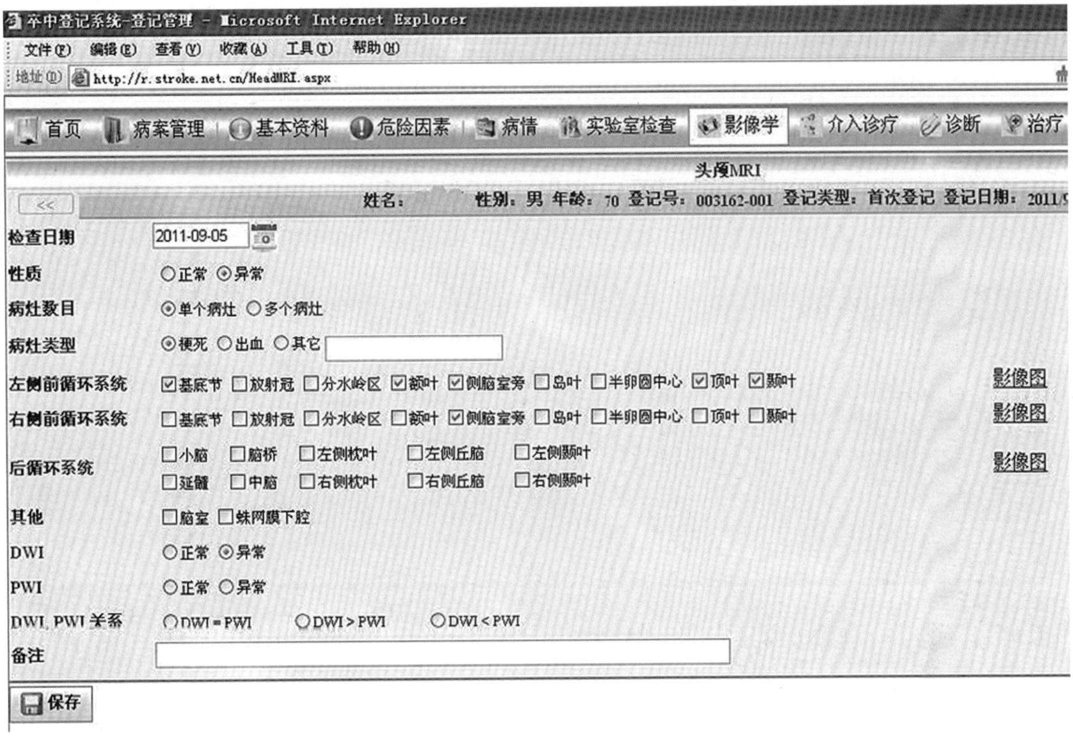

图 27-26　影像学检查

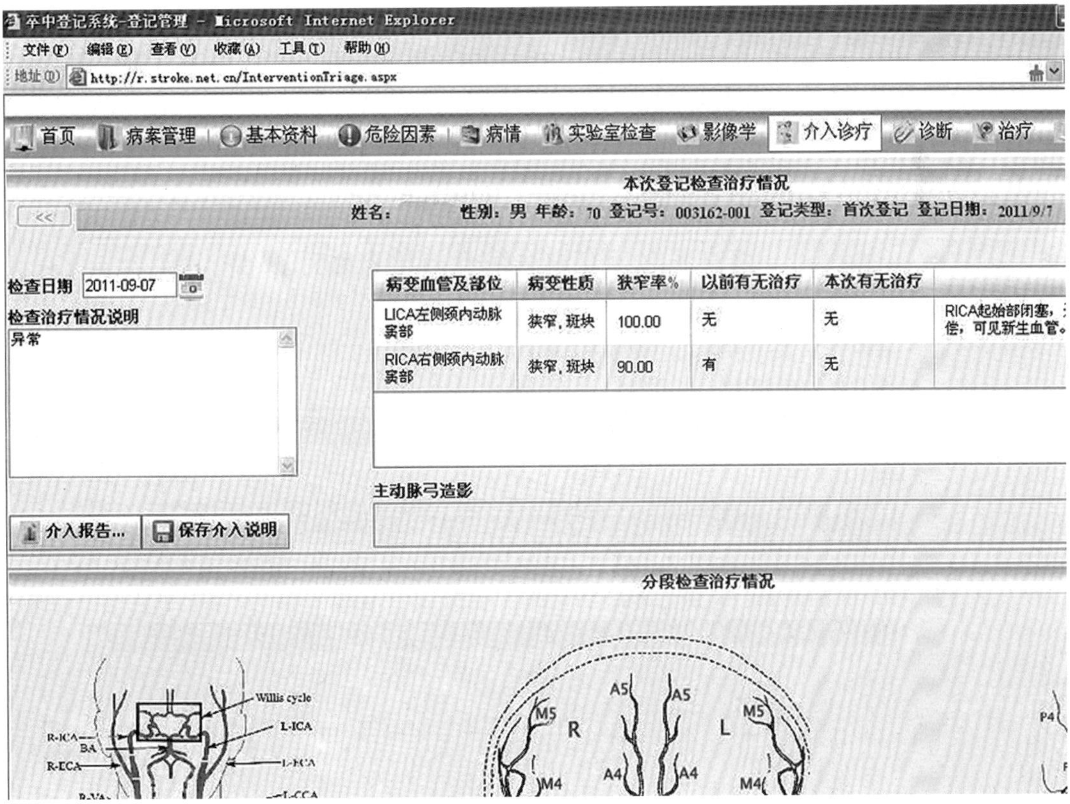

图 27-27　介入诊疗

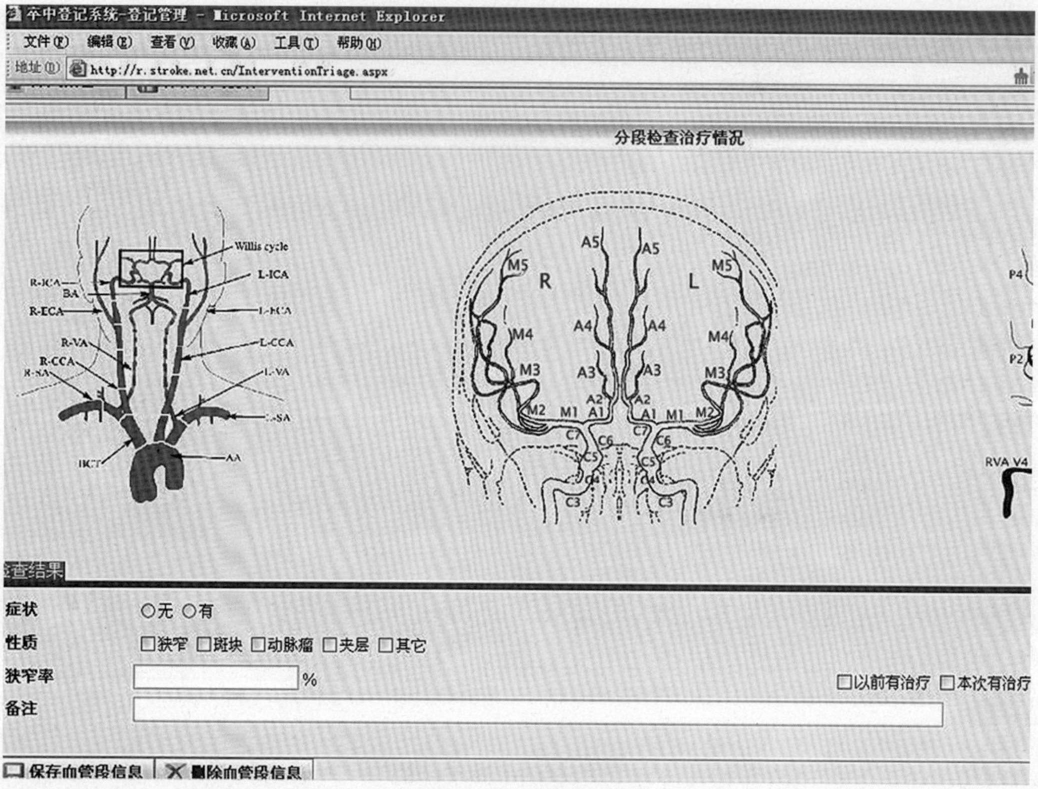

图 27-28 血管病变部位

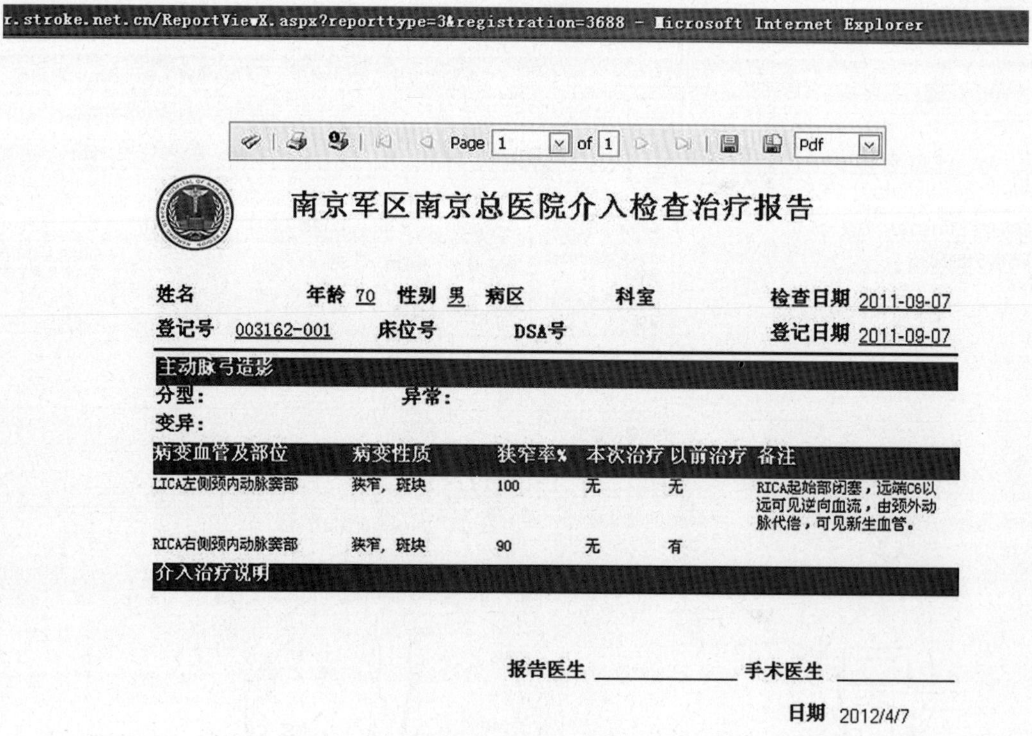

南京军区南京总医院介入检查治疗报告

姓名　　年龄 70　性别 男　病区　　科室　　检查日期 2011-09-07
登记号 003162-001　床位号　　DSA号　　登记日期 2011-09-07

主动脉弓造影
分型：　　异常：
变异：

病变血管及部位	病变性质	狭窄率%	本次治疗	以前治疗	备注
LICA左侧颈内动脉窦部	狭窄，斑块	100	无	无	RICA起始部闭塞，远端C6以远可见逆向血流，由颈外动脉代偿，可见新生血管。
RICA右侧颈内动脉窦部	狭窄，斑块	90	无	有	

介入治疗说明

报告医生 ________ 手术医生 ________
日期 2012/4/7

图 27-29 介入报告

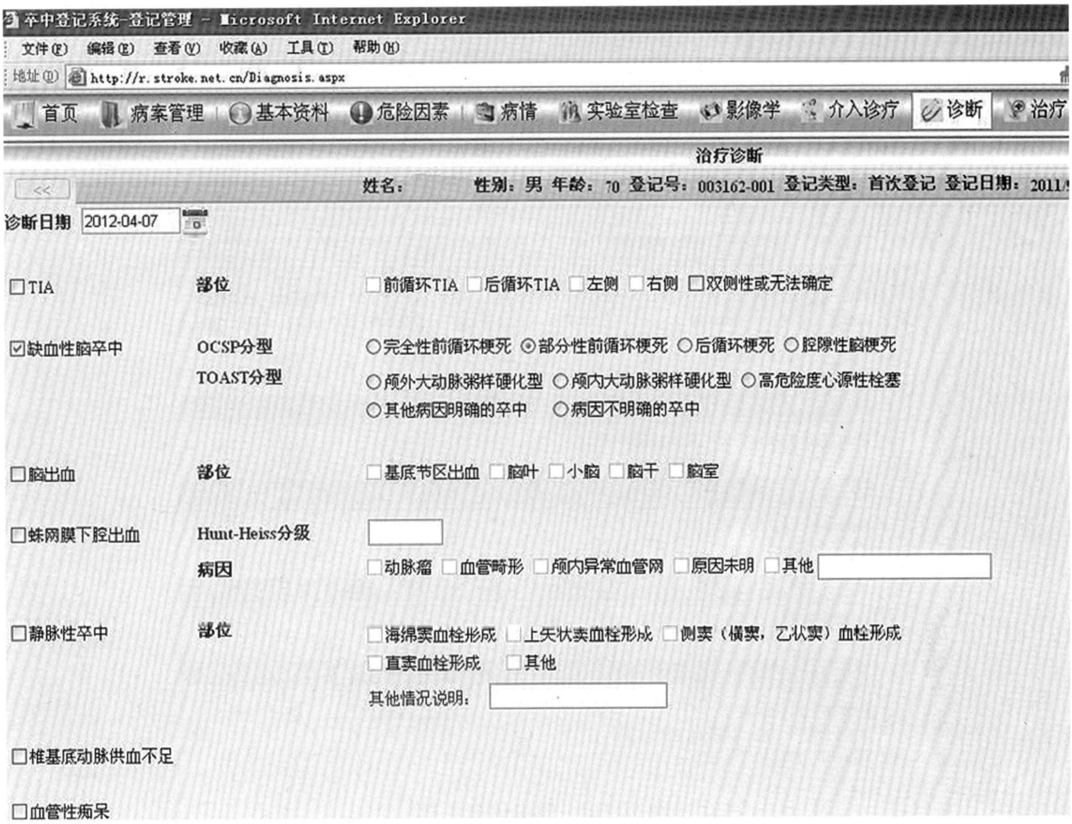

图 27-30 诊断

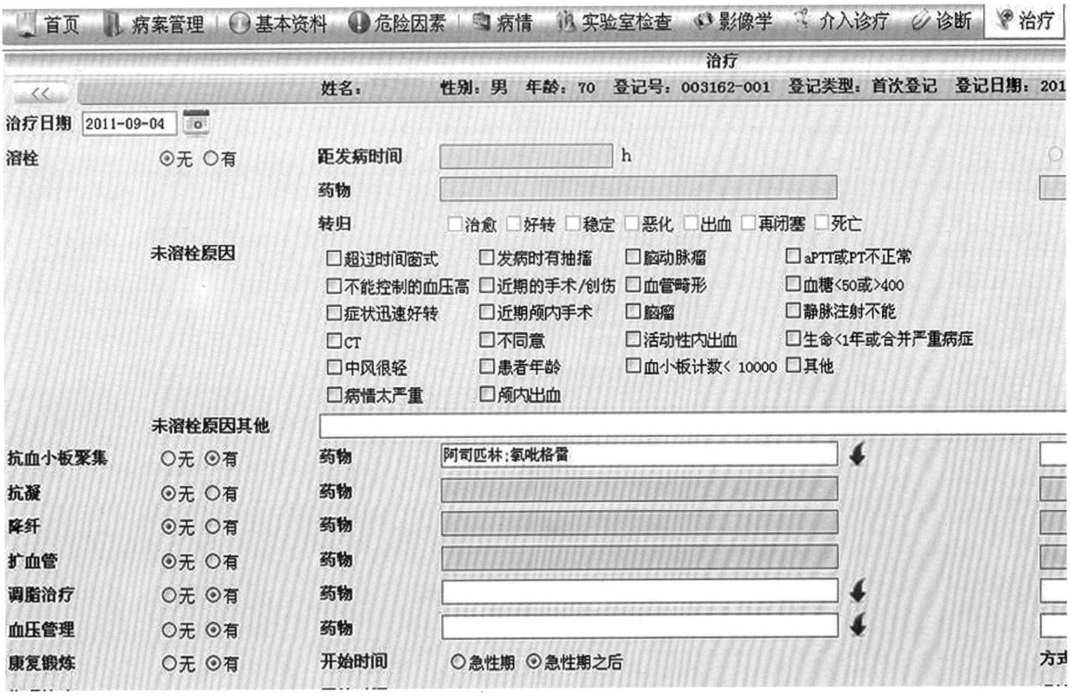

图 27-31 治疗

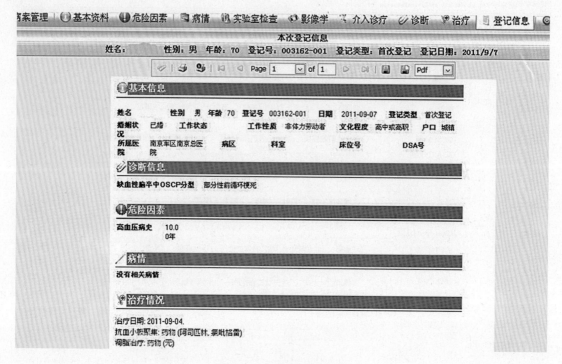

图 27-32 患者信息汇总

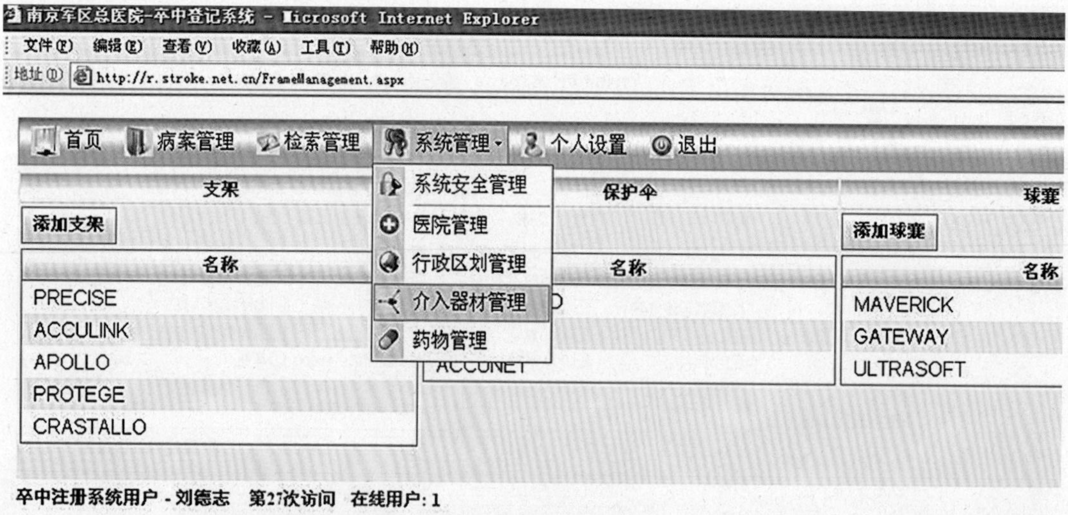

图 27-33 介入器材管理

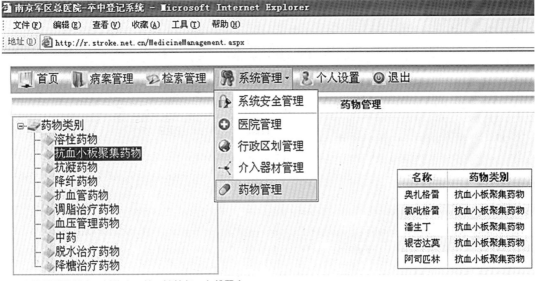

图 27-34　药物管理

三、脑血管病介入治疗注册网络平台特点

1. 精品化

(1) 数据库内容精炼:在建立注册平台的过程中,始终注重内容的精炼,将注册重点放于血管学相关资料,并辅助以重要的危险因素及治疗药物等。数据库内容精炼,能在较少的内容中体现较大的科研价值。这样既避免了互联网传输对系统的制约,亦提高了注册人员的工作效率,增加了注册人员的依从性。

(2) 保持数据库的动态更新:在建立网络注册平台的过程中,系统一直坚持建立一流的网络硬件设施,整合一流的技术团队进行技术支持,根据使用者的意见,保持数据库的不断改进和升级。

(3) 各分中心数据质量的监控:系统要求各分中心以保证数据质量为前提,严格按照中心的流程进行系统注册操作。此外各分中心还需定期对患者资料进行随访,增加数据的动态连续性,提高数据的科研价值。

2. 科学性和开放性　网络平台的建立亦是为中国脑血管病科研人员搭建一个公益平台。网络平台对于参与的各分中心均免费开放,平台维护及更新的各项费用均由南京军区南京总医院神经内科承担。各分中心对于自己数据可随时进行调阅,在注明数据来源的前提下可自由用于科学研究。如分中心想使用多中心数据,可向注册平台学术委员会提出书面申请,同意后可给予使用。一系列的做法均意图提高中国脑血管病研究领域的质量,为国人的脑血管病研究提供更多的循证证据。

3. 可持续性　网络平台的建立初始便坚持做成一个长期随访的动态数据库,而不是普通的流行病学调查。在每位患者的资料库内均设置了随访模式,每位患者均可在同一注册号内进行无限次随访,且系统设置了随访自动提醒功能,随访时间到了系统可自动提醒管理人员进行数据录入，以多种方式保证了数据库的动态连续性。

（刘德志　徐格林　刘新峰）

参 考 文 献

1. Bogousslavsky J, Van Melle G, Regli F. The Lausanne stroke registry: analysis of 1,000 consecutive patients with first stroke. Stroke, 1988, 19 (9): 1083-1092.

2. Liu XF, Xu GL, Wu WT, et al. Subtypes and one-year survival of first-ever stroke in Chinese patients: the Nanjing Stroke Registry. Cerebrovasc Dis, 2006, 22: 130-136.

3. Xu G, Liu X. Stroke research in China (in Chinese). Chin J Cerebrovasc Dis, 2005, 2: 2-5.

4. Kunitz SC, Gross CR, Heyman A, et al. The pilot stroke data bank: definition, design, and data. Stroke, 1984, 15 (4): 740-746.

5. Brainin M. Overview of stroke data banks. Neuroepidemiology, 1994, 13 (6): 250-258.

6. Xu GL, Liu XF. Impacts of population aging on the subtypes of stroke. Stroke, 2008, 39: e102-103.

7. Liu XF, Zhu WS, Xu GL, et al. Analyzing risk factors for restenosis after carotid angioplasty and stenting. Stroke, 2008, 39 (2): 685.

8. Foulkes MA, Wolf PA, Price TR, et al. The Stroke Data Bank: design, methods, and baseline characteristics. Stroke, 1988, 19 (5): 547-554.

9. Feigin VL, Lawes CM, Bennett DA, et al. Stroke epidemiology: a review of population-based studies of incidence, prevalence, and case-fatality in the late 20th century. Lancet Neurol, 2003, 2: 43-53.

10. Zhang R, Wei X, Jia S, et al. Arguments on China's Guidelines for Cerebrovascular Disease Prevention and Management (in Chinese). Chin J Neurol, 2005, 38: 3.

11. Feigin VL, Lawes CM, Bennett DA, et al. Worldwide stroke incidence and early case fatality reported in 56 population-based studies: a systematic review. Lancet Neurol, 2009, 8 (4): 355-369.

12. Liu XF, Xu GL. Endovascular treatments of atherosclerotic carotid diseases in China. International Journal of Stroke, 2010, 5: 417-420.